HNO

Fragen

und Antworten

Dirk Koch

HNO
Fragen
und Antworten

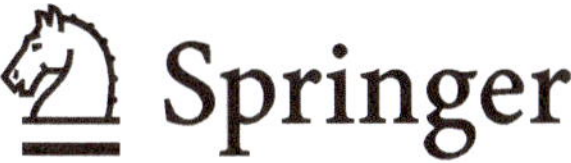 Springer

Dirk Koch
HNO-Klinik
Prosper-Hospital gem. GmbH
Recklinghausen
Deutschland

ISBN 978-3-662-49458-5   ISBN 978-3-662-49459-2   (ebook)
DOI 10.1007/978-3-662-49459-2

Die Deutsche Nationalbibliothek verzeichnet diese Publikation in der Deutschen Nationalbibliografie;
detaillierte bibliografische Daten sind im Internet über http://dnb.d-nb.de abrufbar.

Springer
© Springer-Verlag Berlin Heidelberg 2016

Umschlaggestaltung: deblik Berlin

Gedruckt auf säurefreiem und chlorfrei gebleichtem Papier

Springer ist Teil von Springer Nature
Die eingetragene Gesellschaft ist Springer-Verlag GmbH Berlin Heidelberg

Für Laura, Ben und Finn

und für Susi

in Erinnerung an wundervolle gemeinsame 20 Jahre

Geleitwort

Wie trainieren wir unsere Assistenten und Assistentinnen für die bevorstehende Facharztprüfung?

Das war die Ausgangsfrage in unserer Oberarztbesprechung vor vielen Jahren, auf die Herr Koch die Antwort wusste:

Wir stellen ihnen jeden Morgen eine kurze Facharztfrage.

Engagiert machte er sich daran, die monatlichen Fragelisten zusammenzustellen.

Aber was sollten wir mit unserem intellektuellen morgendlichen 5-Minuten-Aufwecker am Ende der Frühbesprechung machen, nachdem die überwiegende Mehrzahl unserer Mitarbeiter Fachärzte geworden waren?

Herr Koch ließ nicht locker, er produzierte Fragen über Fragen, die jetzt auch die Fachärzte, Oberärzte und auch mich als Chef häufig ins Schwitzen brachten. Manches hätte man als langjähriger Facharzt eigentlich beantworten können sollen, manches war – wenn auch sachlich – so doch eher humorvoll oder kurios - und bei wieder anderen Fragen fragte man sich, warum man sie sich bisher eigentlich nie gestellt hatte.

Neben dem Wissen, das uns Herr Koch angeregt hat zu erwerben, hat er uns mit seinen Fragen noch etwas viel Bedeutenderes vermittelt: Die HNO-Heilkunde kann für den Interessierten niemals langweilig werden! Es ist ein Fach mit so unglaublich vielen Facetten, dass darin intellektuelle Neugier stets Nahrung findet.

Und übersehen wir auch nicht, dass so einiges von dem Detailwissen auch außerhalb der HNO-Ärzte manches Staunen auszulösen vermag.

Ich freue mich sehr, und zwar nicht nur für Herrn Koch, sondern auch für uns HNO-Ärzte insgesamt, dass der Springer-Verlag diesen Fragenkatalog verlegt, den auch der erfahrenste Facharzt nicht missen möchte.

Ich wünsche Ihnen, dem Leser, mit diesem Buch einige nachdenkliche und humorvolle Stunden.

Prof. Dr.med. Dr. med. dent. Dr.h. c. Ralf Siegert, Recklinghausen
April 2016

Geleitwort

Entstanden aus der Idee einer klinikinternen HNO-Fortbildung hat sich der Fragen- und Antwortkatalog des vorliegenden Buches zu einem interessanten Sammelsurium von Themenbereichen jenseits des geforderten Facharztwissens entwickelt. Den Inhalt der einschlägigen Literatur unseres Fachgebietes weitestgehend außer Acht lassend, fokussiert das Werk auf Randbereiche, Kuriositäten, historische Anekdoten, aber auch auf ganz pragmatische klinische Handlungsempfehlungen bzw. Strategien sowie hochaktuelle Entwicklungen.

Durch die lockere Schreibweise ist die Lektüre dieses Buches ausgesprochen kurzweilig und unterhaltsam. Ohne Anspruch auf Vollständigkeit wird auf dem Boden von historischen Tatsachen und naturwissenschaftlichen Phänomenen ein Detailwissen vermittelt, welches auch ausgewiesenen Experten unseres Fachgebietes nicht zwingend präsent sein dürfte.

Wer hat sich beispielsweise schon einmal Gedanken darüber gemacht, "Warum es bei der elektrischen Kauterisation knallen kann?", "Ob man Schlaf nachholen kann?", "Ob man sich durch den eigenen Schrei einen Lärmschaden zufügen kann?", "Warum Zerumen bitter ist?", "Ob sich eine Septumplastik auf das Liebesleben auswirkt?", "An welcher HNO-Erkrankung Martin Luther litt?" oder "Ob Fische hören können?"

Das mitunter kuriose, nur auf den ersten Blick vermeintlich nutzlose Wissen vermag die Stimmung im Operationssaal oder bei Visite aufzuhellen und erlaubt den Blick über den Tellerrand, abseits von Standards, Leitlinien und schematischen Algorithmen.

Dieses Buch kann jedem uneingeschränkt empfohlen werden, der sich dem fortwährenden Streben nach Wissensgewinn verschrieben hat und dies auf unterhaltsame Weise nähergebracht bekommen möchte.

Ich wünsche dem Buch viel Erfolg und eine weite Verbreitung.

Prof. Dr. med. Thomas Hoffmann, Ulm
April 2016

Vorwort

Man wird nie ein neues Land entdecken, wenn man immer das Ufer im Auge behält.
(aus Thailand)

Tue heute, was andere nicht tun wollen. Tue morgen, was andere nicht tun können.
(Motto der Feuerspringer)

Die Idee für dieses Buch entspringt dem Wunsch unserer Klinik, die angehenden Fachärzte im Rahmen einer täglichen kurzen Fortbildung im Anschluss an die „Morgenbesprechung" für ihre Facharztprüfung vorzubereiten, um strukturierte Antworten und die freie Rede über ein kleines Thema – quasi als kleine Prüfungssimulation – zu üben.

Nach einigen Jahren war das klassische Lehrbuchwissen nahezu abgegrast, und ich habe begonnen, Fragen zu stellen, die mitunter einer erheblichen Vorbereitung und Recherche bedürfen. Inspiriert werde ich dabei durch die historische und insbesondere aktuelle, auch fachübergreifende Literatur und das „Kleingedruckte" hier und dort. Oder aber mir kommt einfach tags oder nachts eine Frage in den Sinn.

Dabei liegt der Schwerpunkt entweder auf vermeintlich ganz banalen Grundlagen, die von Jedem täglich als ganz selbstverständlich hingenommen, aber nie ernsthaft hinterfragt werden (z. B. Frage 68: Warum knallt es beim Kautern eines Gefäßes?), auf ganz praktischen und pragmatischen Lösungen des HNO-ärztlichen Alltags (z. B. Frage 70: ASS: Wann ist eine Operation ohne Gefahr möglich?), auf grundsätzlichen Gedanken zu unserem täglichen Handeln (z. B. Frage 154: Wie wirkt sich eine Septumplastik auf das Liebesleben aus?), auf aktuellen Forschungsergebnissen und -entwicklungen (z. B. Frage 279: Werden wir in Zukunft mit Licht hören können?) oder aber auf interessanten historischen Anekdoten (z. B. Frage 275: Warum wurde das Kehlkopfkarzinom von Kaiser Friedrich III so spät erkannt?).

Im Laufe der Jahre hat sich dabei ein Fragenkatalog des gehobenen HNO-Facharztwissens entwickelt, der hier nun auszugsweise wiedergegeben wird. Dabei schlägt dieses Buch somit die Brücke zwischen aktuellen und neuen Aspekten der HNO-Heilkunde, die noch nicht Eingang in die Lehrbücher gefunden haben, und historischem, in Vergessenheit geratenem Wissen. Immer besteht jedoch der unmittelbare Bezug zur HNO-Heilkunde, die als vermeintlich kleines Fachgebiet eine riesige Bandbreite aufweist, wie Sie sehen werden.

Ich wünsche allen Lesern eine kurzweilige Lektüre, die vielleicht und hoffentlich auf unterhaltsame Art und Weise – und häufig mit einem gewissen Augenzwinkern – einen Wissensgewinn zu vermitteln vermag.

Ich danke Herrn Dr. Richter und Frau Wilbertz vom Springer-Verlag, die dieses Buchprojekt von der ersten Idee über die Umsetzung bis zur Abwicklung in ganz hervorragender Weise begleitet haben.

Mein Dank gilt auch meiner Lektorin Frau Dr. Merz, die das Manuskript innerhalb kürzester Zeit akribisch durchgearbeitet und jede noch so kleine Unachtsamkeit oder Ungereimtheit aufgespürt hat.

Herzlichen Dank auch an die freundlichen Geleitworte meines früheren Lehrers Prof. Hoffmann und meines Chefs Prof. Siegert, denen ich beiden sehr verbunden bin.

Ich danke Frau Wilhelm-Rump für die schnelle Literaturbeschaffung und Frau Singer für die weltbesten Audiogramme.

Und ich danke meinen Kollegen, die mit Nachsicht und mehr oder weniger Humor darüber hinwegsehen, wenn der „Chefkoch" sich mal wieder an irgendeiner Fragestellung festgebissen hat und sich mit der präsentierten Antwort nicht zufrieden geben möchte.

Ich danke meinen Eltern, die von klein auf meine Zielstrebigkeit unterstützt haben, ohne die die Umsetzung auch dieses Projektes nicht möglich gewesen wäre.

Und ich danke meinen 3 wundervollen Kindern, die mir mit ihrer kindlichen Sicht auf die Welt meine Neugier erhalten und mir stets als Quelle der Inspiration dienen. Ihr seid sowieso die größten Geschenke!

Dirk Koch, Recklinghausen
April 2016

Inhaltsverzeichnis

Ohr und Hören

© Springer-Verlag Berlin Heidelberg 2016
D. Koch, *HNO Fragen und Antworten*
DOI 10.1007/978-3-662-49459-2_1

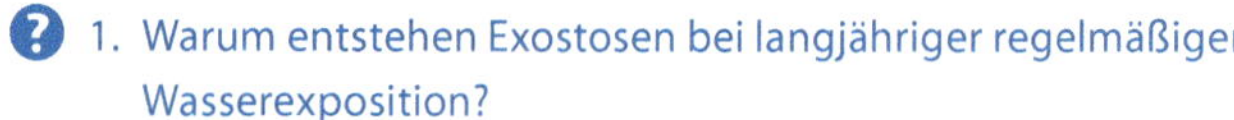

? 1. Warum entstehen Exostosen bei langjähriger regelmäßiger Wasserexposition?

✓ Antwort

Schon im 19. Jahrhundert wurden neben konstitutionellen und erblichen Faktoren physikalische Einflüsse wie regelmäßige (Kalt-) Wasserexposition vermutet, nachdem eine erhöhte Inzidenz bei Wassersportlern auffiel.

Exostosen haben ihren Ursprung typischerweise im Bereich der Suturae petrotympanica et tympanomastoidea. Die Gehörgangshaut weist mit dem sogenannten Epidermoperiost neben der generell äußerst dünnen Beschaffenheit eine innige Verbindung zum Knochen auf. So kommt es zu einer unmittelbaren Übertragung des Kältereizes auf den Knochen, was für die meisten Autoren gerade im Bereich der genannten Suturen ursächlich für die Knochenneubildung zu sein scheint. Weitere physikalische oder biologische Einflussfaktoren sind möglich.

Der Vollständigkeit halber sei noch erwähnt, dass durch die wiederholte Wassereinwirkung das sensible pH-Gleichgewicht des Gehörgangs geradezu zwingend gestört und das Gehörgangsepithel konsekutiv alteriert wird (Mlynski et al. 2008).

? 2. Ist eine durch Acetylsalicylsäure (ASS) induzierte Schwerhörigkeit reversibel?

✓ Antwort

Viele unserer Patienten haben aus unterschiedlichsten Gründen ASS in ihrer Medikation. Eine bekannte unerwünschte Nebenwirkung ist die Beeinträchtigung des Hörvermögens.

Die Zusammenhänge zwischen der ASS-Dosis und einer Hörminderung wurden in einem Review von 10/14 aus der Harvard Medical School untersucht (Kyle et al. 2015), wobei insgesamt 37 Studien ausgewertet wurden. Aufgrund der zu erwartend inhomogenen Studienlage wurden die Patienten in die Kategorien "Dosis" und "entzündliche Begleiterkrankungen" eingeteilt.

Für das Patientenkollektiv ohne entzündliche Begleiterkrankungen wurde eine signifikante Hörverschlechterung ab 1,95 g/Tag und für die Patienten zur Behandlung von entzündlichen Begleiterkrankungen (wie rheumatoide Arthritis oder Bindegewebserkrankung) ab 325 mg/Tag ermittelt.

Die Ursachen dieser doch erheblichen Dosisdiskrepanz der beiden Patientenkollektive wurden nicht diskutiert, legen jedoch den Schluss nahe, dass entzündliche Mechanismen im Zusammenhang mit den Grunderkrankungen die Sinneszellen "vorab belasten" oder Synergieeffekte bestehen.

Innerhalb eines Beobachtungszeitraumes von 7 Tagen war der Hörverlust nach Studienlage reversibel. Typischerweise besteht eine ASS-Medikation aber monate-, wenn nicht jahrelang. Zur Frage, ob die Beeinträchtigung des Hörvermögens in diesen Fällen auch reversibel ist, wurde von den Autoren nicht Stellung genommen.

Interessanterweise scheint ASS darüber hinaus aber den ototoxischen Effekt von Aminoglykosiden signifikant abzuschwächen. Die Autoren erklären diesen Effekt über die antioxidative Wirkung von ASS, während Aminoglykoside bekanntermaßen die äußeren Haarzellen über die Freisetzung von reaktivem Sauerstoff schädigen können.

Fazit:
- ASS führt zu einer signifikanten Beeinträchtigung des Hörvermögens.
- Die Hörminderung ist abhängig von der Dosis im Zusammenhang mit der Indikation (Behandlung einer rheumatischen Grunderkrankung ja/nein).
- Keine Beeinträchtigung des Hörvermögens unter 325 mg/Tag.
- Der Effekt scheint reversibel, allerdings liegen keine Daten nach Langzeitmedikation vor.

3. Warum sollte die Stimmgabel am Handballen oder an der Kniescheibe angeschlagen werden?

Antwort

Die Stimmgabel wurde 1711 von dem Militärtrompeter John Shore erfunden und repräsentiert physikalisch einen Beugeschwinger. Die beiden gegenläufig schwingenden Zinken verdichten bzw. verdünnen die zwischen ihnen liegende Luft und erzeugen hierdurch einen sinusförmigen Druckunterschied, der als Schall wahrgenommen wird. (In unmittelbarer Nähe der Stimmgabel kugelförmig, im Abstand einer Wellenlänge [ca. 77 cm bei 440 Hz] als ebene Schallwelle.)

Bei den Hörprüfungen nach Rinne und nach Weber ist es entscheidend, wie die Stimmgabel in Schwingung versetzt wird. Untersuchungen haben gezeigt, dass beim Anschlagen der Stimmgabel gegen Holz oder Metall (z. B. typischerweise am Metallrahmen des Patientenbettes oder dem Nachtschrank neben dem Patientenbett) in Abhängigkeit von der Stärke des Schlages und der stimmgabelspezifischen Frequenz Obertöne entstehen, die das Testergebnis verfälschen können. Dies ist beim Anschlagen am Handballen oder der Kniescheibe nicht der Fall (Watson 2011; Stevens und Pfannenstiel 2014).

Fazit:
Die Stimmgabel sollte beim Rinne- und beim Weber-Versuch ausschließlich am Handballen oder der Kniescheibe angeschlagen werden.

? 4. Warum hat sich bei Stimmgabeln die Frequenz von 440 Hz bewährt?

✓ Antwort

Die Eigenfrequenz des Mittelohrs liegt um 1.000 Hz. Stimmgabeln mit einer Schwingungszahl pro Sekunde in diesem Bereich (800–1.000 Hz) führen zu nicht eindeutigen Ergebnissen, da es zu erheblichen Interferenzen (Überlagerung/Auslöschung) kommt. (Das Mittelohr reagiert wie jedes Schwingungssystem auf Schwingung von außen zunächst mit der Eigenfrequenz und nach Ende der Einschwingzeit mit der Frequenz der anregenden Kraft = Stimmgabel.)

Stimmgabeln mit einer niedrigen Schwingungszahl sind zu groß und damit unhandlich, Stimmgabeln mit einer hohen Schwingungszahl (über 1.000 Hz) sind insofern ungünstig, als dass die Schwingungsfähigkeit des Mittelohrs oberhalb des eigenen Resonanzpunktes/der Eigenfrequenz mit steigender Frequenz abnimmt.

Somit haben sich Stimmgabeln mit einer Frequenz von 440 Hz (musikalisches Pendant: Kammerton a') als Kompromiss bewährt und durchgesetzt (Lehnhardt und Laszig 2001).

? 5. Was ist die Schallabflusstheorie nach Mach?

✓ Antwort

Bei einer Schallleitungsschwerhörigkeit wird der Ton beim Weber-Versuch im erkrankten Ohr lauter gehört.

Im Gegensatz zur Hypothese einer kompensatorisch erhöhten Sensitivität des Innenohres erklärt die Schallabflusstheorie nach Mach die Lateralisation in das erkrankte Ohr dadurch, dass die von der Stimmgabel symmetrisch auf die Innenohren übertragene Schallenergie aufgrund der Mittelohrproblematik im Innenohr verbleibt und nicht wie üblich zum Teil über die Gehörknöchelchenkette und das Trommelfell nach außen abgestrahlt wird.

Die Richtigkeit dieser Hypothese liegt nahe, konnte jedoch bis heute nicht kausal bewiesen werden.

? 6. Warum läuft die Chorda tympani zwischen Hammer und Amboss frei durch das Mittelohr?

✓ Antwort

Wie so häufig bei anatomischen Fragestellungen kann die Embryologie Antwort geben:

Der komplizierte Verlauf der Chorda tympani entsteht auf Grundlage der komplexen Entwicklungen der ersten beiden Kiemenbögen. Letztlich ist die Chorda tympani als

Ast des N. facialis ein Teil des 2. Kiemenbogennervs. Obwohl sich Hammer und Amboss sowie der Unterkiefer aus dem 1. Kiemenbogen entwickeln, wird die Chorda dann aber während der embryologischen Entwicklung durch die Glaser'sche Spalte (Grenze zwischen 1. und 2. Kiemenbogenanlage!) mit nach kaudal und ventral Richtung Unterkiefer gezogen, um sich über den N. lingualis dem N. trigeminus als 1. Kiemenbogennerv anzuschließen. Die Chorda tympani ist somit die Schnittstelle zwischen 1. und 2. Kiemenbogennerv. Durch die Entwicklung des Recessus tubotympanicus aus der 1. Schlundtasche erfolgt dann sukzessive die Belüftung des Mittelohres, wodurch Hammer und Amboss sowie die Chorda tympani quasi exponiert werden, sodass sich der Verlauf der Chorda tympani frei durch das Mittelohr erklärt.

? 7. Warum hat der Steigbügel bei Menschen und Säugetieren seine besondere Form?

✔ Antwort

Jeder Kiemenbogen besitzt ja bekanntlich eine Knorpel- und Muskelanlage, eine Arterie, eine Vene und einen Nerv.

Im Falle des 2. Kiemenbogens entwickeln sich daraus der obere Teil des Zungenbeins, der Processus styloideus und der Stapes (Knorpelanlage), die mimische Muskulatur, der M. stapedius, der M. stylohyoideus sowie der Venter posterior des M. digastricus (Muskelanlage), die A. stapedia und der N. facialis.

Der Steigbügel entsteht aus dem kranialen Anteil der Knorpelanlage, dem Reichert'schen Knorpel. Die Form des Steigbügels kommt – wie auch für Säugetiere einzigartig in der Tierwelt – dadurch zustande, dass sich der Steigbügel in der Embryonalentwicklung um die zugehörige A. stapedia herum entwickelt, die sich dann in der Regel wieder zurückbildet. Die Schenkelchen verbleiben jedoch in ihrer Position.

In extrem seltenen Fällen hat eine persistierende A. stapedia aber auch schon selbst sehr erfahrene Ohrchirurgen das Fürchten gelehrt, da sie eigentlich eine Gefäßanastomose aus dem ventralen Anteil der 1. (A. carotis interna) und dem dorsalen Anteil der 2. Kiemenbogenarterie (A. meningea media) darstellt und somit ein dramatisch hohes Flussvolumen übernehmen kann.

Wie ersichtlich und schon unter Frage 6 (▶ Frage 6) angedeutet, stellt das Mittelohr eine klinisch ganz bedeutende Schnittstelle zwischen 1. und 2. Kiemenbogenanlage dar. Somit erscheinen insbesondere in der Fehlbildungschirurgie einzelne Aspekte und Zusammenhänge nachvollziehbar und plausibel.

? 8. Warum entstehen die typischen Blasen bei der Grippeotitis?

✓ Antwort

Die Grippeotitis entsteht durch hämatogene Infektion des Mittelohrs mit Influenzaviren und bakterieller Superinfektion, wodurch sich die vergleichsweise häufigen toxischen Innenohr-komplikationen erklären.

Darüber hinaus kommt es zu einer toxischen Kapillar-schädigung des subepithelialen Kapillarnetzes im Bereich des Trommelfelles und der Haut des knöchernen Gehörgangs mit konsekutivem Blutaustritt in das Gewebe und Ausbildung von blutigen Blasen, im Bereich des Trommelfells typischerweise zwischen äußerer Epithelschicht und Lamina propria.

? 9. Was ist der Unterschied zwischen dB HL (engl. hearing level, Hörschwelle) und dB SPL (engl. sound pressure level, Schalldruckpegel)?

✓ Antwort

Diese vermeintlich einfache Frage hat ihre Tücken. Wichtig für das grundsätzliche Verständnis ist, dass das dB (Dezibel) keine eigene physikalische Einheit darstellt (wie z. B. Gramm oder Millimeter), sondern immer nur ein Verhältnis zwischen 2 Schalldrücken beschreibt.

Entscheidend ist der Bezugspunkt, auf den sich z. B. die Aussage "Lautstärke 100 dB" bezieht. Dieser Bezugspunkt für die Bestimmung der absoluten/physikalischen Hörschwelle ist in der Audiometrie der physikalische Wert von 2×10 µPa. Hierbei handelt es sich um den notwendigen Schalldruck für die menschliche Hörschwelle bei 1 kHz. (In diesem Frequenzbereich ist das menschliche Ohr am empfindlichsten, dieser Schalldruckpegel wurde als Durchschnittswert hörgesunder Jugendlicher ermittelt.) Die Pegel für die Bestimmung der absoluten/physikalischen Hörschwelle werden somit in dB SPL angegeben.

Im tieferen und höheren Frequenzbereich sind höhere Pegel nötig, um eine schwellenhafte Hörempfindung auszulösen. Aus diesem Grunde verläuft die physikalische/absolute Hörschwelle im Tonschwellenaudiogramm gekrümmt (◻ Abb. 1.1).

Durch definierte Verstärkungen des Audiometers in diesen Frequenzen wird diese gekrümmte physikalische Hörschwelle sozusagen angehoben und zur subjektiven Normalhörschwelle bei jeder Frequenz, unabhängig vom jeweils physikalischen Schalldruck, als gerade verlaufende Null-Linie ausgeglichen und 0 dB gleichgesetzt. Deshalb bedeutet dB HL somit dB über der subjektiven Normalhörschwelle.

Dieser "Trick" führt zu einer deutlich übersichtlicheren und einfacheren Beurteilung der Hörverlustkurven im Tonschwellen-audiogramm. Aus dem Gesagten ist auch ersichtlich, dass nur im Frequenzbereich um 1 kHz dB HL und dB SPL übereinstimmen.

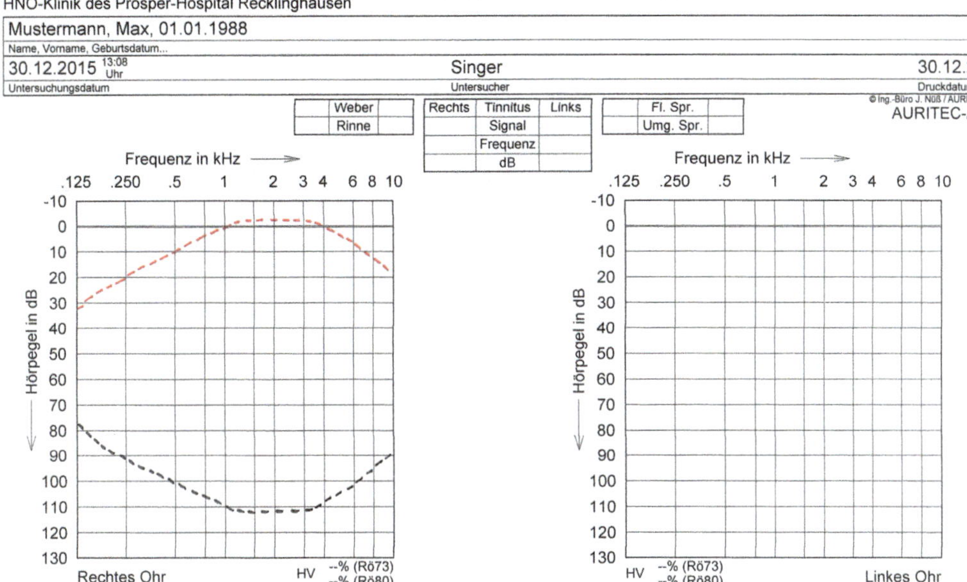

■ **Abb. 1.1**   Die physikalische Hörschwelle (obere Linie) läuft gekrümmt, da in den tiefen sowie hohen Frequenzen größere Schalldrücke nötig sind, um eine gleichartige schwellenhafte Hörempfindung wie in den mittleren Frequenzen auszulösen. Durch voreingestellte Verstärkungen des Audiometers in diesen Frequenzbereichen wird eine gerade Linie bei 0 dB generiert, was die ebenfalls – nun reziprok – gekrümmte frequenzspezifische maximale Verstärkungsleistung (untere Linie) erklärt

? 10. Warum und wie können Elefanten über große Entfernungen miteinander kommunizieren?

Antwort

Elefanten kommunizieren sowohl im für uns Menschen hörbaren als auch im Infraschallbereich (Garstang 2004; Herbst et al. 2012; Soltis 2010; Stoeger et al. 2012).

Im hörbaren Frequenzbereich werden Kontaktrufe zu Verwandten oder anderen Herden über Entfernungen von maximal 2,5 km übermittelt (Soltis 2010).

Elefanten sind aber insbesondere in der Lage, sich im Infraschallbereich zwischen 10 und 24 Hz mit einer Lautstärke von 85–90 dB zu unterhalten. Bei 14 Hz entspricht dies einer Wellenlänge von knapp 25 m! (Im Vergleich hierzu beträgt die Wellenlänge bei 1.000 Hz, der höchsten Empfindlichkeit des menschlichen Ohres, nur 34 cm.)

Erstmals konnte 2012 bewiesen werden, dass die Stimmbildung bei Elefanten – auch im Infraschallbereich – analog zum Menschen erfolgt (Herbst et al. 2012).

Ermöglicht werden solche niedrigen Grundfrequenzen von Elefanten durch die Parameter Größe der Lunge, Gesamtmasse sowie Länge (8-mal so groß wie beim Menschen!) und Elastizität der Stimmlippen. Hinzu kommt die Länge des Vokaltraktes insgesamt, der durch den Rüssel noch einmal erheblich erweitert wird (Gesamtlänge bei ausgefahrenem Rüssel durchschnittlich knapp 3 m).

Da im Tierreich die Fähigkeit, niedrige Frequenzen zu detektieren, von der Größe des Körpers, des Kopfes und dem Abstand der Ohren abhängt, wird die Perzeption des Infraschalles von Elefanten durch die Größe von Trommelfell (Durchmesser knapp 4 cm) und Gehörknöchelchen ermöglicht. Die Hörschwelle von Elefanten im Infraschallbereich liegt um 50 dB (Garstang 2004).

Ein solcher Infraschallbereich wird durch die Vegetation wie Bäume etc. wenig, hingegen durch die atmosphärischen Bedingungen wie Temperatur und Wind erheblich beeinflusst. In Abhängigkeit von diesen atmosphärischen Umgebungsbe-dingungen können – über 31 bisher bekannte Laute – Informationen über Gefahren, gemeinsame Wanderungsrichtungen oder Lockrufe über Entfernungen von mehr als 10 km übermittelt und perzipiert werden. Die Qualität dieser Laute ist hochkomplex und beinhaltet auch Informationen über Größe, Alter, Geschlecht, sexuellen Status und Gesundheit. Für derartige "Ferngespräche" soll auch der nach oben gereckte Rüssel von Bedeutung sein, um diese energiereichen Töne zu verstärken (Garstang 2004).

Elefanten sind sogar in der Lage, Infraschall sogenannter abiotischer Quellen unter 10 Hz zu perzipieren, wie sie z. B. durch Konvektionsströme innerhalb von Cumulonimbuswolken vor Beginn der Regenzeit erzeugt werden, aus denen dann tropische Regenstürme entstehen. Elefanten wandern 2–3 Wochen vor Beginn des Regens in die entsprechende Richtung der sich ausbildenden Regenfront (Garstang 2004). Welch Wunder der Natur!

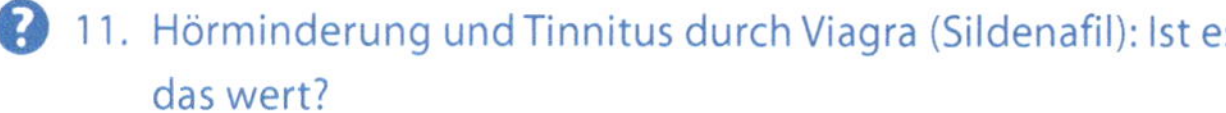

11. Hörminderung und Tinnitus durch Viagra (Sildenafil): Ist es das wert?

Antwort

Bei der Erektion wird u. a. Stickstoffmonoxid (NO) im Corpus cavernosum freigesetzt. Hierdurch wird Guanylatzyklase aktiviert und zyklisches Guanosinmonophosphat (cGMP) ausgeschüttet. Als Folge kommt es zur Muskelentspannung und zum Einströmen von Blut in das Corpus cavernosum. Sildenafil hemmt als Phosphodiesterase den Abbau von cGMP. Die Wirkung auf die Erektion war ein Zufallsbefund bei der Entwicklung eines Medikamentes zur Behandlung von Bluthochdruck und Angina pectoris.

Die amerikanische Zulassungsbehörde FDA (Food and Drug Administration) teilte erstmals 2007 mit, dass es in Einzelfällen durch die Einnahme von Sildenafil zu Hörstörungen kommen kann. Insgesamt wurde in über 250 Einträgen in der FDA-eigenen UAW-Datenbank (Adverse Event Reporting System) von einem plötzlichen Hörverlust, mitunter auch mit Tinnitus und Schwindel,

in Zusammenhang mit der Einnahme eines Phosphodiestera-
sehemmers wie Sildenafil berichtet.

Seitdem ist in der Literatur die Einnahme von Phosphodiestera-
sehemmern wie Sildenafil als Risikofaktor für akute Hörstörungen
bekannt, allerdings sind Angaben über Inzidenz und Prävalenz
nicht publiziert. Letztlich wird von einer seltenen Nebenwirkung
ausgegangen. In der Regel äußert sich diese, im Falle des
Auftretens, 24 h nach Einnahme als einseitiger hochgradiger
Hörverlust, der in über zwei Drittel der Fälle trotz Infusionstherapie verbleibt (Barreto und Bahmad 2013; Khan et al. 2011).

Pathophysiologisch spielt die NO/cGMP-Signalkaskade
über nachgeschaltete Transmitter eine zentrale Rolle bei
ototoxischen Substanzen im Allgemeinen. Eine intrazelluläre
Zunahme von cGMP, z. B. durch Phosphodiesterasehemmer,
aktiviert eine Reihe von Proteinkinasen wie die Mitogen-aktivierte Proteinkinase (MAP), die nach extrazellulären Stimuli
die zelluläre Genexpression, Mitose und Apoptose regulieren
(Wang et al. 2003). In experimentellen Studien führte die NO/
cGMP-Signalkaskade zu einer Entkopplung der Gap junctions
von Deiter-Zellen, den Stützzellen der äußeren Haarzellen
(Santos-Sacchi 1991).

? 12. Wie ist die Entwicklungsgeschichte des
    Gleichgewichtssinnes?

✓ Antwort

Der Gleichgewichtssinn ist phylogenetisch der älteste Sinn
des Lebens im Allgemeinen. Das Urprinzip, das dem Gleichgewichtssinn zugrunde liegt, ist der Gravitropismus, also die
Orientierung im Raum am Vektor der Schwerkraft. Die Schwerkraft
ist die zentrale und alles entscheidende Grundkraft allen
Aspekten des Lebens mit einer Wachstumsrichtung nach oben.

Das Leben hat sich im Wasser entwickelt und so besaß
die Urqualle (sog. Urmeduse) des Kambriums vor über
700 Mio. Jahren mit einer Statozyste einen flüssigkeitsgefüllten
Hohlraum mit einem darin befindlichen beweglichen schweren
Körper, dem sogenannten Statolith. Dieser Statolith war
innerhalb der Statozyste frei beweglich und lag – entsprechend
der Schwerkraft am Boden der Zyste – auf einem Polster von
Sinneszellen, die durch Verbiegung von Härchen erregt wurden.
Anfänglich war die Statozyste ausschließlich im untersten Anteil
mit Sinneszellen ausgestattet, sodass die Urmeduse im Falle des
Umkippens die Orientierung verlor, auf dem Rücken liegend
absank und starb. Erst in der Folge entwickelten sich Muskel- und
Organsysteme, durch die Ausgleichskorrekturen der Lage im
Raum möglich wurden.

Dieses Prinzip der Orientierung im Raum hat sich im Laufe der
Evolution so bewährt, dass sich unser Gleichgewichtsorgan von

seinen Grundprinzipien und Strukturen vergleichsweise kaum verändert hat. So arbeiten Sacculus und Utriculus nach dem gleichen Prinzip und auch die Erregung durch Verbiegung von Härchen der Sinneszellen hat sich unverändert durchgesetzt (Ritter 2003).

? 13. Können Fische hören?

Antwort

Das dem Hörorgan zugrunde liegende Prinzip – die Wahrnehmung von Druckänderungen – hat sich vor über 270 Mio. Jahren bei den Fischen in Form des sogenannten Seitenlinienorgans entwickelt.

Das Seitenlinienorgan läuft direkt unter der Haut als ein mit einer gallertigen Masse ausgefüllter Kanal, der zwischen den Schuppen Kontakt nach außen hat. An diesen Stellen finden sich Anhäufungen von mit Härchen versehenen Sinneszellen (Vorläufer der Bogengangsampullen!), die in eine Schutzmembran (Cupula) eingebettet sind und das Seitenlinienorgan einbuchten. Hierdurch werden Scherkräfte zwischen Härchen der Sinneszellen und Seitenlinienorgan perzipiert, ohne dass Wasser eindringen kann und Interferenzen erzeugt. Über dieses Prinzip werden Informationen über Druckunterschiede, Strömungsverhältnisse im Wasser, Gezeiten und den Abstand der einzelnen Fische untereinander wahrgenommen (Ritter 2003).

(Der Vollständigkeit halber sei erwähnt, dass es daneben bei den Fischen auch noch in eine Cupula eingebettete Sinneszellen gibt, deren Härchen unmittelbar Kontakt nach außen zum Wasser haben.)

Wie hochsensibel dieses System bei Fischen ausgeprägt ist, lässt sich nur anhand der synchronen Bewegungen der einzelnen Fische eines riesigen Schwarmes erahnen, der sich in seiner Gesamtheit wie ein einziger großer Fisch verhält.

Zur Beantwortung der Frage lässt sich somit festhalten, dass Fische das dem Hören zugrunde liegende Prinzip der Wahrnehmung von Druckunterschieden nutzen. Ein eigentliches Hörorgan hat sich aber erst später entwickelt, wie wir in Frage 44 (▶ Frage 44) sehen werden.

? 14. Warum ist das Innenohr flüssigkeitsgefüllt?

Antwort

Beim Wechsel des Lebens vom Wasser auf das Land vor über 375 Mio. Jahren musste das beschriebene System der Fische (▶ Frage 13) optimiert werden, da diese Form des Hörens – also die Wahrnehmung von Druckunterschieden – in der Luft nicht möglich ist. Zur Anpassung der Schallwahrnehmung zwischen Wasser- und Luftschall entwickelte sich erstmals bei den Lurchen ein Trommelfell. Erst hierdurch (und die sich später entwickelnden

Gehörknöchelchen) konnte der Luftschall auf das Medium Wasser übertragen werden (Ritter 2003).

Bei der Innenohrflüssigkeit handelt es sich somit um Residuen aus einer Zeit, als sich das Leben noch ausschließlich im Wasser abspielte.

 **15.** Warum wirken Aminoglykoside ototoxisch?

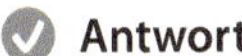 **Antwort**

Schon kurz nach Einführung der Aminoglykoside wurde Anfang 1940 von unerwünschten Nebenwirkungen im Innenohr berichtet. Typischerweise manifestiert sich die Kochleotoxizität als irreversible symmetrische Innenohrschwerhörigkeit im Hochtonbereich, wobei Gentamicin als Sonderfall zusätzlich für seine besondere Vestibulotoxizität bekannt ist. Aufgrund der vergleichsweise hohen Rate an unerwünschten Nebenwirkungen (Niere und Ohr) ist der Einsatz mittlerweile nur noch besonderen Erreger- und Krankheitssituationen vorbehalten, wenn es keine vertretbare Alternative gibt.

Die Ototoxizität ist abhängig von der Serum-Spitzenkonzentration und dem Serum-Talspiegel. Die Zeitspanne der passiven Rückdiffusion aus den Innenohrflüssigkeiten entscheidet über das Ausmaß der Schädigung (Federspil 1984) und ist verlängert, was das verzögerte Auftreten sowie auch die Progredienz der Symptome wie Tinnitus, Hörstörung sowie Schwindel im Intervall von Tagen bis Wochen nach der Aminoglykosidtherapie erklärt (Walther et al. 2015).

Das kochleo- bzw. vestibulotoxische Potenzial sowie die Ototoxizitätsgrenzdosis ist bei den verschiedenen Substanzen der Aminoglykoside unterschiedlich und bekannt (Federspil 1984). So hat z. B. Amikazin eine höhere Ototoxizitätsrate als Gentamicin (Iro und Waldfahrer 2003; Monsell et al. 1993). Bei Unterschreitung der kumulativen Grenzdosen ist das Auftreten von ototoxischen Schädigungen nicht wahrscheinlich (Federspil 1984).

Die Schädigung folgt einer gewissen Gesetzmäßigkeit: Fortschreiten der Schädigung von basal nach apikal, Schädigung zunächst der äußeren, dann der inneren Haarzellen, dann der Stützzellen etc. (Hirvonen et al. 2005).

Es wird vermutet, dass eine der Ursachen der Ototoxizität in der – im Vergleich zu anderen Körperzellen – ungewöhnlich hohen Potenzialdifferenz zwischen Endolymphe und den Haarzellen sowie der begünstigten Diffusion von Aminoglykosiden in das Haarzell-Zytoplasma aufgrund der Veränderung des zellulären Membranpotenzials begründet ist (Walther et al. 2015).

Darüber hinaus zeigte sich in aktuellen Studien die Akkumulation und Bindung von Aminoglykosiden an Melanin-Biopolymere in den Melanozyten der Stria vascularis, sodass der ototoxische Effekt durch deren Störung (▶ Frage 54, Funktion der Stria vascularis) erklärt wird (Wrzesniok et al. 2015).

Neben den Aminoglykosiden scheinen Cisplatin und Lärm letztlich über eine gemeinsame Abfolge zellulärer Mechanismen in Abhängigkeit vom Gleichgewicht zwischen proapoptotischen und antiapoptotischen Faktoren zum Zelltod im Innenohr zu führen (Cheng et al. 2005).

Aminoglykoside können über die Stickstoffmonoxid/cGMP-Signalkaskade zu einer Entkopplung von Gap junctions zwischen Deiter-Zellen führen (Santos-Sacchi 1991) und wirken über Eisen-Gentamicin-Komplexe als Katalysator zellschädigender freier Sauerstoffradikale (Prisuka und Schacht 1995).

Daneben spielen aber noch eine Vielzahl anderer Signalkaskaden, die am Zelltod im Allgemeinen und am Tod der Zellen des Corti-Organs im Speziellen beteiligt sind, eine zentrale Rolle. So werden u. a. neben der Aktivierung von Caspasen (engl. cysteinyl-aspartate specific protease) eine Reihe von sekundären Transmittern wie Mitogen-aktivierte Proteinkinasen (MAP und Unterformen wie JNK`s [C-Jun-N-terminale Kinase]) ausgeschüttet, die die zelluläre Antwort auf äußeren Stress über Genregulation, Mitose und Apoptose regulieren. Diese Effekte werden durch Aminoglykoside verstärkt (Walther et al. 2015).

Experimentell kann über Inhibitoren dieser Kinasen der ototoxische Effekt durch Aminoglykoside gemindert werden (Cheng et al. 2005; Wei et al. 2005). Weitere protektive Substanzen wie Eisen-Chelatbildner, Antioxidantien, Glutathion, Thyroxin, Aspartamsäure und GDNF (glial cell line derived nerotropic factor) haben sich bisher ebenfalls nur klinisch-experimentell bewährt, aber noch nicht ihren Einzug in den klinischen Alltag gefunden.

Zusätzlich gilt es mittlerweile als erwiesen, dass Aminoglykoside auch nichtzelluläre Bestandteile des Innenohrs, insbesondere die Otokonien durch Komplexierung von Kalziumionen der empfindlichen Kalzitkomponente irreversibel schädigen (Johnsson et al. 1980; Walther et al. 2014), was das gehäufte Auftreten eines benignen paroxysmalen Lagerungs-schwindels erklärt (Black et al. 2004).

Bei Gendefekten, wie z. B. einer Mutation des mitochondrialen 12S-rRNA-Gens in der Nukleotidposition 1555 kann es unter einer Aminoglykosidmedikation zu einer rasch progredienten Surditas sowie vestibulären Schädigungen kommen (Kupka et al. 2004; Prezant et al. 1993; Roth et al. 2008).

In einer randomisierten kontrollierten Studie konnte der protektive Einsatz von 3-mal 1 g ASS nachgewiesen werden (Sha et al. 2006).

? **16.** Wie ist der aktuelle Stand bezüglich Therapieempfehlungen bei Hörsturz von Seite unserer HNO-Gesellschaft?

✓ Antwort
In der S1-Leitlinie Hörsturz (Deutsche Gesellschaft für Hals-Nasen-Ohren-Heilkunde, Kopf- und Hals-Chirurgie 2014) wurden

folgende Therapieverfahren bewertet und entsprechende Empfehlungen ausgesprochen:

Glukokortikoide:
Therapie über 3 Tage mit z. B. 250 mg Prednisolon (Evidenzgrad IIc oder IIIb). Diese Therapie kann fortgesetzt werden (Westerlaken et al. 2007). (Bei kurzfristiger Anwendung müssen Glukokortikoide im Übrigen aus endokrinologischer Sicht nicht ausgeschlichen werden.)

Intratympanale Applikation von Glukokortikoiden als Alternative zur systemischen Therapie auch primär zur Vermeidung von Nebenwirkungen (z. B. bei Diabetikern) oder bei ungenügendem Erfolg der systemischen Therapie als Reservetherapie im Zeitraum von ca. 1–4 Wochen nach dem Hörsturz (Rauch et al. 2011). Systemische Nebenwirkungen sind zu vernachlässigen. Nach aktueller Datenlage ist die intratympanale Kortisontherapie bei einer ca. 9-mal höheren Wahrscheinlichkeit einer Hörschwellenverbesserung signifikant wirksamer als eine Placebo- oder Nulltherapie.

Rheologische Therapie:
Zu Pentoxifyllin liegen keine aussagekräftigen klinischen Studien zur Wirksamkeit bei Hörsturz vor. Eine RCT (engl. randomized controlled trial; randomisiert kontrollierte Studie) mit Kontrollgruppe belegt den gleichen Effekt wie eine Placebobe-handlung (Probst et al. 1992). Eine rheologische Infusionstherapie mit Pentoxifyllin wird von der Leitlinien-Kommission somit nicht empfohlen.

Der Einsatz von HES(Hydroxyethylstärke)-haltigen Lösungen wird nach einer Nutzen-Risiko-Analyse der EMA (European Medicines Agency) und bei fehlenden Studien mit hoher Evidenz für die Behandlung des Hörsturzes ebenfalls nicht empfohlen.

Hyperbare Sauerstofftherapie:
Eine Cochrane-Metaanalyse formuliert: "Bei Patienten mit Hörsturz verbessert die Anwendung hyperbarer Sauerstofftherapie signifikant das Hörvermögen, die klinische Signifikanz bleibt jedoch unklar. … Angesichts der geringen Anzahl von Patienten, der methodischen Unzulänglichkeiten sollten diese Ergebnisse mit Vorsicht interpretiert werden." (Battaglia et al. 2008; Bennett et al. 2012).

Nach Durchsicht der weiteren Studienlage wird die hyperbare Sauerstofftherapie von der Leitlinien-Kommission nicht empfohlen.

Antivirale Therapie:
Eine statistisch signifikante Wirksamkeit einer zusätzlichen antiviralen Therapie kann nicht nachgewiesen werden (Awad et al. 2012) und wird somit nicht empfohlen.

? 17. Mittelohrimplantate und Magnetresonanztomografie (MRT):
Wird das wohl gut gehen?

✓ Antwort

Eine typische Frage, die immer wieder seitens der Radiologie an
uns HNO-Ärzte herangetragen wird.

Sämtliche moderne Mittelohrprothesen, aber auch
implantierte/implantierbare Systeme (CI [Cochlear Implantat],
VSB [engl. vibrant soundbridge] etc.) sind heutzutage ganz
grundsätzlich 1,5-Tesla MRT-tauglich.

Die ganz wenigen Ausnahmen sind die vor Jahrzehnten
selbstgebastelten Schuknecht-Drahtbindegewebsprothesen (Wer
hat sich nicht mit Punkt 17 des Felsenbeinbohrprogramms nach
Prof. Plester abgemüht und eine derartige Prothese zusammen-
gefrickelt … ?), deren Drähte aufgrund ihrer Legierung jedoch
kaum magnetisierbar sind, sowie Stapesprothesen aus dem
angloamerikanischen Raum mit ferromagnetischen Legierungen
(z. B. McGee platinum-stainless steel stapedectomy piston), die
vor Jahrzehnten verwendet wurden und zu einer Prothesendis-
lokation mit Innenohrschädigung führen könnten (Schmäl et al.
2001).

Nur bei einer jahrzehntelang zurückliegenden Stapesplastik,
die im klinischen Alltag nur noch sehr selten vorkommt, ist also
noch Vorsicht geboten.

? 18. Ist ein MRT bei akutem Hörsturz zulässig?

✓ Antwort

Ein MRT gehört bei Hörsturz zur erweiterten Umfelddiagnostik.
In vielen Kliniken ist diese Untersuchung mit der Begründung
der zusätzlichen Lärmbelastung innerhalb der ersten Wochen
streng kontraindiziert. Aber hat diese Entscheidung tatsächliche
Relevanz?

Für das in unserem Hause verwendete MRT Aera MRD1116-01
werden von der Fa. Siemens Lärmspitzen von 101,5 dB(A)
angegeben. Die Ergebnisse anderer Geräte und/oder Hersteller
weichen nur unbedeutend hiervon ab.

Messungen mit Ohrstöpseln und Kapselgehörschutz ergeben
eine Geräuschdämmung von pantonal zwischen 30 und 40 dB,
wodurch im MRT dann letztlich ein Lärmpegel analog der
normalen Sprechlautstärke (um ca. 65 dB) entsteht, der zu
keiner Verschlechterung der durch den Hörsturz ohnehin schon
bestehenden Hörminderung führt.

Fazit:
Durch ein frühzeitiges MRT im Rahmen der Primärdiagnostik eines
Hörsturzes entstehen unter Verwendung von Kapselgehörschutz
und Ohrstöpseln für den Patienten keine zusätzlichen Risiken.

? 19. Sind Indianer tatsächlich schwindelfrei?

✓ Antwort

Sehr viele US-amerikanische Wolkenkratzer und Hochhäuser, wie z. B. das Empire State Building, wurden und werden traditionell von Indianern, insbesondere von den Irokesen, den sog. Mohawks aus dem Kahnawake-Reservat, erbaut. Seit dem Bau einer Eisenbahnbrücke über den Sankt-Lorenz-Strom 1886, der durch das Reservat von sechs Irokesen-Stämmen floss, arbeiten viele Indianer in der Hochbaubranche, da die beteiligten Ingenieure damals sahen, wie die jungen Indianer scheinbar mühelos über die mitunter sehr hohen Stahlkonstruktionen kletterten, und um deren Mithilfe baten. Für derartige Tätigkeiten werden neben Schwindelfreiheit Fähigkeiten wie Konzentration, Mut und Entschlossenheit benötigt, Qualitäten, die sich die Mohawk-Indianer selber mit unverhohlenem Stolz zuschreiben.

Seitdem hält sich hartnäckig der Mythos, dass Indianer schwindelfrei seien. Aber gibt es hierfür ein funktionelles oder anatomisches Korrelat?

Als eine Erklärung wird die traditionelle vertikale Wohnarchitektur in Pueblos, in mehrstöckigen, über Leitern verbundenen "Häusern" genannt, die zu einer frühzeitigen Konditionierung und Adaption an Balance- und Kletterfähigkeit führte. Als weitere Erklärung wird die traditionelle, umsichtige Fortbewegungsart, z. B. beim "Pirschen" mit den Füßen Linie-auf-Linie angeführt, die dem Balancieren auf einem dünnen Stahlträger nahekommt.

Tatsächlich ist die vermeintliche Schwindelfreiheit jedoch wohl ein Resultat soziokultureller Einflüsse, was durch eine Feldstudie des Anthropologen Morris Freilich 1958 bekräftigt wurde, der sich mit indianischen Bauarbeitern in deren Stammkneipe in Brooklyn anfreundete und diese befragte. So äußerte sich der Mohawk-Indianer Kyle Karonhiaktatie Beauvais z. B. folgendermaßen: "Ein guter Stahlarbeiter hat Angst vor großen Höhen. Ich möchte nicht mit einem Narren zusammenarbeiten, der sich nicht ein bisschen davor fürchtet, so hoch oben zu sein. Es ist die Furcht, die dich vorsichtig macht, die dich wach hält. Nein, ein Mohawk hat genauso Höhenangst wie der nächstbeste Typ. Der Unterschied ist nur, dass der Mohawk bereit ist, sich dieser Angst zu stellen."

Fazit:

Die Antwort ist somit leider ziemlich ernüchternd: Tatsächlich zwingt die wirtschaftliche Not die Indianer, derartig gefährliche und damit unbeliebte Arbeiten anzunehmen. Auch die Indianer haben Angst in großer Höhe, sie schlucken sie jedoch tapfer herunter.

? 20. Warum und wie ist überhaupt ein Knochenleitungshören möglich?

✓ Antwort

Das Knochenleitungshören setzt sich aus zwei Komponenten zusammen:

1. Der direkte Knochenschall wird direkt auf das Innenohr übertragen und versetzt die Perilymphe in konzentrische, rhythmische Kompressions- und Dilatationsvibrationen.
2. Der osteotympanale Knochenschall gelangt als weitaus geringerer Anteil über den äußeren Gehörgang und die Gehörknöchelchen zum Innenohr und verstärkt im Mittelfrequenzbereich die Schwingungen der Perilymphe und damit den direkten Knochenschall.

Dennoch stellt sich die Frage, wie die von der Labyrinthkapsel auf das Innenohr übertragenen konzentrischen rhythmischen Kompressions- und Dilatationsvibrationen der Perilymphe, die sich zu den beiden Fenstern hin ausgleichen, ein zum Luftleitungshören vergleichbares Frequenzverteilungsmuster auf der Basilarmembran erzeugen können. Dieses Phänomen ist mehr beeindruckend, denn trivial: Durch die größere Masse des mit der Scala vestibuli verbundenen Bogengangssystems gegenüber der Scala tympani, die größere Massenbelastung des ovalen Fensters durch den mit dem Trommelfell und den Gehörknöchelchen verbundenen Stapes, die extrem elastische Rundfenstermembran und dadurch die in der Summe unterschiedliche Impedanz beider Labyrinthfenster, resultiert eine zum runden Fenster gerichtete Bewegung.

Am osteotympanalen Knochenschall sind auch die Trägheitsschwingungen der Gehörknöchelchen (Hammer und Amboss) beteiligt, deren Translationsschwingungen in Abhängigkeit von der Frequenz in eine Phasendifferenz zur Schwingungsachse des Schädelknochens treten. Gerade im Mittelfrequenzbereich um 2.000 Hz scheint die Gehörknöchelchenkette des osteotympanalen Knochenschalls über offensichtlich günstige Phasenbeziehungen maximal zum Knochenleitungshören beizutragen. (Dies ist in den tiefen und hohen Frequenzen nicht der Fall, sodass eine funktionelle Fixation des Stapes gegenüber dem direkten Knochenschall des Labyrinths durch Auslöschung der Phasen resultiert.) Diese Verstärkung des direkten Knochenschalls fällt beim otosklerotisch fixierten Stapes weg, sodass mit der Carhart-Senke eine vermeintliche Innenohrschwerhörigkeit eine Mittelohrproblematik maskiert (Lehnhardt und Laszig 2001).

So, und jetzt versuchen Sie mal, einem Laien diese Phänomene in wenigen Worten verständlich zu erklären, dabei geht es doch nur um einen so "einfachen" Vorgang wie das Hören … !

? 21. Kann man sich selbst durch (s)einen eigenen Schrei einen Lärmschaden zufügen?

✓ Antwort

Im Buch der Weltrekorde hält die Engländerin Jill Drake mit 129 dB den offiziellen Rekord des lautesten Schreis eines Menschen seit dem 22.10.2000 und liegt damit unmittelbar an der Schmerzschwelle von 130 dB. Dies entspricht einem Düsenflugzeug in geringer Entfernung, einer Sirene in 20 m Entfernung oder einer Druckluft-betriebenen Power-Fanfare (WM lässt grüßen).

Selbst ein Jill-Drake-Schrei aus unmittelbarer Nähe in ein Ohr könnte somit kein relevantes akutes Lärmtrauma verursachen, da hierfür definitionsgemäß ein Schallpegel von 130–160 dB mit einer Einwirkungsdauer von mehreren Minuten zu fordern wäre.

Eigene Messungen konnten darüber hinaus zeigen, dass vom eigenen Schrei neben dem eigenen Ohr tatsächlich nur maximal 105 dB ankommen – da sich die Schallwellen ja vom Schreihals wegbewegen und die Ohren quasi im Schallschatten liegen – was z. B. einer Kreissäge, einem Presslufthammer, Disco-Musik oder der Lautstärke in einem Oktoberfestzelt entspricht, wenn "die Hütte richtig brennt".

Fazit:
Selbst bei einer maximalen Tonhaltedauer von ca. 30 s (Profibereich) ist somit ein von sich selbst verursachter Lärmschaden, z. B. bei Opernsängern/-innen nicht möglich.

? 22. Kann durch einen Schrei in das Ohr ein bleibender Hörschaden resultieren?

✓ Antwort

Derartige Fragestellungen sind häufig Gegenstand einer gutachterlichen Stellungnahme in zivil- oder strafrechtlichen Auseinandersetzungen oder nach Beauftragung durch Berufsgenossenschaften.

Messungen eines technischen Aufsichtsdienstes ergaben durch einen maximal lauten Schrei bei einer Entfernung von 30 cm einen Spitzenlärmpegel von 110–118 dB(C), bei einer Entfernung von 15 cm von 122–130 dB(C) und bei einer Entfernung von 0 cm von 125–140 dB(C), wobei im letzteren Fall der gesetzliche obere Präventions-Grenzwert von 137 dB(C) mehrfach überschritten wurde. Dies entspricht auch den Ergebnissen von Schreiwettbewerben.

Formal handelt es sich somit bei einem Schrei aus kurzem Abstand in das Ohr – typischerweise im Sekundenbereich – um ein akutes Mini-Lärmtrauma, das durch kurzzeitiges Überschreiten der Schmerzschwelle als schmerzhaft empfunden werden kann und sich in einer passageren, ganz geringen Hörminderung im Tonschwellenaudiogramm oder in einer passageren Vertäubung von maximal einigen Minuten, eventuell einhergehend mit einem passageren Tinnitus, zeigen kann.

Nach derzeitigem wissenschaftlichen Kenntnistand kann ein bleibender Hörschaden, wie auch ein bleibender Tinnitus, durch die Lautstärke eines Schreis ins Ohr ausgeschlossen werden (Brusis 2013).

? 23. Ist nach jeder Tympanoplastik in der frühen postoperativen Phase ein Knochenleitungsaudiogramm sinnvoll?

✓ Antwort

Ein Knochenleitungsaudiogramm nach jeder Tympanoplastik (z. B. am 1. postoperativen Tag) kann zu einer erheblichen Beunruhigung des Operateurs führen. Die Innenohrkurve kann ein durch die Tamponade – und zusätzlich gegebenenfalls verstärkt durch eine schmerz- und/oder schwellungsbedingte, schlechte oder unangenehme Ankopplung des Knochenleitungshörens über dem Mastoid – bedingtes Carhart-Äquivalent aufweisen und damit einen vermeintlichen Innenohrschaden anzeigen (▶ Frage 20). Im Mittelfrequenzbereich kann durch dieses Phänomen eine Verschlechterung um 30 dB im Vergleich zum Voraudiogramm resultieren. In solchen Fällen stellt sich dann die Frage nach dem weiteren Procedere: cool bleiben und aussitzen oder das volle Programm mit detamponieren, Antibiose, Kortisontherapie etc.?

Grundsätzlich hat sich – um diesem Dilemma zu entgehen – aus diesem Grund seit Jahrzehnten neben dem Verzicht auf einen standardmäßigen Hörtest die Erfassung von Beschwerden (Schmerzen? Schwindel?), die postoperative Wundkontrolle (Otorrhoe?), der Stimmgabeltest nach Weber (Lateralisation?) und die Frenzelbrille (Ausfallnystagmus?) bewährt. Ein Hörtest kann in diesen unkomplizierten Fällen bis zur Detamponade warten.

Ausnahmen sind natürlich Operationen mit ungewöhnlich ausgedehnter und langer Bohrarbeit, Labyrintheröffnungen, einem intraoperativen Gusher-Phänomen, Stapes-(Sub-)Luxationen etc., die naturgemäß einer besonderen Überwachung bedürfen.

? 24. Welche Lokaltherapie der rezidivierenden Gehörgangsmykose ist zu empfehlen?

✓ Antwort

In hartnäckigen Fällen rezidivierender Entzündungen der Gehörgänge sind als Infektionsursache Pilze möglich, die neben dem Abstrich otoskopisch als Pilzköpfchen oder Hyphen nachzuweisen sein sollten, und damit den Nährboden für bakterielle Superinfektionen mit häufig multiresistenten Keimen wie z. B. Acinetobacter oder Stenotrophomonas bilden.

Die üblichen Antimykotika in Tropfenform sind allesamt durch ihre Wirkstoffe und auch die enthaltenden Alkohole ototoxisch und dadurch zur Lokaltherapie der pilzbedingten Otitis externa bei Trommelfelldefekt kontraindiziert, sodass in diesen Fällen alternativ Rezepturen zur Anwendung kommen müssen (Dyckhoff et al. 2000), für deren Applikation sich Gazestreifen zur gezielten lokalen Wirkung sowie zur Vermeidung eines unkontrollierten Übertrittes in das Mittelohr anbieten (Hurst 2001).

Nach Erreger- und Resistenzbestimmung hat sich eine Rezeptur mit 0,5 %iger wässriger Mykonazollösung in einem Gazestreifen bewährt (Dyckhoff et al. 2000).

Mittel der 1. Wahl ist Ciclopiroxolamin (z. B. Batrafen), das als einziges Antimykotikum mit sporozider Wirkung gegen die häufigsten beiden Otitis-Erreger Aspergillus niger und fumigatus zur Verfügung steht und gleichermaßen aufgrund seines polyvalenten Wirkmechanismus eine starke antibakterielle Wirkung auf die genannten multiresistenten Keime hat. Von den unterschiedlichen Wirkmechanismen kommt der Hemmung der Produktion von Katalase besondere Bedeutung zu, sodass in der Pilzzelle akkumulierendes toxisches H_2O_2 nicht metabolisiert werden kann.

Aufgrund des synergistischen, da unterschiedlichen Wirkmechanismus, ist zusätzlich Nystatin sinnvoll, das über die Einlagerung in die Zellmembranen der Pilze zu einem Verlust der Membranintegrität mit konsekutivem Ausstrom von Kalium führt.

Zur Lokaltherapie werden deshalb Ciclopiroxolamin und Nystatin (als Suspension/Lösung) 1- bis 2-mal/Tag im Wechsel von 3 h über 2–3 Wochen empfohlen. Darüber hinaus kann z. B. mit GeloBacin über eine osmotisch erzeugte Austrocknung eine Milieuverschlechterung für Pilze erzeugt werden, wenn kein chronisches Ekzem als Infektionsquelle besteht.

Zur Rezidivprophylaxe kann z. B. Dexeryl-Creme, die neben der Basispflege auch die Rezeptoren für die Pilze abdeckt, in Erwägung gezogen werden, oder aber das gute alte Olivenöl, das sich schon seit Jahrzehnten in der Otologie bewährt hat (Tietz 2014).

Bei einer hartnäckigen chronischen Entzündung durch Hefepilze wird Itraconazol in einer Dosierung von 400 mg/Tag über 7 Tage mit nachfolgender Erhaltungsdosis von 400 mg/ Woche über mehrere Monate empfohlen, was eine Wirkung gegen alle relevanten Pilzerreger einschließlich der Schimmelpilze einer Otitis externa hat (Tietz 2015).

? 25. Was ist das Corner-Audiogramm?

✓ Antwort
Unter einem Corner-Audiogramm (▶ Abb. 1.2) versteht man das – häufig ja nur noch, wenn überhaupt – im Tieftonbereich und wenigen Frequenzen vorhandene Resthörvermögen bei hochgradiger, an Taubheit grenzender Schwerhörigkeit.

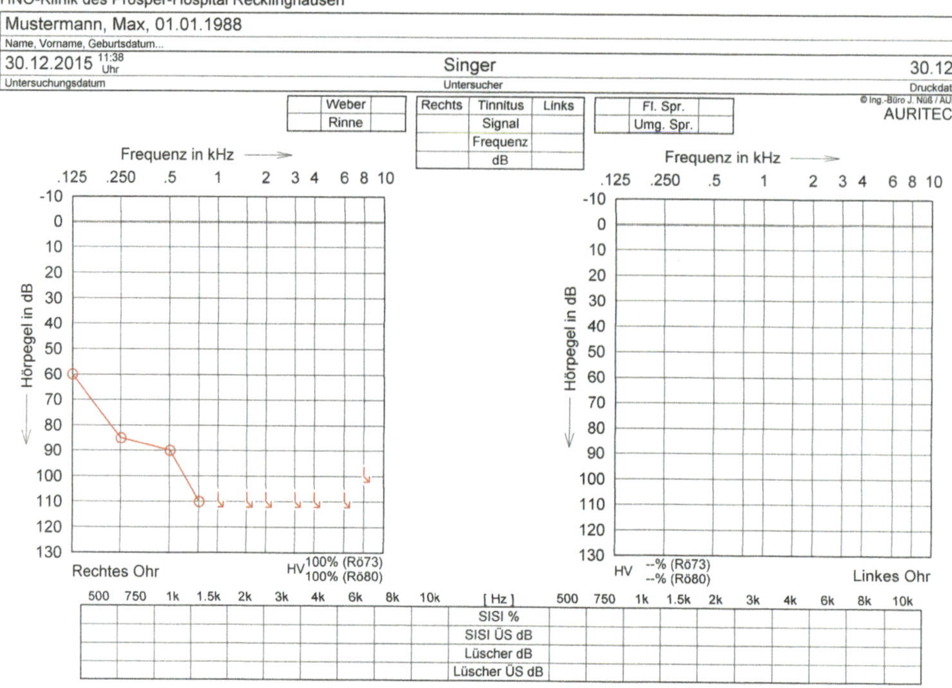

■ **Abb. 1.2** Bei einer hochgradigen an Taubheit grenzenden Schwerhörigkeit zeigen sich typischerweise Hörreste im Tieftonbereich

? 26. Was soll uns das Röntgenbild nach Schüller sagen?

✓ Antwort

Das von jedem HNO-Arzt in seiner Laufbahn unzählige Male angeforderte Röntgenbild geht auf Arthur Schüller (1874–1957) zurück, der zunächst in der Neuropsychiatrie, dann in der Radiologie in Wien mit einer Reihe von Publikationen sehr engagiert wissenschaftlich tätig war und 1905 das Buch *Die Schädelbasis im Röntgenbilde* veröffentlichte.

Schüller gilt als Vater der Neuroradiologie, musste jedoch persönlich eine Reihe von Schicksalsschlägen hinnehmen, wie die Flucht über England nach Australien nach der Annexion von Österreich durch Hitlerdeutschland, den Tod seiner Söhne später im KZ oder seine eigene tiefe Depression in den letzten Lebensjahren (Lübbers und Lübbers 2013).

Auf jedem Röntgen-Schüller lassen sich viele anatomischen Strukturen ausmachen, doch welche haben tatsächlich operative Relevanz, z. B. vor einer Tympanoplastik? Folgende Informationen sollten im Speziellen in die Überlegungen des Operateurs hinsichtlich des operativen Konzeptes einfließen:

— Größe und gegebenenfalls Verschattung des Mastoids (als Hinweis auf die Belüftungssituation),

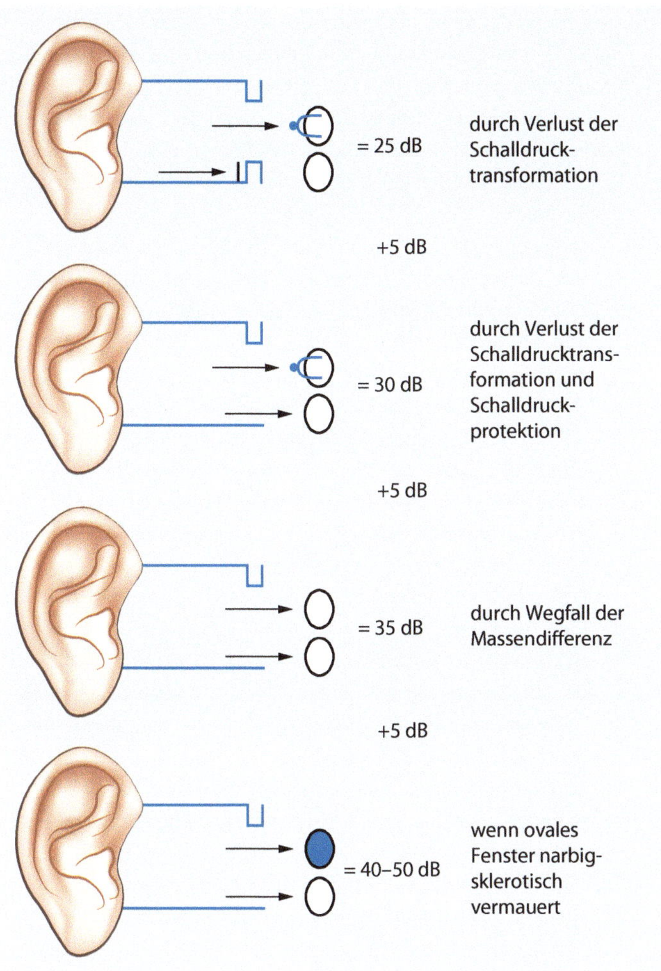

Abb. 1.3 In Abhängigkeit der Einsehbarkeit des ovalen und gegebenenfalls zusätzlich runden Fensters sowie der Beschaffenheit der Stapesregion kann anhand des otoskopischen Befundes bei einem Trommelfelldefekt das Ausmaß der zu erwartenden Mittelohrschwerhörigkleit grob abgeschätzt werden (weitere Erläuterungen im Text)

- Lage des Sinus sigmoideus,
- Position und Dicke des Tegmen tympani,
- Lage des Kiefergelenks.

27. Wie ist der grobe Zusammenhang zwischen Größe und Lage eines Trommelfelldefektes und Ausmaß der resultierenden Mittelohrschwerhörigkeit (Abb. 1.3)?

Antwort
Die Mittelohrschwerhörigkeit durch einen Trommelfelldefekt ist bedingt durch die verkleinerte Trommelfellfläche, eine erhöhte Reibung am Defektrand durch Turbulenzen, Interferenzen durch

Einwirkung der durch den Defekt auf das Mittelohr sowie das runde Fenster einwirkenden Schallwellen und eine verminderte Federwirkung des Mittelohr-Polstersystems.

Das Ausmaß der Mittelohrschwerhörigkeit folgt einer gewissen Gesetzmäßigkeit, die sich im klinischen Alltag zur groben Einschätzung bewährt hat (Linder und Lin 2011; Lehnhardt und Laszig 2001):

- Defekt mit Schallprotektion des runden Fensters (rundes Fenster in der Otoskopie nicht zu sehen) = 25 dB durch Verlust der Schalldrucktransformation, die sich aus dem Verhältnis der funktionell wirksamen Fläche des Trommelfelles zur Größe der Fußplatte inklusive der Hebelwirkung von Hammer und Amboss ergibt.
- Defekt mit exponiertem runden Fenster = 30 dB durch Verlust der Schalldrucktransformation und Schalldruckprotektion durch Interferenzen der zugleich auf Steigbügel und rundes Fenster auftreffenden Schallwellen. Die Phasendifferenz der Perilymphbewegung im Innenohr gelingt nur noch ausschließlich über die Massenbelastung im ovalen Fenster durch den Stapes.
- Defekt mit Verlust des Stapes = 35 dB durch Wegfall der Massendifferenz.
- Narbig-sklerosiertes ovales Fenster = 40–50 dB durch Eindringen der Schallwellen in das Innenohr über das runde Fenster und die Ausgleichsbewegung der Perilymphe über Perilymphspalten und den Aquaeductus cochleae.
- Narbig-sklerosiertes ovales und rundes Fenster = Beeinträchtigung der Knochenleitung bis zur hochgradigen Schwerhörigkeit.

Bei einer Mittelohrschwerhörigkeit unter 35 dB zeigt sich die Knochenleitungs-Luftleitungsdifferenz bis 2 kHz und zunehmend weniger in den höheren Frequenzen. Über 35 dB ist der Hörverlust über alle Frequenzen gleichmäßig verteilt (Lehnhardt und Laszig 2001).

? 28. Welche Funktion hat die Mittelohr-Binnenmuskulatur?

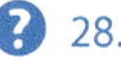 **Antwort**

Die Funktion der Mittelohrmuskeln M. stapedius und M. tensor tympani war über viele Jahrhunderte Gegenstand der Diskussion. So wurde beiden Muskeln nach ihrer Entdeckung im 16. Jahrhundert zunächst die Möglichkeit der Akkommodation der Spannung von Trommelfell und ovalem Fenster zugesprochen, um die unterschiedlichen Schwingungen optimal übertragen zu können (Politzer 1907). Es sollte bis zu den hörphysiologischen Ergebnissen von Müller (1801–1858) dauern, bis sich die Erkenntnis durchsetzte, dass das Trommelfell verschiedenste Frequenzen parallel aufnimmt und ohne Beteiligung der Mittelohrbinnenmuskulatur auf die Gehörknöchelchen überträgt.

Tatsächlich besteht die Funktion der Mittelohrbinnenmuskulatur im Schutz des Innenohrs vor exzessiven Schallreizen (erstmals postuliert von Valsalva) und verhindert ein Nachschwingen der Gehörknöchelchenkette (vergleichbar mit dem Auflegen der Hand auf eine schwingende Saite unmittelbar nach dem Anschlagen), um die Perzeption schneller Schallabfolgen ohne Interferenzen zu ermöglichen.

In der Tiefschlafphase (Non-REM) kommt es übrigens zu einer Tonuszunahme der Mittelohrbinnenmuskulatur, um zu einer ungestörten körperlichen Erholung beizutragen.

29. Warum rauscht es beim Gähnen in den Ohren?

Antwort

Jeder kennt das Phänomen des Rauschens in den Ohren beim Gähnen oder bei starker Kontraktion der oberen Gaumenmuskeln, das erstmals von Müller (1801–1858), dem Begründer der modernen Physiologie beschrieben wurde (Politzer 1907).

Seine Erklärung der Schallerzeugung im Gehörorgan selber kommt der tatsächlichen Begründung recht nahe: Die isometrische Muskelkontraktion der tubennahen Muskulatur mit ihren oszillierenden Mikroschwingungen wird über die Tube bzw. den peritubaren Gefäßplexus in das Mittelohr fortgeleitet und dadurch als das typische Rauschen perzipiert, welches sogar derart ausgeprägt sein kann, dass ein gewisser "innerer Vertäubungseffekt" entsteht.

30. Hört man in einer Muschel tatsächlich das Meeresrauschen?

Antwort

Streng genommen rauscht es nur in den bauchigen und gewundenen Gehäusen von Meeresschnecken und nicht von Muscheln, bei denen durch den zweigeteilten Schalenaufbau kein klangvoller Hohlkörper entstehen kann. Besonders gut ist das Rauschen in den gewundenen Gehäusen der großen tropischen Meeresschnecken zu hören, das in der kindlichen Wunschvorstellung an den letzten Strandurlaub erinnert.

Lange wurde die Ursache in der Verstärkung des eigenen Blutflusses vermutet. Diese Hypothese wurde jedoch verworfen, nachdem das Rauschen auch mit einem Mikrofon aufgenommen werden konnte.

Letztlich handelt es sich um die Wahrnehmung der Umgebungsgeräusche, da das Schneckengehäuse als Resonanzkammer die aufgenommen hin- und herreflektierten Geräusche in Abhängigkeit ihrer Größe und Konfiguration unterschiedlich verstärkt oder dämpft. Je größer das Schneckengehäuse, desto tiefer ist die Frequenz des perzipierten Rauschens: Ein Effekt, der in der Camera silens folglich ausbleibt. Dort bleibt auch das größte Schneckengehäuse stumm.

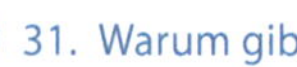

? 31. Warum gibt es die Pars flaccida des Trommelfells?

✓ Antwort

Shrapnell (1792–1841) war der erste Anatom, der genau Form und Struktur des Trommelfells beschrieb und damit neben der für die Schalltransformation verantwortlichen Pars tensa auch auf die für die Schallübertragung ungeeignete Pars flaccida hinwies, gleichwohl die unterschiedliche Beschaffenheit des Trommelfelles natürlich schon vor ihm bekannt war. Shrapnell erklärte den unterschiedlichen Aufbau der Pars flaccida mit der großen Ausdehnungsfähigkeit als Schutzmöglichkeit des restlichen Trommelfelles vor plötzlichen und lauten Tönen, Husten oder Schneuzen (Politzer 1907).

Embyologisch handelt es sich bei der Pars flaccida um den Rest der Trennwand zwischen Entoderm des sich nach lateral entwickelnden Recessus tubotympanicus der 1. Schlundtasche – also der Epithelauskleidung der erweiterten Paukenhöhle – und der ektodermalen epithelialen Auskleidung des Gehörganges der 1. Kiemenfurche, der als trichterförmige Röhre nach innen wächst. Entoderm und Ektoderm treffen sich in der Mitte zur Ausbildung des Trommelfells, zunächst noch getrennt durch eine dichte epitheliale Platte, die sogenannte Gehörgangsplatte. Diese bildet sich im 7. Schwangerschaftsmonat zurück. Als deren Relikt verbleibt ausschließlich im Bereich der Pars tensa die Lamina propria aus lockerem Bindegewebe, um zur Spannung und Stabilität des Trommelfells beizutragen. Im Bereich der nicht an der Schallübertragung beteiligten Pars flaccida bildet sich die Gehörgangsplatte komplett zurück (Sadler 2008).

? 32. Wie erklärt sich historisch und modern die Parakusis Willisii?

✓ Antwort

Die Verbesserung des Hörens im Geräusch bei manchen Schwerhörigen wurde vom Engländer Thomas Willis (1622–1675) beschrieben, nachdem er eine schwerhörige Frau beobachtet hatte, mit der die Kommunikation unter Trommelwirbeln möglich war, sowie einen schwerhörigen Mann mit verbessertem Hörvermögen bei Glockengeläut. (Die Otosklerose war ihm natürlich noch nicht bekannt.) Ähnliche Fälle wurden auch von Holder, Bachmann, Fielitz oder Riolan beschrieben.

Willis selbst erklärte dieses paradoxe Phänomen durch ein erschlafftes Trommelfell, welches durch ein lautes Geräusch in seinen natürlichen gespannten Zustand gebracht werde, was das Schwingungsverhalten verbessere. Diese Hypothese wurde für lange Zeit in der Folge von Anderen wie Rivinus übernommen. Leschevin sah die Ursache der Erschlaffung des Trommelfells in einer Lähmung des M. tensor tympani durch Zerreißung oder Zerstörung. Müller vermutete eine Erschlaffung des Hörnervs,

der durch außergewöhnliche Erschütterungen zu besonderer
Funktion angeregt werde.

Politzer erklärte die Hörverbesserung – typischerweise bei
der Otosklerose – bei gleichzeitigem Lärm durch Ausblendung
eines niederfrequenten Störgeräuschs durch ein verbessertes
Schwingungsverhalten des beginnend otosklerotisch fixierten
Stapes bei kleinen Erschütterungen (Politzer 1907).

Dabei ist die tatsächliche Erklärung gar nicht so kompliziert:
Patienten mit Otosklerose hören nicht die einen Normalhörenden
störenden Lärmgeräusche aus tiefen Frequenzen, und der
Gesprächspartner spricht im Lärm, bewusst oder unbewusst,
einfach lauter.

33. Welche Therapieformen zur Behandlung des chronischen
Tinnitus werden in der aktuellen S3-Leitlinie Chronischer
Tinnitus empfohlen?

Antwort

In der S3-Leitlinie werden ausschließlich ein Tinnituscounselling,
die tinnitusspezifische kognitive Verhaltenstherapie, die
Mitbehandlung von Komorbiditäten sowie die Therapie einer
begleitenden hochgradigen Schwerhörigkeit empfohlen.

Tinnituscounselling:
Hierunter wird die Führung des Patienten, die Beratung, das
gemeinsame Erarbeiten des Behandlungsplans sowie die
Vorbereitung auf die kognitive Verhaltenstherapie verstanden.

**Manualisiert-strukturierte tinnitusspezifische kognitive
Verhaltenstherapie:**
Dieses Verfahren hat sich aus der Vielzahl der Therapieverfahren
als einziges Konzept als hocheffektiv erwiesen und wird mit dem
Evidenzgrad 1a empfohlen. Anhand von strukturierten Manualen
wird in Gruppentherapien eine Verringerung der Aufmerksamkeits-
fokussierung (Desensibilisierung), eine neue Bewertung des Tinnitus
und seiner Konsequenzen (Habituation) und eine optimierte
Bewältigung der patientenspezifischen Situation erarbeitet.

Komorbiditäten:
Die medikamentöse und/oder psychotherapeutische-psych-
iatrische Behandlung von begleitenden Komorbiditäten wie
Angststörungen, Depressionen und Schlafstörungen wird
empfohlen.

Begleitende an Taubheit grenzende Schwerhörigkeit:
Eine begleitende, hochgradige, an Taubheit grenzende
Schwerhörigkeit kann die Indikation für ein Cochlear Implant
verstärken.

Für alle weiteren Therapieverfahren wie Arzneimitteltherapie, transkranielle Elektrostimulation, musiktherapeutische Maßnahmen, akustische Stimulationsverfahren wird keine Empfehlung ausgesprochen oder die Empfehlung bleibt aufgrund unzureichender Studienlage zumindest offen.

Abgelehnt bzw. nicht empfohlen werden die Tinnitus-Retraining-Therapie sowie andere polypragmatische Tinnitusbehandlungen (Deutsche Gesellschaft für Hals-Nasen-Ohren-Heilkunde, Kopf- und Hals-Chirurgie 2015; Zenner et al. 2015).

?   34. Wie erklärt sich die Wirkung von Kortison beim Hörsturz?

✓ Antwort

Die gemeinsame Endstrecke unterschiedlicher Ursachen eines Hörsturzes scheint in vielen Fällen die posttraumatische Aktivierung des Stoffwechsels im Corti-Organ durch überschießende intrazelluläre Stressreaktionen zu sein, wobei über Transkriptionsfaktoren (z. B. Nuclear Faktor-k B) und veränderte Genexpression die Produktion von inflammatorischen Zytokinen und Stressproteinen (Gross et al. 2014; Khan et al. 2010; Mazurek et al. 2011; Merchant et al. 2008) sowie die Einleitung von apoptotischen Prozessen induziert wird (Gross et al. 2007).

Nach passagerer Aktivierung können körpereigene Signalwege zur Neutralisierung des intrazellulären oxydativen Stresses zu einer Remission führen. Nach Überschreiten der Kompensationsmechanismen resultiert dann jedoch ein irreversibler Haarzellschaden mit bleibendem Hörverlust (Mühlmeier et al. 2015).

Diese zellulären Mechanismen erklären die signifikante Wirkung einer hochdosierten systemischen oder intratympanalen Kortisontherapie durch die generellen antiinflammatorischen Eigenschaften (Egli Gallo et al. 2013; Westerlaken et al. 2007).

?   35. Warum manifestiert sich ein endolymphatischer Hydrops im Tieftonbereich?

✓ Antwort

Die Basilarmembran ist eine membranähnliche Struktur, die den Ductus cochlearis von der Scala tympani abtrennt und morphologische und damit einhergehend mechanische Unterschiede aufweist. Sie ist im Bereich der basalen Schneckenwindung am stärksten gespannt, aber sehr dünn (0,08–0,16 mm). Richtung Apex nimmt die Spannung um den Faktor 100 ab, die Dicke jedoch erheblich zu (0,4–0,6 mm). Erst durch diese Veränderungen ist die Tonotopie der Wanderwelle innerhalb der Kochlea überhaupt zu erklären (Békésy 1970).

Ein endolymphatischer Hydrops mit Zunahme des Innendrucks im Ductus cochlearis manifestiert sich aus diesem Grunde im Tieftonbereich. Im Hochtonbereich der basalen

Schneckenwindung ist die Basilarmembran einfach zu steif und gibt dem erhöhten Druck nicht nach.

? 36. Warum hat die Kochlea ihre besondere Form?

✓ Antwort

Die pragmatische Hypothese der Platzersparnis durch die gewundene Form der Kochlea sowie die Effizienz der Blut- und Nervenversorgung über eine zentrale Achse ist mittlerweile anerkannt (Manley 2000).

Die ganz spezielle Schneckenform mit 2,5 und nach apikal kleineren Windungen beim Menschen ist jedoch noch Gegenstand der Forschung (Spoor und Zonneveld 1998), denn prinzipiell wären ja grundsätzlich zunächst einmal viele anatomische Lösungen der Platzeinsparung durch unterschiedliche Windungsmöglichkeiten denkbar. Und dennoch wird genau die bestehende spezielle Form ihre Ursache und Berechtigung haben.

Sicher ist, dass die tiefen Frequenzen phylogenetisch erst später entstanden, da sich die Kochlea in der Emryonalentwicklung von basal nach apikal entwickelt (Echteler et al. 1994). Insofern wird ein Zusammenhang zwischen den tiefen Frequenzen und dem speziellen, von basal nach apikal abnehmenden Krümmungsradius angenommen (Steele und Zais 1985), vergleichbar mit einer "Flüstergalerie", bei der die radiale Energiekomponente des akustischen Signals durch die zunehmende Krümmung der äußeren Wand nach apikal reflektiert und verstärkt wird (Manoussaki et al. 2006). Mechanische und morphometrische Untersuchungen konnten zeigen, dass sich die Zunahme des Krümmungsradius nach apikal im Vergleich zu einem gleichbleibenden Krümmungsradius auf die Perzeption der tieferen Frequenzen mehr auswirkt als die Länge der Basilarmembran selbst (Cai et al. 2005; Dallos 1970; Manoussaki et al. 2008; West 1985).

? 37. Warum verlaufen beim Hörgesunden die Kurven von Luft-
und Knochenleitung so nah beinander?

✓ Antwort

Im Tonschwellenaudiogramm verlaufen die Hörschwellenkurven der Luft- und Knochenleitung beim Hörgesunden deckungsgleich. Dies verwundert auf den ersten Blick: Die Luftleitung ist erheblich besser als die Knochenleitung, da die benötigte Schallintensität, um den Knochen in Schwingung zu versetzen, erheblich größer ist. Insofern wäre eine Differenz beider Kurven von ca. 40 dB plausibel und zu erwarten.

Die Erklärung liegt in den Einstellungen des Audiometers, welches das Signal der Knochenleitung um 40 dB vorverstärkt, sodass beide Kurven zur besseren Übersicht mit der Luftleitung über der Knochenleitung deckungsgleich verlaufen.

? 38. Kann die Audiometrie eine syndromale Schwerhörigkeit eingrenzen?

✓ Antwort

Genetisch bedingte Schwerhörigkeiten werden in 70 % nichtsyndromal und in 30 % syndromal vererbt. Es gibt über 400 Syndrome, die mit einer Schwerhörigkeit einhergehen (Matsunaga 2009). Ausgehend von dem möglicherweise primären Symptom Schwerhörigkeit kann in der Diagnostik die Ursache einer syndromalen Schwerhörigkeit trotz eines sehr großen Spektrums an möglichen Erkrankungen entweder anhand der Vererbung oder anhand der beteiligten Organe eingegrenzt werden. Die Schwierigkeit liegt darin, unterschiedliche Symptome ursächlich auf ein Syndrom, oder aber auf eine Kombination unabhängiger klinischer Phänomene, zurückzuführen. Die Diagnostik erfolgt in der Regel multidisziplinär (Burke et al. 2014).

Pathognomonischer Phänotyp: z. B. weiße Stirnlocke bei Waardenburg-Syndrom, typische Gesichtsphysiognomie bei Pierre-Robin-Sequenz oder Stickler-Syndrom, präaurikuläre Grübchen und Halsfisteln bei branchiorenalem Syndrom, multiple Hauttumoren bei Neurofibromatose Typ 2 u. a.

Anamnese: perinatale Infektionen (TORCH: Toxoplasmose, Rubella, Zytomegalie, Herpes), Schwangerschaft, peripartale Hypoxie, Frühgeburt, postnatale Antibiose (häufig Gentamicin bei Neugeborenen-Sepsis), Traumata, Sehvermögen (Tunnelblick, Nachblindheit etc.), Hämaturie, Verzögerung der motorischen Entwicklung.

Familienanamnese: Bestimmung des genetischen Übertragungs- und Vererbungsmusters (Burke et al. 2013).

Klinische Untersuchung: Sind weitere Organe betroffen?

Laboruntersuchungen: Urin (Hämaturie?), erweitertes Labor mit Schilddrüsenwerten, EKG (verlängertes QT-Intervall?).

Bildgebung: MRT und CT (Labyrinth, innerer Gehörgang, Kleinhirnbrückenwinkel etc.).

Augenärztliche und neurologische Untersuchung: Frühzeitig in der Diagnostik sollte eine eingehende audiometrische Diagnostik erfolgen, da das weite Feld der syndromalen Erkrankungen kostengünstig und effektiv erheblich eingegrenzt werden kann, noch bevor gegebenenfalls mit erheblichem und unnötigem Aufwand weiter diagnostiziert wird.

- Tonaudiogramm und Sprachaudiogramm: Ausmaß (Corner-Audiogramm, gering-, hochgradig), Ausprägung (pantonal, Tiefton-, Hochtonbereich?), zeitlicher Verlauf der Schwerhörigkeit (angeboren, early/late onset, Progredienz). So finden sich für viele syndromale Erkrankungen ganz typische Verläufe der assoziierten Schwerhörigkeit (Burke et al. 2014).
- Kalorik: vestibuläre Beteiligung (z. B. Dysfunktion bei Usher-Syndrom)?
- OAE (otoakustische Emissionen): Nachweis von OAE bei pathologischer BERA (brainstem electrical response audiometry): V. a. retrokochleäre Schwerhörigkeit.

? 39. Welche Erkrankungen führen zu einer Mittelohrschwerhörigkeit im Tieftonbereich?

✓ Antwort

Vor einer Mittelohroperation sollten keine Unklarheiten über die Indikation bestehen. Den audiometrischen Untersuchungen und insbesondere der Kongruenz von Tonschwellenaudiogramm, Sprachaudiogramm und Stapediusreflexen kommt eine besondere Bedeutung zu, da hier die häufigsten Ursachen für eine Fehleinschätzung liegen. So darf z. B. auf keinen Fall eine Mittelohrschwerhörigkeit vorschnell zu der Verdachtsdiagnose einer Otosklerose führen (Linder und Lin 2011)! Zu den Differenzialdiagnosen einer Mittelohrschwerhörigkeit im Tieftonbereich gehören:

Otosklerose:

- Typische Anamnese: Familienanamnese, Zusammenhang zu Schwangerschaft etc.
- Otoskopie: Sogenanntes Otosklerose-Ohr, d. h. weiter, völlig reizloser Gehörgang, komplett reizloses und differenziertes Trommelfell
- Siegle-Trichter: Hammergriff beweglich
- Stapediusreflexe: nicht ableitbar
- Tonschwellenaudiogramm: typischerweise Carhart-Senke der Knochenleitung (▶ Frage 20), bei Kapselotosklerose variable Innenohrkomponente

Hammerkopffixation:

- Anamnese: Entzündungen in der Kindheit
- Otoskopie: chronisch-entzündlich verändertes Trommelfell (Myringosklerose etc.)
- Siegle-Trichter: Hammergriff nicht beweglich
- Stapediusreflexe: ableitbar
- Tonschwellenaudiogramm: häufig Innenohrkomponente

Dehiszenz des oberen Bogenganges (Luers und Hüttenbrink 2013; Yew et al. 2012):

- Anamnese: Tullio-Phänomen, Autophonie, Ohrdruck, Hyperakusis, heterogene Schwindelbeschwerden
- Otoskopie: reizloses und differenziertes Trommelfell
- Siegle-Trichter: Hammergriff beweglich, Hennebert-Fistelsymptom positiv
- Stapediusreflexe: ableitbar
- Vestibulär evozierte myogene Potenziale (VEMP): Amplituden erhöht, Reizschwellen vermindert
- Tonschwellenaudiogramm: Knochenleitungshyperakusis (bei der Knochenleitung tritt zusätzlich Schall vom Schädel in das Innenohr ein)

Erkrankungen, die mit einem Gusher-Phänomen einhergehen (▶ Frage 41):

Der auf die Perilymphe übertragene Liquordruck belastet die Stapesfußplatte und führt zu einer Bewegungseinschränkung.

- Anamnese: seit früher Kindheit bestehende Schwerhörigkeit, ggf. syndromale Begleiterscheinungen (▶ Frage 38)
- Otoskopie: in der Regel reizlos, bei syndromaler Ursache auch Fehlbildungen möglich
- Stapediusreflexe: ableitbar
- Tonschwellenaudiogramm: häufig Innenohrkomponente

? 40. Was ist die Funktion des Trommelfells?

✓ Antwort

Die Funktion des Trommelfells ist die Umwandlung von Schallwellen in Vibrationen. Dieses geschieht genau an der Grenze zwischen Trommelfell und Hammergriff.

Diesen physikalischen Zusammenhang gilt es bei der Tympanoplastik zur Rekonstruktion des Trommelfelles zu berücksichtigen. Wenn Knorpel verwendet wird, stehen im Wesentlichen die grundlegenden Techniken der Knorpel-Pallisaden und der Knorpel-Perichondriuminsel zur Verfügung (Beutner et al. 2010; Dornhoffer 2006; Neumann und Jahnke 2005; Yung 2008). In der Regel favorisiert jeder Ohrchirurg die eine oder andere Technik in Abhängigkeit von seiner ohrchirurgischen Ausbildung und Schule. Beide Techniken können exzellente audiometrische Ergebnisse liefern (Dornhoffer 2003), gleichwohl immer wieder die günstigste Knorpeldicke diskutiert wird (Mürbe et al. 2002).

Auch wenn möglicherweise eine Knorpeldicke von 0,3 oder 0,5 mm in experimentellen Versuchen die optimale Verbindung zwischen Stabilität und Übertragung darstellt, zeigt die klinische Erfahrung, dass die Schwächung des Knorpels mit dem

Knorpelschneider oder "aus der Hand" zu einer unerfreulichen Verbiegung führt, die dann die Rekonstruktion erschweren kann.

Darüber hinaus erinnere ich mich gut an die Aussage von Herrn Prof. Zenner auf einem der Operationskurse, dass die Dicke des Knorpels mit einem audiologischen Verlust von 3 dB nicht entscheidend sei. Dies verwundert nicht, da der Schall mit einer Wellenlänge von 34 cm bei 1 kHz durch den verwendeten Knorpel (bei 1 mm dickem Tragusknorpel entspricht dies dem 0,003-fachen der Wellenlänge) mit einer zu vernachlässigenden Schwächung hindurch dringt, um erst an der Rückseite des Knorpels und dessen Kontaktfläche zum Hammergriff oder gegebenenfalls einer Prothese in Vibration umgewandelt zu werden.

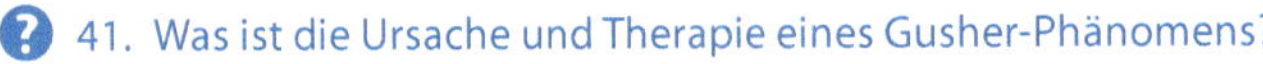 **41. Was ist die Ursache und Therapie eines Gusher-Phänomens?**

✓ Antwort

Das Gusher-Phänomen führt – da leider häufig völlig unerwartet und in der Heftigkeit besorgniserregend – zu den größten Schreck- und Überraschungsmomenten in der Ohrchirurgie.

Ein Gusher-Phänomen tritt immer dann auf, wenn der Perilymphraum durch eine Fehlbildung des knöchernen Labyrinthes und/oder inneren Gehörgangs mit dem Subarachnoidalraum in Verbindung steht und sich der Liquordruck dadurch auf die Perilymphe überträgt. Derartige Innenohrfehlbildungen zeigen sich in der Felsenbein-Computertomografie anhand eines erweiterten inneren Gehörgangs, eines erweiterten Bogengangs oder eines vergrößerten Vestibulums und erhöhen die Wahrscheinlichkeit für das Auftreten eines Gusher-Phänomens (typischerweise bei den kochleären Fehlbildungen IP (incomplete partition) I und II, erweitertem inneren Gehörgang, Mondini-Dysplasie und dem X-linked-Deafness-Syndrom; Aschenddorff et al. 2009).

Bei Präparation (an) der Fußplatte oder nach Stapedotomie/Stapedektomie kann sich der Liquor dann im Strahl und für eine gefühlte Ewigkeit im Strahl ergießen.

Wie so häufig gilt es, die Ruhe zu bewahren, Kopfteil und Oberkörper des Patienten hochzulagern und die bis zu 20 min abzuwarten, bis der Liquorfluss nachlässt. Danach kann die Operation fortgesetzt, die Prothese mit einem größeren Bindegewebsläppchen ummantelt und die ovale Fensternische dadurch sicher verplombt werden. Nach intraoperativer Gabe von 1 g Kortison können die Auswirkungen auf das Innenohr nur abgewartet werden.

Auf keinen Fall darf die erste Schrecksekunde dazu verleiten, unter schlechten Sichtverhältnissen und mit zittrigen Händen die ovale Fensternische sofort zu verschließen, da hierdurch versehentlich das Vestibulum verschlossen werden kann und eine Ertaubung droht.

? 42. Welches Tier hält den aktuellen Rekord in der Wahrnehmung von hohen Frequenzen?

Antwort

Fledermäuse sind bekannt dafür, im Ultraschallbereich bis 212 kHz mit Echolokalisation ihre Nahrung zu finden. Im 65 Mio. Jahre während Evolutionskampf zwischen Jäger und Beute sehen die Fledermäuse aber gegenüber der großen Wachsmotte (Galleria mellonella) ziemlich alt aus, deren Hörorgan sich einige Schritte weiter entwickelt hat, um ihren Feinden zu entkommen (Connor und Corcoran 2012). Neben der Perzeption der Ultraschall-Ortungssignale ihres natürlichen Feindes, der Fledermaus (Miller und Surlykke 2001), nutzen die Motten Frequenzen bis 300 kHz zur Kommunikation untereinander (Moir et al. 2013; Spangler 1986).

Trotz dieser herausragenden Fähigkeit, ist das Hörorgan der Wachsmotte für das Tierreich prima vista vergleichsweise mehr als simpel aufgebaut: Das sogenannte Scoloparium, das auditorische "chordotonale" Rezeptororgan in der tympanalen Höhle, bestehend aus nur 4 Sinneszellen(!), ist mit dem schwingungsfähigsten Anteil des Trommelfelles fest verbunden. Diese Anheftungsstelle imponiert von außen als blickdicht und wird als Stigma bezeichnet. Das Stigma befindet sich bei dem hochkomplex schwingenden Trommelfell in dessen hinterem Anteil an der Stelle der größten Auslenkung (Rodríguez et a. 2005; Windmill et al. 2005). Der äußere Anteil des restlichen Trommelfells ist transparent.

Es konnte gezeigt werden, dass nur der Trommelfellbereich des Stigma durch Schall in Vibration versetzt wird und der transparente äußere Anteil kaum reagiert. Vibrationsamplituden von unter 1 nm sind in der Lage, die wie Druckrezeptoren reagierenden Sinneszellen zu reizen, woraufhin eine nur lachhaft geringe Anzahl auditorischer Neurone aktiviert wird (ter Hofstede et al. 2011; Windmill et al. 2007). Es gibt in der Literatur über die blitzschnelle Umsetzung der Signale z. B. in eine veränderte Flugrichtung, um der angreifenden Fledermaus zu entgehen, keine Informationen.

Und wieder einmal muss man staunend das Wunder der Natur anerkennen, mit welchen auf den ersten Blick simplen Lösungen Höchstleitungen ermöglicht werden …

? 43. Wer gewinnt im Vergleich der Leistungen: das Auge oder das Ohr?

Antwort

Überträgt man den vom menschlichen Auge wahrgenommenen Frequenzbereich des sichtbaren Lichts zwischen 400 und 700 nm auf die Akustik, entspräche dies einer Oktave. Das menschliche Ohr hingegen vermag einen Bereich von 10 Oktaven (grob 20–20.000 Hz) zu perzipieren, was im direkten Leistungsvergleich den haushohen Sieg bedeutet.

Auch wenn es nicht sinnvoll erscheint, die Wertigkeit der Sinnesorgane miteinander zu vergleichen, aber interessant sind in diesem Zusammenhang die Ergebnisse von Umfragen, auf welches dieser beiden Sinnesorgane gesunde Menschen im Falle des Falles lieber verzichten würden: Die meisten nennen sofort das Ohr.

Studien belegen jedoch überraschenderweise genau das Gegenteil: Die Beeinträchtigung im Leben ist bei Taubheit größer als bei Blindheit (Hötting und Röder 2009; Occelli et al. 2013). Durch die großen Reserven des Hörsinnes ist nämlich eine Blindheit erheblich besser auszugleichen als umgekehrt.

44. Wie entwickelte sich das Ohr?

Antwort

Phylogenetisch ist das Ohr das älteste Organ des Menschen und hat sich noch vor Entstehung des Nervensystems entwickelt, was sogar zu der etwas abwegigen Theorie führte, das Ohr initiierte gar die Entwicklung des Nervensystems.

Die vor ca. 500 Mio. Jahren lebenden Vertebraten, die Urwirbeltiere des Wassers, besaßen das Seitenlinienorgan (▶ Frage 13) zur Wahrnehmung von Druckunterschieden, aus dem sich durch Einrollen eines kleinen Anteiles das Innenohr entwickelte.

Erst durch den Wechsel vom Wasser auf das Land vor 350 Mio. Jahren wurde die Dreiteilung in äußeres Ohr, Mittelohr und Innenohr nötig, um durch die Impedanzanpassung die Frequenzumwandlung von Wasser- auf Luftleitung zu ermöglichen und den Nachteil gegenüber den wirbellosen Landlebewesen auszugleichen, da im Wasser nur ca. ein Tausendstel der Geräusche auf dem Land wahrgenommen wurde. Somit musste das Wasser, das ursprünglich das Innenohr umspülte, durch körpereigene Flüssigkeit ersetzt werden, damit das Innenohr nicht austrocknet (▶ Frage 14), und das neu entstandene Mittelohr wurde lufthaltig.

Weiter 150 Mio. Jahre später entwickelten sich dann nach der Reichert-Gaupp'schen Theorie aus einem Kiefergelenksanteil die Gehörknöchelchen, die im Laufe der Zeit zunächst über Bindegewebe, dann über gelenkige Verbindungen als zusammenhängendes Übertragungssystem fungierten.

45. Beeinflusst das Hören unsere Wahrnehmung von der Welt?

Antwort

Die Welt verändert das Hören durch die sich in der Lautstärke ständig höher entwickelnde Lautsphäre, also die akustische

Umgebung. Und die Veränderung des Hörens verändert wiederum die Methode, die Welt zu erfahren. Beides bedingt sich gegenseitig, und somit handelt es sich beim Hören (wie auch beim Sehen, Riechen, Schmecken und Fühlen) nicht nur um rezeptive, sondern auch um produktive Vorgänge.

Beim Hören handelt es sich somit um einen Prozess der Wahrnehmung der Welt, der sich durch die verändernden akustischen Erscheinungen in einem ständigen Wandel befindet. Der pure Vergleich von einer Autobahn mit einem Fluss gleicher Lautstärke ist z. B. für unsere Wahrnehmung nicht von Bedeutung, da geht es dem Messinstrument Ohr nicht anders als der Physik: Aus der Quantenphysik weiß man nämlich, dass Messungen (in diesem Falle das Hören) das zu messende Objekt (Geräusch) verändern: Erst das Messen bestimmt das Messbare.

Damit kommt man zu der spannenden Frage: Wenn irgendwo auf der Welt in der absoluten Einsamkeit ein Baum umfällt und kein Lebewesen in der Nähe ist, das dieses Geräusch perzipiert, gibt es dann überhaupt ein Geräusch?

? 46. Warum kann die Elektrokochleografie einen endolymphatischen Hydrops diagnostizieren?

✓ Antwort

Mit der Elektrokochleografie können mit Klicks und Toneburstș die sehr frühen akustisch evozierten Potenziale abgeleitet werden. Es handelt sich um das kochleäre Mikrofonpotenzial, das Summationspotenzial und das Summenaktionspotenzial (Dornhoffer und Arenberg 1993).

Das Mikrofonpotenzial (MP) wird durch die äußeren Haarzellen generiert. Das Summationspotenzial (SP) repräsentiert die nichtlinearen Schwingungen der Basilarmembran der basalen 10 mm der Kochlea (Eggermont 1979), wobei sich die Amplitude proportional zur Auslenkung der Basilarmembran verhält (Whitefield und Ross 1965). Das Summenaktionspotenzial (SAP oder compound action potential [CAP]) ist die Summe der Aktionspotenziale der gereizten Nervenfasern.

Die Ableitung erfolgt entweder über eine Gehörgangselektrode oder transtympanal über eine promontoriale Nadelelektrode (Ferraro und Durrant 2006).

Die Elektrokochleografie wurde klinisch erstmals 1967 eingeführt (Portmann et al. 1967). Nachdem Gibson 1977 einen Zusammenhang zwischen dem Summationspotenzial der Elektrokochleografie und einem endolymphatischen Hydrops postulierte (Gibson et al. 1977), zeigte sich in den Folgejahren die Korrelation der kochleären Reizantwort mit dem intralabyrinthären Druck (Ferraro et al. 1985).

Mittlerweile hat sich die Elektrokochleografie als objektives Verfahren zum Nachweis eines endolymphatischen Hydrops durchgesetzt, wobei der Quotient aus SP und SAP bewertet wird (Lamounier et al. 2014). Beim endolymphatischen Hydrops ist dieser Quotient gegenüber einem Normalbefund mit einer Sensitivität von über 90 % pathologisch und signifikant erhöht (Ferraro und Tibbils 1999; Hornibrook et al. 2015).

? 47. Besteht tatsächlich ein Zusammenhang zwischen Stress und Tinnitus?

✔ Antwort

Stress wird als einer der Auslöser von Tinnitus genannt (Kapoula et al. 2011; Kreuzer et al. 2012). Der Mechanismus zur Entstehung oder Verstärkung eines Tinnitus durch emotionalen Stress ist jedoch bis heute nicht eindeutig aufgeklärt.

Stress führt prinzipiell über die Hormonkaskade der HPA-Achse (hypothalamic-pituitary-adrenal) zur Freisetzung von Kortisol und Adrenalin, um dem Körper als schnelle Reaktion die Kampf-oder-Flucht-Reaktion zu ermöglichen. Die "langsame" Reaktion von Kortisol induziert über epigenetische Signalwege in der Amygdala, dem Hippokampus und dem präfrontalen Kortex eine Gentranskription, was sich auf die neuronale Plastizität und Neurotransmission auswirkt (Mazurek et al. 2015).

Chronischer Stress beeinflusst die synaptische Plastizität (Timmermanns et al. 2013) und hat einen negativen Einfluss auf die Neuroplastizität des auditorischen Systems (Deppermann et al. 2014; Mazurek et al. 2012) über den stressabhängigen neuronalen Wachstumsfaktor BDNF (brain-derived neurotrophic factor; Karpova 2014). So scheint die Neuroplastizität tatsächlich eine zentrale Rolle bei der Pathogenese des Tinnitus zu spielen (Eggermont und Roberts 2004).

Insgesamt scheint Stress, eine Fehlsteuerung der HPA-Achse zu induzieren und über diesen Mechanismus einen Tinnitus auszulösen oder zu verstärken. Es wird sich zeigen, ob die translationale Forschung der nächsten Jahre hierfür kausale Beweise wird liefern können (Mazurek et al. 2015).

? 48. Wie erklärt die moderne Forschung einen chronischen Tinnitus?

✔ Antwort

Die aktuellen Forschungsergebnisse der letzten Jahre mittels funktioneller Magnetenzephalografie (fMEG) sehen nicht das auditorische System selbst für die Aufrechterhaltung eines chronischen Tinnitus im Vordergrund, sondern postulieren für die Aufrechterhaltung eines chronischen Tinnitus über Veränderungen des Gleichgewichts von Erregung, Hyperaktivität oder Hemmung zentraler Hirnareale und Leitungsbahnen eine veränderte Synchronizität sowie Umstrukturierung der

Neuroplastizität nichtauditorischer Areale (Eggermont 2015; Elbert et al. 1994; Elbert und Rockstroh 2004), wie z. B. das limbische System oder das autonome Nervensystem, die nicht durch eine Schallinformation aktiviert werden (Jastreboff und Jastreboff 2007; Rauschecker 2014; Rauschecker et al. 2010).

Die akustischen Informationen scheinen von den an der Perzeption und Bewertung von Schallempfindungen beteiligten zentralen Hirnstrukturen an andere, üblicherweise nicht an der typischen Hörverarbeitung beteiligte Areale, umgelenkt zu werden. Nach diesem Modell müssen für die Perzeption eines Tinnitus die folgenden zwei Bedingungen erfüllt sein (Rauschecker 2014):

1. Zunächst wird über eine Deafferenzierung im Innenohr mit Abnahme des Inputs, z. B. durch ein Lärmtrauma, ototoxische Substanzen, einen Hörsturz oder Altersveränderungen, zentral eine pathologische Spontanaktivität des zentralen Hörsystems als Tinnitussignal induziert, was erklärt, warum die Tinnitusfrequenz überwiegend der Frequenz des Hörverlustes entspricht. Hierfür ist auch schon ein subklinischer Hörverlust ausreichend. Konsekutiv wird der "neural gain", also die adaptive Plastizität des zentralen auditorischen Systems, heraufgeregelt (Brotherton et al. 2015).

2. Danach kommt es zu einer unzureichenden Unterdrückung des Tinnitussignals durch das parallel an der emotionalen Bewertung von verschiedenen Reizen zuständige limbische System (Amygdala, Nucleus accumbens, ventromedialer Stirnlappen), sodass das Tinnitussignal wie alle anderen akustischen Informationen über den Thalamus als eine der relevanten dazwischen geschalteten Stationen ungefiltert an die Hörrinde weitergeleitet wird, ohne durch den medialen Kniehöcker des Thalamus blockiert zu werden, wie es an sich üblich ist (Riga et al. 2015). Dabei kommt der Vierhügelplatte (Colliculus inferior) offensichtlich eine herausragende Rolle zu, da hier Hemmung und Bahnung der akustischen Informationen zum Thalamus sowie zum auditorischen Kortex zusammenfließen (Berger und Coomber 2015).

Das Tinnitussignal wird folglich erst nach mangelhafter Unterdrückung der Reizweiterleitung durch das limbische System perzipiert. Die Ursachen hierfür sind (Seydell-Greenwald et al. 2013):

— chronische Überlastung oder Schädigung des limbischen Systems durch chronischen Stress oder Traumata,
— gestörte Verbindung zwischen limbischem System und Thalamus, z. B. des Transmittersystems,
— bedrohliche Bewertung eines Tinnitus.

? 49. Welche ototoxischen Gefahrenstoffe sind von Bedeutung?

✓ Antwort

Es gibt einige ototoxische Gefahrenstoffe, die bei Berufskrankheiten oder Arbeitsunfällen nach Überschreitung der gesetzlichen Arbeitsplatzgrenzwerte aufgrund der chronischen Einwirkung in der Regel langsam progrediente, irreversible Hörstörungen verursachen können (Fuente und McPherson 2006). Neben einer Schädigung der äußeren Haarzellen insbesondere im Hochtonbereich sind auch Schäden der Spiralganglien und der zentralen Hörbahn, aber auch vestibuläre Störungen mit Beeinträchtigung des vestibulo-okulomotorischen Systems beschrieben (Hodgkinson und Prasher 2006).

Es handelt sich insbesondere um inhalativ aufgenommene flüchtige aromatische Kohlenwasserstoffe wie Styrol (notwendig für die Herstellung von Kunststoffen wie z. B. Polystyrol) und Toluol (Bestandteil von Kraftstoffen; Hoet und Lison 2008), aber auch p-Xylol (Lösungsmittel in der Herstellung von Kunst- und Klebstoffen), Ethylbenzol (Beimischung zum Benzin zur Erhöhung der Oktanzahl, Lösungsmittel für Farben, Bestandteil von Kunststoffen), Zyanwasserstoff (Blausäure) und seine Salze (vielfältiger Einsatz in Industrie und Bergbau), Kohlendisulfit, Kohlenmonoxid, Blei und Quecksilber (Nies 2012).

In den seltensten Fällen handelt es sich um akute Intoxikationen mit gegebenenfalls lebensbedrohlichen bzw. -limitierenden Beeinträchtigungen (man denke an Suizidkapseln mit Blausäure), bei denen Hörstörungen dann keine relevante Rolle spielen.

Bei allen genannten ototoxischen Gefahrenstoffen besteht über Wechsel- und Kombinationswirkungen ein synergistischer Effekt durch Lärm, der grundsätzlich als stärkster Risikofaktor für Hörschädigungen bewertet wird (Mäkitie et al. 2003; Walther et al. 2015).

? 50. Was passiert nach einem akuten Hörverlust im/mit dem auditorischen System?

✓ Antwort

Die gemeinsame Endstrecke eines akuten Hörverlustes – weitestgehend unabhängig von der Ursache – führt zu Stressreaktionen sowohl in der Kochlea als auch im auditorischen Kortex:

Zunächst wird in der Kochlea Kortisol ausgeschüttet. Durch einen synchronen Sauerstoffmangel sterben Haarzellen ab, was eine Ausschüttung von Glutamat induziert. Hierdurch kommt es zu einer Freisetzung von Kalzium, das zu einer Schädigung der Synapsen zwischen inneren Haarzellen und dem Ganglion spirale führt (Mazurek et al. 2010).

Neben der rein lokalen Schädigung in der Kochlea führen zentrale Stressreaktionen rasch zu einer erhöhten neuralen Synchronisierung, zu einer erhöhten Spontanaktivität der gesamten zentralen Hörbahn sowie insbesondere zu einer Reorganisation der kortikalen Tonotopie (Eggermont 2006). Diese zentralen Effekte können trotz Persistenz des kochleären Schadens durch eine akustische Stimulation verhindert werden (Pienkowskii und Eggermont 2012).

Über die Vernetzung mit anderen Hirnarealen wie dem limbischen System verändert sich das Verarbeitungsmuster der primär rein auditiven Sinneswahrnehmung/der auditiven Schädigung unter Einbeziehung von Gefühlen, Bewertungen oder Einschätzungen, was den individuellen Leidensdruck erklärt (Norena 2010). Dadurch werden sogenannte maladaptive Muster über eine verminderte zentrale Inhibition (▶ Frage 48) initiiert, die in Abhängigkeit von (sub-)klinischen psychosomatischen Komorbiditäten (Schaaf et al. 2010), der persönlichen Konstitution sowie der aktuellen Lebenssituation, das Auftreten eines Tinnitus, einer Dysakusis oder einer Hyperakusis begünstigen (Eggermont und Roberts 2012).

? 51. Welche modernen Behandlungsmethoden stehen beim chronischen Tinnitus zur Verfügung?

✔ Antwort

Es gilt als anerkannt, dass ein chronischer Tinnitus zwar Folge oder Symptom eines auditorischen Defizits und/oder einer pathologischen Hörwahrnehmung ist, der Leidensdruck jedoch über eine Reorganisation der zentralen/kortikalen neuronalen Plastizität von insgesamt 14 Regionen vermittelt wird (Song et al. 2012), die dann eine verstärkte Exzitation und Spontanaktivität aufweisen (Diesch et al. 2012) und deren genaue Muster noch Gegenstand der aktuellen Forschung sind.

Für die Behandlung eines chronischen Tinnitus gibt es keine kausale Therapie in der Form einer "Wunderpille". Eine medikamentöse Behandlung hat sich bisher nicht als erfolgreich gezeigt (Suckfull et al. 2011). Die modernen Behandlungsmethoden zielen darauf ab, das Leiden durch den Tinnitus zu lindern oder zu beseitigen und den Tinnitus als unbelastend und unbedeutend zu akzeptieren. Die besten Erfolge können über eine Kombinationsbehandlung mittels neurootologischer und psychosomatischer Verfahren erreicht werden. Eine akustische Stimulation zum Ausgleich eines bestehenden Hörverlustes fördert zudem zentrale Hörfunktionen wie Fokussierung, Inhibition und Filterung von Störgeräuschen, was eine Verdrängung des Tinnitus aus dem Fokus der Wahrnehmung ermöglicht (Hesse 2015). So hat eine Kochleaimplantation bei einer an Taubheit grenzenden Schwerhörigkeit bei den meisten Patienten einen positiven Einfluss auf einen begleitenden

Tinnitus, weil die Spontanaktivität in der Hörbahn, und damit der Tinnitus, durch die Reorganisation der tonotopen kortikalen Karte abnimmt (Jacob et al. 2011; Olze et al. 2011).

Neuere Behandlungsmethoden werden unter dem Begriff Neuromodulation zusammengefasst (Plewnia 2011). Diese Therapieverfahren zielen alle darauf ab, den auditorischen Kortex und insbesondere auch die anderen involvierten Regionen so zu beeinflussen, dass der Tinnitus in einer nicht mehr belastenden Art und Weise perzipiert wird.

Die repetitive transkranielle Magnetstimulation mit unterschiedlichen Behandlungsprotokollen (Pulse, Stimulationsart, Projektionsfelder) konnte sich nicht gegen eine Placebobestrahlung durchsetzen (Burger et al. 2012; Langguth et al. 2012; Plewnia et al. 2012) und geht darüber hinaus mit einer erheblichen Lärmbelastung (mittlerer Schallpegel 90–100 dB, Spitzen bis 120 dB) einher (Tringali et al. 2012).

Die elektrische Stimulation des auditorischen Kortex mit Gleichstrom wurde bisher transkraniell (de Ridder et al. 2011) oder direkt intrakraniell durch kortikale Elektrodenimplantation (de Ridder et al. 2014) durchgeführt, letztere mit erheblichen zentralen Nebenwirkungen, sodass sich diese Methode nicht durchsetzen wird.

Weitere Therapieformen sind entweder wissenschaftlich unseriös (akustische Neurostimulation), befinden sich in klinischen Studien (Vagusstimulation) oder sind methodisch unsauber (Musiktherapie).

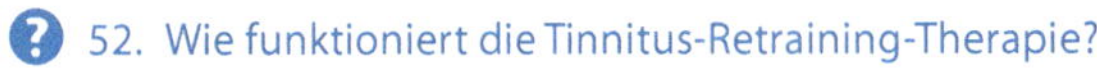
? 52. Wie funktioniert die Tinnitus-Retraining-Therapie?

✓ Antwort

Basierend auf dem aktuellen neurophysiologischen Tinnitusmodell (▶ Frage 48), zielt die seit über 25 Jahren durchgeführte Tinnitus-Retraining-Therapie (TRT) darauf ab, die enge Verknüpfung zwischen dem auditorischen und limbischen System sowie dem autonomen Nervensystem (Lockwood et al. 1998) sowie weiteren zentralen Regionen (Roberts et al. 2010) zu unterbrechen und dadurch die Perzeption sowie Bewertung des Tinnitus zu verändern (Formby und Scherer 2013).

Unabhängig von der Ursache des Tinnitus sind die Grundlagen der TRT einerseits eine psychologische Schulung des Patienten, um seinen Tinnitus als neutralen, nicht belastenden Reiz zu bewerten, und andererseits eine Klangtherapie, um die durch den Tinnitus bedingte und hochgeregelte neuronale Aktivität zu minimieren (Jastreboff 2015). Ein weiterer wesentlicher Aspekt ist die Auslöschung unbewusster, konditionierter Reflexe, die das auditorische mit dem limbischen System verknüpfen, sodass diese Verbindungen nicht mehr unterdrückt werden müssen, sondern sich langsam auflösen (Jastreboff und Jastreboff 2002).

Durchschnittlich zeigen sich erste Erfolge nach 3 Monaten. Es wird berichtet, dass die TRT in 80 % hilfreich ist (Henry et al. 2006; Jastreboff und Jastreboff 2013).

Überraschenderweise wird die TRT in der neuesten Leitlinie nicht mehr empfohlen.

? 53. Was sind die Ursachen der Presbyakusis?

✓ Antwort

Die Ursachen einer Schwerhörigkeit im Alter liegen im Innenohr bis hin zum auditorischen Kortex, wohingegen die Mechanik von Trommelfell und Mittelohr keine Rolle zu spielen scheint. Schuhknecht unterschied vier verschiedene Ursachen der Altersschwerhörigkeit (Schuknecht 1964), wobei heutzutage die ersten beiden Formen als wichtiger angesehen werden:

1. Sensorischer Typ: Hochtonabfall durch Untergang der Haarzellen, v. a. der basalen Windung durch Hypoxie, oxidativen Stress, Apoptose und mitochondriale Veränderungen (Mazurek et al. 2008).
2. Neuraler Typ: unregelmäßiger Verlauf der Tonschwelle durch Degeneration von Ganglienzellen als Ausdruck der biologischen Alterungsprozesse (Willot et al. 2001).
3. Metabolischer oder strialer Typ: eher flacher Verlauf der Tonschwelle durch Atrophie der Stria vascularis.
4. Innenohrschallleitungstyp: Schrägabfall durch Versteifung von Basilarmembran und Lig. spirale.

Als gesichert zeichnet die Kombination von peripheren Innenohrschäden und zentralen Hörbahndefiziten verantwortlich für die Presbyakusis (Hesse et al. 2014). Auch die Abnahme der neuralen Synchronizität (Kim et al. 2012) und der kognitiven Fähigkeiten (Mishra et al. 2014; Parham et al. 2013) scheinen einen Einfluss zu haben, was die zunehmend schlechtere Differenzierung komplexer akustischer Signale insbesondere im Störgeräusch erklärt (Hellbrück 1988).

? 54. Was ist die Funktion der Stria vascularis?

✓ Antwort

Die Stria vascularis ist das einzige durchblutete Epithel im menschlichen Körper und liegt in der lateralen Wand des Ductus cochlearis dem Lig. spirale an. Sie ist aus Basalzellen, Intermedi-ärzellen und Marginalzellen (und Perizyten, Melanozyten und anderen endothelialen Zellen) aufgebaut und durchsetzt von einem ausgedehnten Kapillargeflecht. Der intrastriale Raum wird über langstreckige Tight junctions zwischen den Basalzellen und Marginalzellen untereinander abgeschottet, als Voraussetzung für den zirkulären K^+-Ionenfluss von den Stützzellen des Corti-Organs über das Lig. spirale durch die Stria vascularis in die Endolymphe des Ductus cochlearis über Gap junctions von Zelle zu Zelle (Kikuchi et al. 2000; Slepecky 1996; Zhao et al. 2006).

Die Stria vascularis ist dabei der Motor, das "Schiffshebewerk" des Innenohres, das aktiv über Na^+, K^+-ATPase der Marginalzellen das Konzentrationsgefälle der Kaliumionen und des elektrischen Potenzials zwischen Endolymphe und Perilymphe aufrecht erhält und den K^+-Kreislauf überhaupt erst ermöglicht. Dies erklärt übrigens eine Schwerhörigkeit bei genetischen Erkrankungen, die zu einer Störung der Gap oder Tight junctions des Innenohres führen (Kikuchi et al. 2000; Locher et al. 2015).

Dieser sehr energiereiche Vorgang wird über eine exzellente kapilläre Blutversorgung ermöglicht, die das hochempfindliche Corti-Organ durch die Strömungsgeräusche des Blutes erheblich stören würde. Aus diesem Grund befindet sich die Stria vascularis zwar in der Nähe des Corti-Organs, jedoch nach lateral ausgelagert.

? 55. Ab wann spricht man von einer Schwerhörigkeit?

✓ Antwort

Da gemäß den Königsteiner Empfehlungen jede von der altersentsprechenden Normalhörigkeit abweichende Hörminderung die Voraussetzungen für das Vorliegen einer Berufskrankheit erfüllt, muss eine Normalhörigkeit von einer Schwerhörigkeit abgegrenzt werden können.

Durch die internationale Norm ISO 7029:2000 werden Abweichungen von der Normalhörigkeit über altersent-sprechende Perzentilen angegeben. Innerhalb der Bandbreite der 0,05- und 0,95-Perzentilen kann jedoch im Grenzbereich nicht mehr von einer Normalhörigkeit gesprochen werden. Im Allgemeinen orientiert sich die Abschätzung einer Normalhörigkeit an einem prozentualen Hörverlust von maximal 20 dB. Die Verwendung des Tonschwellenaudiogramms berücksichtigt in der Regel nur die Frequenzen 1, 2 und 3 kHz (3-Frequenz-Tabelle nach Röser) unter Ausschluss der in zunehmendem Alter beteiligten hohen Frequenzen, was zu einer niedrigeren Gewichtung führt. Es wird also die Definition eines Cut-off-Wertes benötigt, ab dem von einer Schwerhörigkeit gesprochen werden kann. Denn innerhalb des Bereiches des prozentualen Hörverlustes von maximal 20 dB werden aus den genannten Gründen mitunter schon relevante Hörminderungen innerhalb der nominellen Normalhörigkeit geschluckt. Somit würde ein prozentualer Hörverlust von 5 oder 10 % nämlich noch unter eine Normalhörigkeit fallen.

Aus diesem Grund werden – in Anlehnung an die teilweise in 5 %-Graduierungen eingeteilten Schwerhörigkeitsgrade (Brusis und Mehrtens 1981) – folgende Abstufungen von Normalhörigkeitsgraden bei geringgradigem prozentualen Hörverlust empfohlen (Michel 2014):

- 0 %: (völlige) Normalhörigkeit
- 0–10 %: annähernde Normalhörigkeit
- 10–15 %: grenzwertige Normalhörigkeit
- 15–20 %: beginnende Schwerhörigkeit
- 20 %: knapp geringgradige Schwerhörigkeit

? 56. In wieweit stimmt die BERA (engl. brainstem evoked response audiometry) mit der tatsächlichen Hörschwelle überein?

✓ Antwort

Bei der BERA erzeugt ein äußerer akustischer Reiz eine Reizsignalantwort, die aus einem Grundrauschen herausgearbeitet wird.

Wenn eine Reizsignalantwort (z. B. Welle V) nachgewiesen werden kann, bedeutet dies zunächst einmal nicht mehr, als dass der Reizpegel über der Reizantwortschwelle gelegen hat. Die Reizantwortschwelle zeigt das Verschlucken der Reizsignalantwort – obwohl vorhanden(!) – durch das Grundrauschen an. Daraus erklärt sich, dass die tatsächliche Hörschwelle immer um x dB unterhalb der Reizantwortschwelle der Schwellen-BERA liegt/liegen muss. Die Größe dieser Differenz zwischen Hörschwelle und Reizantwort hängt von sehr vielen Faktoren, wie der Methode, der einzelnen Person, der einzelnen Messung und weiteren Störfaktoren wie Erguss etc. ab, sodass durch Abzug eines auf empirischer (oder gar nicht vorhandener) Erfahrung beruhenden Korrekturwertes von einer linear extrapolierten Hörschwelle gesprochen wird, die möglicherweise nur bedingt der tatsächlichen Hörschwelle entspricht. Somit muss in dieser unbefriedigenden Situation die Hörschwelle zwangsläufig geschätzt werden. Dieser Korrekturwert kann zwischen 5 und 45 dB liegen. Die Aussage "Hörschwelle = 30 dB eHL" (estimated hearing loss) muss deswegen korrekterweise folgendermaßen formuliert werden: "geschätzte Hörschwelle = 30 dB HL" (Mühler und Hoth 2014).

Aus dem Gesagten wird deutlich, dass die im Rahmen der Schwellen-BERA ermittelte Reizsignalantwort erheblich von der tatsächlichen Hörschwelle abweichen kann.

Ein weiterer Aspekt ist, dass die Hörschwellen bei der Klick-BERA ausschließlich den Hochtonbereich (1–4 kHz), nicht jedoch den Tieftonbereich abdecken. Selbst ein ausgeprägter Tieftonhörverlust wird mittels Klick-BERA nicht erfasst (Jerger und Mauldin 1978).

? 57. Sind mit den TEOAE (transitorisch evozierte otoakustische Emissionen) frequenzspezifische Aussagen möglich?

✓ Antwort

Die TEOAE werden mit Klickreizen ausgelöst, die einen breitbandigen Frequenzbereich von 0,5–5 kHz umfassen. Die ausgelöste Wanderwelle läuft von basal nach apikal, sodass in Anbetracht des Frequenzbereichs doch ein recht großer Anteil der äußeren Haarzellen der Kochlea mit unterschiedlicher Frequenz und Dauer (aufgrund der abnehmenden Steifigkeit der Basilarmembran von basal nach apikal nimmt die Schwingungsfrequenz ab und die Schwingungsdauer zu) reagiert: Die TEOAE repräsentieren die Summe der einzelnen, sich überlagernden Stoßantworten der reagierenden äußeren Haarzellen, die aufgrund der Laufzeitunterschiede eine Beurteilung der tiefen, mittleren und hohen Frequenzen ermöglichen. Bei beeinträchtigter Haarzellfunktion in speziellen Frequenzbereichen fehlt die jeweilige Signalkomponente bei den TEOAE (Janssen 2001), sodass sehr wohl frequenzspezifische Aussagen möglich sind.

Darüber hinaus können die OAE zur Beurteilung/Abschätzung einer Schwerhörigkeit verwendet werden, da die TEOAE nur bis zu einer Schwerhörigkeit von maximal 30 dB abgeleitet werden können. In Kombination mit den DPOAE (distorsiv produzierte otoakustische Emissionen), die bis zu einer Schwerhörigkeit von 50 dB abgeleitet werden können, kann die Schwerhörigkeit dadurch semiquantitativ im Bereich zwischen 30 und 50 dB weiter eingegrenzt werden. Eine höhergradige Schwerhörigkeit kann mit den OAE nicht weiter abgeklärt werden (Mühler und Hoth 2014).

? 58. Was ist der Vorteil von Chirp-FAEP gegenüber Klick-FAEP?

✓ Antwort

Seit der Erstbeschreibung der frühen akustisch evozierten Potenziale (FAEP) 1971 durch Jewett werden traditionell Klickreize verwendet, die in einem breiten Bereich der Kochlea eine Wanderwelle auslösen, deren Geschwindigkeit von basal nach apikal jedoch exponentiell abnimmt. Deswegen werden pro Zeiteinheit basal mehr Nervenfasern erregt als apikal, sodass die Amplitude der Reizantwortsumme vor allen Dingen durch die Schneckenbasis definiert wird und damit geringer ausfällt als es durch die Gesamtantwort aller erregten Nervenfasern zu erwarten wäre.

2007 wurden die CE-Chirp-Reize entwickelt, bei denen es sich um viele mit definiertem Frequenzabstand überlagernde Kosinusschwingungen handelt, die im Gegensatz zu den Klickreizen tatsächlich gleichzeitig alle neuronalen Einheiten der kompletten Kochlea erregen (Elberling und Don 2010).

Dadurch werden deutlich größere Amplituden und steilere Pegel-Amplituden-Kennlinien der Signalantwort generiert als es mit den Klickreizen möglich ist. Bei der Auffindung der Hörschwelle in 10 dB-Schritten wird somit die sicherere Unterscheidung zwischen "Potenzial sicher nachweisbar" und "kein Potenzial nachweisbar" ermöglicht, ganz als ob ein Schalter umgelegt würde (sog. Switch-off-Effekt), da die Abgrenzung zum Grundrauschen einfacher wird.

Neben der zuverlässigen und schnellen Schwellenbestimmung mit breitbandigen CE-Chirps sind die CE-Chirps aber auch gleichermaßen für die frequenzspezifische Hörschwellenbestimmung geeignet. Durch die Addition der verschiedenen Kosinusschwingungen können nämlich auch Schmalband-Chirps, sogenannte Narrow-band(NB)-CE-Chirps generiert werden, die für die wichtigen Frequenzen 0.5, 1, 2 und 4 kHz ebenfalls die oben genannten großen Amplituden erzeugen (Mühler und Hoth 2014).

? 59. Ist mit der objektiven Audiometrie bei einer Hörstörung die Eingrenzung von Art und Ort der Schädigung möglich?

✓ Antwort

Mit den einzelnen Methoden der objektiven Audiometrie kann der Schallreiz quasi auf seinem Weg vom Corti-Organ bis zum auditorischen Kortex begleitet und verfolgt werden.

1. Haarzellen/sensorische Ebene: OAE und Cochlear microphonics (CM) der ECochG (Elektrokochleografie)
2. Synaptische Umschaltung auf das 1. Neuron: Summenaktionspotenzial (SAP) der ECochG
3. Zentrale Verarbeitung im Hirnstamm: BERA
4. Verarbeitung des auditorischen Signals im Thalamus: stationäre Potenziale (ASSR, auditory steady-state responses)
5. Hörrinde (CERA, cortical evoked response audiometry)

Der Vorteil der objektiven Audiometrie liegt jedoch nicht in den einzelnen Methoden alleine, sondern vor allen Dingen in deren Zusammenspiel. Nur über die Beurteilung im Gesamtkontext können Erkrankungen, wie z. B. die auditorische Synaptopathie/Neuropathie, diagnostiziert werden.

Die BERA hat ohne Zweifel eine zentrale Rolle, da die Bestimmung von Latenzen und Seitendifferenzen, aber auch von Form und Verlauf der Latenzkennlinien in Abhängigkeit des Reizpegels, eine sehr differenzierte Beurteilung von Ort und Ausmaß einer Hörstörung ermöglicht. Bei kleinen Kindern muss berücksichtigt werden, dass Reifungsprozesse die neuralen Verarbeitungsprozesse beeinflussen und Reifungsstörungen aus diesem Grunde andere morphologische Störungen imitieren können.

Der Erfahrene kann der BERA erheblich mehr Informationen als nur die Hörschwelle oder Latenzverlängerungen entnehmen: z. B.

Diagnostik von konduktiven Hörstörungen durch den Vergleich Knochen- zu Luftleitungs-BERA, Nachweis eines neuronalen Synchronisationsverlustes durch differenzierte Beurteilung des Amplitudenverhältnisses der FAEP, Identifikation einer Tiefton- oder Hochton-Innenohrschwerhörigkeit durch Vergleich von Laufzeitdifferenzen/-verkürzungen der Welle I und V etc.

? 60. Wie entstehen die DPOAE?

✓ Antwort

Grundlage für das Verständnis der DPOAE ist die nicht lineare, kompressive Schallverarbeitung des kochleären Verstärkers durch die Kontraktionen/Oszillationen der äußeren Haarzellen.

Die 2 Primärtöne mit der Frequenz f_1 und f_2 erzeugen neben vielen anderen Kombinationstönen u. a. den kubischen Differenzton mit der Frequenz $2 f_1 - f_2$.

Die beiden Primärtöne f_1 und f_2 erzeugen auf der Basilarmembran am Ort x_1 und x_2 nebeneinander liegende Wanderwellen, die jeweils im Randbereich in der Mitte überlappen und an dieser Stelle der Basilarmembran (x_e) durch die nicht lineare kochleäre Schallverstärkung eine mechanische Verzerrung (= Distorsion) erzeugen. Durch die Oszillationen der äußeren Haarzellen an dieser Stelle entsteht dann überhaupt erst die Schwingung mit der Frequenz $2 f_1 - f_2$, die sich einerseits als Wanderwelle Richtung Schneckenspitze entwickelt, um an dem dieser Frequenz entsprechenden Ort der Basilarmembran (x_p) ein Wanderwellenmaximum auszulösen und über die inneren Haarzellen als Ton der Frequenz $2 f_1 - f_2$ perzipiert zu werden und sich andererseits retrograd nach außen fortpflanzt, um im Gehörgang als Luftschall und DPOEA registriert zu werden (Janssen 2001; Janssen et al. 2014). Diese sekundäre Quelle am Ort x_p generiert ebenfalls eine Schwingung mit der Frequenz $2 f_1 - f_2$, die mit der primären Schallquelle $2 f_1 - f_2$ je nach Phase durch Verstärkung oder Abschwächung interferiert (Shera und Guinan 1999). Aus diesem Grunde korrelieren die DPOAE-Schwelle und die Hörschwelle nicht immer bei allen Testfrequenzen, sodass die Unterdrückung der zweiten Quelle nötig, jedoch nicht unproblematisch ist (Janssen et al. 2014).

Durch die DPOAE wird somit die Funktion der äußeren Haarzellen im Bereich des Überlappungsbereiches der beiden Wanderwellen der Primärtöne untersucht. Der Kombinationston $2 f_1 - f_2$ wird hingegen an einer anderen Stelle der Basilarmembran perzipiert.

? 61. Wie ist der Zusammenhang zwischen einem endolymphatischen Hydrops und dem Morbus Menière?

✓ Antwort

Ein endolymphatischer Hydrops wird seit Jahrzehnten als pathophysiologische Ursache des Morbus Menière angesehen.

Er ist aber Folge von morphologischen und dadurch funktionellen Veränderungen in der Kochlea und an der Schädelbasis und nicht alleinige Ursache, zumal Hydropsereignisse nicht zwangsläufig mit einer Störung der vestibulokochleären Sinnesorgane korrelieren.

Komplexe physiologische Regulationsmechanismen des hydrostatischen Druckes gewährleisten die Homöostase zwischen Endo- und Perilymphe über den freien longitudinalen und radiären Endolymphfluss sowie Membranaktivitäten zwischen der Endo- und Perilymphe. Es konnte gezeigt werden, dass Gesunde keinen relevanten Druckgradienten zwischen Endo- und Perilymphe aufweisen, auch wenn schon kleine Veränderungen der Kopf- oder Körperposition schwerkraftbedingt zu einer kurzzeitigen Druckänderung führen, die jedoch unmittelbar – unter Beteiligung von natriuretischem Peptid und Vasopressin – ausgeglichen wird. Dabei gewährleisten die Region des runden Fensters sowie die mit Klappen versehenen Gangsysteme des Ductus perilymphaticus, des Ductus endolymphaticus, des Ductus utriculoendolymphaticus und des Ductus peruniens einen stabilen endolymphatischen Mitteldruck, der für die Funktion der als Differenzdrucksensoren arbeitenden kochleären und vestibulären Sinneszellen unbedingt nötig ist.

Erkrankte weisen in den genannten neuralgischen Stellen anatomische und/oder funktionelle Engstellen auf, die in einen endolymphatischen Hydrops resultieren. Hierfür werden immunologische Ursachen (Verklebungen, Fibrosierungen etc. durch Immunkomplexe) sowie genetische Einflüsse verantwortlich gemacht.

Die primäre Läsion ist somit eine gestörte Druckregulation des Labyrinthes, die zu der bekannten klinischen Symptomatik führt (Westhofen et al. 2009).

? 62. Wie verändert sich die Mittelohrmechanik bei der Otosklerose?

✔ Antwort

Das Mittelohr ist ein schwingendes System, dessen Verhalten durch die Faktoren Masse, Federkraft und Reibung bestimmt wird. Es arbeitet als sogenanntes gedämpftes System, um ein Nachschwingen zu verhindern und die nachfolgenden akustischen Reize ohne Interferenzen verarbeiten zu können.

Ein guter Vergleich zum besseren Verständnis gelingt über einen in den Boden gerammten und in Schwingung gebrachten Degen.

Masse (Griff + Klinge) = Gehörknöchelchenkette.

Federkraft (Steifheit der Klinge) = Luftpolster der Paukenhöhle und des Mastoids, Elastizität des Trommelfelles, Bandaufhängungsapparat der Gehörknöchelchen, Mittelohrbinnenmuskulatur und Ringband.

Reibung = überwiegend Labyrinthwasser und in geringem Maße auch Luft im äußeren Gehörgang und im Mittelohr.

Wird das Mittelohr von außen in Schwingung gebracht, reagiert es zunächst mit der Eigenfrequenz von ca. 1 kHz und nach der Einschwingzeit mit der Frequenz der anregenden Kraft.

Versteifung des Mittelohres: Bei der beginnenden Otosklerose nimmt die Federkraft des Mittelohres durch die langsame Verknöcherung des Ringbandes zu, wodurch sich der Resonanzpunkt des Mittelohres zu den hohen Frequenzen verschiebt (d. h. die Schwingungsausschläge des Degens werden kleiner und schneller), was die Mittelohrschwerhörigkeit im Bereich der tiefen und mittleren Frequenzen erklärt.

Dämpfung des Mittelohres: Mit zunehmendem Fortschreiten der Otosklerose nimmt durch die progrediente Fixierung die Reibung zu (d. h. die Schwingungsausschläge des Degens werden größer und langsamer), was den Resonanzpunkt des Mittelohres zu den tiefen Frequenzen verschiebt und die Mittelohrschwerhörigkeit im hohen Frequenzbereich erklärt.

Blockierung des Mittelohres: Bei kompletter Stapesfixation überlagern sich nämlich die Phänomene von Versteifung und Dämpfung des Mittelohres hin zu einer pantonalen Mittelohr-schwerhörigkeit bis 50 dB (Lehnhardt 2001).

? 63. Wie kann trotz Aggravation mit einem subjektiven Hörtest die Hörschwelle bestimmt werden?

✓ Antwort

Der Stenger-Test, der eine einseitige Aggravation/Simulation demaskiert, kann auch gleichzeitig zur Ermittlung der Hörschwelle genutzt werden, hierfür wird jedoch viel Erfahrung in der Audiometrie benötigt:

Grundlage des Stenger-Tests ist die Tatsache, dass von zwei rechts und links unterschiedlich lauten über Luftleitung angebotenen Tönen nur der lautere perzipiert wird, der leisere Ton wird nicht wahrgenommen.

Nach Bestimmung der Hörschwelle des gesunden Ohres wird auf dieser Seite ein Ton (Impulston zur Vermeidung einer Hörermüdung) 10 dB überschwellig angeboten. Auf dem vermeintlich kranken/tauben Ohr wird der Ton gleicher Frequenz nun in 5 dB-Schritten hochgeregelt.

Der tatsächlich taube Patient (◻ Abb. 1.4, Pfeil 1) wird angeben, den Ton in seinem gesunden Ohr weiterhin und ausschließlich zu hören.

Der Simulant (◻ Abb. 1.4, Pfeil 2) wird ab einem gewissen Zeitpunkt den Ton nur noch auf seinem vermeintlich tauben Ohr

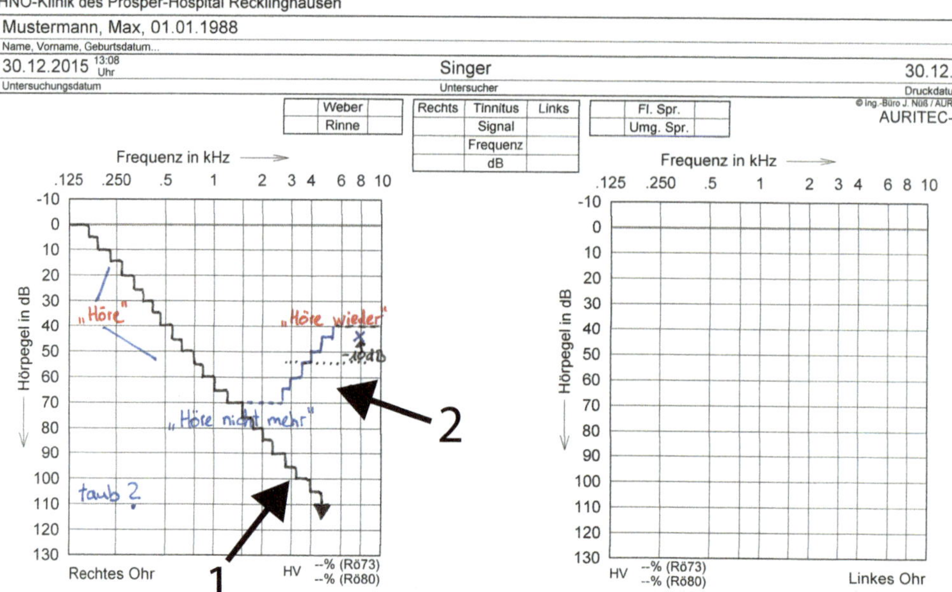

Abb. 1.4 Ein gleichzeitig auf beide Ohren einwirkender Luftleitungston gleicher Lautstärke wird nur auf der Seite wahrgenommen, auf der die Lautheit größer ist, also auf dem besser hörenden Ohr. Dieses Phänomen kann im Stenger-Test eine einseitige Aggravation demaskieren: Nach Bestimmung der Hörschwelle des guten Ohres bei einer bestimmten Frequenz wird der (um 10 dB überschwellig angebotene) Ton im vermeintlich tauben Ohr in 5 dB-Schritten heraufgeregelt. Der tatsächlich taube Patient wird ausschließlich den Ton auf dem guten Ohr hören (Pfeil 1). Der Simulant hingegen wird ab einer bestimmten Lautstärke angeben „Höre nicht mehr", weil er tatsächlich nur den angebotenen Ton auf seinem vermeintlich tauben Ohr wahrnimmt, dies aber leugnen möchte. Wird der Ton nun wieder in 5 dB-Schritten heruntergeregelt, wird der Simulant auf dem besseren Ohr angeben „Höre wieder", weil die wahre Hörschwelle auf dem vermeintlich tauben Ohr unterschritten wurde (Pfeil 2). Die wahrscheinliche Hörschwelle liegt dann zwischen „Höre nicht mehr" und „Höre wieder" (minus 10 dB, aufgrund des initial um 10 dB überschwellig angebotenen Tones). Unter Verwendung verschiedener Frequenzen kann über den Stenger-Test dabei (unter Berücksichtigung verschiedener Einschränkungen) sogar die frequenzspezifische Hörschwelle des Simulanten bestimmt werden

perzipieren, da er aber ja eine Taubheit vortäuschen möchte, wird er angeben: "Ich höre nicht mehr."

Nun wird dieser Ton in 5dB-Schritten wieder heruntergeregelt, bis der Simulant den Ton wieder ausschließlich auf dem gesunden Ohr perzipiert, da die tatsächliche Hörschwelle des vermeintlich schlechten Ohres unterschritten wurde, und signalisiert: "Ich höre wieder." Die Hörschwelle liegt dann zwischen den beiden Angaben "Ich höre nicht mehr." und "Ich höre wieder.", jedoch minus 10 dB des überschwellig angebotenen Tones der gesunden Seite (Lehnhardt 2001).

Der Stenger-Test ist so komplex, dass eine Simulation selbst bei "Vorbereitung des Simulanten" (Es gibt genügend Anleitungen im Internet …) bei entsprechender audiometrischer Erfahrung nicht unerkannt bleiben kann, ja der Simulant sogar dabei "mithilft", seine Hörschwelle zu bestimmen, wenn verschiedene Frequenzen genutzt werden.

? 64. Welche Informationen können dem Sprachaudiogramm entnommen werden?

✓ Antwort

Trotz mitunter berechtigter Einwände hat sich der Freiburger Sprachverständlichkeitstest seit den 1960er-Jahren in Deutschland als Goldstandard durchgesetzt. Dabei werden bekanntermaßen die maximale Verständlichkeit von Einsilbern sowie der Schallpegel, mit dem 50 % der Zahlen verstanden werden, ermittelt.

Bei der Mittelohrschwerhörigkeit verschieben sich die Kurven für Zahlen und Einsilber – bei gleichem Abstand und Verlauf – um den Betrag der Mittelohrschwerhörigkeit. Der Hörverlust für Zahlen kann naturgemäß nur maximal 60 dB betragen, eine 100 %ige Verständlichkeit für Einsilber sollte immer erreicht werden.

Bei der Innenohrschwerhörigkeit zeigen sich je nach betroffenen Frequenzen typische Verläufe der Kurven für Zahlen und Einsilber:

- Hochtonschwerhörigkeit: Da die Zahlen überwiegend durch die tiefen Frequenzen bestimmt werden, zeigt sich bei flacherer Einsilberkurve ein vergleichsweise unauffälliger Verlauf der Zahlenkurve.
- Hochton- und Mittelohrschwerhörigkeit: Die Zahlenkurve sackt zunehmend ab bei zunehmend flacherer Einsilberkurve mit gegebenenfalls Diskriminationsverlust.
- Pantonale Schwerhörigkeit: abgefallene Zahlenkurve bei Diskriminationsverlust der Einsilberkurve.

Die Stärke des Sprachaudiogrammes liegt jedoch darüber hinaus darin, die Ergebnisse des Tonschwellenaudiogramms zu überprüfen, zu bestätigen oder zu korrigieren und somit mit einer gewissen Erfahrung eine Aggravation oder Simulation zu demaskieren: Der Hörverlust für Zahlen sowie die Tonschwelle zwischen 0,25 und 1 kHz sollten annähernd übereinstimmen. Insbesondere darf der Wert im Sprachaudiogramm nicht um mehr als 10 dB besser sein als die Schwellenwerte im Tonaudiogramm (Ausnahme: alleinige Tieftonschwerhörigkeit).

Neben diesen Gesetzmäßigkeiten zwischen Tonschwellenaudiogramm und Sprachaudiogramm sprechen völlig widersprüchliche Befunde für eine neurale Schwerhörigkeit, Formen einer zentralen Schwerhörigkeit oder psychogene Hörstörungen (Lehnhardt und Laszig 2001).

? 65. Welche Bedeutung hat der Stapediusreflex?

✓ Antwort

Der Stapediusreflex wird in der klinischen Routine häufig stiefmütterlich behandelt und allenfalls mit einem kurzen Blick gewürdigt, dabei handelt es sich um ein präzises (Differenzial-)

Diagnostikinstrument, dessen Grundlagen sehr komplex sind. Interessanterweise ist der genaue Reflexbogen auf Hirnstammniveau nicht bekannt und medikamentös, wie der Kornealreflex, kaum bis nicht beeinflussbar.

In Kenntnis der beidseitigen Auslösung des Stapediusreflexes bei einseitiger Beschallung muss streng zwischen Registrierbarkeit und Auslösbarkeit unterschieden werden, da eine Mittelohrschwerhörigkeit über die Registrierbarkeit und eine Innenohr- oder neurale Schwerhörigkeit über die Auslösbarkeit bestimmt wird (Lehnhardt und Laszig 2001).

Registrierbarkeit:

Die Registrierung der Stapediusreflexe macht keinen Sinn, wenn das Tympanogramm flach verläuft, da in diesen Fällen keine Impedanzänderung aufzuzeichnen ist. Jede Form einer Mittelohrdysfunktion von über 10 dB sowie eine Fazialisparese (M. stapedius) muss zwangsläufig mit einer fehlenden Registrierbarkeit einhergehen. Dabei kommt in der Differenzialdiagnostik von Mittelohrschwerhörigkeiten der gemeinsamen Bewertung von Tonschwellenaudiogramm, Tympanogramm und Stapediusreflexen eine besondere Bedeutung zu:

- Otosklerose: regelhaftes Tympanogramm bei fehlender Registrierbarkeit
- Unterbrechung der Gehörknöchelchenkette: Mittelohrschwerhörigkeit 60 dB, überhöhte Compliance bei fehlender Registrierbarkeit
- Dünne Trommelfellnarbe: geringe Mittelohrschwerhörigkeit, extrem erhöhte Compliance bei Registrierbarkeit
- Fraktur der Steigbügelschenkelchen (z. B. bei Osteogenesis imperfecta): Mittelohrschwerhörigkeit ca. 40 dB, große Compliance, Registrierbarkeit (!)
- Fixation der Gehörknöchelchenkette (z. B. Hammerkopffixation): Mittelohrschwerhörigkeit, normale Compliance bei fehlender Registrierbarkeit

Auslösbarkeit:

Die Stapediusreflexe können nur ausgelöst werden, wenn das Innenohr ausreichend Schallenergie erhält. Üblicherweise werden hierfür 70–90 dB benötigt, bei jeder Mittelohrschwerhörigkeit muss der entsprechende Betrag addiert werden, sodass schnell die Verstärkungsgrenzen des Audiometers überschritten werden. Darüber hinaus ist zu berücksichtigen, dass die Reflexschwelle bei einer Innenohrschwerhörigkeit bis 55 dB konstant bei den 70–90 dB bleibt. Erst wenn die Innenohrschwerhörigkeit 55 dB übersteigt, steigt auch die Reflexschwelle linear zum Hörverlust weiter an, bis ebenfalls die Verstärkungsgrenzen erreicht werden:

- Innenohrschwerhörigkeit bis 55 dB: Reflexschwelle nicht erhöht
- Innenohrschwerhörigkeit größer 55 dB: linear erhöhte Reflexschwelle

- Fortgeschrittene Innenohrschwerhörigkeit: keine Auslösbarkeit aufgrund Überschreitung der Verstärkungsgrenzen
- Beginnende neurale Schwerhörigkeit: erhöhte Reflexschwelle
- Neurale Schwerhörigkeit (auf Höhe des Reflexbogens): keine Auslösbarkeit

? 66. Tonschwelle = Hörschwelle?

✓ Antwort

Zunächst einmal entspricht die im Tonschwellenaudiogramm ermittelte Schwelle der Reaktionsschn/welle des Patienten und gibt die Lautstärke eines Tones während seines Auftauchens aus dem unhörbar Leisen an. Ein schwellenhafter Ton muss beispielsweise zur Entwicklung seiner vollen Lautheit mindestens 0,2 s einwirken, bis er wiederum mit einer Reaktionszeit von 0,2–0,5 s vom Patienten als perzipierte Antwort angegeben wird.

Da die meisten Audiometer das Heraufregeln der Lautstärke in 5 (manchmal auch 2,5) dB-Schritten ermöglicht, kann selbst beim klassischen "Eingabeln" durch wiederholte Überprüfung und damit Annäherung der Hörschwelle theoretisch eine Differenz zwischen Ton- und Hörschwelle in maximal dieser Größenordnung vorliegen, die bei der Interpretation der Befunde zwar nahezu immer vernachlässigt werden kann, jedoch prinzipiell – neben der Konzentration von Untersucher und Untersuchtem, technischen Unzulänglichkeiten des Audiometers und der Audiometriekabine sowie anderen äußeren Faktoren – berücksichtigt werden muss. Darüber hinaus unterliegt das Minimum audibile der Knochenleitungsschwelle in Abhängigkeit des Messpunktes größeren individuellen Schwankungen als dies bei der Luftleitungsschwelle der Fall ist (Lehnhardt und Laszig 2001).

Literatur

Aschendorff A, Laszig R, Maier W, Beck R, Schild C, Birkenhäger R, Wesarg T, Kröger S, Arndt S (2009) Kochleaimplantat bei Innenohrfehlbildungen. HNO 57:533–41

Awad Z, Huins C, Pothier D (2012) Antivirals for idiopathic sudden sensorineural hearing loss. Cochrane Database Syst Rev 15;8:CD006987

Barreto MA, Bahmad Jr F (2013) Phosphodiesterase type 5 inhibitors and sudden sensorineural hearing loss. Braz J Otorhinolaryngol 79:727–33

Battaglia A, Burchette R, Cueva R (2008) Combination Therapy (Intratympanic Dexamethasone + High-Dose Prednisone Taper) for the Treatment of Idiopathic Sudden Sensorineural Hearing Loss. Otol Neurotol 29:453–60

Békésy G von (1970) Travelling waves as frequency analysers in the cochlea. Nature 225:1207–9

Bennett MH, Kertesz T, Perleth M, Yeung P, Lehm JP (2012) Hyperbaric oxygen for idiopathic sudden sensorineural hearing loss and tinnitus. Cochrane Database Syst Rev 10:CD004739

Berger JL, Coomber B (2015) Tinnitus-related changes in the inferior colliculus. Front Neurol 30:61

Beutner D, Huttenbrink KB, Stumpf R, Beleites T, Zahnert T, Luers JC, Helmstaedter V (2010) Catilage plate tympanoplasty. Otol Neurotol 31:105–10

Black FO, Pesznecker SC, Homer L, Stallings V (2004) Benign paroxysmal positional nystagmus in hospitalized subjects receiving ototoxic medications. Otol Neurotol 25:353–8

Brotherton H, Plack CJ, Maslin M, Schaette R, Munro KJ (2015) Pump up the volume: could excessive neural gain explain tinnitus and hyperacusis. Audiol Neurotol 20:273–82

Brusis T (2013) Aus der Gutachtenpraxis: Der Schrei ins Ohr. Laryngo Rhino Otol 92:46–50

Brusis T, Mehrtens G (1981) Vor- und Nachschäden bei Lärmschwerhörigkeit. Laryngol Rhinol Otol (Stuttg) 60:168–77

Burger J, Frank E, Kreuzer P, Kleinjung T, Vielsmeier V, Landgrebe M, Hajak G, Langguth B (2011) Transcranial magnetic stimulation for the treatment of tinnitus: 4-year follow-uo in treatment responders: a retrospective analysis. Brain Stimul 4:222–7

Burke WF, Lenarz T, Maier H (2014) Hereditary hearing loss: part 2: Syndromic forms of hearing loss. HNO 62:759–70

Burke WF, Lenarz T, Maier H (2013) Hereditary hearing loss: part 1: diagnostic overview and practical advice. HNO 61:353–63

Cai H, Manoussaki D, Chadwick RS (2005) Effects of coiling on the micromechanics of the mammalian cochlea. J R Soc Interface 2:341–8

Cheng AG, Cunningham LL, Rubel EW (2005) Mechanisms of hair cell death und protection. Curr Opin Otolaryngol Head Neck Surg 13:343–8

Connor WE, Corcoran AJ (2012) Sound strategies: the 65-million-year-old battle between bats and insects. Annu Rev Entomol 57:21–39

Dallos P (1970) Low-frequency auditory characteristics: Species dependence. J Acoust Soc Am 48:489–99

Deppermann S, Storchak H, Fallgatter AJ, Ehlis AC (2014) Stress-induced neuroplasticity: (Mal)adaptation to adverse life events in patients with PTSD—a critical overview. Neuroscience 283:166–77

De Ridder D, Vanneste S (2014) Targeting the parahippocampal area by auditory cortex stimulation in tinnitus. Brain Stimul 7:709–17

De Ridder D, Vanneste S, Plazier M, Menovsky T, van de Heyning P, Kovacs S, Sunaert S (2011) Dorsolaterla prefrontal cortex transcranial magnetic stimulation and electrode implant for intractable tinnitus. World Neurosurg 77:778–84

Deutsche Gesellschaft für Hals-Nasen-Ohren-Heilkunde, Kopf- und Hals-Chirurgie (2015) S3-Leitlinie Chronischer Tinnitus. AWMF-Register-Nummer 017/064 aktueller Stand: 02/2015, Gültigkeit bis 02/2020. www.hno.org. Zugegriffen: 12.04.2016

Deutsche Gesellschaft für Hals-Nasen-Ohren-Heilkunde, Kopf- und Hals-Chirurgie (2014) S1-Leitlinie Hörsturz. AWMF-Register-Nummer 017/010, aktueller Stand: 01/2014, Gültigkeit bis 12/2016. www.hno.org. Zugegriffen: 12.04.2016

Diesch E, Schummer V, Kramer M, Rupp A (2012) Structural changes of the corpus callosum in tinnitus. Front Syst Neurosci 6:17

Dornhoffer J (2003) Cartilage tympanoplasty: indications, techniques, and outcomes in a 1,000-patients series. Laryngoscope 113:1844–56

Dornhoffer JL (2006) Cartilage tympanoplasty. Otolaryngol Clin North Am 39: 1161–76

Dornhoffer JL, Arenberg IK (1993) Diagnosis of vestibular Ménière`s disease woth electrocochleography. Am J Otol 14:161–4

Dyckhoff G, Hoppe-Tichy T, Kappe R, Dietz A (2000) Antimycotic therapy in otomycosis with tympanic membrane perforation. HNO 48:18–21

Echteler SM, Fay RR, Popper AN (1994) Comparative Hearing: Mammals. In (Hrsg) Fay RR, Popper AN, Springer-Verlag New York, S 134–71

Eggermont JJ (2015) Tinnitus and neural plasticity (Tonndorf lecture at XIth International Tinnitus Seminar, Berlin, 2014). Hear Res 319:1–11

Eggermont JJ (2006) Cortical tonotopic map reorganization and ist implications for treatment of tinnitus. Acta Otolaryngol 126:9–12

Eggermont JJ (1979) Summating potentials in Ménière`s disease. Arch Otorhinola-
    ryngol 222:63–75
Eggermont JJ, Roberts LE (2004) The neuroscience of tinnitus. Trends Neurosci
    27:676–82
Eggermont JJ, Roberts L (2012) The neuroscience of tinnitus: understanding abnor-
    mal and normal auditory perception. Front Syst Neurosci 6:53
Egli Gallo D, Khojasteh E, Gloor M, Hegemann SC (2013) Effectiveness of systemic
    high-dose dexamethasone therapy for idiopathic sudden sensorineural hearing
    loss. Neurootol 18:161–70
Elberling C, Don M (2010) A direct approach for the design of chirp stimuli used for
    the recording of auditory brainstem responses. J Acoust Soc Am 128:2955–64
Elbert T, Flor H, Birbaumer N, Knecht S, Hampson S, Larbig W, Taub E (1994) Extensive
    reorganization of the somatosensory cortex in adult humans after nervous sys-
    tem injury. Neuroreport 5:2593–7
Elbert T, Rockstroh B (2004) Reorganization of human cerebral cortex: the range of
    changes following use and unjury. Neuroscientist 10:129–41
Federspil P (1984) Ototoxizitäts-Grenzdosen. HNO 32:417–8
Ferraro JA, Arenberg IK, Hassanein RS (1985) Electrocohleaography and symptoms
    of inner ear dysfunction. Arch Otolaryngol 111:71–4
Ferraro JA, Durrant JD (2006) Electrocochleography in the evcaluation of patients
    with Ménière`s disease/endolymphatic hydrops. J Am Acad Audiol 17:45–68
Ferraro JA, Tibbils RP (1999) SP/AP area ratio in the diagnosis of Ménière`s disease.
    Am J Audiol 8:21–8
Formby C, Scherer R (2013) Rationale for the tinnitus retraining therapy trial. Noide
    Health 15:134–42
Fuente A, McPherson B (2006) Organic solvents and hearing loss: The challenge for
    audiology. Int J Audiol 45:367–81
Garstang M (2004) Long-distance, low-frequency elephant communication. J Comp
    Physiol A 190:791–805
Goebel G (2015) Psychische Komorbidität bei Tinnitus. HNO 63: 272–82
Gross J, Machulik A, Amarjargal N, Moller R, Ungethüm U, Kuban RJ, Fuchs FU,
    Andreeva N, Fuchs J, Henke W, Pohl EE, Szczepek AJ, Haupt H, Mazurek B (2007)
    Expression of apoptosis-related genes in the organ of Corti, modiolus and stria
    vascularis of newborn rats. Brain Res 1162:56–68
Gross J1, Olze H, Mazurek B (2014) Differential expression of transcription factors
    and inflammation-, ROS-, and cell death-related genes in organotypic cultures
    in the modiolus, the organ of Corti and the stria vascularis of newborn rats. Cell
    Mol Neurobiol 34:523–38
Hellbrück J (1988) Strukturelle Veränderungen des Hörfeldes in Abhängigkeit vom
    Lebensalter. Z Gerontol 21:146–9
Henry JA, Schechter MA, Zaugg TL, Griest S, Jastreboff PJ, Vernon JA, Kaelin C, Meikle
    MB, Lyons KS, Stewart BJ (2006) Outcomes of clinical trial: tinnitus masking
    versus tinnitus retraining therapy. J Am Acad Audiol 17:104–32
Herbst CT, Stoeger AS, Frey R, Lohscheller J, Titze IR (2012) How Low Can You Go?
    Physical Production Mechnism of Elefant Infrasonic Vocalizations. Science
    337:595–599
Hesse G (2015) Neueste Behandlungsansätze bei chronischem Tinnitus. HNO
    63:283–90
Hesse G, Eichhorn S, Laubert A (2014) Hörfähigkeit und Schwerhörigkeit alter
    Menschen. HNO 62:630–9
Hirvonen TP, Minor LB, Hullar TE, Carrey JP (2005) Effects of intratympanic genta-
    micin on vestibular afferents and hair cells in the chinchilla. J Neurophysiol
    93:643–55
Hodgkinson L, Prasher D (2006) Effects of industrial solvents on hearing and balance:
    a review. Noise Health 8:114–33
Hoet P, Lison D (2008) Ototoxicity of toluene and styrene: state of current
    knowledge. Crit Rev Toxicol 38:127–170

Hötting K, Röder B (2009) Auditory and auditory-tactile processing in congenitally blind humans. Hera Res 258:165–74

Hornibrook J, Flook E, Greig S, Babbage M, Goh T, Coates M, Care R, Bird P (2015) MRI inner ear imaging and tone burst electrocochleography in the diagnosis of Ménière's disease. Otol Neurotol 36:1109–14

Hurst WB (2001) Outcome of 22 cases of perforated tympanic membrane caused by otomycosis. J Laryngol Ottol 115:879–80

Iro H, Waldfahrer F (2003) Cochleovestibuläre Folgen antimikrobileller oder antineo-plastischer Chemotherapie. In Haid CT (Hrsg) Schwindel aus interdisziplinärer Sicht. Georg Thieme Verlag S 163–168

Jacob R, Stelzig Y, Nopp P, Schleich P (2011) Audiological results with cochlear implants for single-sided deafness. HNO 59:453–60

Janssen T (2001) Otoakustische Emissionen (OAE). In: Lehnhardt E, Laszig R (Hrsg) Praxis der Audiometrie, Thieme Verlag, Stuttgart

Janssen T, Lodwig A, Müller J, Oswald H (2014) Mit hoher Frequenzauflösgung gemessene otoakustische Distorsionsprodukte. HNO 62:718–24

Jastreboff PJ (2015) 25 years of tinnitus retraining therapy. HNO 63:307–11

Jastreboff PJ, Jastreboff MM (2013) Using TRT to treat hyperacusis, misophonia and phonophobia. ENT Audiol News 21:88–90

Jastreboff PJ, Jastreboff MM (2007) Tinnitus and decreased sound tolerance: theory and treatment. In: Hughes G, Pensak M (Hrsg) Clinical Otology. Thieme Verlag New York

Jastreboff MM, Jastreboff PJ (2002) Decreased sound tolerance and Tinnitus Retrai-ning Therapy (TRT). Austr New Zeal J Audiol 21:74–81

Jerger J, Mauldin L (1978) Prediction of sensorineural hearing level from the brain stem evoked response. Arch Otolaryngol 104:456–61

Johnsson LG, Wright CG, Preston RE, Henry PJ (1980) Streptomycin-induced defects of the otoconial membrane. Acta Otolaryngol 89:401–6

Kapoula Z, Yang Q, Le TT, Vernet M, Berbey N, Orssaud C, Londero A, Bonfils P (2011) Medio-lateral postural instability in subjects with tinnitus. Front Neurol 2:35

Karpova NN (2014) Role of BDNF epigenetics in activity-dependent neuronal plasti-city. Neuropharmycology 76:709–18

Khan AS, Sheikh Z, Khan S, Dwivedi R, Benjamin E (2011) Viagra deafness-sen-sorineural hearing loss and phosphodiesterase-5 inhibitors. Laryngoscope 121:1049–54

Khan M, Szcepek AJ, Haupt H, Olze H, Mazurek B (2010) Expression of the proinflam-matory cytokines in cochlear explant cultures: influence of normoxia and hypo-xia. Neurosci Lett 479:249–52

Kikuchi T, Adams JC, Miyabe Y, So E, Kobayashi T (2000) Potassium ion recycling pathway via gap junction systems in the mammalian cochlea and its interrup-tion in hereditary nonsyndromic deafness. Med Electron Microsc 33:51–6

Kim J, Ahn S, Jeong S, Kim LS, Park JS, Chung SH, Oh MK (2012) Cortical auditory evoked potential in aging: effects of stimulus intensitiy and noise. Otol Neurotol 33:1105–12

Kreuzer PM, Landgrebe M, Schecklmann M, Staudinger S, Langguth B; TRI Database Study Group (2012) Trauma-associated tinnitus: audiological, demographic and clinical characteristics. PLoS One 7:e45599

Kupka S, Bodden-Kamps B, Baur M, Zenner HP (2004) Mitochondriale A1555g-Muta-tion. HNO 52:968–72

Kyle ME, Wang JC, Shin JJ (2015) Ubiquitous Aspirin: A Systematic Review of Its Impact in Sensorineural Hearing Loss. Otolaryngol Head Neck Surg 152(1):23–41

Lamounier P, Gobbo DA, Souza TS, Oliveira CA, Bahmad F Jr (2014) Electrocochleo-graphy for Ménière's disease: is it reliable? Braz J Otorhinolaryngol 80:527–32

Langguth B, Landgrebe M, Frank E, Schecklmann M, Sand PG, Vielsmeier V, Hajak G, Kleinjung T (2012) Efficacy of different protocols of transcranial magentic stimulation for the treatment of tinnitus: pooled analysis of two randomized controlled studies. World J Biol Psychiatry 15:276–85

Lehnhardt E, Laszig R (2001) Praxis der Audiometrie. Georg Thieme Verlag, Stuttgart

Linder TE, Lin F (2011) Felsenbeinchirurgie. Komplikationen und unerwünschte Operationsfolgen. HNO 59:974–9

Locher H, de Groot JC, van Iperen L, Huisman MA, Frijns JH, Chuva de Sousa Lopes SM (2015) Development of the stria vascularis and potassium regulation in the human fetal cochlea: Insights into hereditary sensorineural hearing loss. Dev Neurobiol 75:1219–40

Lockwood AH, Salvi RJ, Coad ML, Towsley ML, Wack DS, Murphy BW (1998) The functional neuroanatomy of tinnitus: evidence for limbic system links and neural plasticity. Neurology 50:114–20

Luers JC, Hüttenbrink KB (2013) Akustische und vestibuläre Effekte bei einer Dehiszenz des oberen Bogenganges. HNO 61:743–51

Lübbers W, Lübbers CW (2013) Historische HNO-Instrumente und ihre Namensgeber "Too good to be forgotten" HNO-Nachrichten 43, Teil 5:57

Mäkitie AA, Pirvola U, Pyykkö I, Sakakibara H, Riihimäki V, Ylikoski J (2003) The ototoxic interaction of styrene and noise. Hear Res 179:9–20

Manley GA (2000) Cochelar mechanisms from a phylogenetic viewpoint. Proc Natl Acad Sci USA 97:11736–43

Manoussaki D, Chadwick RS, Ketten DR, Arruda J, Dimitriadis EK, O`Malley JT (2008) The influence of cochlear shape on low-frequency hearing. Proc Natl Acad Sci U S A 105:6162–6

Manoussaki D, Dimitriadis EK, Chadwick RS (2006) Cochleas graded curvature effect on low frequency waves. Phys Rev Lett 96:088701

Matsunage T (2009) Value of genetic testing in the ontological approach for sensorineural hearing loss. Keio J Med 58:216–22

Mazurek B, Amarjargal N, Haupt H, Fuchs J, Olze H, Machulik A, Gross J (2011) Expression of genes implicated in oxidative stress in the cochlea of newborn rats. Hear Res 277:54–60

Mazurek B, Haupt H, Joachim R, Klapp BF, Stöver T, Szczepek AJ (2010) Stress induces transient auditory hypersensitivity in rats. Hear Res 259:55–63

Mazurek B, Haupt H, Olze H, Szczepek AJ (2012) Stress and tinnitus-from bedside to bench and back. Front Syst Neurosci 6:47

Mazurek B, Szczepek Aj, Hebert S (2015) Stress and tinnitus. HNO 63:258–65

Mazurek B, Stöver T, Haupt H, Gross J, Szczepek A (2008) Pathogenesis and treatment of presbyakusis: current status and future perspectives. HNO 56:429–32

Merchant SN, Durand ML, Adams JC (2008) Sudden deafness: is it viral? ORL J Otorhinolaryngol Relat Spec 70:52–62

Michel O (2014) Grade der Normalhörigkeit. HNO 62:664–6

Mishra S, Stenfelt S, Lunner T, Rönnberg J, Rudner M (2014) Cognitive spare capacity in older adults with hearing loss. Front Aging Neurosci 6:96

Mlynski R, Radeloff A, Brunner K, Hagen R (2008) Exostosen des äußeren Gehörganges. HNO 56:410–416

Moir HM, Jackson JC, Windmill JF (2013) Extremely high frequency sensitivity in a ´simple´ ear. Biol Lett 9:20130241

Monsell EM, Cass SP, Rybak LP (1993) Therapeutic use of Aminoglycosides in Ménière`s disease. Otolaryngol Clin North Am 26:737

Mühler R, Hoth S (2014) Objektive audiologische Diagnostik im Kindesalter. HNO 62:702–17

Mühlmeier G, Maier S, Maier M, Maier H (2015) Intratympanale Injektionstherapie bei therapierefraktärem Hörsturz. HNO 63:698–706

Mürbe D, Zahnert T, Bornitz M, Hüttenbrink KB (2002) Acoustic properties of different cartilage reconstruction techniques of the tympanic membrane. Laryngoscope 112:1769–76

Neumann A, Jahnke K (2005) Reconstruction of the tympanic membrane applying cartilage: indications, techniques and results. HNO 53:573–84

Nies E (2012) Ototoxic substances at the workplace: a brief update. Arh Hig Rada Toksikol 63:147–52

Norena A (2010) An integrative model of tinnitus based on a central gain controlling neural sensitivity. Neurosci Biobehav Rev 35:1089–109

Occelli V, Spence C, Zampini M (2013) Auditory, tactile, and audiotactile information processing following visual deprivation. Psychol Bull 139:189–212

Olze H, Szczepek A, Haupt H, Förster U, Zirke N, Gräbel S, Mazurek B (2011) Cochlear implantation has a positive influence on quality of life, tinnitus, and psychological comorbidity. Laryngoscope 121:2220–7

Parham K, Lin FR, Coelho DH, Sataloff RT, Gates GA (2013) Comprehensive management of presbyakusis: central and peripheral. Otolaryngol Head Neck Surg 148:537–9

Pienkowski M, Eggermont JJ (2012) Reversible long-term changes in auditory processing in mature auditory cortex in the absence of hearing loss induced by passive, moderate-level sound exposure. Ear Hear 33:305–14

Plewnia C, Vonthein R, Wasserka B, Arfeller C, Naumann A, Schraven SP, Plontke SK (2012) Treatment of chronic tinnitus with theta burst stimulation: a randomized controlled trial. Neurology 78:1628–34

Politzer A (1907) Die Otiatrie in der Übergangsperiode zur Neuzeit. In: Politzer A (Hrsg.) Geschichte der Ohrenheilkunde, Band 1, Enke-Verlag, Stuttgart

Portmann M, Le Bert G, Aran JM (1967) Cochlear potentials obtained in human beings aside from all surgical intervention. Preliminary note. Rev Laryngol Otol Rhinol (Bord) 88:157–64

Prezant TR, Agapian JV, Bohlmann MC, Bu X, Oztas S, Qiu WQ, Arnos KS, Cortopassi GA, Jaber L, Rotter JI, et al. (1993) Mitochondrial ribosomal RNA mutation associated with both antibiotic-induced and non-syndromic deafness. Nat Genet 4:289–94

Priuska EM, Schacht J (1995) Formation of free radicals by gentamicin and iron and evidence for an iron/gentamicin complex. Biochem Pharmacol 50:1749–52

Probst RK, Tschopp E, Ludin B, Kellerhals M, Podvinec M, Pfaltz CR (1992) A randomized, double-blind, placebo-controlled study of dextran/pentoxifylline medication in acute acoustic trauma and sudden hearing loss. Acta Otolaryngol 112: 435–43

Rauch SD, Halpin CF, Antonelli PJ, Babu S, Carey JP, Gantz BJ, Goebel JA, Hammerschlag PE, Harris JP, Isaacson B, Lee D, Linstrom CJ, Parnes LS, Shi H, Slattery WH, Telian SA, Vrabec JT, Reda DJ (2011) Oral vs intratympanic corticosteroid therapy for idiopathic sudden sensorineural hearing loss: a randomized trial. JAMA 305: 2071–9

Rauschecker JP (2014) Newest aspects of neuroimaging in tinnitus diagnosis. XI. International Tinnitus Seminar (ITS14), 21–24 May 2014, Berlin, KN 15–001

Rauschecker JP, Leaver AM, Mühlau M (2010) Tuning out the noise: Limbic-auditory interactions in tinnitus. Neuron 66:819–26

Riga M, Katatomichelakis M, Danielides V (2015) The potential role of the medial olivocochlear bundle in the generation of tinnitus: controversies and weaknesses in the existing clinical studies. Otol Neurotol 36:201–8

Ritter K (2003) Anatomie und Physiologie des vestibulären Systems. In: Haid CT (Hrsg) Schwindel aus interdisziplinärer Sicht. Georg Thieme Verlag S 1

Roberts LE, Eggermont JJ, Caspary DM, Shore SE, Melcher JR, Kaltenbach JA (2010) Ringing ears: the neuroscience of tinnitus. J Neurosci 30:14972–9

Rodriguez RL, Schul J, Cocroft RB, Greenfield MD (2005) The contribution of tympanic transmission to fine temporal signal evaluation in an ultrasonic moth. J Exp Biol 208:4159–65

Roth SM, Williams SM, Jiang L, Menon KS, Jeka JJ (2008) Susceptibility genes for gentamicin-induced vestibular dysfunction. J Vestib Res 18:59–68

Sadler W (2008) Kapitel 19 Ohr. In: Sadler (Hrsg) Medizinische Embryologie, Georg Thieme Verlag, Stuttgart, S 431–9

Santos-Sacchi J (1991) Isolated supporting cells from the organ of Corti: some whole cell electrical characteristics and estimates of gap junctional conductance. Hear Res 52:89–98

Schaaf H, Dölberg D, Seling B, Märtner M (2010) Komorbidität von Tinnituserkrankungen und psychiatrischen Störungen. Nervenarzt 74:72–5

Schmäl F (2001) Mittelohrimplantate im MRT. In: Schmäl F, Nieschalk M, Nessel E, Stoll W (Hrsg) Tipps und Tricks für den Hals-, Nasen- und Ohrenarzt, Springer Verlag Berlin Heidelberg, S 134–6

Schuknecht HF (1964) Further observations on the pathology of presbyakusis. Arch Otolaryngol 80:369–82

Seydell-Greenwald A, Amber M, Leaver AM, Rauschecker JP (2013) Zur Rolle des limbischen Systems für die Wahrnehmung von Tinnitus. Tinnitus-Forum 1:22–5

Sha SH, Qiu JH, Schacht J (2006) Aspirin to prevent gentamicin-induced hearing loss. N Eng J Med 354:1856–7

Shera CA, Guinan JJ Jr (1999) Evoced otoacoustic emissions arise by twi fundamentally different mechanisms: a taxonomy for mammalian OAEs. J Acoust Soc Am 105:782–98

Slepecky NB (1996) Structure of the mammalian cochlea. In (Hrsg) Dallos P, Popper A, Fay RR (Hrsg) The Cochlea, Springer Verlag New York, S 109–13

Soltis J (2010) Vocal communication in African elephants (Loxodonta africana). Zoo Biol 29:192–209

Song JJ, de Ridder D, Heyning P van de, Vanneste S (2012) Mapping tinnitus-related brain activation: an activation-likelihood estimation metaanalysis of PET studies. J Nucl Med 53:1550–7

Spangler HG (1986) Functional and temporal analysis of sound production in Galleria mellonella L. (Lepidoptera, Pyralidae). J Comp Physiol 19:751–6

Spoor F, Zonneveld F (1998) Comparative review of the human bony labyrinth. Am J Phys Anthropol 107:211–51

Stevens JR, Pfannenstiel TJ (2014) The Otologist`s Tuning Fork Examination – Are You striking It Correctly? Otolaryngol Head Neck Surg pii:0194599814559697#

Steele CR, Zais JG (1985) Effect of coiling in a cochlear model. J Acoust Soc Am 77:1849–52

Stoeger AS, Heilmann G, Zeppelzauer M, Ganswindt A, Hensman S, Charlton BD (2012) Visualizing Sound Emission of Elephant Vocalizations: Evidence for Two Rumble Production Types. Published online. 7:e48907, Doi:10.1371/journal. pone.0048907

Suckfull M, Althaus M, Eilers-Lenz B, Gebauer A, Görtelmeyer R, Jastreboff PJ, Moebius HJ, Rosenberg T, Russ H, Wirth Y, Krueger H (2011) A randomized, double-blind, placebo-controlled clinical trial to evaluate the efficacy and safety of neramexane in patients with moderate to severe subjective tinnitus. BMC Ear Nose Throat Disord 11:1

ter Hofstede HM Goerlitz HR, Montealegre ZF, Robert D, Holderied MW (2011) Tympanal mechanics and neural responses in the ears of a noctuid moth. Naturwissenschaften 98:1057–61

Tietz HJ (2014) Wie lässt sich rezidivierenden Gehörgangsmykosen vorbeugen? HNO-Nachrichten 44:34

Tietz HJ (2015) Pilzbedingte Otitis externa. Welches Antimykotikum hilft gegen Candida parapsilosis? HNO-Nachrichten 45:36

Timmermanns W, Xiong H, Hoogenraad CC, Krugers HJ (2013) Stress and excitatory synapses: from health to disease. Neuroscience 248:626–36

Tringali S, Perrot X, Collet L et al. (2012) Repetitive transcranial magnetic stimulation noise levels: methodological implications for tinnitus treatment. Otol Neurotol 33:1156–60

Walther LE, Hülse R, Lauer K, Wenzel A (2015) Aktuelle Aspekte zur Ototoxizität. HNO 63:315–26

Walther LE, Wenzel A, Bruder J, Blödow A, Kniep R (2014) Gentamicin-induced structural damage of human and artificial (biomimetric) otoconia. Acta Otolaryngol 134:111–7

Wang J, van de Water TR, Bonny C, de Ribaupierre F, Puel JL, Zine A (2003) A peptide inhibitor of c-Jun N-terminal kinase protects against both aminoglycoside and acoustic trauma-induced auditory hair cell death and hearing loss. J Neurosci 23:8596–607

Watson DA (2011) How to make a tuning fork vibrate: the humble pisiform bone. Med J Aust 195:732

Wei X, Zhao L, Liu J, Dodel RC, Farlow MR, Du Y (2005) Minocycline prevents gentamicin-induced ototoxicity by inhibiting p38 MAP kinase phosphorylation and caspase 3 activation. Neuroscience 131:513–21

West CD (1985) The relationship of the spiral turns of the cochlea and the length of the basilar membrane to the range of audible frequencies in ground dwelling mammals. J Acoust Soc Am 77:1091–101

Westerlaken BO, de Kleine E, van der Laan B, Albers F (2007) The treatment of idiopathic sudden sensorineural hearing loss using pulse therapy: a prospective, randomized, doubleblind clinical trial. Laryngoscope 117: 684–90

Westhofen M (2009) M. Menière – Evidenzen und Kontroversen. HNO 57:446–54

Whitfield IC, Ross HF (1965) Cochlear-micriohonic and summating potentials and the outputs of individual hair-cell generators. J Acoust Soc Am 38:126–31

Windmill JF, Fullard JH, Robert D (2007) Mechanics of a `simple`ear: tympanal vibrations in noctuid moths. J Exp Biol 210:2637–48

Windmill JF, Goepfert MC, Robert D (2005) Tympanal travelling waves in migratory locusts. J Exp Biol 208:157–68

Willot JF, Chisolm TH, Lister JJ (2001) Modulation of presbyakusis: current status and future directions. Audiol Neurotol 6:231–49

Wrzesniok D, Beberok A, Otreba M, Buszman E (2015) Gentamicin affects melanogenesis in normal human melanocytes. Cutan Ocul Toxicol 43:107–11

Yew A, Zarinkhou G, Spasic M, Trang A, Gopen Q, Yang I (2012) Characteristics and management of superior semicircular canal dehiscence. Neurol Surg B 73:365–70

Yung M (2008) Cartilage tympanoplasty: literature review. J Laryngol Otol 122:663–72

Zenner HP, Delb W, Kröner-Herwig B, Jäger B, Peroz I, Hesse G, Mazurek B, Goebel G, Gerloff C, Trollmann R, Biesinger E, Seidler H, Langguth B (2015) Zur interdisziplinären S3–Leitlinie für die Therapie des chronisch-idiopathischen Tinnitus. HNO 63:419–27

Zhao HB, Kikuchi T, Ngezahayo A, White TW (2006) Gap junctions and cochlear homeostasis J Membr Biol 209:177–86

Chirurgische Aspekte

© Springer-Verlag Berlin Heidelberg 2016
D. Koch, *HNO Fragen und Antworten*
DOI 10.1007/978-3-662-49459-2_2

? 67. Was ist das Legler-Manöver?

✓ Antwort

Diese Frage verdanke ich einem meiner ehemaligen Lehrer Herrn Prof. Dr. S. Lang. Sie ist gleichermaßen geeignet, sowohl seinen Chef mit unglaublichem Detailwissen zu beeindrucken als auch den Assistenzarzt trotz akribischer Vorbereitung vor seiner ersten Submandibulektomie am OP-Tisch vor eine nahezu unlösbare Aufgabe zu stellen, da eine Google-Recherche nicht von Erfolg gekrönt sein wird.

Kurzum: Unter dem Legler-Manöver versteht man ganz banal das Hochschlagen der V. facialis zum Schutz des Ramus marginalis mandibulae bei der Submandibulektomie.

? 68. Warum knallt es beim Kautern eines Gefäßes?

✓ Antwort

Die Ursache liegt in dem physikalischen Phänomen des sogenannten Siedeverzuges. Unter bestimmten Rahmenbedingungen können Flüssigkeiten über ihren Siedepunkt hinaus erhitzt werden, ohne tatsächlich zu sieden. Begünstigt wird der Siedeverzug innerhalb von engen und hohen Gefäßen (arterielles oder venöses Gefäß) mit glatter Oberfläche (Endothel) durch Überhitzung der Flüssigkeit innerhalb einer sehr kurzen Zeitspanne, wobei durch kleinste Erschütterungen innerhalb der Flüssigkeit Gasblasen entstehen, die dann explosionsartig entweichen. Dies geschieht so auch beim Kautern eines venösen oder arteriellen Gefäßes durch Applikation von Strom, wobei das Blut durch Erhitzen innerhalb kürzester Zeit seinen eigenen Siedepunkt quasi überspringt. Die dabei entstehenden, explosionsartig das durchtrennte und eröffnete Gefäß entweichenden Gasblasen hinterlassen dann das typische und allen Operateuren so vertraute knallende Geräusch.

? 69. Warum eignet sich H_2O_2 zur Blutstillung?

✓ Antwort

H_2O_2 eignet sich – neben der desinfizierenden Wirkung – sehr gut zur Blutstillung bei diffuser (geringer) Blutung von großen Wundflächen. Doch woran liegt das?

Wasserstoffperoxid zerfällt durch den Kontakt mit den Proteinen des Blutes in Wasser und Sauerstoff, wobei Energie = Wärme freigesetzt wird ($2\,H_2O_2 \rightarrow 2\,H_2O + O_2$).

Als starkes Oxidationsmittel beschleunigt H_2O_2 die komplexen und hintereinander geschalteten Enzymkaskaden der primären und sekundären Hämostase. (Schon Virchow postulierte 1862, dass die Gerinnung unter der Wirkung von Sauerstoff und Oxidierungsvorgängen ablaufe.) Zusätzlich wird die

Geschwindigkeit der enzymatischen Reaktionen und Vorgänge von proteolytischen Spaltungen und Überführung von inaktiven Vorstufen in die aktivierte Form der Gerinnungsfaktoren durch die Wärmezunahme um viele Potenzen erhöht.

Somit sind die Freisetzung von O_2, der Oxidierungsvorgang und die Wärmeentwicklung für die hämostyptische Wirkung verantwortlich.

? 70. ASS: Wann ist eine Operation (z. B. Tonsillektomie) ohne Gefahr möglich?

✓ Antwort

Im klinischen Alltag gibt es immer wieder vor einer Operation in der Anamnese Unklarheiten über die Einnahme von Thrombozytenaggregationshemmern wie ASS, Thomapyrin etc. (Der Patient weiß z. B. nicht mehr, welche Substanz er wann in welcher Dosierung eingenommen hat.)

In diesem Falle hat sich im klinischen Alltag aus medikolegalen Gründen die Bestimmung der Blutungszeit bewährt, die vom Stationsarzt präoperativ problemlos nach folgenden Methoden durchgeführt werden kann:

- **Methode nach Duke**: Nach Lanzettenstich in das Ohrläppchen wird das Blut alle 15 s mit Zellstoff oder Kompresse entfernt, ohne die Einstichstelle zu berühren. Referenzzeit: 3–5 min.
- **Methode nach Marx**: Nach Lanzettenstich in die Fingerbeere wird der Finger in ein Wasserglas (37°C) eingetaucht und die Zeit bis zum Abriss des Blutfadens gemessen. Referenzzeit: 2 min.

Der Vollständigkeit halber sei noch die **Methode nach Ivy** erwähnt, bei der nach Aufpumpen einer Blutdruckmanschette auf 40 mmHg ein kleiner Schnitt am Unterarm gesetzt und das Blut alle 15 s mit Zellstoff oder Kompresse bis zum Abschluss der Blutungszeit aufgenommen wird, ohne die Wunde zu berühren. Referenzzeit: 4–6 min.

Bei einer Blutungszeit innerhalb der Referenzzeit ist eine Operation ohne Gefahr möglich, bei einer Überschreitung sollte die Operation verschoben werden oder ggf. eine eingehendere Gerinnungsdiagnostik erfolgen.

? 71. Welche Folgen hat die Durchtrennung der Chorda tympani?

✓ Antwort

Typischerweise berichten Patienten nach Tympanoplastik über mehr Beschwerden (z. B. metallischer Geschmack) nach Manipulation, jedoch makroskopischem Erhalt der Chorda, als Patienten, bei denen die Chorda geopfert werden musste.

Beim Geschmack handelt es sich um einen hochkomplexen Sinn, der über mehrere Hirnnerven (V, VII, IX, X, XI) und deren

Verbindungen untereinander sowie zusätzlich über den Geruch vermittelt wird. Eine Durchtrennung des "offiziellen Geschmacksnervs Chorda tympani" geht aus diesem Grunde nur in den seltensten Fällen tatsächlich mit einer dauerhaften Beeinträchtigung einher.

Ich erinnere mich noch gut daran, wie Herr Prof. Hüttenbrink auf einer unserer Jahresversammlungen in diesem Zusammenhang in einer geradezu vehementen Rede anbot, für jeden als Gutachter in die Bresche zu springen, der diesbezüglich eine Klage anhängig habe. Was den Ohroperateur natürlich nicht davon abbringen sollte, dem Erhalt der Chorda große Aufmerksamkeit zu schenken … !

? 72. Wie hat sich die peri-/postoperative Antibiotikaprophylaxe bei HNO-Eingriffen in den letzten Jahren entwickelt?

✓ Antwort

Bei der Antwort zu dieser Frage bewegen wir uns im Spannungsfeld von Tradition und Moderne sowie HNO, Intensivmedizin und Mikrobiologie/Infektiologie.

"Früher" wurde bei den meisten operierten HNO-Patienten eine peri- und postoperative Antibiose appliziert, häufig über die Dauer des Aufenthaltes von 1 Woche.

In den letzten Jahren ist parallel zur Einführung des DRG-Systems (Diagnosis Related Groups) mit der evidenzbasierten Medizin auf der einen und mit der weltweiten Zunahme von Antibiotikaresistenzen auf der anderen Seite ein Paradigmenwechsel eingetreten, was sich neben der Liegezeit in erheblichem Maße auf die peri- und postoperative Antibiotikagabe auswirkt. Jeder, der in einer Arbeitsgruppe Antibiotika mitgewirkt hat, weiß mitzureden. So gibt es in jeder Klinik Richtlinien und Empfehlungen zu den einzelnen HNO-Eingriffen, für die von allen Beteiligten Konsens gefunden wurde. Diese Empfehlungen differieren jedoch nicht unerheblich von Klinik zu Klinik, mitunter ausgewaschen durch die unterschiedliche Stringenz der tatsächlichen Umsetzung.

? 73. Wie sieht ein korrektes intraoperatives Vorgehen bei Cholesteatom-Operation mit Destruktion des Labyrinths aus?

✓ Antwort

Bei Cholesteatomen muss in Abhängigkeit von der Lage und Ausdehnung auch eine Bogengangsarrosion antizipiert werden, um bei Eröffnung des Labyrinths schnell und richtig reagieren zu können. Zur bestmöglichen Protektion des Innenohrs haben sich folgenden Maßnahmen bewährt:

- So schnell wie möglich Verschluss des eröffneten Bogengangs mit Bindegewebe, danach erst weitere vollständige Präparation des Cholesteatoms.

- Weitere nötige Bohrtätigkeit "unter Wasser" und ohne Absaugen in der Nähe des eröffneten Bogengangs, da durch den Unterdruck die Haarzellen von den Tektorialzellen weggerissen werden und die Ertaubung vorprogrammiert ist!
- Nach Abschluss der Cholesteatomentfernung zusätzlich großzügige Auflage von z. B. Perichondrium oder Faszie.
- Gabe von 1 g Solu-Decortin.

? 74. Wie kann bei einem Adhäsivprozess mit flacher Pauke ein Rezidiv vermieden werden?

✔ Antwort

Bei flacher Pauke kommt der Hammergriff dem Promontorium (mitunter bis zum unmittelbaren Kontakt) sehr nahe. In diesen Fällen verbietet sich die Underlay-Technik in der üblichen Form, da die typischerweise verwendete Knorpel-Perichondrium-Insel schon intraoperativ dem Promontorium anläge. Die früher häufiger praktizierte Auflage von Silikonfolie auf das Promontorium ist nicht mehr regelhaft üblich, da u. a. eine Verlegung der Tube möglich ist.

Sinnvoller ist das (sub-)totale Lösen des Trommelfells vom Hammergriff. Danach wird die Knorpel-Perichondrium-Insel auf den Hammergriff (gegebenenfalls Nut zur Aufnahme des Hammergriffs in den Knorpel herausarbeiten), jedoch unverändert medial des Trommelfells in typischer Underlay-Technik positioniert. Falls nicht sicher garantiert werden kann, dass sämtliches Epithel von der Rückseite des Hammergriffs entfernt wurde, muss eine Second-Look-OP zum Ausschluss eines iatrogenen Cholesteatoms in Kauf genommen werden.

Ob eine zusätzliche Tubensprengung sinnvoll ist, wird die Datenlage in den nächsten Jahren zeigen.

? 75. Welche operativen Aspekte sind beim kindlichen Nasenseptum zu berücksichtigen?

✔ Antwort

Die Wachstumszonen beim Nasenseptum liegen am Knorpel-Knochen-Übergang zwischen Lamina quadrangularis und Vomer bzw. Lamina perpendicularis. Operative Maßnahmen sind deswegen grundsätzlich und möglichst zu umgehen/zu verschieben, jedoch mitunter nicht zu vermeiden (hochgradige Septumdeviation, Septumquerstand u. ä.).

In Kenntnis um diese Wachstumszonen kann und darf jedoch durchaus eine relevante Pathologie korrigiert werden, wenn folgende Aspekte für das operative Vorgehen berücksichtigt werden, gleichwohl insgesamt die spätere Entwicklung nicht abzusehen ist und bei der Aufklärung dezidiert angeführt werden sollte:

Erlaubt:
- Hemitransfixionsschnitt
- Anlegen der mukoperichondralen Tunnel
- Resektion eines hinteren basalen Knorpelstreifens
- Resektion eines kaudalen Vomerstreifens
- Replantation von nicht gecrashtem Knorpel (auch aus der Ohrmuschel) zur Rekonstruktion
- Osteotomien
- Bilden einer Columellatasche und Fixation des Septums, z. B. mittels 8er-Naht

Nicht erlaubt:
- Auslösen der Lamina quadrangularis an der Knorpel-Knochen-Grenze
- Posteriore Chondrotomie
- Durchtrennung des septospinalen Ligamentes
- Crashen von Knorpel zur Rekonstruktion/Replantation

? 76. Wie sollte beim kindlichen Nasentrauma vorgegangen werden?

✓ Antwort

Beim kindlichen Nasentrauma spielt die Beurteilung der knorpeligen Nase eine größere Rolle als die knöcherne Nasenpyramide und ist manchmal nicht so trivial, wie es zunächst den Anschein hat.

Aus diesem Grunde sollte im Zweifelsfall bei wehrigem Kind und engen anatomischen Verhältnissen die Indikation zur Exploration in ITN (Intubationsnarkose) großzügig gestellt werden:
- Ein Klappenhämatom ist beweisend für eine Nasenbeinfraktur, die z. B. mit einem umwickelten Amerikaner zur Schleimhautschonung reponiert werden sollte. Nach Stichinzision zeigt sich in diesen Fällen ein Nachlaufen von Blut von oben in die Klappenregion.
- Ein Septumhämatom ist aufgrund erheblich dickerer Schleimhaut mitunter deutlich schwieriger zu diagnostizieren als beim Erwachsenen und sollte bei Unsicherheit mittels explorativem Hemitransfixionsschnitt ausgeschlossen werden.

Eine Antibiose ist obligat, da in einem Drittel der Fälle latente Infektionen vorliegen, ebenso wie die Kontrolle nach 2–3 Tagen.

? 77. Was versteht man unter einem Sinuslift?

✓ Antwort

Der Sinuslift ist ein Standardverfahren der dentalchirurgischen Implantologie zur Verdickung der Knochenschicht des

Oberkiefers, wenn nach Verlust der hinteren Backenzähne des Oberkiefers (4–7) der konsekutive Knochenabbau eine Implantation unmöglich macht (Esposito et al. 2009). Das Verfahren wurde vom amerikanischen Zahnarzt Tantum 1977 erstmals veröffentlicht (Tantum 1986) und kann über einen externen und internen Zugang erfolgen. In Abhängigkeit von der Knochendicke erfolgt die Implantation ein- oder zweizeitig.

Externer Sinuslift:
Nach osteoplastischem Zugang zur Kieferhöhle unter Schonung und Verlagerung der Innenseite der Kieferhöhlenschleimhaut (= Schneider'sche Membran) nach kranial wird der geschaffene Hohlraum mit autogenem Knochen oder verschiedenen Knochenersatzmaterialien aufgefüllt und gegebenenfalls mit einer Kollagenmembran gegen eine Extrusion in die Kieferhöhle abgedeckt.

Interner Sinuslift:
Über das Bohrloch des Implantates erfolgen oben genannte Operationsschritte, was durch den kleinen Zugang deutlich anspruchsvoller ist.
Die Komplikationsraten betreffen v. a. die Kieferhöhle durch Verletzung der Schneider'schen Membran mit akuten und chronischen sinusitischen Beschwerden und liegen beim externen Zugang bei 25–40 % und beim heutzutage wohl zunehmend favorisierten internen Vorgehen bei bis zu 60 %, was dann ein konservatives oder chirurgisches HNO-ärztliches Handeln erfordert (Kamm et al. 2015), sodass wir HNO-Ärzte mit dieser Operationsmethode vertraut sein sollten.

? 78. Wie wird die Wirkung einer Tubensprengung erklärt?

✓ Antwort
Seit einigen Jahren steht mit der Ballondilatation der Tuba auditiva ein kausales Verfahren zur Verfügung, welches sich positiv auf Tubenventilationsstörungen auswirken soll. Die publizierten Ergebnisse sind vielversprechend (Tisch et al. 2013), andererseits wird das Verfahren von namhaften otologischen Experten mitunter auch wiederum kritisch bewertet (Pau 2015).

Der Öffnungsmechanismus der Tuba auditiva ist hochkomplex und neben der muskulären Tubenmechanik u. a. von der Anatomie des Tubenknorpels, der mukoziliären Clearance, dem Druck des peritubaren Gewebes und dem Tubensekret abhängig. Da jede aktive Tubenöffnung nur wenige Millisekunden dauert, wird von einer über den Tag subsummierten Gesamtöffnungszeit von maximal 3–4 min ausgegangen (Maier et al. 2015).

Letztlich ist das genaue Wirkprinzip einer Tubensprengung nicht sicher geklärt. Es gibt drei unterschiedliche Hypothesen (Maier et al. 2015):

- Sudhoff ging anfangs von Knorpelrissen mit konsekutiver Erweiterung des knorpeligen Tubenanteiles aus (Sudhoff et al. 2009). Anhand von MRT-Untersuchungen konnten jedoch – zumindest makroskopisch – morphologische Veränderungen wie Ödem oder Einblutung nicht nachgewiesen werden.
- Die Vorstellung von einer Beeinflussung der Tubenmuskulatur über Propriorezeptoren (Ockermann et al. 2010) konnte ebenfalls bisher nicht bestätigt werden.
- Plausibel erscheint eher das Lösen von intraluminalen Adhäsionen im Bereich der kryptenähnlichen, gefalteten, von lymphatischem Gewebe durchsetzten Tubenschleimhaut, die durch rezidivierende Infekte der oberen Atemwege entstanden sein könnten (Sheer et al. 2012).

79. Welche präoperative Bildgebung ist vor Mittelohr-Operationen sinnvoll und notwendig?

Antwort

Die Diskussion um die präoperative radiologische Diagnostik ist weder neu noch beendet (Schmerber et al. 2010). In den großen ohrchirurgischen Zentren in Deutschland ist folgendes pragmatische Vorgehen üblich und derzeit erfreulicherweise noch unabhängig von medikolegalen Entwicklungen und Bestrebungen, die zunehmend grundsätzlich ein Felsenbein-CT einfordern (Linder u. Lin 2011):

Keine Bildgebung:
- Stapesplastik.

Röntgen-Schüller:
- Jede Tympanoplastik.
- Mastoiditis.

Felsenbein-CT:
- Letzthörendes Ohr.
- Inkongruenzen zwischen Anamnese, Otoskopie und Audiometrie (V. a. Dehiszenz des oberen Bogengangs).
- Komplikationen wie Fazialisparese, Bogengangsarrosion, zentrale Beteiligung.
- Zustand nach ausgedehnten Voroperationen mit fehlenden/unpräzisen/unklaren Operationsberichten.
- Operationen im Bereich der Felsenbeinspitze oder des inneren Gehörgangs.
- Verdacht auf Fehlbildungen von Gehörgang/Mittelohr/Innenohr/innerem Gehörgang.
- Vor Cochlear Implant/(teil-)implantierbaren Hörgeräten.

MRT:

- Zur Differenzialdiagnose von Felsenbeinspitzenprozessen.
- Verdacht auf zentrale Komplikation/Beteiligung (Durainfiltration? Zerebrale Beteiligung? Meningo-Enzephalozele? etc.).
- Nicht echoplanare diffusionsgewichtete MRT-Sequenzen: Ausschluss eines Rezidiv-Cholesteatoms möglich. Nichtsdestotrotz wird jedoch kaum ein Operateur auf eine Second-Look-OP verzichten.

? 80. Wie wird eine Mastoiditis acuta von einer Pseudomastoiditis abgegrenzt?

✓ Antwort

Die Pseudomastoiditis durch eine entzündliche Schwellung von retroaurikulären Lymphknoten kann klinisch eine Mastoiditis acuta imitieren. Folgende Aspekte haben sich im klinischen Alltag zur Abgrenzung beider Krankheitsbilder bewährt:

Anamnese:

Beginn einer Mastoiditis acuta typischerweise 2–3 Wochen nach einer (möglicherweise auch symptomarmen) Otitis media. Auf genaue Nachfrage erhält man häufig die Angabe der Eltern: "Ja, vor 2–3 Wochen hatte unsere Tochter/unser Sohn mal einen Tag Ohrenschmerzen. Ja, da war was, aber nach Nurofen war wieder alles gut."

Otoskopie:

Der Trommelfellbefund kann bei beiden Krankheitsbildern unauffällig sein.

Röntgen-Schüller:

Aufgebrauchte Knochenbälkchen bei der Mastoiditis acuta.

Blutsenkungsgeschwindigkeit (BSG):

Eine Sturzsenkung ist nahezu beweisend für eine Mastoiditis acuta, eine unauffällige BSG schließt eine Mastoiditis acuta geradezu aus.

? 81. Was versteht man unter Murphy's Law?

✓ Antwort

Wenn in der Medizin Komplikationen/unerwünschte Situationen/Missgeschicke geschehen oder eintreten, wird dies immer wieder mit Murphy's Law begründet. Doch was hat es damit auf sich?

Die folgenden Ausführungen sind Wikipedia entnommen und werden mit einem Augenzwinkern vermittelt (Wikipedia 2015):

Der US-amerikanische Ingenieur Captain Murphy soll 1949 an einem Raketenschlittenprogramm der US Air Force und Experimenten zur Bestimmung der Auswirkungen einer Beschleunigung auf den Menschen teilgenommen haben. Dabei wurden einer Testperson versehentlich die am Körper befestigten Messsonden falsch angebracht, was zu falschen Ergebnissen führte.

Dieses Erlebnis veranlasste ihn, den folgenden Satz zu formulieren, der seitdem als Murphys Gesetz bekannt wurde: "Wenn es mehrere Möglichkeiten gibt, eine Aufgabe zu erledigen, und eine davon in einer Katastrophe endet oder sonst wie unerwünschte Konsequenzen nach sich zieht, dann wird es jemand genauso machen."

Wohl dem, der die Möglichkeit hat, in die Trickkiste zu greifen und die Situation wieder gerade zu bügeln …, denn eine ergänzende Formulierung lautet: " … und man findet immer jemanden, der es wieder in Ordnung bringt."

? 82. Wie sieht ein rationales Vorgehen bei Schwindel nach Stapesplastik aus?

✓ Antwort

Ernsthafte Komplikationen nach Stapesplastik sind in der Hand eines erfahrenen Ohrchirurgen sehr selten und liegen mit 0,6 % für eine hochgradige Innenohrschwerhörigkeit oder Ertaubung, mit 0,25 % für eine Perilymphfistel oder mit 0,07 % für eine passagere und verzögerte Fazialisparese im Promillebereich (Shea 1998).

Wenn unmittelbar postoperativ (noch im Aufwachraum) vom Patienten Schwindel angegeben wird, sollte eine orientierende Diagnostik mittels Stimmgabel und Frenzelbrille erfolgen. Bei Lateralisation in das operierte Ohr und fehlendem Spontannystagmus sollte zunächst die Wirkung des verwendeten Lokalanästhetikums (Berücksichtigung der Halbwertszeit und der Adrenalinkomponente) abgewartet werden. In der Regel handelt es sich um selbstlimitierende und passagere subklinische Reizzustände.

Im Falle eines Nystagmus sind sowohl ein Ausfall- als auch ein Reiznystagmus denkbar und irritieren Operateur und Patient gleichermaßen. Früher galt in diesen Fällen unter der mechanistischen Vorstellung einer das Trommelfell und damit die Gehörknöchelchenkette einschließlich der Stapesprothese medialisierenden, zu straffen Tamponade die Maxime, die Tamponade zu lockern und gegebenenfalls bei Beschwerdepersistenz rasch zu revidieren. Allerdings kann heutzutage bei den verwendeten Standardgrößen der Stapesprothesen und korrekter Durchführung eine zu lange, und damit die im Vestibulum liegenden Otolithenorgane alterierende, Prothese nahezu ausgeschlossen werden. In diesen Fällen kann die hochauflösende Felsenbein-CT durch Bestimmung von Winkel und Eindringtiefe die korrekte Lage der Prothese bestimmen.

Sowohl bei einem Reiznystagmus als auch bei einem Ausfallnystagmus ist das früher häufiger praktizierte Konzept der frühzeitigen Revisionsoperation mittlerweile von einem konservativeren Vorgehen abgelöst worden, so lange eine Lateralisation in das operierte Ohr und eine zum Vorbefund gleichbleibende Knochenleitung vorliegt. (Zur Problematik der Beurteilung eines Abfalls der Knochenleitungskurve im Vergleich zum Voraudiogramm bei tamponiertem Ohr, ▶ Frage 23)

Eine Steroidgabe, Bettruhe, gegebenenfalls antiemetische Medikation und abwartende Haltung ist unter diesen Voraussetzungen üblich und gerechtfertigt (Linder und Lin 2011). Erst bei Persistenz von Beschwerden und Befund in den postoperativen darauffolgenden Tagen sollte eine Revision in Erwägung gezogen werden.

? 83. Kann durch die Mastoidektomie eine iatrogene Lärmschädigung resultieren?

✓ Antwort

Die Bohrtätigkeit während einer Mastoidektomie stellt ein nicht zu unterschätzendes Lärmtrauma dar, da Spitzenpegel von über 120 dB möglich sind. Die mittlere Dauer einer Mastoidektomie wird mit ca. 50 min angegeben (Hegewald et al. 1989). Sowohl die Dauer als auch die Lautstärke und Knochenleitungswirkung des Bohrers kann zu einer erheblichen kumulierten Lärmexposition des Innenohrs führen. Sicher ist, dass die Gehörknöchelchenkette (z. B. der kurze Ambossfortsatz) auf keinen Fall mit dem Bohrer berührt werden darf, da in diesen Fällen hochgradige Schwerhörigkeiten bis zur Ertaubung möglich sind.

Die Untersuchung der postoperativen Knochenleitung nach Mastoidektomie zeigt regelhaft einen passageren Abfall (Völter et al. 2000) kleiner 5 dB (Schick et al. 2007), der sich jedoch innerhalb von 48 h wieder erholt (Hegewald et al. 1989). Dabei scheinen zwei Frequenzbänder besonders anfällig zu sein: 2 kHz (Schick et al. 2007) und die ganz hohen, die üblichen Audiometergrenzen von 16 kHz überschreitenden Frequenzen (Domenéch et al. 1989).

In keiner Studie konnte jedoch ein dauerhafter Abfall der Knochenleitungs-Hörverlustkurve nachgewiesen werden (Hüttenbrink 1991; Völter et al. 2000).

Dennoch wird derzeit in der Uniklinik Dresden an Lösungen zur Erfassung und Berechnung des im Innenohr akkumulierten äquivalenten Schalldruckpegels über ein Sensor-Monitoring-Modul während einer Mastoidektomie gearbeitet, das den Operateur nach Überschreiten eines Grenzwertes informiert, sodass z. B. mit einer Reduktion der Umdrehungszahl reagiert

werden kann (Forschungslabor Gehör am Universitätsklinikum
Carl Gustav Carus Dresden 2016).

? **84. Wie soll vor HNO-Operationen mit einer Thrombozytenaggregationshemmung umgegangen werden?**

✓ Antwort

Die medikamentöse Prophylaxe und Behandlung von Herz-
Kreislauf- und zerebrovaskulären Erkrankungen mit Thrombozytenaggregationshemmern (TAH) ist weit verbreitet. Ungefähr 10 % aller
Patienten mit HNO-Operationen sind davon betroffen (Knopf et al.
2014). Unter eine Thrombozytenaggregationshemmung fallen:

- ASS (irreversible Hemmung von an der Katalyse von Prostaglan-
  dinen und Thromboxa-A2 beteiligten Zyklooxygenasen),
- Clopidogrel, Ticlopidin und Prasugrel (Rezeptorantagonisten mit
  Hemmung der ADP-abhängigen Thrombozytenaktivierung),
- Dipyridamol (Hemmung einer Phosphodiesterase),
- Abciximab, Tirofiban und Eptifibatid (Blockade von Glykoprotein-
  rezeptoren auf der Thrombozytenoberfläche).

Gleichwohl sämtliche HNO-Operationen unter TAH durchgeführt
werden können, ist sowohl die Rate an Nachblutungen als auch
damit einhergehend die Dauer des (intensivmedizinischen)
Aufenthaltes signifikant erhöht (Knopf et al. 2014). Aus diesem
Grunde muss vor Operationen im HNO-Bereich zwischen
dem perioperativen Blutungsrisiko und der Gefahr schwerer
thromboembolischer Komplikationen abgewogen werden.

Das Vorgehen sollte sich an dem zu erwartenden Ausmaß der
Operation/der Größe des Weichteilschadens orientieren (Knopf
et al. 2014), wobei die Einschätzung des thromboembolischen
Risikos entscheidet, z. B. CHA_2DS_2-Vasc-Score (Camm et al. 2012),
Zeitpunkt und Art der Stenteinlage (Poldermans et al. 2010) etc.:

- **Notfalleingriffe** und **geringer Weichteilschaden mit hohem
  thromboembolischen Risiko**: Operation unter TAH
- **Dringliche** oder **elektive Eingriffe mit großem Weichteilschaden
  und geringem thromboembolischen Risiko**: Überführung einer
  Dualtherapie (ASS-Clopidogrel) in ASS-Monotherapie

Das Absetzen von ASS nach kardialem Ereignis wird trotz ca.
1,5-fach erhöhtem Nachblutungsrisiko grundsätzlich nicht
empfohlen (Burger et al. 2005; Poldermans et al. 2010).

? **85. Wie wird eine Belloq-Tamponade korrekt angelegt?**

✓ Antwort

Stärkeres Nasenbluten, das unter konservativen Maßnahmen
nicht zum Stillstand gebracht werden kann, wird heutzutage
üblicherweise im OP versorgt. In seltenen Fällen (z. B. Polytrauma

mit Mittelgesichtsfrakturen mit Verletzung namhafter Gefäße
wie beispielsweise der A. maxillaris) muss jedoch noch in der
Primärversorgung im Schockraum eine Belloq-Tamponade angelegt
werden. Leider wissen nur noch Wenige um die korrekte Technik, und
man ist mitunter erstaunt über die haarsträubensten Konstruktionen.

Bei der Belloq-Tamponade handelt es sich um einen
Kugeltupfer, der mit 2 Fäden armiert ist. Nach transnasalem
Vorschieben eines Absaugschlauches wird dieser aus dem
Mund ausgeleitet, mit den armierten Fäden verbunden und
wieder transnasal ausgeleitet. Ein Kugeltupfer pro Seite wird
nun durch Zug an den Fadenarmierungen fest in der Choane
verplombt. Anschließend wird die Nasenhaupthöhle zwischen
den nach außen ausgeleiteten Armierungsfäden fortlaufend
austamponiert, die sinnvollerweise von der OP-Schwester durch
Zug jeweils nach oben und unten auf Spannung gehalten werden.
Danach wird ein zusätzlicher Kugeltupfer pro Seite zwischen
den ausgeleiteten Fäden im Nasenloch positioniert und durch
Verknoten derselben über dem Tupfer fest in der Apertura
piriformis verkeilt. Dadurch wird auf die Columella kein Druck
ausgeübt, was sonst zu erheblichen Einschnürungen und damit
bleibenden kosmetischen Vernarbungen der Columella führt. Die
endgültige Versorgung der Blutung bzw. der blutenden Gefäße
erfolgt dann im Rahmen der interdisziplinären Operation zur
Versorgung der in der Regel komplexen Verletzungen.

Der Namensgeber dieser Tamponade wird übrigens
wohl immer ein Mysterium bleiben. Intensive Recherchen
verschiedenster Autoren sind widersprüchlich, ebenso wie die
genaue Schreibweise Belloq, Belloc oder Bellocq. Es scheint sich
aber wohl um einen französischen Chirurgen des 18. Jahrhunderts
gehandelt zu haben. Die mit dem Namen verbundene hintere
Nasentamponade wurde jedenfalls 1804 erstmals von Deschamps
erwähnt (Feldmann 2003).

? 86. Darf die Sehne des M. tensor tympani bedenkenlos
durchtrennt werden?

✓ Antwort

Die Tensor-tympani-Sehne verbindet den Hammerhals mit dem
Processus cochleariformis und läuft in den M. tensor tympani
aus, der sich in seinem knöchernen Kanal dorsokranial der Tube
befindet und seinen Ursprung an deren Knorpelstrukturen hat
(Fang et al. 2011). Die Funktion des Muskels besteht u. a. darin,
das Trommelfell für die optimale Aufnahme der Schallwellen in
Spannung zu versetzen (Asai et al. 1997; Hüttenbrink 1989). Tonische
Kontraktionen werden auch für ein unspezifisches Druckgefühl,
einen Tinnitus, eine leichtgradige Innenohrschwerhörigkeit sowie
menièriforme Beschwerden angeschuldigt (Badia et al. 1994;
Bhimrao et al. 2012; Pau et al. 2005).

Der Einfluss des Muskels sowie seiner Durchtrennung auf die Schalltransformation wird in der Literatur widersprüchlich diskutiert (Asai et al. 1997; Bauer et al. 2006). Eine aktuelle Studie konnte jedoch nun – in Übereinstimmung mit der jüngeren Literatur (De Vos et al. 2007; Umit et al. 2010) – zeigen, dass die Durchtrennung der Sehne im Rahmen von Cholesteatom-Operationen keine Auswirkungen auf das postoperative Hörvermögen hat. Neben der sichereren Kontrolle des Cholesteatoms (z. B. im Recessus supratubaris) gestaltet sich darüber hinaus die Ketten- und Trommelfellrekonstruktion durch den zusätzlichen Raum erheblich einfacher (Deng et al. 2015).

Fazit:

Da die Durchtrennung der Sehne zur Kontrolle des Cholesteatoms mitunter hilfreich sein kann, ist diese Maßnahme nach derzeitigem Kenntnisstand zulässig, ohne das postoperative Hörvermögen zu beeinträchtigen. Der Hammerkopf hingegen, der für die Übertragung der tiefen Frequenzen verantwortlich ist (Hüttenbrink 1989), sollte, falls nicht zwingend erforderlich, keinesfalls leichtfertig geopfert werden.

? 87. Wie wird eine offene Mastoidhöhle korrekt angelegt?

✓ Antwort

Immer wieder gibt es im Rahmen von sanierenden Ohroperationen die Notwendigkeit zur Anlage einer offenen Mastoidhöhle. Werden einige wichtige chirurgische Aspekte berücksichtigt, können typische Komplikationen, wie z. B. eine hartnäckige Otorrhoe vermieden werden:

- Große Höhle = kleine Höhle: Im Gegensatz zur Mastoidektomie bei aktiven Mittelohrimplantaten oder Cochlear Implants, bei denen eine scharfe Kante zwischen Implantatlager und Mastoidhöhle generiert wird, sollten sämtliche Überhänge komplett geglättet werden. Auch wenn die Mastoidhöhle intraoperativ groß erscheint, prolabiert dadurch das retroaurikuläre Weichteilgewebe durch Narbenzug in die Höhle, die dadurch im Rahmen der Wundheilung auf natürlichem Wege per se deutlich kleiner wird.
- Zurücksetzen der Gehörgangsvorderwand bis an das Kiefergelenk heran, mindestens jedoch so weit, dass der Trommelfellrahmen komplett überschaubar ist.
- Zurücksetzen des Fazialissporns, mindestens auf das Niveau des horizontalen Bogengangs! Der Fazialissporn ist ja keine anatomische Struktur im eigentlichen Sinne, sondern "ein Produkt der Angst des Operateurs". Dieser Operationsschritt ist ganz wesentlich und extrem wichtig, um die Mastoidhöhle nach dorsal nicht abzuschotten. In Kenntnis der Anatomie des N. facialis sowie unter Berücksichtigung der Bohrarbeit in unmittelbarer Nähe des Nervens (reichlich Spülung, Bohren entlang der Nervenverlaufs etc.)

Zeigt sich die Qualität des Operateurs und der angelegten Mastoidhöhle im Allgemeinen.

- Konsequentes Ausbohren aller Mastoidzellen, danach Glätten sämtlicher Kanten und Überhänge (so lange sämtliche mit Schleimhaut ausgefüllten Zellen ausgebohrt wurden, muss z. B. bei eburnisiertem Mastoid die Tabula interna zur mittleren oder hinteren Schädelgrube sowie der Sinus nicht zwangsläufig komplett dargestellt werden). Es ist darauf zu achten, sämtliches Bohrmehl subtil zu entfernen.
- Es ist sinnvoll, die Mastoidhöhle mit einem großen Stück Temporalisfaszie auszukleiden, die dann mit Spalthautstückchen (z. B. von der Ohrmuschelrückseite) als Epithelisierungsinseln bedeckt wird, was die Epithelisierung in der postoperativen Phase erheblich beschleunigt.
- Subtiles Schienen der kompletten Höhle mit Silikonfolien (Dokumentation der Anzahl im OP-Bericht, um bei der Detamponade keine zu übersehen!).
- Gehörgangseingangserweiterung durch Resektion eines halbmondförmigen Knorpelstreifens aus dem Cavum conchae am Übergang zum knorpeligen Gehörgangseingang (Zur Orientierung: Der Gehörgangseingang sollte mit dem Zeigefinger zu passieren sein!), der erweiterte Gehörgang kann zusätzlich mit der retroaurikulären Subkutannaht nach dorsal gebracht werden. Zum Offenhalten des Gehörgangseinganges kann z. B. ein zusammengerollter Fingerling positioniert werden, ein kleiner Kugeltupfer ist bei weitem nicht ausreichend.
- Nach Detamponade hat sich das Auffüllen der Mastoidhöhle mit einer Diprogentaplombe für 2–3 Wochen bewährt.

? 88. Welche Stufentherapie der postoperativen Speichelfistel nach Parotis-Operation ist anzuraten?

Antwort

Das Risiko für das Auftreten einer Speichelfistel ist abhängig vom Ausmaß der Resektion und dem verbliebenen Drüsenrestgewebe und wird mit bis zu 10 % angegeben (Klintworth et al. 2010). In der Regel sistiert der Speichelfluss nach einigen Wochen spontan, dennoch sollte bei Auftreten dieser Komplikation frühzeitig reagiert werden. Nur in seltensten Fällen ist das Ausreizen sämtlicher Möglichkeiten nötig, in der Regel heilen die Speichfisteln spätestens nach Injektion von Botulinumtoxin aus:

- Druckverband (zirkulär um Stirn und Kinn).
- Antibiose bei entzündlichen Veränderungen, Berücksichtigung von Staphylococcus aureus (Amoxicillin + Clavulansäure, Cephalosporin der 2. Generation, Clindamycin bei Penicillinallergie).
- Orale Anticholinergika (z. B. Dysurgal 0,5 mg 1-1-1) oder transdermale Applikation (Scopolamin-Pflaster).

- Botox-Injektionen in das Drüsenrestgewebe (2,5 IE/1 cm^2), gegebenenfalls mit Anfrischen der Wundränder.
- Lokale Injektion von Tetrazyklin: Nach Auslösung einer lokalen Entzündung resultiert ein beschleunigter Heilungsverlauf mit Verschluss der Fistel (Nitzan et al. 2004).
- Bestrahlung mit 30 Gy (Christiansen et al. 2009).
- Operative Entfernung der Restdrüse.

? 89. Welche Zeitabstände von Impfungen vor und nach Operationen sollen eingehalten werden?

✓ Antwort

Bei **Erwachsenen** sind Impfungen vergleichsweise selten und wenn, dann in der Regel vor Fernreisen erforderlich (Gelbfieber, Tollwut etc.), die üblicherweise einer längerfristigen Urlaubs- und damit einhergehenden Impfplanung bedürfen. Geplante Operationen vor einer derartigen Reise sind sowieso wenig sinnvoll, deshalb auch nicht zu empfehlen und eher die Seltenheit.

Davon ausgenommen sind natürlich Impfungen aus vitaler Indikation im Zusammenhang mit notwendigen Operationen (Tetanus, Tollwut u. a.). In diesen Fällen müssen die Impfung und die notwendige Narkose, z. B. zur Wundversorgung, getrennt und unabhängig voneinander indiziert werden.

Nach Operationen mit postoperativer immunsuppressiver Behandlung, wie z. B. nach Transplantationen müssen etwaige Impfungen eng mit den behandelnden Kollegen abgesprochen werden.

Bei allen elektiven Eingriffen sollten zur Abgrenzung von Impfreaktionen und operationsbedingten Komplikationen zwischen Impfung und Operation bei Totimpfstoffen mindestens 3 Tage und bei Lebendimpfstoffen mindestens 3 Wochen liegen, da durch Vakzine induzierte Nebenwirkungen bei Totimpfstoffen innerhalb von 2–3 Tagen und bei lebend attenuierten Impfstoffen innerhalb von 2–3 Wochen auftreten (Weber 2011). Unabhängig davon sind keine Risiken und Interaktionen zwischen Impfungen und einer Allgemeinanästhesie beschrieben (Siebert et al. 2007).

Bei **Kindern** kann man aufgrund der vielen Impfungen innerhalb der ersten 6 Jahre (Ständige Impfkommission [STIKO] 2015) bei der Planung von elektiven Eingriffen geradezu in Zeitstress kommen, um die genannten Abstände zwischen Impfung und Operation zu respektieren, gleichwohl durch eine Narkose und Operation zwar moderate und passagere Veränderungen des Immunsystems bekannt (Kretz 2009), nachweisbare Auswirkungen auf mögliche Impfreaktionen jedoch nicht beschrieben sind (Siebert et al. 2007).

? 90.　Darf man mit Paukenröhrchen ins Wasser?

✓ Antwort
Die Empfehlungen nach Paukenröhrcheneinlage reichen von strengster Wasserkarenz bis hin zur völligen Freiheit im Wasser und entspringen den subjektiven Erfahrungen oder dem Ausbildungsweg der Kollegen. Doch was ist denn nun richtig?

Die in Deutschland verwendeten Röhrchen (aus Silikon, Teflon, Fluoroplastic, Gold oder Titan) haben einen Innendurchmesser zwischen 1 und 1,5 mm bei einer Länge von maximal 5 mm (Westhofen 2011).

Es konnte gezeigt werden, dass der Eintritt von Wasser über das Röhrchen in das Mittelohr aufgrund des zunehmenden Wasserdruckes erst ab einer größeren Wassertiefe erfolgt. In diesen Fällen kann neben Infektionen des Mittelohres auch ein gefährlicher Verlust der räumlichen Orientierung durch thermische Reizung des horizontalen Bogenganges resultieren. Vom tieferen Tauchen und Springen ins Wasser muss demzufolge strikt abgeraten werden (Wang et al. 2009; Westhofen 2011).

Das Schwimmen und Tauchen bis zu einer Tiefe von 0,5 m ist jedoch ohne Gefahren und ohne Protektoren erlaubt, da die Oberflächenspannung des Wassers selbst bei kompletter Flutung des Gehörganges den Übertritt in das Mittelohr durch das Röhrchen verhindert (Kaufmann et al. 1999; Pringle 1993; Sharma 1986; Wang et al. 2009). Bei größerem Sicherheitsbedürfnis der Eltern können – ohne Anhalt für tatsächliche Evidenz und eher aus psychologischen Gründen – den Kindern nach dem Schwimmen und abends vor dem Schlafengehen Neomycin-Hydrokortison-Ohrentropfen appliziert werden (Cohen et al. 1994).

? 91.　Wie sieht das operative Konzept bei der Tympanosklerose aus?

✓ Antwort
Die Tympanosklerose ist Folge einer eigentümlichen Entzündungsreaktion von Trommelfell und Mittelohr, häufig im Zuge rezidivierender Mittelohrentzündungen, die in einen Narbenprozess mit Ausbildung von Verkalkungen und Kalkplaques mündet. Typischerweise findet sich im angrenzenden Gewebe der kalzifizierten Ablagerungen eine starke Minderdurchblutung, die im Randbereich und unter den Plaques eine bakterielle Besiedelung begünstigt. Besondere Prädilektionsstellen für die Tympanosklerose sind das Trommelfell (Myringosklerose), die Gelenke zwischen den Gehörknöchelchen, die ovale Nische, der Stapessuprastrukturen einschließlich der Stapediussehne, der Fazialiskanal und das Promontorium, was regelhaft in eine mitunter nicht unerhebliche Mittelohrschwerhörigkeit resultiert (Albu et al. 2000; Vincent et al. 2002). Es ist bekannt, dass die

Erfolge einer Hörverbesserung häufig unbefriedigend sind und deswegen die Hörgeräteversorgung in der Aufklärung dezidiert als alternative Option erläutert werden muss.

Die operativen Maßnahmen erfolgen nach den Prinzipien der Tympanoplastik und sind abhängig vom Grad der Schwerhörigkeit und der Lokalisation der Tympanosklerose.

Trommelfell:

Eine Myringosklerose sollte nur bei relevanter Mittelohrschwerhörigkeit saniert werden. Bezüglich der Radikalität der Entfernung ausgedehnterer myringosklerotischer Plaques gehen die Meinungen auseinander: Das Argument der bakteriellen Besiedelung zur Entfernung sämtlicher Plaques resultiert regelhaft – auch bei größtmöglicher Schonung des äußeren Epithels – in einen Subtotaldefekt. Andere empfehlen die Entfernung von ausschließlich defektnahen Plaques, um zumindest die Einheilung von Transplantaten in dem minderdurchbluteten Gewebe zu ermöglichen (Gibb und Pang 1995; Kamal 1997).

Gehörknöchelchenkette:

In den seltensten Fällen ist die Abtragung der Tympanoskleroseherde im Bereich der Gelenke ausreichend. Typischerweise ist eine Kettenrekonstruktion im Sinne einer Tympanoplastik III mit Ambossinterposition – oder besser – mit (Titan-)Prothese erfolgversprechender.

Stapes(-oberbau) und -fußplatte:

Bei letzthörendem Ohr sollte einerseits eine erhöhte Fragilität erwartet und andererseits aufgrund des durch die bakterielle Besiedelung der Plaques erhöhte Ertaubungsrisiko auf eine Manipulation im Bereich der ovalen Nische und/oder der Stapessuprastrukturen verzichtet und eine Hörgeräteversorgung angestrebt werden (Asiri et al. 1999).

Bei normalem Hörvermögen der Gegenseite wird bei isolierter Lokalisation im Bereich der Stapessuprastrukturen ein mechanisches Überbrücken (gegebenenfalls mit Stabilisierung der Fußplatte mittels Knorpelchip) und bei fixierter Fußplatte eine Stapesplastik empfohlen (Gurr et al. 2008).

Bei multilokulärem Befall (Gehörknöchelchen und Fußplattenregion) liefert eine Malleovestibulopexie die besten audiometrischen Ergebnisse (Magliulo et al. 2007).

Bei zusätzlichem Befall des Trommelfells oder bei Cholesteatom wird ein zweizeitiges Vorgehen (frühestens nach 6 Monaten) favorisiert, um eine reizlose Mittelohrsituation zu generieren (Gurr et al. 2008).

Promontorium, Bogengang und Fazialiskanal:

Isolierte Kalkplaques in diesen Bereichen sind kaum symptomatisch und sollten nicht unbedingt in jedem Fall entfernt werden, da eine forcierte Entfernung z. B. auf dem horizontalen Bogengang oder Promontorium das Labyrinth/die Kochlea eröffnen könnte. Lediglich bei großen als mechanisches Hindernis die Belüftung beeinträchtigenden Befunden ist die Abtragung sinnvoll (Gurr et al. 2008).

? 92. Wie werden Kopf-Hals-Paragangliome therapiert?

✔ Antwort

Bei den Paragangliomen im Kopf-Hals-Bereich handelt es sich um neuroendokrine Tumoren der extraadrenalen Paraganglien des autonomen Nervensystems, die sporadisch oder im Zusammenhang mit hereditären Tumorsyndromen im Bereich der Karotisbifurkation, der V. jugularis, des Tympanons und des N. vagus (ganz selten auch der Nase/Nasennebenhöhlen, des N. facialis, der Orbita und der Schilddrüse) auftreten (Künzel et al. 2015).

Infolge der Fortschritte der Genforschung konnten neben 16 Genloci, die zur Ausbildung von Paragangliomen prädisponieren, weitere krankheitsauslösende Gene ermittelt werden, die mit Succinatdehydrogenase im Zusammenhang stehen (Astuti et al. 2001; Boedeker et al. 2005). Dabei scheinen verschiedene Tumorsuppressorgene an der Entstehung beteiligt zu sein (Knudson 1986).

Bei Karotistumoren wird die A. carotis interna nach posterolateral und die A. carotis externa nach anteromedial verlagert (Lyer-Zeichen), wohingegen bei Vagustumoren beide Gefäße nach ventral verdrängt werden. In der MRT findet sich typischerweise ein Salz-und-Pfeffer-Aspekt. Als Goldstandard gelten eine Angio-CT oder -MRT sowie die DSA (digitale Subtraktionsangiografie).

Die neuen Erkenntnisse der letzten Jahre über die Entstehungsmechanismen, das Wachstums- (2 mm/a) und Malignitätsverhalten (3 %) hat die bisherige operative Radikalität der traditionell als hochaggressiv eingestuften Paragangliome zugunsten eines moderateren Therapieplans verdrängt, auch wenn die operative vollständige Resektion – gegebenenfalls nach vorheriger Embolisation (Economopoulos et al. 2015) – unter speziellen Voraussetzungen (Alter, Nervenausfälle ja/nein, Lokalisation, Ausdehnung, Komorbiditäten etc.) die Behandlung der Wahl ist und bleibt.

Da es jedoch in bis zu 20 % der Fälle postoperativ zu schwerwiegenden und dauerhaften neurologischen oder vaskulären Defiziten kommen kann (Künzel et al. 2015), setzen sich zunehmend Konzepte zur Tumorreduktion mit einer Reduktion der Morbidität durch (Ivan et al. 2011; Mazzoni et al. 2915), zumal es mittlerweile gute Evidenz für die hohe Effektivität der stereotaktischen Radiotherapie (SRT) oder Gamma-Knife-Therapie (Chen et al. 2010; Guss et al. 2011; Hinerman et al. 2001; Tran Ba Huy 2014) bis zu einer Strahlendosis von 45 Gy gibt (Dupin et al. 2014).

Bei großen Tumoren (z. B. ausgedehnten jugulotympanalen Paragangliomen ab Fisch C oder Karotistumoren ab der Shamblin-Klasse II) und älteren Patienten spricht die aktuelle Datenlage sogar für eine primäre SRT oder aber eine funktionserhaltene Größenreduktion mit nachfolgender SRT (Capatina et al. 2013; Ivan et al. 2011). In Einzelfällen kann eine Watch-and-wait-Strategie mit Kontrolle des Wachstumsverhaltens in Erwägung gezogen werden (Langermann et al. 2012).

? 93. Welche Struktur (◘ Abb. 2.1, Pfeile) sieht man bei jedem Rö-NNH (Röntgenaufnahme der Nasennebenhöhlen) ohne ihr besondere Bedeutung beizumessen?

✓ Antwort

Auf jedem Rö-NNH o.m. (okzipitomentaler Strahlengang), besser noch auf Orbita-Zielaufnahmen, zeigt sich eine gerade, wie mit einem Lineal gezogene Linie, die von laterokranial nach mediokaudal durch die Orbita läuft. In den einschlägigen anatomischen Lehrbüchern wird zu dieser Struktur keine richtige Stellung genommen.

Es handelt sich um die Linea innominata, oder auch die sogenannte C-Linie, die sich laut unserer HNO-Lehrbücher als eine durch Aufhärtungsartefakte bedingte Struktur ohne morphologisches Korrelat darstellt (Vogl und Steger 2001), wohingegen sie in der radiologischen Literatur durch den Radiologen Hugh Cregg 1950 nach Ausschneiden der in Frage kommenden anatomischen Strukturen unter fortwährender radiologischer Durchleuchtung der Tangentialprojektion dem vorderen Rand des großen Keilbeinflügels (Margo zygomaticus) zugeordnet wurde, in der radiologischen Diagnostik damit als Orientierung der lateralen Orbitawand dient und die Beurteilung von Pathologien in diesem Bereich ermöglicht (Liess 1951).

Wie auch immer: Die Frage nach dieser Linie wird die meisten Vorgesetzten peinlich berühren, werden sie doch bisher kaum darauf geachtet und darum erst recht keine schnelle Antwort parat haben …

? 94. Welches Vorgehen ist bei einer Rekurrensparese nach Schilddrüsenoperation zu empfehlen?

✓ Antwort

Rekurrensparesen nach Schilddrüsenoperationen treten in bis zu 10 %, bei Malignomen in bis zu 20 % auf (Dzodic et al. 2015). Das Risiko kann durch intraoperatives Nervenmonitoring minimiert werden (Dralle et al. 2015; Schneider et al. 2015).

Entscheidend für die Wiederherstellung der Sprachfunktion ist eine frühzeitige Rehabilitation in Form einer auf Sprechübungen

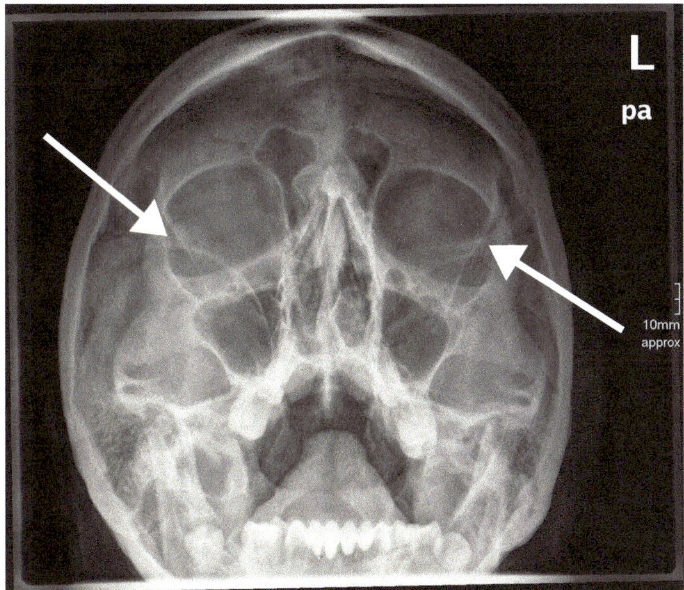

D **Abb. 2.1**   Die Linea innominata (Pfeil) verläuft in jedem Rö-NNH o.m. von laterokranial nach mediokaudal durch die Orbita

und Manipulationen/Manövern basierenden Sprachtherapie, die möglichst schon einen Monat nach der Läsion begonnen werden sollte, da nach 2 Monaten keine signifikante Verbesserung mehr zu erwarten ist. In ca. 60 % der Fälle kann dann bei der frühzeitigen Therapie wieder eine normale Beweglichkeit des Stimmbandes erwartet werden (Mattioli et al. 2015).

Bei Persistenz der einseitigen Parese wird innerhalb der ersten 6 Monate die Augmentation der betroffenen Stimmlippe mittels resorbierbarer Filler (Reiter und Brosch 2012) und eine Neurolyse empfohlen, deren Effekt nach 12 Monaten nicht mehr nachweisbar ist, sodass ein Jahr nach Läsion dann die Möglichkeit einer chirurgischen Reinnervation des Larynx favorisiert wird (Chen et al. 2014).

Bei beidseitiger Parese kann eine temporäre Tracheotomie nötig werden, alternativ wird die frühzeitige Lateralisation mit kombinierter Arytenoidektomie mit posteriorer Chordektomie empfohlen (Chen et al. 2014; Misiolek et al. 2012; Reiter et al. 2014).

Literatur

Albu S, Babighian G, Trabalzini F (2000) Surgical treatment of tympanosclerosis. Am J Otol 21:631–5

Asai M, Roberson JB, Goode RL (1997) Acoustic effect of malleus head removal and tensor tympani miscle section on middle ear reconstruction. Laryngoscope 107:1217–22

Asiri S, Hasham A al Anazy F, Zakzouk S, Banjar A (1999) Tympanosclerosis: review of literature and incidence among patients with middle-ear infection. J Laryngol Otol 113:1067–80

Astuti D, Latif F, Dallol A, Dahia PL, Douglas F, George E, Sköldberg F, Husebye ES, Eng C, Maher ER (2001) Gene mutations in the succinate dehydrogenase subunit SDHB cause susceptibility to familial pheochromocytoma and to familial paraganglioma. Am J Hum Genet 69:49–54

Badia L, Parikh A, Brookes GB (1994) Management of middle ear myoclonus. J Laryngol Otol 108:380–2

Bauer M, Vona I, Gerlinger I (2006) Reconstruction of the tensor tympani tendon. J Laryngol Otol 120:240–3

Bhimrao SK, Masterson L, Baguley D (2012) Systematic review of management strategies for middle ear myoclonus. J Laryngol Otol 146:698–706

Boedeker CC, Ridder GJ, Schipper J (2005) Paraganglomas of the head and neck: diagnosis and treatment. Fam Cancer 4:55–9

Burger W, Chemnitius JM, Kneissl GD, Rücker G (2005) Low-dose aspirin for secondary cardiovascular prevention – cardiovascular risks after its perioperative withdrawal versus bleeding risks with its continuation – review and meta-analysis. J Intern Med 257:399–414

Camm AJ, Lip GY, De Caterina R, Savelieva I, Atar D, Hohnloser SH, Hindricks G, Kirchhof P; ESC Committee for Practice Guidelines-CPG; Document Reviewers (2012) 2012 focused update of the ESC Guidelines for the management of atrial fibrillation: an update of the 2010 ESC Guidelines for the management of atrial fibrillation–developed with the special contribution of the European Heart Rhythm Association. Europace 14:1385–413

Capatina C, Ntali G, Karavitaki N, Grossman AB (2013) The management of head-and-neck paragangliomas. Endocr Relat Cancer 20:291–305

Chen PG, Nguyen JH, Payne SC, Sheehan JP, Hashisaki GT (2010) Treatment of glomus jugulare tumors with gamma knife radiosurgery. Laryngoscope 120:1856–62

Chen X, Wan P, Yu Y, Li M, Xu Y, Huang P, Huang Z (2014) Types and timing of therapy for vocal fold paresis/paralysis after thyroidectomy: a systematic review and meta-analysis. J Voice 28:799–808

Christiansen H, Wolff HA, Knauth J, Hille A, Vorwerk H, Engelke C, Rödel R, Laskawi R (2009) Strahlentherapie: eine Option für refraktäre Speichelfisteln. HNO 57:1325–8

Cohen HA, Kauschansky A, Ashkenasi A, Bahir A, Frydman M, Horev Z (1994) Swimming and grommets. J Fam Pract 38:30–2

Deng R, Ou X, Tao D, Fang Y, Liuyang W, Chen B (2015) Is it necessary to retain the tensor tympani tendon in tympanoplasty? Laryngoscope 125:2358–61

De Vos C, Gersdorff M, Gerard JM (2007) Prognostic factors in ossiculoplasty. Otol Neurotol 28:61–7

Domenéch J, Carulla M, Traserra J (1989) Sensorineural high-frequency hearing loss after drill-generated acoustic trauma in tympanoplasty. Arch Otorhinolaryngol 246:280–2

Dzodic R, Markovic I, Santrac N, Buta M, Djurisic I, Lukic S (2015) Recurrent laryngeal nerve liberations and reconstructions: A single instirution experience. World J Surg Epub ahead of print

Dralle H, Schneider R, Lorenz K, Phuong NT, Sekulla C, Machens A (2015) Vocal cord paralysis after thyroid surgery: Current medicolegal aspects of intraoperative neuromonitoring. Chirurg 86:698–706

Dupin C, Lang P, Dessard-Diana B, Simon JM, Cuenca X, Mazeron JJ, Feuvret L (2014) Treatment of head and neck paragangliomas with external beam radiation therapy. Int J Radiat Oncol Biol Phys 89:353–9

Economomopoulos KP, Tzani A, Reifsnyder T (2015) Adjunct endovascular interventions in carotid body tumors. J Vasc Surg 61:1081–91

Esposito M, Grusovin MG, Felice P, Karatzopoulos G, Worthington HV, Coulthard P (2010) The efficacy of horizontal and vertical bone augmentation procedures for dental implants – a Cochrane systematic review. Eur J Oral Implantol 2:167–84

Fang Y, Dai P, Chen B, Chodara AM (2011) The suprapyramidal fossa: a 3-dimensional reconstructive and surgical study. Otol Neurotol 32:1579–82

Feldmann H (2003) Das Nasenbluten in der Geschichte der Medizin. In: Feldmann H (Hrsg.) Bilder aus der Geschichte der Hals-Nasen-Ohrenheilkunde, Median-Verlag, Heidelberg, S 252–6

Forschungslabor Gehör am Universitätsklinikum Carl Gustav Carus Dresden (2015) Monitoring Ohrchirurgie. https://www.uniklinikum-dresden.de/de/das-klinikum/kliniken-polikliniken-institute/hno/forschung/forschungslabor-gehoer/projekte/bohrlaerm. Zugegriffen: 03.04.2016

Gibb AG, Pang YT (1995) Surgical treatment of tympanosclerosis. Eur Arch Otorhinolaryngol 252:1–10

Gurr A, Hildmann H, Stark T, Dazert S (2008) Die Therapie der Tympanosklerose. HNO 56:651–8

Guss ZD, Batra S, Limb CJ, Li G, Sughrue ME, Redmond K, Rigamonti D, Parsa AT, Chang S, Kleinberg L, Lim M (2011) Radiotherapy of glomus jugulare tumors: am meta-analysis. Int J Radiat Oncol Biol Phys 81:497–502

Hegewald M, Heitman R, Wiederhold ML, Cooper JC, Gates GA (1989) High-frequency electrostimulation hearing after mastoidektomy. Otolaryngol Head Neck Surg 100:49–56

Hinerman RW, Mendenhall WM, Amdur RJ, Stringer SP, Antonelli PJ, Cassisi NJ (2001) Definitive radiotherapy in the management of chemodectomas arising in the temporal bone, carotid body, and glomus vagale. Head Neck 23:363–71

Hüttenbrink KB (1989) Movement of the ear ossicles by middle ear musclecontraction. Laryngorhinotologie 68:614–21

Hüttenbrink KB (1991) Cochlear damage caused by middle ear surgeries. Laryngorhinotologie 70:66–71

Ivan ME, Sughrue ME, Clark AJ, Kane AJ, Aranda D, Barani IJ, Parsa AT (2011) A meta-analysis of tumor control rates and treatment-related morbidity for patients with glomus jugulare tumors. J Neurosurgery 114:1299–305

Kamal SA (1997) Surgery ot tympanosclerosis. J Laryngol Otol 111:917–23

Kamm T, Kamm S, Heppt W (2015) Knochenersatzmaterialien zur Sinusbodenelevation. HNO 63:481–488

Kaufmann TU, Veraguth D, Linder TE (1999) Water precautions after insertion of a tympanostomy tube: necessary or obsolete? Schweiz Med Wochenschr 129:1450–5

Klintworth N, Zenk J, Koch M, Iro H (2010) Postoperative complications after extracapsular dissection of benign lesions with particular reference to facial nerve function. Laryngoscope 120:484–90

Knopf A, Freudelsperger L, Stark T, Scherer E (2014) HNO-Operationen bei Patienten mit Gerinnungs- und Thrombozytenaggregationshemmung. HNO 62:350–7

Knudson AG Jr (1986) Genetics of human cancer. Annu Rev Genet 20:231–51

Kretz FJ (2009) Anästhesie und Immunsuppression. Paediatr Prax 73:503–6

Künzel J, Bahr K, Hainz M, Rossmann H, Matthias C (2015) Kopf- und Halsparagangliome. Eine interdisziplinäre Herausforderung. HNO 63:821–30

Langerman A, Athavale SM, Rangarajan SV, Sinard RJ, Netterville JL (2012) Natural history of cervical paragangliomas: outcomes of observation of 43 patients. Arch Otolaryngol 138:341–5

Liess G (1951) Die Linea innominata des Schädels, ihr anatomisches Substrat und ihre Bedeutung für die Diagnostik der Orbita-Tumoren. Fortschr Röntgenstr 75:165–168

Linder TE, Lin F (2011) Felsenbeinchirurgie. Komplikationen und unerwünschte Operationsfolgen. HNO 59:974–9

Magliulo G, Celebrini A, Cuiuli G, Parrotto D, Re M (2007) Melleostapedotomy in tympanosclerosis patients. J Laryngol Otol 121:1148–50

Maier S, Tisch M, Maier H (2015) Einsatz der Ballondilatation der Eustachischen Röhre bei chronisch obstruktiven Tubenventilationsstörungen im Kindesalter. HNO 63:686–97

Mattioli F, Menichetti M, Bergamini G, Molteni G, Alberici MP, Luppi MP, Nizzoli F, Presutti L (2015) Results of early versus intermediate or delayed voice therapy in patients with unilateral vocal fold paralysis: Our experience in 171 patients. J Voice 29:455–8

Mazzoni A, Zanoletti E (2015) Oberservation and partial targeted surgery in the management of tympano-jugular paraganglioma: a contribution to the multi-optional treatment. Eur Arch Otorhinolaryngol Epub ahead of print

Misiolek M, Klebukowski L, Lisowska G, Czecior E, Scierski W, Orecka B, Namyslowski G (2012) Usefulness of laser arytenoidectomy and laterofixation in treatment of bilateral vocal cord paralysis. Otolaryngol Pol 66:109–16

Nitzan D, Kronenberg J, Horowitz Z, Wolf M, Bedrin L, Chaushu G, Talmi YP (2004) Qualitiy of life following parotidectomy for malignant and benign disease. Plast Reconstr Surg 114:1060–7

Ockermann T, Reineke U, Upile T, Embeyer J, Sudhoff HH (2010) Balloon dilation eustachian tuboplasty: a feasibility study. Otol Neurotol 31:1100–3

Pau HW (2015) Bringt die Ballondilatation den erhofften Durchbruch bei Tubenfunktionsstörungen – auch bei Kindern? HNO 63:681–5

Pau HW, Punke C, Zehlicke T (2005) Tonic contractions of the tensor tympani muscle: a key to some non-specific middle ear symptoms? Hypothesis and data from temporal bone experiments. Acta Otolaryngol 125:1168–75

Poldermans D, Bax JJ, Boersma E, De Hert S, Eeckhout E, Fowkes G, Gorenek B, Hennerici MG, Iung B, Kelm M, Kjeldsen KP, Kristensen SD, Lopez-Sendon J, Pelosi P, Philippe F, Pierard L, Ponikowski P, Schmid JP, Sellevold OF, Sicari R, Van den Berghe G, Vermassen F, Hoeks SE, Vanhorebeek I, Vahanian A, Auricchio A, Bax JJ, Ceconi C, Dean V, Filippatos G, Funck-Brentano C, Hobbs R, Kearn P, McDonag T, McGregor K, Popescu BA, Reiner Z, Sechtem U, Sirnes PA, Tendera M, Vardas P, Widimsky P, De Caterina R, Agewall S, Al Attar N, Andreotti F, Anker SD, Baron-Esquivias G, Berkenboom G, Chapoutot L, Cifkova R, Faggiano P, Gibbs S, Hansen HS, Iserin L, Israel CW, Kornowski R, Eizagaechevarria NM, Pepi M, Piepoli M, Priebe HJ, Scherer M, Stepinska J, Taggart D, Tubaro M; Task Force for Preoperative Cardiac Risk Assessment and Perioperative Cardiac Management in Non-cardiac Surgery of European Society of Cardiology (ESC); European Society of Anaesthesiology (ESA) (2010) Guidelines for pre-operative cardiac risk assessment and perioperative cardiac management in non-cardiac surgery: the Task Force for Preoperative Cardiac Risk Assessment and Perioperative Cardiac Management in Non-cardiac Surgery of the European Society of Cardiology (ESC) and endorsed by the European Society of Anaesthesiology (ESA). Eur J Anaesthesiol 27:92–137

Pringle MB (1993) Grommets, swimming and otorrhoea--a review. J Laryngol Otol 107:190–4

Reiter R, Brosch S (2012) Laryngoplasty with hyaluronic acid in patients with unilateral vocal fold paralysis. J Voice 26:785–91

Reiter R, Hoffmann TK, Rotter N, Pickhard A, Scheithauer MO, Brosch S (2014) Etiology, diagnosis, differential diagnosis and therapy of vocal fold paralysis. Laryngorhinootologie 93:161–73

Schick B, Schick BT, Kochannek S, Starlinger V, Iro H (2007) Temporary sensory hearing deficits after ear surgery—a retrospective analysis. Laryngorhinootologie 86:200–5

Schmerber S, Lefournier V, Karkas A (2010) What the surgeon cannot see and needs to see before middle ear surgery. ORL J Otorhinolaryngol Relat Spec 72:145–57

Schneier R, Sekulla C, Machens A, Lorenz K, Nguyen Thanh P, Dralle H (2015) Postoperative vocal fold palsy in patients undergoing thyroid surgery with continuous or intermittent nerve monitoring. Br J Surg 102:1380–7

Sharma PD (1986) Swimming with grommets. Scand Audiol 26:89–91

Shea JJ (1998) Forty years of stapes surgery. Am J Otol 19:52–5

Sheer FJ, Swarts JD, Ghadiali SN (2012) Three-dimensional finite element analysis of Eustachian tube function under normal and pathological conditions. Med Eng Phys 34:605–16

Siebert JN, Posfay-Barbe KM, Habre W, Siegrist CA (2007) Influence of anaesthesia on immune responses and ist effect on vaccination in children: review of evidence. Periatr Anesth 17:410–20

Ständige Impfkommission (STIKO) am Robert-Koch-Institut (2015) Epidemiologisches Bulletin 34/2015, Stand 24.08.2015. https://www.rki.de/DE/Content/Infekt/EpidBull/Archiv/2015/Ausgaben/34_15.pdf?__blob=publicationFile. Zugegriffen: 03.04.2016

Sudhoff H, Ockermann T, Mikolajczyk R, Ebmeyer J, Korbmacher D, Garten D, Schreiber S (2009) Klinische und experimentelle Untersuchungen zur Physiologie der Tuba Eustachi. HNO 57:428–35

Tantum H Jr (1986) Maxillary and sinus implant reconstruction. Dent Clin N Am 30:207–29

Tisch M, Maier S, Meier H (2013) Die Tubendilatation mit dem Bielefelder Dilatationssystem. HNO 61:483–7

Tran Ba Huy P (2014) Radiotherapy for glomus jugulare paraganglioma. Eur Ann Otorhinolaryngol Head Neck Dis 131:223–6

Umit T, Ozgur Y, Bilgehan G, Volkan SA, Sezim SA (2010) Results of primary ossiculoplasty and prognostic factors in canal wall-down tympanoplasty. J Craniofac Surg 21:407–10

Vincent R, Oates J, Sperling NM (2002) Stapedotomy for tympanosclerotic stapes fixation: is it safe and efficient? A review of 68 cases. Otol Neurotol 23:866–72

Vogl TJ, Steger W (2001) Radiologische Diagnostik. In: Strutz J, Mann W (Hrsg) Praxis der HNO-Heilkunde, Kopf- und Halschirurgie. Georg Thieme Verlag Stuttgart, S 212

Völter C, Baier G, Schön F, Müller J, Helms J (2000) Inner ear depression after middle ear interventions. Laryngorhinotologie 79:260–5

Wang MC, Liu CY, Shiao AS (2009) Water penetration into middle ear through ventilation tubes in children while swimming. J Chin Med Assoc 72:72–5

Weber RK (2011) Impfungen und Operationen: empfohlene Zeitabstände prä- und postoperative. In: Weber RK, Hosemann WG (Hrsg) Nachbehandlung nach HNO-Operationen. Giebel Verlag Eiterfeld, S 212–3

Westhofen M (2011) Nachbehandlung nach Parazentese und Peukenbelüftung. In: Weber RK, Hosemann WG (Hrsg) Nachbehandlung nach HNO-Operationen. Giebel Verlag Eiterfeld, S 36, 44

Wikipedia online (2015) Murphys Gesetz. http://de.wikipedia.org/wiki/Murphys_Gesetz. Zugegriffen: 15.12.2015

HNO – allgemeine Aspekte

© Springer-Verlag Berlin Heidelberg 2016
D. Koch, *HNO Fragen und Antworten*
DOI 10.1007/978-3-662-49459-2_3

? 95. Wer ist/war das Gesicht unserer HNO-Gesellschaft (◘ Abb. 3.1)

✓ Antwort

Es handelt sich um das Gesicht von Michelangelos David, einer über 5 m großen Marmorstatue, die 1504 fertiggestellt und ursprünglich vor dem Palazzo Vecchio in Florenz aufgestellt wurde. Den Auftrag für diese Skulptur hatte 1501 die florentiner Zunft der Wollweber erteilt, nachdem sie 1378 erfolgreich einen Bürgeraufstand gegen den Adel eingeleitet hatten. In Analogie zu dem Sieg des vermeintlich Schwächeren gegen den Stärkeren (Goliath) galt die Davidstatue aus diesem Grunde schon damals als Sinnbild von Freiheit und Unabhängigkeit. Seit über 500 Jahren gilt Michelangelos David als Vollendung der körperlichen Perfektion.

Zu beachten sind die prominenten Venen im Stirnbereich als Ausdruck der Konzentration vor dem Kampf, die von Michelangelo aus gestalterischen Gründen überdimensioniert wurden, sodass die Mimik vom Boden aus betrachtet natürlich erschien. Die prominente Halsmuskulatur sollte sowohl Gelassenheit als auch Siegessicherheit demonstrieren. Im übertragenen Sinne symbolisiert der Davidskopf Ideenreichtum, Innovation und Lösungsorientierung. Alles keine schlechten Attribute für Operateure …

Ob diese Aspekte bei der Auswahl des Emblems berücksichtigt wurden, lässt sich heutzutage nicht mehr so richtig rekonstruieren, jedoch vermuten. Bei der Mitgliederversammlung im Jahre 1987 wurde der Davidskopf aus einer Auswahl von 7 verschiedenen Logos ausgewählt. Sicherlich hat die gute Sichtbarkeit von Hals, Nase und Ohren neben der Symbolik auch eine zentrale Rolle gespielt.

Zum Abschluss sei in diesem Kontext den plastisch-chirurgisch tätigen Kollegen ein Originalzitat von Michelangelo angeführt: "Nur die Hand, die ganz dem Geist gehorcht, erreicht das Bild im Steine". Na dann …

? 96. Zink, Echinacea oder Vitamin C: Wer ist der Sieger in der Prophylaxe und Behandlung der banalen Erkältung?

✓ Antwort

Es gilt ja der Grundsatz bei einem Infekt der oberen Atemwege: Mit Arzt Dauer von einer Woche, ohne Arzt 7 Tage. Die Wirkung von Phytotherapeutika hinsichtlich Dauer und Schwere einer banalen Erkältungskrankheit ist bislang wenig systematisch erforscht (Allan und Arroll 2014).

Echinacea ist laut einer Cochraneanalyse aus 2014 nicht wirksamer als Placebo, gleichwohl in präklinischen Studien eine erhöhte Phagozytoseaktivität von Makrophagen und Granulozyten nachgewiesen wurde (Karsch-Völk et al. 2014).

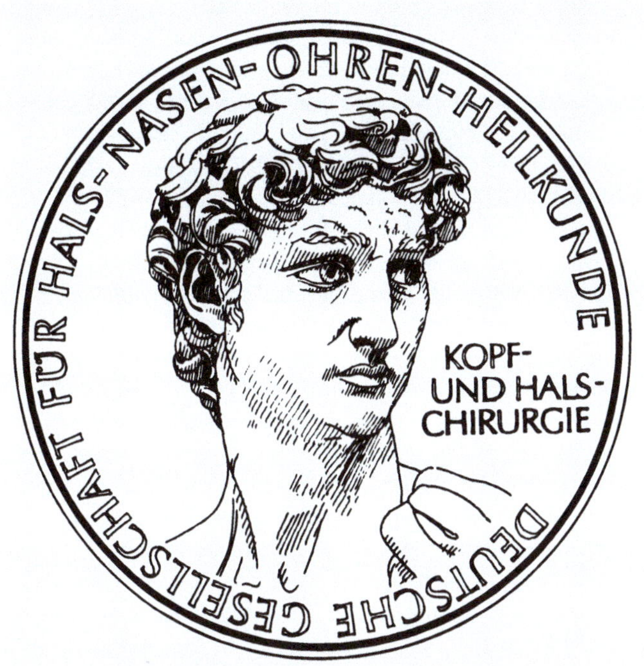

◨ **Abb. 3.1**   Beim „Gesicht" der Deutschen Gesellschaft für Hals-, Nasen-, Ohrenheilkunde, Kopf und Halschirurgie e.V. handelt es sich um den Kopf der Davidstatue von Michelangelo, die sich als insgesamt 5,17 m hohe Monumentalstatue in der Galleria dell'Accademia in Florenz befindet

Vitamin C zeigt hinsichtlich der Prophylaxe von Erkältungskrankheiten zwar keinen Effekt auf die Inzidenz, möglicherweise aber auf die Schwere und Dauer (Hemilä und Chalker 2013).

Als Sieger in der Erkältungsprophylaxe geht eindeutig Zink hervor, das laut Cochraneanalyse – eingenommen innerhalb der ersten 24 h als Lutschtablette in einer Dosierung von 75 mg/ Tag – nach Auftreten der ersten Symptome die Dauer der Erkältung statistisch signifikant verkürzt (Singh und Das 2013).

Nahrungsmittel mit einem hohen Zinkgehalt sind im Übrigen: Linsen, Kürbiskerne, Vollkornprodukte und Haferflocken. Mit diesem Wissen ist der Leser ja dann bestens für die nächste Erkältungssaison gerüstet …

? 97. Eignen sich Kaugummis zur Prophylaxe einer Otitis media acuta bei Kindern?

✓ Antwort
Xylitol kommt in der Natur z. B. in Erdbeeren, Himbeeren und Pflaumen vor und wird gerne als Zuckerersatzstoff in zuckerfreien Kaugummis verwendet.

Neben dem bekannten Mechanismus der Kariesprophylaxe hemmt Xylitol in vitro das Wachstum von Pneumokokken und verhindert die Anheftung von Pneumokokken sowie Haemophilus influenzae an das nasopharyngeale Epithel (Uhari et al. 2000).

Studien an Kindergartenkindern konnten nachweisen, dass die Häufigkeit einer Otitis media signifikant reduziert wird, wenn die Kinder 5-mal täglich über 3 Monate Xylitol als Prophylaxe einnehmen, wobei der Effekt durch Kaugummis im Vergleich zu Pastille oder Sirup am ausgeprägtesten ist (Azarpazhooh et al. 2011; Uhari et al. 1998). Eine nur 3-mal tägliche Applikation (Hautalahti et al. 2007) oder die Gabe während eines akuten Infektes der oberen Atemwege (Tapiainen et al. 2002) zeigten sich ohne Wirkung.

Die Applikation von Kaugummis im Kindergartenalter erscheint jedoch trotz dieser Ergebnisse im Alltag weder praktikabel noch aufgrund der Aspirationsneigung beim "Hopse-Hopse-Spielen" sinnvoll, könnte allerdings hingegen für die Betreuerinnen/Erzieherinnen mit Infektanfälligkeit von Interesse sein. Unabhängig davon bestätigt sich aufgrund des oben genannten natürlichen Vorkommens von Xylitol die Wertigkeit von "Beeren" im Allgemeinen im Rahmen einer gesunden Ernährung …

❓ 98. Wie funktioniert das Bauchreden?

✓ Antwort

Im Altertum wurde das Bauchreden zur Übermittlung prophetischer Erkenntnisse oder zur Weissagung eingesetzt. Der berühmteste Vertreter der Antike war Eurykles von Athen. Im Mittelalter verlagerte sich der Einsatz auf politische und insbesondere religiöse Zwecke. Erst mit Edgar Bergen entwickelte sich im 20. Jahrhundert der bekannte Showcharakter.

Die Stimme wird beim Bauchreden zunächst wie üblich im Kehlkopf erzeugt, die Resonanz wandert dann aber über die Lunge zum Bauch, um aktiv vom Zwerchfell komprimiert wieder nach oben zum Vokaltrakt gepresst zu werden. Kehlkopf, Gaumen, Zunge, Mundbodenmuskulatur und Zähne formen die Laute, (nahezu) ohne die Lippen und die Gesichtsmuskulatur zu bewegen, was insbesondere bei den sogenannten Lippenlauten B, P, F, M oder W großer Übung bedarf. Demgegenüber fallen die sogenannten Kieferlaute – Laute, die nicht zwangsweise mit den Lippen gebildet werden wie A, E, I, O, U, L, S und weitere – deutlich leichter. Durch diese Technik ist die Quelle des Tons sehr schwierig zu lokalisieren, erst recht, wenn Gesicht und Lippen des Gegenüber keine Regung zeigen.

Darüber hinaus bedienen sich professionelle Bauchredner häufig einer Puppe als Gesprächspartner, um mittels illusionärer Techniken, sehr durchdachter Inszenierung mit gutem Timing von Stimme und Bewegung der Puppe, aber auch ganz bewusstem

Verzicht auf die schwierigen Lippenlaute oder schwierige Wörter über perfekt einstudierte Texte von sich abzulenken.

Im Übrigen klagen Bauchredner häufig über trockene Schleimhäute, da die Epiglottis – durch bewusste und notwendige Verlagerung des Kehlkopfes nach hinten zur Erzeugung der Laute – der Rachenhinterwand durch die besondere Phonation ungewöhnlich nahe kommt. Durch ungünstige Turbulenzen resultiert hierdurch konsekutiv eine Austrocknung der Schleimhaut von Oro- und Hypopharynx.

? 99. Wie erklärt sich ein Juckreiz in den Gehörgängen durch scharfes Essen?

✓ Antwort

Typische Phänomene während scharf gewürztem Essen sind z. B. Juckreiz in den Gehörgängen, Niesreiz oder aber Rhinorrhoe.

Für den scharfen Geschmack existieren keine Geschmackssensoren im eigentlichen Sinne, wie es bei den Geschmacksrichtungen süß, salzig, sauer, bitter und umami der Fall ist (▶ Frage 239), die bekanntermaßen über die Zungenpapillen perzipiert werden. Vielmehr wird über Schmerz und Wärmerezeptoren von Nase, Pharynx, Ösophagus und Magen – weitgehend unabhängig von der tatsächlichen Temperatur der Speisen – chemisch ein Hitze- und Schmerzreiz ausgelöst, der über den N. vagus und N. trigeminus vermittelt wird.

Der biologische Sinn von scharfem Essen liegt (unter anderem) in der Geschmacksverstärkung (bessere Durchblutung der Schleimhäute und damit auch der Papillen), der Körpertemperaturkontrolle durch Öffnen der Hautporen (Schwitzen) und der Wachstumshemmung verschiedener Bakterien durch Inhaltsstoffe vieler scharfer Nahrungsmittel. Wer schon einmal einen asiatischen "Frischemarkt" im Hochsommer erlebt hat, kann nur auf letztere Wirkung hoffen …

Der Juckreiz im Gehörgang – genauer der Hinterwand – wird retrograd über den R. auricularis des N. vagus vermittelt.

Der Effekt auf die Nasenschleimhäute, und damit auch die Auslösung des Niesreizes, beruht – eingeatmet oder retrograd über aufsteigende Dämpfe und flüchtige Öle – auf der Reizung von intranasalen Schmerzrezeptoren des N. trigeminus (Singh und Bernstein 2014). Cave: Nie an frisch geriebenem Meerrettich aus kurzer Distanz riechen!

Die Schärfe von Paprika- und Chilischoten (Capsaicinoide) wird im Übrigen durch das Trinken von Wasser verteilt und hat dadurch einen gegenteiligen Effekt. Vielmehr wird Capsaicin durch vor allem Milchprodukte und deren Fette gelöst und so gebunden. Nicht umsonst sind Lassi's (Mix aus Milch, Joghurt/Quark und Früchten) typische Begleitgetränke.

? 100. Was sind die Sölder-Linien?

✓ Antwort

Unter den Sölder-Linien (■ Abb. 3.2), benannt nach dem Wiener
Neurologen Friedrich von Sölder, 1867–1943) versteht man drei
konzentrisch und zwiebelschalenförmig konfigurierte, um den
Gesichtsmittelpunkt verlaufende Begrenzungslinien der sensiblen
Ausfallbereiche bei zentraler Trigeminusläsion (im Unterschied
zu den, dem HNO-Arzt bekannten Versorgungsbereichen der
3 peripheren Trigeminusäste).

Diese zentrale Form der Gefühlsstörung des Gesichtes entsteht
durch die somatotopische Gliederung der Trigeminusfasern im
Kaudalbereich des spinalen Trigeminuskerns (Nucleus tractus
spinali n. trigemini). Die Pars rostralis versorgt die oronasale
Region, die Pars intermedialis den Augen-Kinn-Bereich und die
Pars caudalis die Stirn-Schläfen-Submandibular-Region.

? 101. Besteht ein Zusammenhang zwischen der allergischen
Rhinitis und der chronischen Rhinosinusitis?

✓ Antwort

Bei der chronischen Rhinosinusitis handelt es sich leider um
ein letztlich noch recht unverstandenes Krankheitsbild. Durch
die aktuelle Forschung kristallisieren sich zwar zunehmend
plausible Mechanismen heraus, eine allumfassende Erklärung
von Entstehung und Rolle der Schleimhautentzündung ist
jedoch noch in weiter Ferne, sodass eine kurze Beantwortung der
Eingangsfrage im Prinzip kaum möglich ist.

Die chronische Rhinosinusitis hat ihren Ursprung wohl zunächst
in einer langsamen Obstruktion im Bereich der ostiomeatalen
Einheit mit vermehrter Gewebebildung (Deutsche Gesellschaft für
Hals-Nasen-Ohren-Heilkunde, Kopf- und Hals-Chirurgie 2015a). Die
konsekutive Ventilations- und/oder Drainagestörung scheint jedoch
kein primärer pathophysiologischer Faktor zu sein (Tan et al. 2010),
gegebenenfalls jedoch z. B. durch eine Allergie verstärkt zu werden
(Bachert et al. 2009). Eine zentrale Rolle in der Pathophysiologie
der gestörten Entzündungsreaktionen innerhalb der nasalen
Schleimhäute mit Umbau der Schleimhäute spielen wohl Zytokine,
TGF (transforming growth factor) sowie die Zusammensetzung von
regulatorischen sowie T-Effektor-Zellen (Van Bruaene et al. 2008,
2009). Auch zeigen sich Veränderungen des bakteriellen Milieus im
Vergleich zur bakteriellen Infektion (Orobello et al. 1991).

Die allergische Rhinitis ist eine chronische Erkrankung,
deren Inzidenz bei der chronischen Rhinosinusitis mit 40–80 %
angegeben wird (Fokkens et al. 2007). 10–30 % aller chronischen
Rhinosinusitiden sind allergiebedingt. Bis zu 90 % aller Patienten
mit einer chronischen Rhinosinusitis reagieren nach nasaler
Provokation mit Allergenen mit einer Schleimhautschwellung
der Nasennebenhöhlen (Pelikan 2009). Darüber hinaus

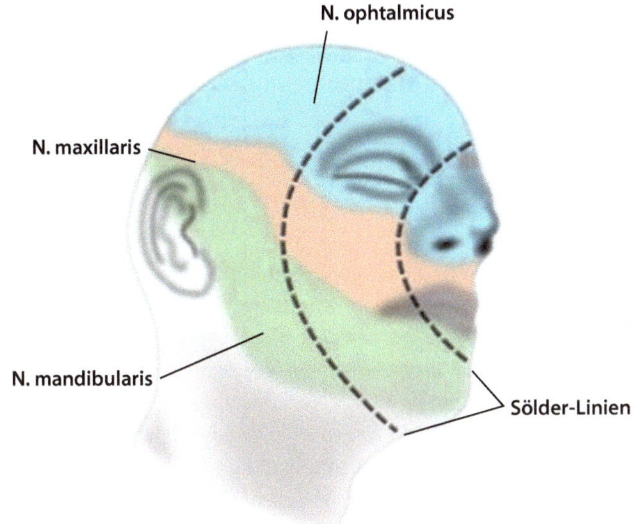

Abb. 3.2 Im Gegensatz zur peripheren Trigeminusläsion verlaufen die sensiblen Ausfallsbereiche einer zentralen Schädigung des N. trigeminus konzentrisch um den Gesichtsmittelpunkt

geht eine allergische Sensibilisierung mit einer negativen Prognose hinsichtlich des postoperativen Ergebnisses nach NNH-Operationen einher (Lane et al. 2001).

Der enge Zusammenhang beider Erkrankungen ist eindeutig nicht von der Hand zu weisen. Es gibt viele Patienten mit einer chronischen Rhinosinusitis und einer allergischen Rhinitis. Die Allergie führt als bedeutender immunpathologischer Mechanismus zu einer Entzündungsreaktion, die der gemeinsame Nenner beider Erkrankungen zu sein scheint (Veling 2013). Der genaue pathophysiologische Mechanismus ist jedoch noch unklar (Geißler und Guntinas-Lichius 2015).

Ausgenommen sind Nasenpolypen, die scheinbar pathophysiologisch nicht im Zusammenhang mit der allergischen Rhinitis stehen (Pant et al. 2009), sondern wohl eher mit einer Schleimhautbesiedelung mit Staphylococcus aureus oder einem nicht invasiven Pilzwachstum (Ponikau et al. 1999). Staphylokokken-Enterotoxine scheinen als Superantigene über die Aktivierung von T-Zellen eine eosinophile Entzündung zu verstärken und eine polyklonale IgE-Erhöhung zu induzieren (Van Zele et al. 2007). Zunehmend scheinen in diesem Zusammenhang auch die Rolle von Biofilmen als Reservoir einer persistierenden bakteriellen Kolonisation mit z. B. Staphylococcus aureus (Prince et al. 2008) sowie wohl auch die Expressionsprofile der Nasenpolypen und Biomarker in Zukunft an Bedeutung zu gewinnen (Akdis et al. 2013).

Eine präzise und kurze Antwort wäre somit: Ein Zusammenhang beider Erkrankungen ist hoch wahrscheinlich. Wie und warum jedoch eine allergische Erkrankung der Nase zu einer chronischen Rhinosinusitis führt, ist bis heute nicht geklärt.

? **102.** Ist Nasivin (Oxymetazolin) berechtigterweise das Medikament des Jahres 2014?

✓ Antwort

Nasivin (Oxymetazolin) wurde vom Bundesverband der Deutschen Apotheker e.V. in der Kategorie "topische Schnupfenmittel" zum Medikament des Jahres 2014 gekürt. Berechtigterweise?

Oxymetazolin führt als α-Sympathomimetikum innerhalb von knapp 30 s und für ca. 12 h zum Abschwellen der Schleimhäute, ein Effekt, der auch durch eine Reihe von anderen Substanzen erzeugt wird. Von Bedeutung sind aber zusätzlich und insbesondere die antiviralen und antientzündlichen Eigenschaften (Beck-Speier et al. 2009), die bei Oxymetazolin im Gegensatz zu den Alternativpräparaten nachgewiesen sind (Patick 2006):

- Dosisabhängige Hemmung der Rhinoviren Typ 14 und 19 in vitro in Plaque-Reduktions-Tests (Koelsch et al. 2007),
- Reduktion der Viruslast ab dem 2. Tag nach Infektion (Winther et al. 2010) durch verminderte Expression von zellulären Adhäsionsmolekülen wie ICAM-1 (intercellular adhesion molecule 1; Koelsch et al. 2007), die von 90 % aller Rhinoviren zur Adsorption an das Nasenschleimhautepithel genutzt werden (Sperber und Hayden 1988),
- Hemmung der proinflammatorischen 5-Lipoxygenase (Beck-Speier et al. 2006).

Trotz dieser Effekte konnte eine propagierte signifikante Verkürzung der Krankheitsdauer (nach Angaben des Herstellers Verkürzung um ein Drittel) nicht nachgewiesen werden (Winther et al. 2010), sodass sich die Erfahrung bestätigt: Schnupfen mit Arzt/Medikamenten = 7 Tage und Schnupfen ohne Arzt/ Medikamente = 1 Woche …

? **103.** Erkältungspräparate im Straßenverkehr: ein unterschätztes Problem?

✓ Antwort

Knapp 7 % aller 2,2 Mio. Verkehrsunfälle gehen auf das Konto von sedierenden (Neben-)Wirkungen von Arzneimitteln, die aus diesem Grunde ein erhebliches Gefahrenpotenzial besitzen.

Hierfür sind nicht nur die "üblichen Verdächtigen" wie z. B. Schlaf-, Beruhigungs- und Schmerzmittel (wie Morphinpräparate), sondern auch vermeintlich harmlose Präparate verantwortlich, die frei verkäuflich zur symptomatischen Therapie von

Erkältungskrankheiten auf dem Markt sind, wie z. B. (sedierende) Antihistaminika, (zentral wirkende) Hustenmittel oder Kombinationspräparate, die mitunter einen erheblichen Alkoholgehalt von bis zu 20 % enthalten. Daher sollten auch bei diesen Arzneimitteln, so sie denn mit dem Patienten angesprochen werden, sowohl die Aufklärung als auch der Hinweis auf die Möglichkeit der Beeinflussung der Verkehrstüchtigkeit dokumentiert werden.

Die Ausnahme bilden Acetylsalicylsäure, Paracetamol und Phenylephrin, die sich für die Behandlung der typischen Erkältungsbeschwerden bewähren und für die als Einzelsubstanzen oder Kombinationspräparate keine Auswirkungen auf die Verkehrstauglichkeit bekannt sind.

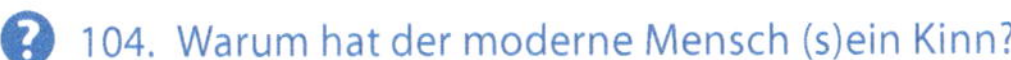 **104. Warum hat der moderne Mensch (s)ein Kinn?**

Antwort

Im Gegensatz zum Australopithecus, dem Homo erectus oder dem Neandertaler hat der moderne Mensch – der Homo sapiens – einen knochigen Vorsprung am Unterkiefer, der das Kinn ausprägt. Diese spezielle Form muss also in irgendeiner Form, da neu entstanden, evolutionsbiologisch einen (Über-)Lebensvorteil darstellen.

Biomechanische Untersuchungen konnten die üblicherweise gültige Theorie von Knochenvorsprüngen als Insertionsstelle von Muskeln widerlegen (Gröning et al. 2011; Ichim et al. 2006). Die Hypothese von individuelleren Zügen durch ein Relikt am unteren Rand des Unterkiefers nach Verkürzung des Gesichtsschädels um 15 % im Zuge der Evolution (Holton et al. 2015) geht in die Richtung von eher sogenannten weicheren, soziokulturellen Faktoren (Sprecher et al. 1994), die auch von der aktuellen Forschung favorisiert werden.

So könnten die resultierenden individuellen und maskulinen Züge, die Gesundheit, Zeugungsfähigkeit und vorteilhaften Genpool repräsentieren, das Sozialleben und damit das geschlechtsspezifische Auswahlverfahren beeinflussen (Conroy-Beam et al. 2015). Frauen finden z. B. während der fruchtbaren Tage um den Eisprung Männergesichter mit einem kräftigen und maskulin wirkenden Kinn besonders attraktiv.

Unerklärt bleibt dann jedoch, warum der Neandertaler, der noch vor dem modernen Homo sapiens lebte, kein Kinn entwickelte.

105. Welche Bedeutung hat der vibrationsinduzierte Nystagmus?

Antwort

Seit der von Bárány 1905 beschriebenen thermischen Überprüfung der peripheren Gleichgewichtsorgane ist die natürliche Schwankungsbreite zwischen der linken und rechten Seite bekannt, sodass seit der Formel nach Jongkees erst Seitendifferenzen ab 25 % als pathologisch gelten (Jongkees und Philipszoon 1964).

Im Falle einer einseitigen peripher vestibulären Störung wurde erstmals von Lücke 1973 ein durch Vibrationsreize am Mastoid hervorgerufener richtungsbestimmter Nystagmus beschrieben (Lücke 1973). Tatsächlich konnten Hamann und Schuster nachweisen, dass der vibrationsinduzierte Nystagmus als Aktivierung eines latenten Spontannystagmus – bis auf sehr seltene Ausnahmen von basal und lateral gelegenen Kleinhirn- oder Hirnstammläsionen – nahezu ausschließlich mit einer peripher vestibulären Läsion korreliert und dabei keinen Kompensationsmechanismen unterliegt (Hamann und Schuster 1999).

Vibrationen werden als periodische Bewegungen über Mechanorezeptoren der Haut, Muskeln, Sehnen, Gelenke, aber auch vom Innenohr perzipiert und dienen der Orientierung im Raum (Goodwin et al. 1972; Roll et al. 1989). Da bei einer Vibrationsfrequenz von 125 Hz über die Nackenmuskulatur Nystagmen auch beim Gesunden vorkommen (Kobayashi et al. 1988), konnte in den systematischen Untersuchungen von Hamann und Schuster ein Zusammenhang zwischen peripherer Läsion und Treffsicherheit der Methode bei deutlich niedrigeren Frequenzen um 50 Hz nachgewiesen werden (Hamann und Schuster 1999). Der genaue Mechanismus der Nystagmusauslösung ist interessanterweise unklar. Weder der gereizte Rezeptortyp (Typ-I- vs. Typ-II-Zellen) noch der Ort (Utriculus vs. Bogengang) ist bekannt.

Die Vibrationsreizung gilt als pathologisch, wenn ein horizontaler richtungsbestimmter Nystagmus auftritt oder ein latenter Spontannystagmus verstärkt wird, wobei der vibrationsinduzierte Nystagmus bei der beidseitigen Untersuchung jeweils zur gesunden Seite gerichtet ist. Weil der vibrationsinduzierte Nystagmus so eindeutig mit einer peripher vestibulären Seitendifferenz korreliert, fällt die Untersuchung bei vielen anderen Erkrankungen wie dem benignen paroxysmalen Lagerungsschwindel, dem phobischen Schwankschwindel, der vestibulären Migräne, aber auch der bilateralen Vestibulopathie naturgemäß negativ aus. Problematisch ist die Interpretation der Befunde beim Morbus Menière (Hamann 1999).

Die Bedeutung des vibrationsinduzierten Nystagmus liegt in der komplementären Diagnostik zur kalorischen Spülung, da durch die Vibrationsreize eine bestehende Seitendifferenz zunimmt und über eine zentrale Tonusdifferenz ein latenter oder schwacher Nystagmus verstärkt wird. Auch subklinische Marginalbefunde können über diese Methode demaskiert und detektiert werden (Hamann 2015).

? 106. Wie entsteht das Schnurren bei Katzen?

✓ Antwort
Das Schnurren von Katzen (ca. 25 Hz) signalisiert fast ausschließlich ein Wohlbehagen der Katze (Muggenthaler 2001).

Der genaue Mechanismus ist bisher jedoch nicht geklärt, weil die Katzen – wohl aus Gründen des Unbehagens – unter Labor-/Untersuchungsbedingungen häufig nicht schnurren wollen.

Die anerkannteste Hypothese erklärt das Schnurren durch schnelle Muskelkontrakturen der Kehlkopfmuskeln und des Zwerchfelles, die die Glottis verengen und die Luft zwischen den Stimmlippen zur Schwingung anregen.

Eine andere Hypothese postuliert ein durch die Reibung der Luft vibrierendes Zungenbein, das bei der Katze die Zunge mit dem Schädel verbindet. Das Zungenbein von Großkatzen wie Löwen und Tigern, die nur beim Ausatmen schnurren, dafür umso lauter brüllen können, ist dagegen elastisch, sodass ein Zusammenhang mit der Anatomie des Os hyoideum wahrscheinlich ist.

Eine andere Theorie vermutet die Schwingung der falschen Stimmlippen, den sog. Vorhoffalten, die bei den Katzen nicht wie beim Menschen kranial als Taschenfalten, sondern dorsal der Stimmlippen und der Aryknorpel liegen (also in der Region des sogenannten hinteren Dreiecks).

Der Vollständigkeit halber sei noch die Blutwallungshypothese genannt, bei der schnelle Kontraktionen des Zwerchfelles postuliert werden, die die hintere Hohlvene in Schwingungen versetzen, die über Trachea und Kehlkopf verstärkt würden.

Darüber hinaus konnte interessanterweise nachgewiesen werden, dass niedrige Schallfrequenzen um 25 Hz die Knochendichte erhöhen und das Knochenwachstum fördern, was die schnellere Heilung von Knochenbrüchen von (schnurrenden) Katzen im Vergleich zu anderen Säugetieren erklären könnte (Lindqvist 2003; Muggenthaler 2001).

? 107. Funktioniert die kalorische Vestibularisüberprüfung auch im Weltall?

✓ Antwort

Die gängige Erklärung des kalorischen Nystagmus liefert die Konvektionstheorie nach Bárány aus dem Jahre 1906, bei der unter der Wirkung der Schwerkraft Verschiebungen der Endolymphe durch Dichteveränderungen postuliert werden. In Schwerelosigkeit treten keine Konvektionsströme auf, demzufolge dürfte im Weltraum eine thermische Reizung der peripheren Gleichgewichtsorgane mit Auslösung von Nystagmen nicht möglich sein.

Im Rahmen der Spacelab-1-Mission im November/Dezember 1983 an Bord der Columbia, bei der übrigens der Deutsche Ulf Merbold als "Nutzlast-Spezialist" an der Durchführung von 72 Experimenten beteiligt war, konnte jedoch ein kalorischer Nystagmus ausgelöst und damit diese Theorie widerlegt werden (Scherer und Clarke 1985). Die Auslösbarkeit der Reizantwort war jedoch interessanterweise abhängig von der Aufenthaltszeit in der Schwerelosigkeit: So zeigte sich am 1. Tag im All überhaupt keine, am 2. Tag eine im Vergleich zu den Vorbefunden noch auf der Erde geringere und am 8. Tag eine den Bedingungen auf der Erde wieder vergleichbare Reizantwort (Clarke et al. 1993; Scherer et al. 1986).

Die Konvektionstherorie von Bárány kann also nicht ausreichen, um den kalorischen Nystagmus zu erklären. Nachdem eine thermische Reizung von auditorischen, aber auch vestibulären Afferenzen (Kleinfeldt und Dahl 1969) beschrieben wurde, erscheint damit das schwerkraftunabhängige Erklärungsmodell nach Bartels aus dem Jahre 1911 wahrscheinlicher, das eine direkte Wärmempfindlichkeit der Bogengangsrezeptoren und/oder Afferenzen postuliert (Scherer et al. 1985). Darüber hinaus gibt es jedoch auch Anhaltspunkte dafür, dass die Otolithenorgane die kalorischen Reizantworten über wohl komplexe Zusammenhänge modulieren sowie zentral-vestibuläre Interaktionen bestehen, deren genaue Mechanismen noch unklar sind (Scherer et al. 1985).

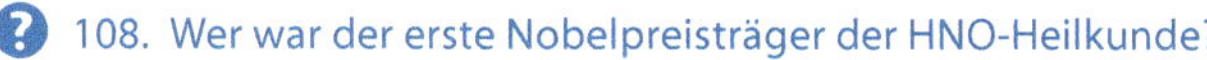

? 108. Wer war der erste Nobelpreisträger der HNO-Heilkunde?

✅ Antwort

Robert Bárány (1876–1936) war ab 1903 als Assistenzarzt unter Politzer in Wien an der damals berühmtesten otologischen Schule tätig und beschäftigte sich in seinen frühen Jahren intensiv mit der Entstehung des kalorischen Nystagmus. Er entwickelte die kalorische Vestibularisüberprüfung, beschrieb die postrotatorischen Nystagmen auf dem Drehstuhl und prägte eine Reihe von audiometrischen und klinischen Untersuchungsmethoden sowie Krankheitsbilder mit seinem Namen.

1908 präsentierte Bárány seine Lärmtrommel zur schnellen Vertäubung eines Ohres bei der Sprachabstandsprüfung und einseitiger Minderhörigkeit oder zur Entlarvung einer simulierten Taubheit über den Lombardversuch. Im heutigen klinischen Alltag kommt die Bárány-Lärmtrommel jedoch aufgrund der doch erheblichen, schlecht zu kontrollierenden Lautstärke und des ungenauen Frequenzverhaltens nur noch in seltensten Fällen zur Anwendung (Lübbers und Lübbers 2013).

Seine Arbeiten über die Physiologie und Pathologie des Vestibularorgans wurden 1914 mit dem Nobelpreis gewürdigt, der ihm jedoch kriegsbedingt erst 1915 zugesprochen wurde. Zu diesem Zeitpunkt befand sich Bárány als Chirurg der k.u.k.-Armee in russischer Kriegsgefangenschaft. Erst nach seiner Freilassung 1916 – unter anderem nach Intervention des schwedischen Kronprinzen bei dem Zaren – konnte er seinen Preis entgegennehmen. Zurückgekehrt nach Wien wurde ihm mit Neid, Missgunst und Anfeindungen begegnet, sodass es ihn über seine guten Verbindungen nach Schweden nach Uppsala zog, wo er 1926 zum Ordinarius ernannt wurde.

Sein überragender Verdienst um die Entschlüsselung und Entmystifizierung des peripheren Vestibularorgans führte zu einer immensen weltweiten Aufmerksamkeit. Durch die bemannte Raumfahrt und die Probleme in der Schwerelosigkeit bekam die Vestibularisforschung dann noch einmal ganz neue und aktuelle Impulse (▶ Frage 107).

? 109. Was zum Kuckuck hat Coca-Cola mit Schokolade zu tun?

✓ Antwort

Adam Politzer (1835–1920), ausgebildet bei einer Reihe von wichtigen Personen wie von Tröltsch, Helmholtz, Bernard und Kölliker, war die herausragende Persönlichkeit der Ohrenheilkunde zu der damaligen Zeit. In Wien, dem Epizentrum dieses Fachgebietes, wurden die namhaften Vertreter der nachfolgenden Generation ausgebildet, die dann Politzers Schule in Europa und Amerika über das Schneeballsystem verbreiteten.

Neben dem Politzer-Ballon entwickelte er einen handlichen Akumeter zur einheitlichen Hörmessung von Luft- und Knochenleitung: Gehalten zwischen Zeigefinger und Daumen wird durch den Mittelfinger ein kleiner Perkussionshammer ausgelöst, der auf einen Stahlzylinder schlägt und dadurch den Ton generiert (Lübbers und Lübbers 2013).

Unter Verwendung des Politzer-Ballons haben schon Generationen von HNO-Ärzten den ersehnten und erwünschten Druckausgleich im Mittelohr erreicht, wobei oben genannte Wörter den benötigten Nssopharynxverschluss erzeugen.

? 110. Gelangt die Tränenflüssigkeit aktiv oder passiv in die Nase?

✓ Antwort

Bildung und Abfluss der Tränenflüssigkeit werden über einen komplexen Regulations- und Rückkopplungsmechanismus gesteuert und in ihrer Gesamtheit als Tränenfunktionseinheit bezeichnet (Paulsen 2008).

Die Tränenflüssigkeit wird von den Tränendrüsen, akzessorischen Tränendrüsen, den Lidranddrüsen und von Becherzellen der Bindehaut gebildet. Gleichwohl offensichtlich ein Teil wieder von der Tränenwegsschleimhaut resorbiert wird, fließt der Hauptanteil über den bekannten Weg der ableitenden Tränenwege in die Nase. Dabei wird die Tränenflüssigkeit durch die Muskelpumpe des M. orbicularis oculi (sogenannter Horner-Muskel) von den Tränenpünktchen über die Canaliculi bis zum Saccus bewegt, um dann von dort über ein mit Kinozilien ausgestattetes Epithel und ein den Tränensack umgebendes Muskel- und Bindegewebsfaser- sowie spiralförmig angeordnetes kavernöses Venensystem aktiv über den Ductus nasolacrimalis in den unteren Nasengang transportiert zu werden. Der genaue Mechanismus ist noch unklar, scheint jedoch hochkomplex zu sein (Amin et al. 2013).

? 111. Wie funktioniert ein Laser?

✓ Antwort

Die physikalischen Grundlagen des Lasers (light amplification by stimulated emission of radiation) wurden von Einstein 1916 beschrieben. Es sollte jedoch noch einige Jahrzehnte dauern, bis 1957 der Maser (mit Emission von Mikrowellenstrahlung) und 1960 der 1. Rubinlaser von Theodore Maiman, einem US-amerikanischen Physiker, entwickelt wurde (Maiman 1960). (Seine Erfindung sollte ihm übrigens 2000 selbst zu Gute kommen, als er sich in München einem Lasereingriff unterziehen musste.)

Prinzipiell kann jedes Element elektromechanische Strahlung aussenden: Die Elektronen bewegen sich in sogenannten Orbitalen (Energieumlaufbahnen) um das Proton, wobei die einzelnen Elektronen wie ein "Überlaufsystem" zunächst das innerste, energieschwächste Orbital besetzen, um dann das nächste, energiereichere, weiter außen gelegene Orbital aufzufüllen usw. Wenn dem Atom nun Energie in Form eines Photons zugeführt wird, wird ein Elektron in das nächste, energiereichere Orbital angehoben. Aufgrund des Bestrebens, den Ursprungszustand wiederherzustellen, wechselt das Elektron wieder in die ursprüngliche energieschwächere Umlaufbahn. Hierbei wird erneut ein Photon ausgesendet, dessen Frequenz seiner elektromechanischen Strahlung spezifisch für das jeweilige Element ist.

Ein Laser besteht nun aus einem Resonator, der auf der einen Seite mit einem total, auf der anderen Seite mit einem partiell reflektierenden Spiegel versehen ist. Der Resonator ist mit einem gasförmigen (CO_2-Laser), flüssigen oder festen Medium (Nd:YAG-Laser, Neodym-dotierter Yttrium-Aluminium-Granat-Laser) – also Atomen – gefüllt, dem von außen Energie zugeführt wird. Hierdurch werden die Elektronen des Mediums wie oben beschrieben angeregt, was eine Kettenreaktion in Gang setzt und die Menge der emittierten Photonen um viele Potenzstufen verstärkt. Durch die Anordnung der Spiegel wird die Richtung der entstehenden verstärkten elektromechanischen Strahlung zu einem parallelen Strahl synchronisiert und über den halboffenen Spiegel als Laserstrahl emittiert.

Der Resonator bestimmt somit die Richtung und das Medium die Wellenlänge des Lasers, die im für das menschliche Auge nicht sichtbaren Bereich liegen kann. Als Zielstrahl wird in diesem Fall dann z. B. wie beim CO_2-Laser zusätzlich ein Helium-Neon-Laser eingesetzt (Wetsch et al. 2014).

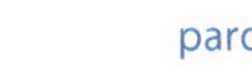 **112. Welche Befreiungsmanöver können beim benignen paroxysmalen Lagerungsschwindel angewendet werden?**

Antwort

Eine Kanalolithiasis (die Otolithen flottieren frei im Bogengang) bzw. Kupulolithiasis (die Otolithen lagern sich an die Cupula ampullaris an) gelten als das gängige und anerkannte pathophysiologische Korrelat des benignen paroxysmalen Lagerungsschwindels (Hamann 2006). In den meisten Fällen sind die posterioren, viel seltener die horizontalen (10 %) oder anterioren (<5 %) Bogengänge betroffen (Korres et al. 2008; Strupp et al. 2013). Durch eine differenzierte Lagerungsdiagnostik können die betroffenen Bogengänge in der Regel gut identifiziert werden. Dabei ist zu berücksichtigen, dass bei Befall des horizontalen Bogengangs häufiger eine Kupulolithiasis mit inversen Nystagmen besteht, sodass zwischen einem geotropen (Nystagmus nach unten gerichtet) und einem apogeotropen Befall (Nystagmus nach oben gerichtet) unterschieden wird (Kim et al. 2012; Van den Broek et al. 2014). Da die Otolithen sich nicht auflösen, sind Rezidive nach mehreren Jahren mit 20–50 % sehr häufig (Brandt et al. 2006; Hamann 2001).

Therapeutisch haben sich je nach befallenem Bogengang folgende Befreiungsmanöver durchgesetzt:

Posteriorer Bogengang:

Epley-Manöver (Epley 1992) und Semont-Manöver (Semont et al. 1988): Die Durchführung sollte jedem HNO-Arzt bekannt sein und wird an dieser Stelle nicht weiter im Detail beschrieben. Für beide Verfahren werden ähnliche Erfolgsraten von 70 % bei der Erstbehandlung und von bis zu 99 % bei mehrfacher Anwendung innerhalb einer Woche angegeben (Brandt et al. 1994; Mandala et al. 2012).

Horizontaler Bogengang:

Barbecue-Rotation nach Lempert (Lempert und Tiel-Wilck 1996): Hierbei erfolgt (analog zum Grillhähnchen) ein Kopf-Körper-Drehung in 90°-Schritten einmal komplett um die Körperachse, wobei die Kopfdrehung vorangeht und jeweils versetzt von der Köperdrehung gefolgt wird. Eine Rollmanöver aus drei kompletten Drehungen soll noch erfolgversprechender sein (Shan et al. 2015).

Gufoni-Manöver (Gufoni und Mastrosimone 1998; Mandala et al. 2013): Der Patient wird aus der normalen Sitzposition auf die Seite des schwächer schlagenden Nystagmus gelegt. Nach einer kurzen Pause wird der Kopf dann um 45° nach unten gedreht. Nach einer Wartezeit in dieser Position kann sich der Patient wieder aufrichten. Bei der apogeotropen Form muss zusätzlich noch eine weitere Drehung in Form des Barbecue-Manövers erfolgen, um die Otolithen vollständig in das Vestibulum zu befördern (Oron et al. 2015; Van den Broek et al. 2014).

Anteriorer Bogengang:
Yacovino-Manöver (Yacovino et al. 2009): Überstreckung des Kopfes in Kopf-Hängelage mit schrittweisem Anheben und Aufrichten des Oberkörpers. Für dieses Verfahren wird eine Erfolgsrate von 85 % bei einmaliger und 100 % bei mehrfacher Anwendung angegeben (Yacovino et al. 2009).

? 113. Wie sieht das Prinzip der Desensibilisierung bei ASS-Intoleranz aus?

✓ Antwort
Die adaptive ASS-Desaktivierungsbehandlung ist die einzig kausale Therapie beim Analgetika-Intoleranz-Syndrom (AIS; Gosepath et al. 2002; Stevenson et al. 1996; Stevenson et al. 1980) und beruht auf dem Zufallsbefund einer Refraktärzeit von ca. 72 h bei Patienten mit AIS nach oraler Einnahme von ASS (Zeiss und Lockey 1976). Pathophysiologisch scheint eine vermehrte Expression von cys-Leukotrien-Synthase B4, vorzuliegen, die über proinflammatorische Leukotriene und Leukotrienrezeptoren eine überschießende Entzündungsreaktion in Gang setzt (Dahlén et al. 1993).

Über die Verabreichung von ASS wird eine Toleranz gegenüber anderen Analgetika, wie z. B. COX(Cyclooxygenase)-1-Inhibitoren erzeugt (Sweet et al. 1990; Szcelkik et al. 2004), weil durch die regelmäßige Verabreichung die Refraktärphase immer wieder verlängert wird (Stevenson und Simon 2006).

Nach einer Phase der initialen Aufdosierung bis zu 1.300 mg ASS unter stationären Bedingungen für mehrere Tage wird eine Erhaltungsdosis verabreicht, die international und fach- sowie zentrumsspezifische Unterschiede aufweist (Kirsche und Klimek 2015), da keine eindeutigen Empfehlungen über die Höhe der Erhaltungsdosis existieren (Stevenson et al. 1996). Als in Deutschland übliche Dosis gilt 300 mg ASS/Tag (Weber et al. 2012), in vereinzelten Fällen auch 500 mg (Mühlmeier et al. 2015), die mit einer signifikanten Abnahme von sinusitischen Symptomen Rezidiv-NNH-Operationen korreliert (Lee et al. 2007; Mühlmeier et al. 2015; Rozasi et al. 2008).

Problematisch bleibt allerdings ein möglicher Therapieabbruch durch mangelnde Compliance, mangelnde Beschwerdelinderung oder insbesondere die gastrointestinalen Nebenwirkungen einer ASS-Dauermedikation (Mühlmeier et al. 2015).

? 114. Was versteht man unter den Curacao-Kriterien?

✓ Antwort

Mit den sogenannten Curacao-Kriterien kann ein Morbus Osler
diagnostiziert werden. Sind mindestens 3 Kriterien erfüllt, gilt ein
Morbus Osler als gesichert (Shovlin et al. 2000):

- Hereditäres Auftreten (Ein Verwandter 1. Grades ist ebenfalls
  erkrankt.)
- Rezidivierende Epistaxis
- Multiple typische Teleangiektasien im Gesicht
- Organbeteiligung mit arteriovenösen Malformationen, vor allem
  in Lunge, Gehirn, Gastrointestinaltrakt

? 115. Warum ist Zerumen bitter?

✓ Antwort

Zerumen ist das Produkt der Glandulae ceruminosae, die sich
als Hautanhangsgebilde in den äußeren zwei Dritteln des
Gehörgangs befinden und über ekkrine und apokrine Sekretion
eine Substanz absondern, die zusammen mit Epithelschuppen,
Staub und anderen Fremdstoffen die typische sogenannte
kaukasische weiche, fettige, gelb-bräunliche Konsistenz
ausmacht. (Die andere, sogenannte mongoloide Variante ist
trocken. Hanger und Mulley 1992.)

Über chromatografische Verfahren konnten bisher über 1.000(!)
Inhaltsstoffe nachgewiesen werden (Burkhart et al. 2001; Stránský
et al. 2011), von deren Sinnhaftigkeit beim Wunder der Natur
ausgegangen werden muss. So finden sich Kohlenwasserstoffe,
Wachsester, Cholesterin, Fett- und Hydroxysäuren, aber auch
Lysozym, Immunglobuline und Peptide zur Abwehr von Bakterien
und Pilzen (Bortz et al. 1990; Burkhart et al. 2000; Okuda et al.
1991; Petrakis et al. 1971; Schwaab et al. 2011).

Neben Galle ist Zerumen die einzige Körpersubstanz, die bitter
ist, wobei unklar ist, welcher Inhaltsstoff dafür verantwortlich ist.
Es wird vermutet, dass der bittere Geschmack Insekten vor dem
Eindringen abhalten soll (Hyslop 1971).

**? 116. Ist die Bestimmung der Antistreptokokken-DNase-B-An-
tikörper (Anti-DNase B) für die HNO relevant?**

✓ Antwort

Anti-DNase B richten sich gegen das von Streptokokken
abgegebene Exoenzym Desoxyribonuklease B. Typischerweise
setzt die Antikörperbildung zwar später ein als gegen
Streptolysin, ist dann aber bei einem deutlich größeren Teil der
Patienten nachweisbar. Der Anti-DNase-B-Titer wird deswegen

in den letzten Jahren den anderen traditionellen Titern wie ASL (Anti-Streptolysin) oder Anti-Hyaluronsäure vorgezogen.

Das Bestimmen eines dieser Titer als ein traditionelles Diagnosekriterium zur Abklärung einer chronischen Tonsillitis signalisiert jedoch lediglich eine (hochvariable) Immunantwort gegen Streptokokkenantigene, wodurch die Anwesenheit von Gruppe A-Streptokokken weder widerlegt noch bewiesen werden kann (Johnson et al. 2010; Hill 2010; Sen und Ramanan 2014), zumal auch asymptomatische Patienten mit mikrobiologischem Nachweis im Rachenabstrich als Träger von β-hämolysierenden Streptokokken möglich sind.

Die Beurteilung des jeweiligen Titer-Wertes wurde bisher – wenn überhaupt – nur in Zusammenschau von Anamnese, klinischem Befund, mikrobiologischem Abstrichergebnis und anhand der Kinetik der Antikörperantwort berücksichtigt.

In der aktuellen S2k-Leitlinie Therapie entzündlicher Erkrankungen der Gaumenmandeln – Tonsillitis wird jedoch die Bestimmung von sämtlichen Antikörpertitern einschließlich Anti-Streptolysin, Anti-Hyaluronidase, Anti-DNase B etc. als ohne Wert ausdrücklich nicht empfohlen, da auch in einer aktuellen, für die Erstellung der Leitlinie durchgeführten Literaturrecherche keine evidenzbasierte Grundlage zur Entscheidungsfindung für oder gegen eine Tonsillektomie nachgewiesen wurde. Darüber hinaus wurden weder Korrelationen mit einem Schutz gegen Streptokokkeninfektionen, mit einem erhöhten Risiko für akute Streptokokkeninfektionen oder eitrige oder immunogene Folgeerkrankungen noch Vorhersagen bezüglich des Trägerstatus von Streptokokken oder erhöhte Kontagiösität gefunden (Deutsche Gesellschaft für Hals-Nasen-Ohren-Heilkunde, Kopf- und Hals-Chirurgie 2015b).

? 117. **Kann man mehrfach an Scharlach erkranken?**

✓ Antwort

Beim Scharlach handelt es sich um eine Exotoxin-vermittelte Systemerkrankung durch β-hämolysierende Streptokokken der Gruppe A (v. a. Streptococcus pyogenes) und darf nicht mit einer jeden Streptokokken-Tonsillitis mit Exanthem gleichgesetzt werden (Silva-Costa et al. 2014).

Scharlach entsteht nur dann, wenn die Streptokokken spezifische Bakteriophagen beherbergen, die die Produktion des pyrogenen und zytolytischen Scharlachtoxins durch ihre Wirtszellen induzieren (Johnson et al. 1986; Wannamaker 1983). Bei Bakteriophagen handelt es sich um Viren, die auf ihre Wirtszellen spezialisiert sind und nach Adsorption an die Zellwand der Streptokokken ihre Phagen-DNA in das Bakterium injizieren. Nach einer kurzen Latenzphase von einigen Stunden werden die Phagengene dann in einer festgelegten Reihenfolge aktiv. Daraufhin werden vom Bakterium reife Phagenpartikel und das Scharlachtoxin gebildet, das nach Lysis der Wirtszelle freigesetzt wird, in den Blutkreislauf gelangt (Casas und Maloy 2011; Górski und Weber-Dabrowska 2005) und für die systemischen Begleiterscheinungen wie Ausschlag, Epidermolyse etc. verantwortlich ist.

Da es drei verschiedene Toxine SPE-A, SPE-B und SPE-C gibt, die jeweils zu einer spezifischen, zwar langen, jedoch nicht lebenslangen und auch nicht gegenseitigen Immunität führen, und auch Phagenkonversionen möglich sind (Nida und Ferretti 1982) sind Mehrfachinfektionen möglich, sodass man im Laufe des Lebens auch mehrfach an Scharlach erkranken kann.

Unabhängig von der Immunität gegen die Scharlachtoxine sind sowohl Reinfektionen durch A-Streptokokken des gleichen Stammes über eine endogene Erregerpersistenz als auch Neuinfektionen mit einer der über 80 verschiedenen Serotypen möglich.

? 118. Wann ist bei einer EBV-Tonsillitis (Ebstein-Barr-Virus-Tonsillitis) eine Tonsillektomie indiziert?

✓ Antwort

Bis Ende des 20. Jahrhunderts war in Deutschland die Tonsillektomie im Rahmen einer EBV-Tonsillitis üblich, nachdem in Fallberichten sowie retrospektiven Studien eine Verkürzung der Krankheitsdauer beschrieben wurde (Mann und Lange 1974; Wilke und Swoboda 1981). In der modernen Wissenschaft genügen diese Quellen jedoch nicht den Evidence-based-Kriterien, wie sich in der für die Erstellung der aktuellen Leitlinie Therapie entzündlicher Erkrankungen der Gaumenmandeln – Tonsillitis durchgeführten Literaturrecherche herausstellte (Deutsche Gesellschaft für Hals-Nasen-Ohren-Heilkunde, Kopf- und Hals-Chirurgie 2015b).

Darüber hinaus erwähnt die Leitlinie, dass ab 1984 nur noch wenige Artikel publiziert wurden, die sich im Wesentlichen anderen Aspekten widmeten und bei denen entweder auf die Tonsillektomie nicht näher eingegangen oder die Tonsillektomie nur am Rande erwähnt wurde (Georgalas et al. 2009; Walther et al. 2005; Windfuhr et al. 2005; Wolfensberger und Mund 2004) oder aber wesentliche Evidence-based-Kriterien nicht berücksichtigt wurden (Oddera 2000; Stevenson et al. 1992).

Die aktuelle Leitlinie spricht sich deswegen gegen die Tonsillektomie im Rahmen einer EBV-Tonsillitis als Routinemaßnahme zur Verkürzung des Krankheitsverlaufes aus. Im Falle einer Atemwegsobstruktion mit drohender Ateminsuffizienz durch eine entzündliche Schwellung der Tonsillen wird die Tonsillektomie hingegen empfohlen.

Der Einsatz von Kortikoiden wird zur symptomatischen Therapie empfohlen, nachdem in einem Cochrane-Review aus 2006 eine Verkürzung des Krankheitsverlaufes nachgewiesen wurde (Candy und Hotopf 2006).

? 119. Wie funktioniert die akustische Rhinometrie?

✓ Antwort

Die akustische Rhinometrie wurde in Deutschland durch Herrn Prof. Mlynski, Greifswald, entwickelt und ist mit diesem Namen untrennbar verbunden.

Für die akustische Rhinometrie werden 0,2 ms-Schallklicks über einen 90 cm langen Tubus dem Nasenloch zugeführt und von den anatomischen Strukturen der Nasenhaupthöhle in Abhängigkeit der lokalen akustischen Impedanz und des Atemwegsquerschnitts reflektiert. Wie bei der konventionellen Rhinometrie auch darf der schalldichte Nasenadapter dabei den Naseneingang nicht verformen. Aus den Parametern Amplitude, Frequenzspektrum und Zeit des reflektierten Schalls wird dann ein dreidimensionales Bild des Naseninneren generiert, welches als zweidimensionale Kurve abgebildet wird. Somit kann über die akustische Rhinometrie die Querschnittsfläche der inneren Nase an jeder beliebigen Stelle bis zu einem Abstand von ca. 5 cm ab dem Naseneingang gemessen werden. In noch tieferen Abschnitten der Nase ergeben sich dann durch Einbezug der Nasennebenhöhlen falsche und nicht verwertbare Ergebnisse (◘ Abb. 3.3, ◘ Abb. 3.4).

? 120. Wie wird die akustische Rhinometrie beurteilt und ausgewertet?

✓ Antwort

Die akustische Rhinometrie ermöglicht eine sehr präzise Operationsplanung. Zur Auswertung und Beurteilung hat sich folgender Algorithmus bewährt:

1. Beurteilung der Obstruktion (Rhinoresistometrie): Wie hoch ist der akustische Widerstand?:
   - <9 = pathologisch niedrig
   - 17–35 = geringgradig
   - >70 = hochgradig
2. Wie hoch ist der hydraulische Widerstand?
   - 5,5-6,5 mm = normal
3. Wie zeigt sich das Ausmaß der Turbulenz (◘ Abb. 3.3)?
   - Die Wellen repräsentieren den Naseneingang (Pfeil 1), die innere Nasenklappe (Pfeil 2) und die untere Muschel/ den Septumschwellkörper (Pfeil 3). Tiefer als 5 cm in die Nase hinein ergeben sich aufgrund der Einbeziehung der Nasennebenhöhlen falsch zu hohe und nicht mehr verwertbare Ergebnisse.
   - Je größer der Diffusorwinkel, desto mehr Turbulenz (◘ Abb. 3.4).
4. Besteht ein Ansaugphänomen?
   - >25 % = pathologisch

Prosper Hospital
45659 Recklinghausen

otopront®

Akustische Rhinometrie   V 2.74

Untersuchungsdatum

geb.

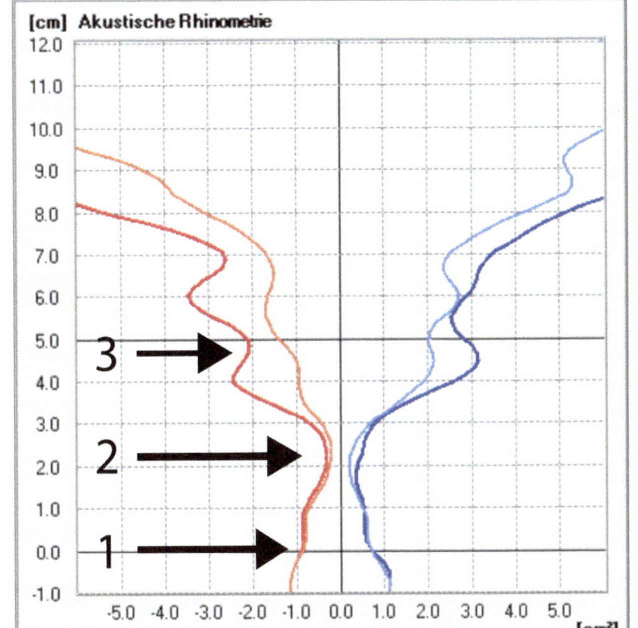

Seite	Messung	MCA1		MCA2		HP		Vol		Diffusor-Öffnungswinkel [°]
		Dist.[cm]	Flä.[cm²]	Dist.[cm]	Flä.[cm²]	Dist.[cm]	Flä.[cm²]	1[cm³]	2[cm³]	
Rechts	vor	2,26	0,20						2,02	
	nach	2,26	0,31	4,83	2,05	5,20	2,32	3,77	4,13	11,96
Links	vor	1,92	0,23	5,00	2,01	5,20	2,07	3,75	3,75	11,72
	nach	1,74	0,37						5,24	

vor = vor Abschwellen, nach = nach Abschwellen, Dist. = Distanz, Flä. = Fläche, HP = Highest Point, Vol. = Volumen,
MCA1 = Querschnittsfläche am Isthmus nasi (Anfang des Diffusors), MCA2 = Querschnittsfläche am Kopf der unteren Muschel,
HP = Querschnittsfläche am Ende des Diffusors, Vol1 = Volumen zwischen MCA1 und MCA2, Vol2 = Volumen zwischen MCA1 und 50mm,
Diffusorwinkel = Winkel der Regressionsgeraden der Radien von MCA1 bis HP.

Richtwerte:

Querschnittsflächen		Diffusoröffnungswinkel	
MCA1	0.5 - 0.7cm²	φ < 7°	geringe
MCA2	> MCA1	φ 7° - 9°	Turbulenzbildung
HP	> MCA2	φ > 9°	mittlere

Diagnose

otopront®

◘ Abb. 3.3 In der akustischen Rhinometrie wird die Querschnittsfläche des Naseninneren bis ca. 5 cm ab dem Naseneingang als 2-dimensionales Diagramm abgebildet (Pfeil 1: Naseneingang, Pfeil 2: innere Nasenklappe, Pfeil 3: untere Muschel/Septumschwellkörper). Noch tiefer in der Nase ergeben sich falsche, zu hohe Werte, weil der Querschnitt der Nasennebenhöhlen inkludiert wird

Das Verhältnis zwischen den Kurven durch den Naseneingang und die innere Nasenklappe zueinander ermöglicht – zusammen mit dem Nachweis eines Ansaugphänomens – die Unterscheidung zwischen einer Nasenklappenstenose, z. B. durch eine hohe Septumdeviation (◘ Abb. 3.5), die zur Indikation der Septumplastik führt, und einem kompletten Nasenflügelkollaps (◘ Abb. 3.6), der mittels Septorhinoplastik korrigiert wird.

Im Falle einer skelettalen Septumdeviation zu einer Seite (im Rahmen der anterioren Rhinoskopie) mit erhöhtem hydraulischen Widerstand auf der Gegenseite wird eine Septorhinoplastik empfohlen (Strut, Outfracture etc.), da eine alleinige Septumplastik den hydraulischen Widerstand der Gegenseite noch vergrößern würde.

Interessanterweise berücksichtigt Herr Prof. Mlynski die Weichteilkomponente präoperativ nicht, da sie von sehr vielen Faktoren abhängig sei. Aus diesem Grunde wird von ihm in der modernen funktionellen Rhinochirurgie im Primäreingriff die früher immer untrennbare Kombination "Septum/Concho" nur noch in Ausnahmefällen und ein Muscheleingriff nach Septumplastik/Septorhinoplastik erst im Intervall von ca. 1 Jahr empfohlen.

? 121. Warum wecken Gerüche aus der Vergangenheit mehr Erinnerungen als es bei den anderen Sinneseindrücken der Fall ist?

✓ Antwort

Wer kennt es nicht, dieses Phänomen, dass Gerüche aus der lange zurück liegenden Vergangenheit oder Kindheit sofort Erinnerungen wach werden lassen, viel präsenter und intensiver als es bei visuellen oder auditiven Sinneseindrücken der Fall ist: Der Dachboden der Großtante, die Küche der Großmutter in der Weihnachtszeit, des Parfüm der ersten Freundin, aber auch die Abscheu vor dem Leberwurstbrot, der verhassten Umkleide des Schulsports etc. Doch woran liegt das?

Das Riechen ist zusammen mit der taktilen Wahrnehmung das phylogenetisch älteste Sinnessystem, da das Leben der ersten Wirbeltiere durch die Fähigkeit zu riechen dominiert wurde. Das Vorderhirn dieser primitiven Lebensformen verarbeitete ganz überwiegend die Geruchsinformationen, was sich bis zum Menschen zumindest anatomisch fortgesetzt hat, jedoch um die enge Verknüpfung zum limbischen System erweitert wurde. Der Geruch hat sich phylogenetisch zusammen und untrennbar mit dem Gefühlsleben entwickelt, was erklärt, dass Geruchseindrücke zentral immer und zwangsläufig mit den Gefühlen verarbeitet werden und verknüpft sind, und zwar in einem Maße, wie es bei den anderen Sinneseindrücken nicht der Fall ist (Manzini et al.

Prosper Hospital
45659 Recklinghausen

otopront

Akustische Rhinometrie   V 2.74

Untersuchungsdatum

geb.

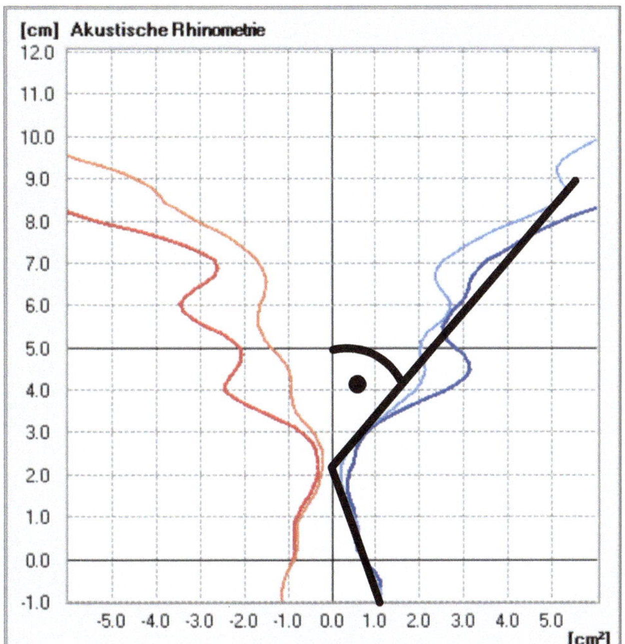

Seite	Messung	MCA1		MCA2		HP		Vol		Diffusor-Öffnungswinkel [°]
		Dist.[cm]	Flä.[cm²]	Dist.[cm]	Flä.[cm²]	Dist.[cm]	Flä.[cm²]	1[cm³]	2[cm³]	
Rechts	vor	2,26	0,20						2,02	
	nach	2,26	0,31	4,83	2,05	5,20	2,32	3,77	4,13	11,96
Links	vor	1,92	0,23	5,00	2,01	5,20	2,07	3,75	3,75	11,72
	nach	1,74	0,37						5,24	

vor = vor Abschwellen, nach = nach Abschwellen, Dist. = Distanz, Flä. = Fläche, HP = Highest Point, Vol. = Volumen,
MCA1 = Querschnittsfläche am Isthmus nasi (Anfang des Diffusors), MCA2 = Querschnittsfläche am Kopf der unteren Muschel,
HP = Querschnittsfläche am Ende des Diffusors, Vol1 = Volumen zwischen MCA1 und MCA2, Vol2 = Volumen zwischen MCA1 und 50mm,
Diffusorwinkel = Winkel der Regressionsgeraden der Radien von MCA1 bis HP.

Richtwerte:

Querschnittsflächen		Diffusoröffnungswinkel	
MCA1	0.5 - 0.7cm²	φ < 7°	geringe
MCA2	> MCA1	φ 7° - 9°	Turbulenzbildung
HP	> MCA2	φ > 9°	mittlere

Diagnose

otopront

● **Abb. 3.4**   Der Diffusorwinkel zeigt das Ausmaß der Turbulenz an: Je größer der Winkel, desto größer ist auch die Turbulenz

Prosper Hospital
45659 Recklinghausen

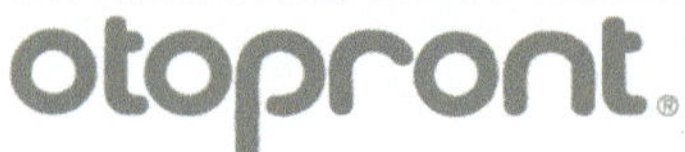

Akustische Rhinometrie   V 2.74

Untersuchungsdatum

geb.

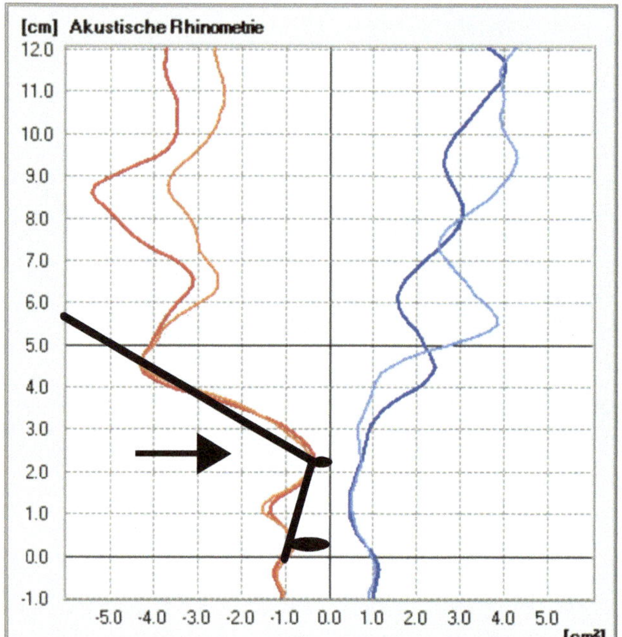

Seite	Messung	MCA1 Dist.[cm]	MCA1 Flä.[cm²]	MCA2 Dist.[cm]	MCA2 Flä.[cm²]	HP Dist.[cm]	HP Flä.[cm²]	Vol 1[cm³]	Vol 2[cm³]	Diffusor-Öffnungswinkel [°]
Rechts	vor	2,26	0,42						6,48	
	nach	2,26	0,34						6,60	
Links	vor	1,23	0,51						3,51	
	nach	1,23	0,47						4,80	

vor = vor Abschwellen, nach = nach Abschwellen, Dist. = Distanz, Flä. = Fläche, HP = Highest Point, Vol. = Volumen,
MCA1 = Querschnittsfläche am Isthmus nasi (Anfang des Diffusors), MCA2 = Querschnittsfläche am Kopf der unteren Muschel,
HP = Querschnittsfläche am Ende des Diffusors, Vol1 = Volumen zwischen MCA1 und MCA2, Vol2 = Volumen zwischen MCA1 und 50mm,
Diffusorwinkel = Winkel der Regressionsgeraden der Radien von MCA1 bis HP.

Richtwerte:

Querschnittsflächen		Diffusoröffnungswinkel	
MCA1	0.5 - 0.7cm²	φ < 7°	geringe
MCA2	> MCA1	φ 7°- 9°	Turbulenzbildung
HP	> MCA2	φ > 9°	mittlere

Diagnose

Abb. 3.5   Ist der Querschnitt im Bereich der inneren Nasenklappe (Pfeil) kleiner als im Naseneingang spricht dies – zusammen mit dem Nachweis eines Ansaugphänomens – für eine Nasenklappenstenose (z. B. durch eine hohe Septumdeviation)

Prosper Hospital
45659 Recklinghausen

otopront®

Akustische Rhinometrie　　　V 2.74

Untersuchungsdatum

geb.

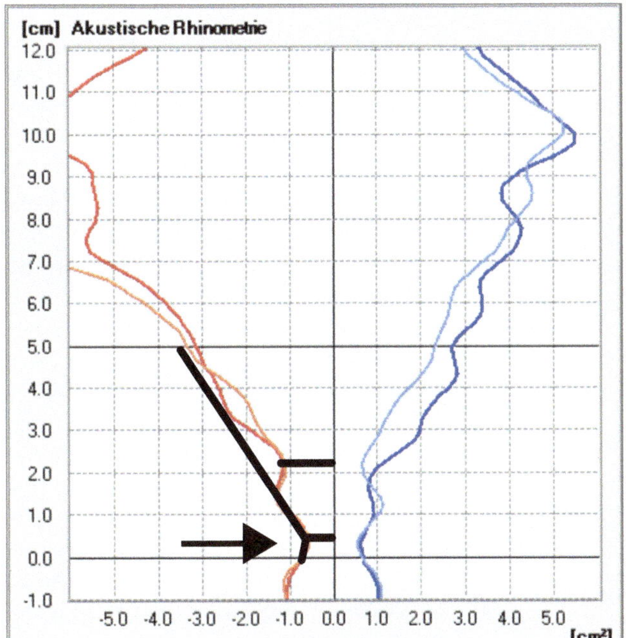

Seite	Messung	MCA1		MCA2		HP		Vol		Diffusor-Öffnungswinkel [°]
		Dist.[cm]	Flä.[cm²]	Dist.[cm]	Flä.[cm²]	Dist.[cm]	Flä.[cm²]	1[cm³]	2[cm³]	
Rechts	vor									
	nach									
Links	vor	2,09	0,65						4,21	
	nach									

vor = vor Abschwellen, nach = nach Abschwellen, Dist. = Distanz, Flä. = Fläche, HP = Highest Point, Vol. = Volumen,
MCA1 = Querschnittsfläche am Isthmus nasi (Anfang des Diffusors), MCA2 = Querschnittsfläche am Kopf der unteren Muschel,
HP = Querschnittsfläche am Ende des Diffusors, Vol1 = Volumen zwischen MCA1 und MCA2, Vol2 = Volumen zwischen MCA1 und 50mm,
Diffusorwinkel = Winkel der Regressionsgeraden der Radien von MCA1 bis HP.

Richtwerte:

Querschnittsflächen		Diffusoröffnungswinkel	
MCA1	0.5 - 0.7cm²	φ < 7°	geringe
MCA2	> MCA1	φ 7° - 9°	Turbulenzbildung
HP	> MCA2	φ > 9°	mittlere

Diagnose

otopront

⬛ Abb. 3.6　Ist der Querschnitt im Bereich des Naseneingangs (Pfeil) kleiner als im Bereich der inneren Nasenklappe
spricht dies – zusammen mit dem Nachweis eines Ansaugphänomens – für einen kompletten Nasenflügelkollaps

2014). Dieser emotionale Bezug erklärt z. B. auch die Entwicklung von Depressionen bei einer Riechstörung (Croy et al. 2014).

Die Wahrnehmung von Gerüchen beginnt um die 26. Schwangerschaftswoche. Nach der Geburt werden alle Düfte zunächst als neutral perzipiert, die Bewertung und emotionale Verknüpfung entsteht erst infolge der persönlichen Erfahrungen.

Zur primären Riechrinde des orbitalen Frontallappens und dorsomedialen Temporallappens (Gottfried 2006) werden deswegen mit dem Übergang zwischen Stirn- und Schläfenlappen, der Amygdala und dem rostralen entorhinalen Kortex im Temporallappen, Strukturen des limbischen Systems gezählt (Price 1973), was den Geruchssinn so einzigartig macht. Die anderen Sinnessysteme besitzen nämlich jeweils eine eigene und exklusive primäre Hirnregion:

- Sehen: primäre Sehrinde im Okzipitallappen,
- Hören: primäre Hörrinde in den Heschl-Querwindungen,
- Tasten: primärer somatosensorischer Kortex im Gyrus postcentralis.

Darüber hinaus ist auch der sekundäre Riechkortex mit weiteren zentralen Strukturen verknüpft (Gottfried 2006), die die Nahrungsaufnahme, das Gefühlsleben, den Hormonhaushalt u. a. steuern (Arias-Carrion et al. 2010).

Auch wenn in der zwischenmenschlichen Kommunikation den auditiven und visuellen Reizen gemeinhin eine größere Bedeutung beigemessen wird, steuern Gerüche die elementarsten Funktionen wie den Selbst- und Arterhalt, das Überleben durch Krankheitsvermeidung oder die zwischenmenschliche Kommunikation und das Sexual- und Sozialverhalten (Manzini et al. 2014). So sind Menschen z. B. in der Lage, verderbliche oder ungesunde Nahrung zu detektieren, anhand des Schweißes zwischen Angst und Anstrengung zu unterscheiden (Prehn-Kristensen 2009) und potenziell passende Geschlechtspartner zu finden (Milinski et al. 2013).

? 122. Wie kann die Simulation/Aggravation einer Riechstörung mittels Sniffin-Sticks entlarvt werden?

✔ Antwort

Ganz einfach: mit der mathematischen Stochastik!

Bei einer 12er Sniffin-Sticks-Testbatterie z. B. liegt die Wahrscheinlichkeit, allein durch Raten im Multiple-Choice-Auswahlverfahren keine einzige Geruchsqualität richtig zu erkennen, bei 3,17 %. Die Wahrscheinlichkeit, genau 1 Geruch richtig zu benennen, liegt jedoch bei 12,67 % und bei 2 Gerüchen bei 23,23 %. Die weiteren kumulativen Wahrscheinlichkeiten liegen dementsprechend höher.

Ein Testergebnis von genau 0 richtig geratenen Gerüchen ist demzufolge hochgradig unwahrscheinlich und ein starker Hinweis auf eine Aggravation/Simulation.

❷ 123. Welche Leitsymptome im Hals-Nasen-Ohrenbereich sind bei HIV typisch?

✓ Antwort

Einige Wochen nach Infektion mit dem HI(human immunodeficiency)-Virus kommt es zum HIV-Primärinfektionssyndrom mit einem grippeähnlichen Erkrankungsbild mit generalisiertem Exanthem, Lymphadenopathie und Fieber. Typisch sind auch Ulzera der Mund- und Rachenschleimhaut sowie eine protrahierte Pharyngitis.

Danach schließt sich eine asymptomatische Phase von bis zu 10 Jahren an, in der die Zahl der CD4-Helferzellen (CD, cluster of differentiation) abfällt und sich die Erkrankung als AIDS (acquired immune deficiency syndrome) mit dem Auftreten von opportunistischen Infektionen manifestiert. Die weiteren klinischen Beschwerden sind abhängig vom Immunstatus des Patienten, der Viruslast (Anzahl der Viruskopien im Blut) und der Anzahl der CD4-Zellen.

Die Kardinalsymptome von bekannten HIV-Patienten im HNO-Bereich – aber auch vor Erstdiagnose(!) – sind typischerweise:

- (rezidivierende) Lymphadenitis colli,
- unspezifische Halsschmerzen,
- unspezifische Schluckbeschwerden,
- Geschmacksveränderungen.

Darüber hinaus können viele weitere HIV-assoziierte Erkrankungen und Symptome im HNO-Bereich auftreten, die nach der OHARA-Klassifikation (Oral HIV/AIDS Research Alliance) eingeteilt werden (Shiboski et al. 2009):

1. Mykosen durch Candida spp., Cheilitis angularis durch Kandida, Streptokokken oder Staphylokokken
2. Virusinfektionen: orale Haarleukoplakie (EBV), Warzen (HPV, humane Papillomviren), Herpes (HHV-1, selten HHV-2, humane Herpesviren)
3. Idiopathische Erkrankungen: rezidivierende aphthöse Stomatitis, nekrotisierende ulzerative Stomatitis
4. Bakterielle Infektionen: nekrotisierende ulzerative Gingivitis und Parodontitis, spezifische Infektionen wie Gonorrhoe, Lues, Chlamydieninfektionen
5. Speicheldrüsenerkrankungen: benigne Hyperplasie, Parotiszysten (▶ Frage 208), Drüsenfunktionsstörung mit reduziertem Speichelfluss

6. Neoplasien: Kaposi-Sarkom als Systemerkrankung trotz lokaler oraler Manifestation (Infektion durch HHV-8), orales Non-Hodgkin-Lymphom, Plattenepithelkarzinom

124. Wie sollte bei Blutungen unter Antikoagulation vorgegangen werden?

Antwort

Häufige Komplikationen der klassischen Antikoagulanzien (Vitamin-K-Antagonisten, unfraktioniertes Heparin, niedermolekulares Heparin, Fondaparinus) und der modernen direkten oralen Antikoagulanzien (Dabigatran z. B. Pradaxa, Rivaroxaban z. B. Xarelto, Apixaban z. B. Eliquis, Edoxaban z. B. Lixiana, Savaysa) sind Blutungen, die unterschiedlich therapiert werden, wenn neben einer konservativen oder operativen Blutstillung die Notwendigkeit für eine Beendigung und Aufhebung der Antikoagulation mit Normalisierung der Gerinnungssituation besteht, auch wenn in diesen Fällen ein erhöhtes Risiko für thromboembolische Ereignisse in Kauf genommen werden muss.

Vitamin-K-Antagonisten:

Es ist wichtig zu wissen, dass sich die Halbwertszeit reziprok zur täglichen Erhaltungsdosis verhält (täglich Erhaltungsdosis ↓ = Halbwertszeit ↑): Bei einer täglichen Vierteltablette Phenprocoumon (0,75 mg) normalisiert sich die INR (International Normalized Ratio) nach Absetzen erst nach über 10 Tagen!

Sind die Möglichkeiten einer lokalen Blutstillung begrenzt oder nicht gegeben, beschleunigt die Gabe von Vitamin K neben dem Absetzen des Vitamin-K-Antagonisten die Normalisierung der INR. Aufgrund des Wirkmechanismus (Synthesehemmung von Vitamin-K-abhängigen funktionell intakten Gerinnungsfaktoren) setzt die Wirkung jedoch erst mit erheblicher Latenz ein: Bei i.v.-Applikation von 1 mg Vitamin K reduziert sich die INR von 6 auf 3 innerhalb von 6 h bei der Hälfte der Patienten. Bei oraler Gabe dauert die INR-Reduktion sogar noch deutlich länger (Nutescu et al. 2011).

Falls in einer Notsituation die sofortige Aufhebung der Antikoagulation nötig ist, wird PPSB (Prothrombinkonzentrat) appliziert. Als Faustformel gilt: 1 IE PPSB/kg KG hebt den Quick-Wert um 1 % an (z. B Anhebung des Quick-Werts von 10 auf 70 % bei einem 70 kg schweren Patienten: 70×60=4.200 IE PPSB). Parallel dazu wird die i.v.-Gabe von Vitamin K empfohlen. Alternativ kann die Substitution von Gerinnungsfaktoren über 1.500–2.000 ml FFP (Fresh-Frozen-Plasma) erfolgen (Riess 2015).

Direkte orale Antikoagulanzien:

Aufgrund der im Vergleich zu den Vitamin-K-Antagonisten kurzen Halbwertszeiten von einigen Stunden normalisieren sich die plasmatischen Gerinnungstest rasch und spätestens innerhalb von

6–12 h. 24 h nach der letzten Tabletteneinnahme besteht eine völlig normale Gerinnungssituation (Cada et al. 2015; Lassen et al. 2009).

Zur Behandlung von Blutungen reichen in der Regel lokale Maßnahmen aus. Supportiv – gerade bei Schleimhautblutungen – kann Tranexamsäure (2- bis 4-mal 500 mg/Tag) als Kurzinfusion verabreicht werden.

Lebensbedrohlichen Blutungen sind unter Therapie mit den direkten oralen Antikoagulanzien erfreulicherweise viel seltener als unter den klassischen Antikoagulanzien (Riess 2015). Im Falle von lebensbedrohlichen Blutungen sind Medikamente zur sofortigen Aufhebung der antikoagulatorischen Wirkung in der Entwicklung und stehen kurz vor der Zulassung (Ansell 2015; Husted et al. 2015), so z. B. für Dabigatran das humanisierte Antikörperfragment Idarucizumab (Grottke et al. 2015).

? **125. Warum besteht ein Zusammenhang zwischen Schwerhörigkeit und Demenz?**

✓ Antwort

Patienten mit einer Schwerhörigkeit haben ein signifikant erhöhtes Risiko, in späteren Jahren an einer Demenz zu erkranken:

- 1,89-fach erhöhtes Risiko bei geringgradiger,
- 3-fach erhöhtes Risiko bei mittelgradiger und
- 4,94-fach erhöhtes Risiko bei hochgradiger Schwerhörigkeit (Gallacher et al. 2012; Gurgel et al. 2014; Lin et al. 2011).

Neben kochleär bedingten hochtonbetonten Degenerationsprozessen sind mit zunehmendem Alter zentrale Störungen der auditiven Verarbeitung bekannt (Hesse und Laubert 2005).

Der kausale Zusammenhang ist jedoch nicht verstanden. Die Frage nach der "Henne und dem Ei" bleibt ebenso unklar wie die Hypothese eines gemeinsamen ursächlichen Schädigungsprozesses von altersassoziierter Schwerhörigkeit und Demenz (Eichhorn et al. 2014a).

Die Schwerhörigkeit kann nämlich möglicherweise sowohl frühes Symptom als auch Risikofaktor sein (Gurgel et al. 2014; Lin et al. 2011): Aufgrund der Pathophysiologie der Demenz mit – im Falle der Alzheimer-Demenz – Ablagerung von Amyloid, Zelldegeneration und konsekutiv gestörten Signalwegen durch Mangel an Acetylcholin und Überschuss von Glutamat im Corpus geniculatum mediale, im zentralen Kern des Colliculus inferior, der tonotop organisierten Hörbahn, des primären auditorischen Kortex sowie auditorisch asoziierten Arealen (Eichhorn et al. 2014a) scheint einerseits die Hypothese der Schwerhörigkeit als Frühsymptom noch vor Auftreten der radiologisch sichtbaren typischen neuritischen Plaquebildung plausibel. Andererseits ist ein kausaler Zusammenhang zwischen einer durch die Hörschwäche bedingten sozialen Isolation und einer Demenz bekannt (Stern 2009). Andere Hypothesen postulieren gemeinsame neuropathologische Mechanismen, die gleichermaßen zu der Hörminderung und den demenziellen strukturellen Veränderungen führen (Sinha 1993).

Die zentral-neurale Komponente der Schwerhörigkeit scheint jedoch auch von Bedeutung zu sein (Gates et al. 2010), da z. B. ein pathologischer dichotischer Test als Ausdruck einer zentralen Hörverarbeitungsstörung einer Demenz viele Jahre vorausgehen kann (Gates et al. 2011). So wird zur Abklärung eines kausalen Zusammenhangs eine erweiterte audiometrische Diagnostik mit Fokus auf die zentrale auditive Verarbeitung empfohlen (Eichhorn et al. 2014b).

Sicher scheint, dass bei "jüngeren" demenziellen Patienten die peripher-vestibuläre Schädigung, bei "älteren" die zentrale Komponente überwiegt (Hesse und Laubert 2005).

Da bei der Demenz durch den zunehmenden Verlust der kognitiven Funktionen die sensorische Ebene an Bedeutung gewinnt, ist eine suffiziente Hörgeräteversorgung der dementen Patienten ausgesprochen wichtig. Die Schwierigkeit, das Wahrgenommene aber auch im Kontext richtig einzuordnen, bedarf deswegen zusätzlich eines auditiven Trainings (Eichhorn et al. 2014b).

? 126. Warum lässt das Riechvermögen im Verlaufe des Lebens nach?

✓ Antwort

Das olfaktorische Epithel unterliegt einem ständigen Wechsel von Zelluntergang und Regeneration (Carr und Farbman 1993), wobei der vordere Bereich des Epithels in der Nase, wohl bedingt durch genetische und Umwelteinflüsse, im Laufe der Jahre mehr Verschleißerscheinungen aufweist als der hintere (Loo et al. 1996). Zusätzlich wird das olfaktorische Epithel wahrscheinlich durch entzündliche Prozesse zunehmend durch respiratorische Schleimhaut ersetzt (Paik et al. 1992). Darüber hinaus werden zunehmend enger werdende Öffnungen der Lamina cribrosa beschrieben, die zu einer Kompression der Fila olfactoria führen (Krmpotic-Nemanic 1969). Diese morphologischen Veränderungen resultieren in einer Atrophie des Bulbus olfactorius (Bauknecht et al. 2010; Buschhüter et al. 2008) und erklären die altersabhängigen Veränderungen der Riechfunktionen (Nakashima et al. 1984) mit einer Abnahme der Riechschwellen, der überschwelligen Geruchsintensitätswahrnehmung, der Geruchsdiskrimination, der Geruchsidentifikation und des Riechgedächtnisses (Doty und Kamath 2014). Die letzteren, komplexeren olfaktorischen Aspekte erklären sich durch die altersbedingten zentralnervösen degenerativen Prozesse, wobei es Anhaltspunkte dafür gibt, dass der Riechverlust mit dem Alter nicht für alle Duftstoffe uniform verläuft (Sinding et al. 2014).

Durch eine gesunde und aktive Lebensweise (Mackey-Sim et al. 2006) sowie ein tägliches Riechtraining (Schriever et al. 2014) besteht jedoch wohl Hoffnung, die beschriebenen Veränderungen aufzuhalten (Hummel 2014).

? 127. Wie äußert sich eine Metamizol-induzierte Agranulozytose im HNO-Bereich?

Antwort

Eine gefährliche Nebenwirkung/Komplikation von Metamizol, das in der HNO-Heilkunde sehr gerne und häufig eingesetzt wird, ist die Agranulozytose, die entweder durch eine Immunreaktion gegen Granulozyten (Agranulozytose Typ I) oder eine toxische Schädigung des Knochenmarks (Agranulozytose Typ II) verursacht wird (Andres et al. 2002).

Die Angaben über die Inzidenz schwanken in der Literatur extrem zwischen 1:1,76 Mio. und 1:5.000 (Ibanez et al. 2005), sodass die Agranulozytose im Gegensatz zu den typischen Nebenwirkungen von Metamizol als seltene, jedoch häufig dadurch auch unterschätzte Nebenwirkung gilt, obwohl es sich um ein potenziell lebensbedrohliches Krankheitsbild mit einer Letalität von bis zu 8 % handelt (Andersohn et al. 2007; Klauw et al. 1999).

Prinzipiell kann schon nach wenigen Tagen Einnahme eine Agranulozytose entstehen, üblicherweise besteht jedoch eine Einnahmedauer von über 1 Monat (Grabe 2007).

Das klinische Erscheinungsbild ist mit einer **Odynophagie durch Aphthen, Tonsillitis und Lymphadenopathie sowie schwerem Krankheitsgefühl** leider ziemlich unspezifisch, was die Diagnose verzögern kann. Erst der laborchemische Nachweis der **Agranulozytose** bestätigt die Diagnose. Differenzialdiagnostisch in Frage kommende Erkrankungen des blutbildenden Systems werden mittels Differenzialblutbild sowie gegebenenfalls Knochenmarkpunktion ausgeschlossen.

Gefährlich ist die hohe Infektionsgefahr, die eine **breite Antibiose** sowie gegebenenfalls **Umkehrisolation** erforderlich macht. Ergänzend erfolgt eine **Knochenmarkstimulation mit G-CSF** (Granulozytenkolonie-stimulierender Faktor; Andres et al. 2002).

Fazit:

- Bei oben genannten unspezifischen Beschwerden sollte immer an eine Agranulozytose gedacht werden.
- Eine bekannte Metamizol-Therapie mit einer Anwendungsdauer von über 1 Woche sollte regelmäßig laborchemisch kontrolliert werden (Send et al. 2015).

? 128. Was ist das Lemierre-Syndrom?

✓ Antwort

Das Lemierre-Syndrom wurde durch Andre Lemierre 1936 beschrieben (Lemierre 1936) und ist eine oropharyngeale Infektion durch das anaerobe Fusobacterium necrophorum mit Thrombophlebitis der V. jugularis interna und septischer Ausbreitung in die Lungenstrombahn (Sagowski und Koch 2004). Die Inzidenz nimmt seit Ende des 20. Jahrhunderts wieder zu, was mit einer zunehmenden Antibiotikaresistenz von Fusobacterium necrophorum erklärt wird. Die Mortalität der typischerweise gesunden jungen Männer der 2. Lebensdekade wird mit 4–18 % angegeben (Karkos et al. 2009).

Die Erkrankung verläuft in 2 Phasen: Der oropharyngealen Infektion, gegebenenfalls mit Abszedierung (Peritonsillarabszess, Parapharyngealabszess, mediastinalem Senkungsabszess etc.) folgt mit kurzer Latenz die Thrombophlebitis mit pulmonaler Ausbreitung und Infiltraten, Embolien, Hämoptysen und septischem Krankheitsbild (Righini et al. 2013).

Diagnostisch sind eine CT sowie der bakteriologische Nachweis von Fusobacterium necrophorum in der Blutkultur und gegebenenfalls im Abstrich nach Abszessspaltung/-eröffnung wegweisend.

Parallel zur Operation im Falle eines Abszesses ist die Einleitung einer mehrwöchigen Antibiose (2–6 Wochen) mit einer Kombination aus einem Penicillin, einem Cephalosporin der 2. oder 3. Generation sowie Metronidazol empfohlen. Alternativ kann bei Sensibilität auch Clindamycin als Monotherapie eingesetzt werden (Righini et al. 2013).

Entscheidend für die Prognose ist die frühzeitige Diagnose, die Breitspektrumantibiose, gegebenenfalls die operative Versorgung und die intensivmedizinische Behandlung des septischen Krankheitsbildes (Lesch et al. 2015).

? 129. Warum schwindeln die Alten?

✓ Antwort

Schwindel und Gangunsicherheit sind bei einer hohen Prävalenz (bei über 60-Jährigen: 20 %, bei über 70-Jährigen: 30 %, bei über 80-Jährigen: 50 %) zwar typische Phänomene im Alter (Jonsson et al. 2004), mitnichten jedoch normale und hinnehmbare Begleiterscheinungen, da ursächlich immer Defizite der peripheren und zentralen sensorischen Funktionen, muskuloskelettale Insuffizienzen oder zentrale kognitive und psychische Störungen vorliegen, die mitunter einer Therapie zugänglich sind (Jahn et al. 2015).

Häufige Ursachen von Schwindel:

- Benigner paroxysmaler Lagerungsschwindel: Durch Veränderungen der gallertigen Otolithenmembran nimmt die

Wahrscheinlichkeit zu, dass die Otolithen auch ohne größeres Trauma herausgelöst werden (Jonsson et al. 2004).

- Bilaterale Vestibulopathie: Die Abnahme der vestibulookulären und -spinalen Reflexe führt zu Oszillopsien und bewegungsabhängigem Schwankschwindel in Bewegung, der sich im Dunkeln oder bei unebenem Grund verstärkt (Zingler et al. 2007), häufig assoziiert mit Polyneuropathie und/oder Kleinhirnstörungen (Mueller et al. 2014).
- Zentraler Schwindel durch fokale Läsionen (Schlaganfall etc.), neurodegenerative Erkrankungen (z. B. Parkinson), Mikroangiopathie oder zerebelläre Störungen mit Dauerschwindel und klinisch-neurologischen Auffälligkeiten.
- Nebenwirkungen von typischerweise blutdrucksenkenden und sedierenden Medikamenten, Antikonvulsiva und Antidepressiva/Antipsychotika.
- Orthostatischer Schwindel.
- Morbus Menière.

Häufige Ursachen von Gangunsicherheit:

Die Ganggeschwindigkeit korreliert mit den biologischen Alterungsprozessen von Muskeln, Gelenken, Sinnesorganen und zentraler Signalverarbeitung (Jahn et al. 2010), wobei 1 m/s als Wasserscheide fungiert für die Abschätzung, ob die Patienten auf Hilfe angewiesen sind oder nicht (Studenski et al. 2011). Bei gleichzeitiger Abnahme des sensorischen Inputs nimmt die Hirnkontrolle über den Gang – in Abhängigkeit von den kognitiven Reserven – zu (Zwergal et al. 2012).

- Sensorische Defizite durch Polyneuropathie, Sehstörung, peripher-vestibuläre Läsion u. a.
- Zentrale Störungen: neurodegenerative Erkrankungen, vaskuläre Enzephalopathie, Normaldruckhydrozephalus u. a.
- Die Angst zu stürzen hat ihre Ursachen in einer ängstlichen Grundkonstitution und in einem gestörten Wechselspiel der verschiedenen Sinnesorgane untereinander (Sensorik, Hören, Gleichgewicht, Sehen; Reelick et al. 2009).
- Muskelschwund, Störung der Muskelinnervation, Muskelfunktion und der neuronalen Muskelkontrolle führen zu einer Sarkopenie (Cruz-Jentoft et al. 2010).

? 130. Wie kann im Bereitschaftsdienst ein peripherer Schwindel von einem zentralen Schwindel abgegrenzt werden?

✓ Antwort

Die Vorstellung eines Patienten mit Schwindel ist im Bereitschaftsdienst der HNO-Kliniken häufig. Nahezu immer handelt es sich trotz eines erheblichen Leidensdrucks um "harmlose" Erkrankungen. Und dennoch: Es gilt die wenigen Patienten mit einer zentralen Genese effektiv und schnell herauszufiltern, um sie innerhalb des kurzen Zeitfensters von maximal 4–5 Stunden einer erfolgversprechenden neurologischen Diagnostik und Therapie (Lysetherapie u. a.) zuzuführen. Häufig scheitert es leider alleine schon daran, dass der sogenannte Schwindelpatient dem HNO-Kollegen nach Erstvorstellung in der internistischen Notaufnahme erst nach vielen Stunden nichtwegweisender internistisch-kardiologischer Abklärung vorgestellt wird. Nichtsdestotrotz sollte jede HNO-Klinik über einen einfachen, jedoch effektiven Algorithmus zur Abklärung von Schwindel auch nachts am Wochenende verfügen. In unserer Klinik hat sich folgende Untersuchungsabfolge (peripher vs. zentral) bewährt:

- **Spontannystagmus**: horizontal vs. vertikal.
- **Blickrichtungsnystagmus**: gleiche Richtung vs. Änderung.
- **Fixationssuppression**: ja vs. nein.
- **Augenfolgebewegungen**: glatte Blickfolge vs. Sakkaden beim Verfolgen sinusförmiger Bewegungen eines Fingers vor den Augen des Patienten.
- **Romberg-Versuch**: gerichtete Fallneigung in Richtung eines Ohres auch bei Kopfdrehung nach vorne oder hinten vs. ungerichtete Fallneigung/Unsicherheit.
- Darüber hinaus ist heutzutage irgendeine Form der apparativen Überprüfung des periphervestibulären Systems unabdingbar. Die übliche kalorische Überprüfung mit warmem und kaltem Wasser ist nachts um 3 Uhr möglicherweise überzogen, wird aber mitunter vom Klinikchef eingefordert. Alternativ bietet sich quasi als Schnelltest der sogenannte minimale Eiswassertest nach Kobrak an (zur Durchführung, Schmäl et al. 2001).
- Mittlerweile wird jedoch wohl jede Klinik über einen **Video-Kopfimpulstest** verfügen, der präzise und schnell auch in der Bereitschaftssituation Anhaltspunkte für oder gegen eine periphervestibuläre Läsion liefert.
- Nicht zuletzt sollte darüber hinaus die **Intuition** nicht außer Acht gelassen werden. Auch ein "ungutes Bauchgefühl" aufgrund einer Diskrepanz zwischen Beschwerden und objektivierbaren Befunden hat schon zur richtigen Diagnose geführt.

? 131. Wie sollte auf einen positiven MRSA-Nachweis im Trachealsekret bei einem tracheotomierten Patienten reagiert werden?

✓ Antwort

Bei MRSA (methicillinresistenter Staphylococcus aureus) im Trachealabstrich eines tracheotomierten Patienten handelt es sich um einen Befund, der ohne klinische, radiologische und laborchemische Anhaltspunkte für eine Pneumonie nicht therapiert wird, da es sich beim MRSA-Nachweis in

respiratorischem Sekret in den meisten Fällen um eine
Kolonisation der Schleimhäute handelt, die nicht mittels
Antibiose therapiert werden sollte.

Die Lokaltherapie mit z. B. Mupirocin ist darüber hinaus bei
Tracheostoma, intubierten Patienten, chronischen Wunden und
Ulzera sowie bei dauerhaften Kathetern (SPK [suprapubischer
Kathether], PEG [perkutane endoskopische Gastrostomie] u. a.) nicht
erfolgversprechend und deswegen gar nicht erst zu versuchen.

Ist aus verschiedenen Gründen doch eine Sanierung geplant,
ist diese erst **nach** dem Tracheostomaverschluss in Form von
Mupirocin und 2 % Chlorhexidin-Mundspüllösungen (3-mal/Tag
für 5 Tage) und gegebenenfalls Körperwaschungen mit Octenisan
oder Chlorhexidin sinnvoll (Lemmen und Lewalter 2015).

? **132.** Wie kann eine Kolonisation von einer Infektion bei der
chronischen Tonsillitis abgegrenzt werden?

✓ Antwort
Bei der chronischen Tonsillitis handelt es sich um ein kontrovers
diskutiertes Krankheitsbild, bei dem eine natürliche Kolonisation
mit Bakterien nur schwierig oder kaum von einer ursächlichen
Infektion abgegrenzt werden kann.

Innerhalb der Tonsillen werden bei der chronischen Tonsillits
Staphylococcus aureus, β-hämolysierende A-Streptokokken,
Hämophilus influenzae, Klebsiellen, Enterobacter, Pseudomonas
aeruginosa, Escherichia coli und Anaerobier gefunden (Lindroos
2000), die sich – häufig als Ko-Infektionen und Konglomerate – in
der Tiefe der Tonsillenkrypten einer antibiotischen Therapie
entziehen, weil in diesen schlecht durchbluteten Arealen keine
ausreichend hohen Antibiotika-Konzentrationen erzielt werden.
Nach aktuellem Wissensstand wird diesen intratonsillären Keimen
eine pathophysiologische Bedeutung bei der Ausbildung einer
chronischen Tonsillitis zugesprochen (Ahrens 2015).

Da sich die genannten Keime jedoch – mit unterschiedlichem
Verteilungsmuster (Jeong et al. 2007) – sowohl bei Abstrichen
von der Oberfläche als auch intratonsillär bei der unkomplizierten
Tonsillenhyperplasie finden (Carbonaro et al. 1991; Kielmovitch
et al. 1989), scheinen fließende Übergänge zwischen der
Kolonisation und einer pathologischen Infektion vorzuliegen.

Der Wechsel der Keime von der Oberfläche in die Tiefe
der Krypten scheint das pathophysiologische Korrelat zur
Entwicklung einer chronischen Tonsillitis darzustellen.

? **133.** Wie funktioniert der Video-Kopfimpulstest?

✓ Antwort
Mit der kalorischen Überprüfung wird lediglich die Funktion
des horizontalen Bogengangs überprüft und bleibt damit

unvollständig, mit dem Video-Kopfimpulstest können jedoch die 6 Bogengänge selektiv und einzeln untersucht und damit Schädigungsort, Schädigungsausmaß und Seite der Funktionsstörung eingegrenzt werden.

Grundlage ist die Trägheit der Endolymphe, die bei einer Drehung des Kopfes in der Ebene eines Bogengangs zu einer relativen Auslenkung der Kupula führt, die bei einer Ruheentladungsrate der Nervenfasern von 100/s entweder über eine ampullopetale Ausbuchtung mit einer Erhöhung (auf über 400/s) oder über eine ampullofugale Ausbuchtung mit einer Verminderung dieser Entladungsrate (an 0/s heran) reagiert (Goldberg und Fernandez 1971).

In Kenntnis der anatomischen Lage der Bogengänge im Felsenbein kann nach Halmagyi und Curthoys über eine Bewegung des Kopfes in der jeweiligen Ebene eine Untersuchung jedes einzelnen Bogengangs durchgeführt werden, was dazu führt, dass der vordere Bogengang einer Seite durch die um 45° verdrehte Lage zur Sagittalachse des Kopfes zu einer inversen Stimulation des hinteren Bogengangs der anderen Seite und vice versa führt. Eine Drehung des Kopfes (bei 30° Anteflexion) resultiert in einer Erregung des gleichseitigen horizontalen Bogengangs und einer Hemmung des Bogengangs der Gegenseite (Halmagyi und Curthoys 1988).

Durch eine derartige sehr schnelle Kopfbewegung kann somit der zu untersuchende Bogengang gereizt werden, ohne den orthograd stehenden gegenseitigen Bogengang zu stimulieren, der sonst zur Antwort beitragen würde. Über den vestibulookulären Reflex (VOR) kann das Signal über die Korrekturbewegungen der Augen erfasst werden. Bei Gesunden können die Augenbewegungen die Kopfbewegung zur Blickstabilisierung kompensieren. Das Verhältnis von Augen- zu Kopfbewegung definiert den Verstärkungsfaktor (Gain) und liegt dann bei 1. Bei gestörtem VOR können die Augen der Kopfbewegung nicht in der gleichen Weise folgen, der Gain ist <1 und der Patient empfindet Oszillopsien. Je nach Bogengang ist ein Gain von 0,7–0,8 (horizontaler Bogengang) oder <0,7 (vertikaler Bogengang) pathologisch. Als Korrekturbewegung werden Nachstellsakkaden erfasst, die während der Kopfbewegung ("covert saccades") oder danach ("overt saccades") auftreten. Da das Erkennen derartiger Korrektursakkaden klinisch schwierig (im Falle der "covert saccades" sogar nahezu unmöglich) ist (Jorns-Haderli et al. 2007), stehen seit einigen Jahren hochauflösende videookulographische Brillen zur Verfügung, die Gain und Korrektursakkaden – auch bei Spontan-Nystagmus – zuverlässig registrieren (Bartl et al. 2009).

Zusammen mit der Erfassung eines Blickrichtungs- sowie vertikalen Nystagmus kann über den Video-Kopfimpulstest die Unterscheidung zwischen zentralem und peripherem Schwindel zuverlässiger als mit einer MRT erfolgen (Kattah et al. 2009; Newman-Toker et al. 2013).

Trotz dieses präzisen Diagnostikinstruments muss angemerkt werden, dass nicht alle Störungen erfasst werden können und auch Differenzen zur kalorischen Testung auftreten, die eine rationale Interpretation der Befunde erfordern. Es bleibt eine komplementäre und nicht ersetzende Methode (Rambold 2015).

? **134. Sind E-Zigaretten gesundheitsschädlich?**

✓ Antwort

E-Zigaretten sind in den letzten Jahren in Mode gekommen, weil das Fehlen von Tabak als gesunde Alternative zu konventionellen Zigaretten propagiert wird (Glasser et al. 2015), obwohl ihr Nutzen zur Tabakentwöhnung – im Gegensatz zur Verhaltenstherapie in Kombination mit Präparaten gegen Nikotin-Entzugserscheinungen – nicht eindeutig belegt ist (Callahan-Lyon 2014; Harrell et al. 2014) und die Ähnlichkeit und Handhabung zu den Zigaretten als fortgeführtes Ritual das eigentliche Suchtverhalten aufrecht erhält (Brandon et al. 2015; Franck et al. 2014).

Die E-Zigaretten verdampfen ihre über eine elektrische Spannung zwischen 3–5 Volt erhitzte Betriebsflüssigkeit, deren Aerosol eine Vielzahl von Inhaltsstoffen enthält, u. a. Nikotin, Aromastoffe, Glycerin, polyzyklische Wasserstoffe, Nitrosamine und das Hemiacetal von Propylenglykol, deren gesundheitliche Auswirkungen bei regelmäßigem und langfristigem Gebrauch und fehlenden Schwellenwerten (z. B. für die karzinogenen Nitrosamine) nicht bekannt und derzeit nicht absehbar sind (Burstyn 2014).

Aus dem Hemiacetal von Propylenglykol wird z. B. das Karzinogen Formaldehyd freigesetzt, dessen Konzentration im Aerosol von der Betriebstemperatur bzw. der angelegten Spannung abhängt, die bei einigen Modellen zur Veränderung von Dosis und Geschmack variiert werden kann. Bei einer höheren Spannung übersteigt die Inhalation von Formaldehyd dadurch das 5- bis 15-Fache konventioneller Raucher (20/Tag), wie ganz aktuelle Daten belegen (Jensen et al. 2015).

Zusammenfassend muss gemäß aktueller Datenlage vom Gebrauch von E-Zigaretten abgeraten werden.

? **135. Mit welchen (peripheren) Schwindelerkrankungen darf man Auto fahren?**

✓ Antwort

Entsprechend den Leitsätzen der aktuell gültigen Begutachtungsleitlinien zur Kraftfahrereignung (Stand: 01.05.2014, Gräcmann und Albrecht 2014) darf bei ständigen, anfallsartigen Störungen des Gleichgewichtsorganes ein Kraftfahrzeug nur geführt werden, wenn eine Prodromalphase so lang ist, dass das Auto sicher angehalten werden kann. Konkret besteht bei folgenden Krankheitsbildern unter bestimmten Voraussetzungen Fahrerlaubnis, dabei wird bei den meisten Erkrankungen zwischen

1. einspurigen Fahrzeugen,
2. Gruppe 1 (PKW) und
3. Gruppe 2 (LKW) unterschieden.

Benigner paroxysmaler Lagerungsschwindel:
Wenn nach Spontanremission oder Therapie keine provozierbare Attacke mehr ausgelöst werden kann.

Morbus Menière:
1. Keine Fahrerlaubnis
2. Bei "aktivem Morbus Menière" mit fluktuierendem Hörvermögen und/oder Völlegefühl und/oder häufigen, spontanen Schwindel-attacken nur, wenn innerhalb eines Beobachtungszeitraumes von 2 Jahren ausschließlich Attacken mit Prodromi auftreten, die ein sicheres Anhalten des Autos ermöglichen. Bei fehlenden genannten Kriterien: bei Anfallsfreiheit innerhalb eines Beobachtungszeitraumes von 2 Jahren.
3. Keine Fahrerlaubnis. Ausnahme: Gutachterlich bestätigte Anfallsfreiheit über einen Beobachtungszeitraum von 4 Jahren.

Neuropathia vestibularis:
1. Keine Fahrerlaubnis bei persistierendem vollständigen Vestibularisausfall.
2. Nach erfolgreicher zentraler Kompensation.
3. Nach erfolgreicher zentraler Kompensation.

Bilaterale Vestibulopathie:
1. Keine Fahrerlaubnis.
2. Bei guter Kompensation oder partiellem vestibulären Ausfall.
3. Keine Fahrerlaubnis

Cholesteatom mit Bogengangsfistel:
Nach operativer Versorgung der Bogengangsfistel.

Offene Mastoidhöhle
Bei provozierbarem Schwindel mit Auflagen wie Ohrenstöpsel.

Akustikusneurinom:
1. Keine Fahrerlaubnis
2. Nach erfolgreicher Therapie und/oder ausreichender zentraler Kompensation.
3. Nach erfolgreicher Therapie und/oder ausreichender zentraler Kompensation.

Vestibularisparoxysmie:
Bei Sistieren der Attacken und/oder erfolgreicher Therapie und einer
Anfallsfreiheit über einen Beobachtungszeitraum von 3 Monaten.

Als **unvollständige zentrale Kompensation** werden anamnestische
Schwindelbeschwerden, ein Spontannystagmus, ein pathologischer
vestibulospinaler Test, asymmetrische Reaktionen bei rotatorischen
Prüfungen, asymmetrische Reaktionen bei optokinetischem Test sowie
pathologische Abweichungen der subjektiven Vertikalen angesehen.

Diese Untersuchungen müssen demzufolge im Rahmen der
HNO-fachärztlichen Beurteilung durchgeführt werden.

Für **eine vollständige zentrale Kompensation** werden das
Fehlen eines Spontannystagmus sowie normale vestibulospinale
Reaktionen unter Alltagsbedingungen gefordert (Gräcmann und
Albrecht 2014).

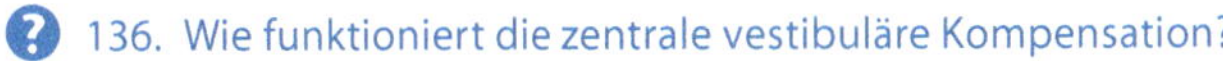

136. Wie funktioniert die zentrale vestibuläre Kompensation?

Antwort
Das von Ewald beschriebene Tonusgleichgewicht in den
Vestibulariskernen wird im Normalzustand neben vestibulären
von optischen und propriozeptiven Afferenzen aufrecht erhalten.

Bei einem einseitigen peripheren Vestibularisausfall entsteht
ein akutes Tonusungleichgewicht in den Vestibulariskerngebieten,
wobei unverändert über Aktivierungen und Hemmungen ein
Informationsaustausch zwischen Typ-I-Neuronen beider Seiten,
direkt oder über kommissurale Verbindungen mit Interneuronen,
stattfindet. Diese Typ-I-Neurone repräsentieren das funktionelle
Output der Vestibulariskerngebiete und sind dadurch unmittelbar
und entscheidend an der vestibulären Kompensation beteiligt.

In der Akutphase findet sich eine verminderte Spontanentla-
dungsrate/-aktivität der Typ-I-Neuronen der betroffenen Seite, die
sich üblicherweise nach einigen Tagen bis Wochen – allerdings
dauerhaft auf niedrigerem Niveau – wieder angleicht. Gleichzeitig
nimmt die Anzahl der aktiven (registrierbaren) Typ-I-Neuronen der
Läsionsseite dauerhaft ab (Hamann und Lannou 1988), was sich auf
die Dynamik des vestibulären Systems auswirkt und erklärt, warum
manche vestibuläre Funktionen nur teilweise kompensiert werden
können. Denn zwar verschwinden im Zuge der Kompensation
der Schwindel in Ruhe, der Spontannystagmus und die Ataxie, es
bleiben jedoch Einschränkungen des vestibulokochleären Reflexes
mit Auslösung des optokinetischen Nystagmus unter Provokation.

Die visuellen und propriozeptiven Afferenzen der Gleichge-
wichtskerngebiete sind an der Verstärkung der Typ-I-Neuronen
und damit an der Kompensation auf neuronaler Ebene in
erheblichem Ausmaße beteiligt. Darüber hinaus scheint auch das
Kleinhirn an der zentralen Kompensation einen Anteil zu haben.
Insgesamt sind Geschwindigkeit und Ausmaß der vestibulären

Kompensation durch die altersgemäßen Gesetzmäßigkeiten der neuronalen Plastizität limitiert und werden auch von Pharmaka beeinflusst.

Die Kompensationsmechanismen können am effektivsten durch wiederholte vestibuläre Reize durch Übungsprogramme oder sportliche Betätigung gefördert werden, die zu einer Bahnung oben genannter Verbindungen und Verschaltungen führen, wobei der Funktionszustand der einzelnen Rezeptorzellen gar nicht mehr entscheidend ist. Das Tonusgleichgewicht kann zwar wiederhergestellt werden, bleibt jedoch dauerhaft auf einem niedrigeren Niveau (Hamann 2009).

137. Welche neuen Ansätze in der Antibiotikatherapie haben sich in den letzten Jahren in Anbetracht der zunehmenden Resistenzen entwickelt?

Antwort

Angesichts des bedrohlichen Vormarschs von mehrfach resistenten Problemkeimen wie methicillinresistenter Staphylococcus aureus (MRSA), vancomycinresistenten Enterokokken (VRE) oder extended-spectrum-β-Laktamase-produzierende Bakterien (ESBL) haben sich die politischen und wissenschaftlichen Bedingungen in der Entwicklung von neuen Antibiotika in den letzten Jahren verändert: Zunehmend werden den eher kleineren sowie öffentlich geförderten Forschungseinrichtungen von den Zulassungsbehörden zur Identifikationen von Zielstrukturen und Substanzscreenings vereinfachte Zulassungs- und Patentbestimmungen ermöglicht, was die Antibiotikaforschung grundsätzlich verbessert. Dabei haben sich vielversprechende neuartige Wirkstoffe folgender Substanzgruppen herauskristallisiert, die sich mitunter jedoch noch in frühen klinischen Entwicklungsphasen befinden (Kern 2015):

Televancin, Dalbavancin, Oritavancin (Glykopeptide): Die Störung des bakteriellen Zellwandaufbaus durch Bindung des Mureins blockiert dessen Auswärtstransport. Wirkung gegen MRSA und VRE (Henson et al. 2015; Ivarsson et al. 2015).

Tedizolid, Radezolid, MRX-I (Oxazolidinone): Durch Proteinsynthesehemmung wird die Zusammenlagerung von Ribosomen und RNA (engl. ribonucleic acid, Ribonukleinsäure) verhindert. Wirkung gegen linezolidresistente Staphylokokken und Enterokokken (Morata et al. 2015).

Modithromycin, Solithromycin (Ketolide): Durch Proteinsynthesehemmung wird die Translokation der Proteine an die Ribosomen verhindert. Wirkung gegen Chlamydia trachomatis, makrolidresistente Mykoplasmen und Neisseria gonorrhoeae (Jacobsson et al. 2015).

Delafloxacin, Nemonoxacin, Avarofloxacin (Chinolone): Verhinderung des DNA-Verdrillungszustands durch Gyrasehemmung. Wirkung gegen penicillinminderempfindliche Pneumokokken und MRSA (Bambeke 2014).

Brilacidin, Cellceutix (Defensivanaloga/-mimetika): prinzipiell als Lokaltherapie der radiogenen Mukositis entwickelt, auch systemische Wirkung gegen multiresistente Bakterien (Mensa et al. 2014; Page und Busch 2014).

Omadacyclin, Eravacyclin (Tetrazyklinderivate): Durch Proteinsynthesehemmung wird die Verlängerung der Peptidkette an den Ribosomen verhindert. Wirkung gegen Anaerobier, VRE und MRSA (Macone et al. 2014; Sutcliffe et al. 2013).

Plazimicin, Netilmicin (Aminoglykoside): Durch Ablesefehler resultiert eine Proteinsynthesehemmung bzw. Bildung von fehlerhaften Proteinen. Wirkung gegen carbapenemresistente gramnegative Bakterien (Almaghrabi et al 2014).

Ceftobiprol, Ceftarolin (MRSA-wirksame β-Laktame; Syed 2014; Zhong et al. 2015) und **Ceftolozan, Tazobactam, Avibactam, Relebactam** (β-Laktame und β-Laktamase-Inhibitoren): Hemmung der Zellwandsynthese von sich teilenden Bakterien. Wirkung gegen ESBL (Drawz et al. 2014).

Teixobactin (makrozyklisches Depsipeptid): Blockade der bakteriellen Zellwandsynthese. Wirkt nicht gegen gramnegative Bakterien (Ling et al. 2015).

Durch diese neuartigen Substanzen haben sich bei Infektionen mit multiresistenten gramnegativen Bakterien, aber auch grampositiven Bakterien wie MRSA und VRE vielversprechende Alternativen entwickelt.

Unverändert problematisch bleiben derzeit noch Infektionen mit gramnegativen Bakterien mit Carbapenemresistenzen (Kern 2015).

Literatur

Ahrens P (2015) Frage 8198. consilium HNO 3:20

Akdis CA, Bachert C, Cingi C, Dykewicz MS, Hellings PW, Naclerio RM, Schleimer RP, Ledford D (2013) Endotypes and phenotypes of chronic rhinosinusitis: a PRAC-TALL document of the European Academy of Allergy and clinical Immunology and the American Academy of Allergy, Asthma & Immunology. J Allergy Clin Immunol 131:1479–90

Allan GM, Arroll B (2014) Prevention and treatment of the common cold: making sense of the evidence. CMAJ 186:190–199

Almaghrabi R, Clancy CJ, Doi Y, Hao B, Chen L, Shields RK, Press EG, Iovine NM, Townsend BM, Wagener MM, Kreiswirth B, Nguyen MH (2014) Carbapenem-resistant Klebsiella pneumoniae strains exhibit diversity in aminoglycoside-modifying enzymes, which exert differing effects on plazomicin and other agents. Antimicrob Agents Chemother 58:4443–51

Amin S, Emmerich KH, Meyer-Rüsenberg HW (2013) Moderne, minimal-invasive Tränenwegschirurgie. HNO 61:1053–60

Andersohn F, Konzen C, Garbe E (2007) Systemativ review: agranulocytosis induced by nonchemotherapy drugs. Ann Intern Med 146:657–65

Andres E, Maloisel F, Kurtz JE, Kaltenbach G, Alt M, Weber JC, Sibilia J, Schlienger JL, Blicklé JF, Brogard JM, Dufour P (2002) Modern management of non-chemotherapy drug-induced agranulocytosis: a monocentric cohort study of 90 cases and review of the literature. Eur J Intern Med 13:324–8

Ansell JE (2015) Universal, class-specific and drug-specific reversal agents for the new oral anticoagulants. J Thromb Thrombolysis Epub ahead of print

Arias-Carrion O, Stamelou M, Murillo-Rodríguez E, Menéndez-González M, Pöppel E (2010) Dopaminergic reward system: a short integrated review. Int Arch Med 3:24

Azarpazhooh A, Limeback H, Lawrence HP, Shah PS (2011) Xylitol for preventing acute otitis media in children up to 12 years of age. Cochrane Database Syst Rev 9:CD007095. Doi:10.1002/14651858

Bachert C, van Bruaene N, Toskala E, Zhang N, Olze H, Scadding G, van Drunen CM, Mullol J, Cardell L, Gevaert P, van Zele T, Claeys S, Halldén C, Kostamo K, Foerster U, Kowalski M, Bieniek K, Olszewska-Ziaber A, Nizankowska-Mogilnicka E, Szczeklik A, Swieczynska M, Arcimowicz M, Lund V, Fokkens W, Zuberbier T, Akdis C, Canonica G, van Cauwenberge P, Burney P, Bousquet J (2009) Important research questions in allergy and related diseases: 3–chronic rhinosinusitis and nasal polyposis – a GALEN study. Allergy 64:520–33

Bambeke F van (2014) Renaissance of antibiotics against difficult infections: focus on oritavancin and new ketolides and quinolones. Ann Med 46:512–29

Bartl K, Lehnen N, Kohlbecher S, Schneider E (2009) Head impulse testing using video-oculography. Ann N Y Acad Sci 1164:331–3

Bauknecht HC, Jach C, Fleiner F, Sedlmaier B, Göktas O (2010) Riechstörungen: Korrelation von objektiver Olfaktometrie und volumetrischer Messungen des Bulbus olfactorius in der MRT. RöFo 182:163–8

Beck-Speier I, Dayal N, Karg E, Maier KL, Schumann G, Semmler M, Koelsch SM (2006) Oxymetazoline inhibits proinflammatory reactions: effect on arachidonic acid-derived metabolites. J Pharmacol Exp Ther 316:843–51

Beck-Speier I, Oswald B, Maier KL, Karg E, Ramseger R (2009) Oxymetazoline inhibits and resolves inflammatory reactions in human neutrophils. J Pharmacol Sci 110:276–84

Bortz JT, Wertz PW, Downing DT (1990) Composition of cerumen lipids. J Am Acad Dermatol 23:845–9

Brandon TH, Goniewicz ML, Hanna NH, Hatsukami DK, Herbst RS, Hobin JA, Ostroff JS, Shields PG, Toll BA, Tyne CA, Viswanath K, Warren GW (2015) Electronic nicotine delivery systems: a policy statement from the American Association for Cancer Research and the American Society of Clinical Oncology. J Clin Oncol 33:952–63

Brandt T, Huppert D, Hecht J, Karch C, Strupp M (2006) Benign paroxysmal psotioning vertigo: a long-term follow-up (6–17 years) of 125 patients. Acta Otolaryngol 126:160–3

Brandt T, Steddin S, Daroff RB (1994) Therapy for benign paroxysmal positioning vertigo, revisited. Neurology 44:796–800

Burkhart CN, Burkhart CG, Williams S, Andrews PC, Adappa V, Arbogast J (2000) In pursuit of ceruminolytic agents: a study of earwax composition. Am J Otol 21:157–60

Burkhart CN, Kruge MA, Burkhart CG, Black C (2001) Cerumen composition by flash pyrolylis-gas chromatography/mass spectrometry. Otol Neurotol 22:715–22

Burstyn I (2014) Peering through the mist: systematic review of what the chemistry of contaminants in electronic cigarettes tells us about health risks. MBC Public Health 14:18

Buschhüter D, Smitka M, Puschmann S, Gerber JC, Witt M, Abolmaali ND, Hummel T (2008) Correlation between olfactory bulb volume and olfactory function. Neuroimage 42:498–502

Cada DJ, Baker DE, Ingram K (2015) Edoxaban. Hosp Pharm 50:619–34

Callahan-Lyon P (2014) Electronic cigarettes: human health effects. Tob Control 23:36–40

Candy B, Hotopf M (2006) Steroids for symptom control in infectious monocucleosis. Cochrane Database Syst Rev 2006:CD004402

Carbonaro V, Penno A, Accorsi C, Fadalti ML, Licata E, Cacciabue F, Bisi O (1991) Chronic tonsillitis in childhood: bacteriological study in connection with benzathine penicillin treatment and the role of bacterial flora in tonsillar hypertrophy. Acta Otorhinolaryngol Ital 11:497–504

Carr VM, Farman AI (1993) The dynamics of cell death in the olfactory epithelium. Exp Neurol 124:308–14

Casas V, Maloy S (2011) Role of bacteriophage-encoded exotoxins in the evolution of bacterial pathogens. Future Microbiol 6:1461–73

Clarke AH, Teiwes W, Scherer H (1993) Vestibular-oculomotor testing during the course of a spaceflight mission. Clin Investig 71:740–8

Conroy-Beam D, Buss DM, Pham MN, Shackelford TK (2015) How sexually dimorphic are human mate preferences? Pers Soc Psychol Bull 41:1082–93

Croy I, Nordin S, Hummel T (2014) Olfactory disorders and quality of life – an updated review. Chem Senses 39:185–93

Cruz-Jentoft AJ, Baeyens JP, Bauer JM, Boirie Y, Cederholm T, Landi F, Martin FC, Michel JP, Rolland Y, Schneider SM, Topinková E, Vandewoude M, Zamboni M; European Working Group on Sarcopenia in Older People (2010) Sarcopenie: European consensus on definition and diagnosis: Report of the European working group on sarcopenia in older people. Age Ageing 39:412–23

Dahlén B, Kumlin M, Morgolskee DJ, Larsson C, Blomquist H, Williams VC (1993) The leukotriene receptor antagonist MK-0679 blocks airway obstruction induced by inhaled lysine-aspirin in aspirin-sensitive asthmatics. Eur Respir J 6:1018–26

Deutsche Gesellschaft für Hals-Nasen-Ohren-Heilkunde, Kopf- und Hals-Chirurgie e. V. (2015a) S2k-Leitlinie Rhinosinusitis, AWMF-Registriernummer 017/049, Stand: 01.03. 2011, gültig bis 29.02.2016. www.hno.org. Zugegriffen: 15.04.2016

Deutsche Gesellschaft für Hals-Nasen-Ohren-Heilkunde, Kopf- und Hals-Chirurgie e. V. (2015b) S2k-Leitlinie Therapie entzündlicher Erkrankungen der Gaumenmandeln - Tonsillitis. AWMF-Registriernummer 017/024, Stand: 31.08. 2015, gültig bis 31.12.2019. www.hno.org. Zugegriffen: 15.04.2016

Doty RL, Kamath V (2014) The influences of age on olfaction: a review. Front Psychol 5:20

Drawz SM, Papp-Wallace KM, Bonomo RA (2014) New β-lactamase inhibitors: a therapeutic renaissance in an MDR world. Antimicrob Agents Chemothe 58:1835–46

Eichhorn S, Hesse G, Laubert A (2014a) Der demente Patient in der HNO-Praxis. HNO 62:621–6

Eichhorn S, Hesse G, Laubert A (2014b) Detection of hearing loss in dementia patients: pilot study and literature survey. HNO 62:800–5

Epley JM (1992) The canalith repositioning procedure for treatment of benign paroxysmal positioning vertigo. Otolaryngol Head Neck Surg 10:299–304

Fokkens WJ, Lund VJ, Mullol J, Bachert C, Alobid I, Baroody F, Cohen N, Cervin A, Douglas R, Gevaert P, Georalas C, Goossens H, Harvey R, Hellings P, Hopkins C, Jones N, Joos G, Kalogjera L, Kern B, Kowalski M, Price D, Riechelmann H, Schlosser R, Senior B, Thomas M, Toskala E, Voegels R, Wang de Y, Wormals PJ (2012) European position paper on rhinosinusitis and nasal polyps 2012. Rhinol Suppl 1–298

Franck C, Budlovsky T, Windle SB, Filion KB, Eisenberg MJ (2014) Electronic cigarettes in North America: history, use, and implications for smoking cessation. Circulation 129:1945–52

Gallacher J, Ilubaera V, Ben-Shlomo Y, Bayer A, Fish M, Babisch W, Elwood P (2012) Auditory threshold, phonologic demand and incident dementia. Neurology 79:1583–90

Gates GA, Anderson ML, McCurry SM, Feeney MP, Larson EB (2011) Central auditory dysfuntion as a harbinger of Alzheimer dementia. Arch Otolaryngol Head Neck Surg 137:390–5

Gates GA, Gibbons LE, McCurry SM, Crane PK, Feeney MP, Larson EB (2010) Executive dysfunction and presbyakusis in older persons with and without memory loss and dementia. Cogn Behav Neurol 23:218–23

Geißler K, Guntinas-Lichius O (2015) Allergische Rhinitis im Kontext der chronischen Rhinosinusitis. Laryngorhinootologie 94:250–66

Georgalas CC, Tolley NS, Narula A (2009) Tonsillitis. BMJ Clin Evid 2009 pii.0503

Glasser AM, Cobb CO, Teplitskaya L, Ganz O, Katz L, Rose SW, Feirman S, Villanti AC (2015) Electronic nicotine delivery devices, and their impact on health and patterns of tabacco use: a systematic review protocol. BMJ Open 5:e007688

Goldberg JM, Fernandez C (1971) Physiology of peripheral neurons innervating semicircular canals of the squirrel monkey. I. Resting discharge and response to constant angular accelerations. J Neurophysiol 34:635–60

Goodwin GM, McCloskey DI, Matthews PB (1972) Proprioceptive illusions induced by muscle vibration: Contribution by muscle spindles to perception? Science 175:1383–4

Górski A, Weber-Dabrowska B (2005) The potential role of endogenous bacteriophages in controlling invading pathogens. Cell Mol Life Sci 62:511–9.

Gosepath J Schafer D, Mann WJ (2002) Aspirin sensitivity: long term follow-up after up to 3 years of adaptive desensitization using a maintenance dose of 100 mg of aspirin a day. Laryngorhinootologie 81:732–8

Gottfried JA (2006) Smell: central nervous processing. Adv Otorhinolaryngol 63:44–69

Gröning F, Liu J, Fagan MJ, O`Higgins P (2011) Why do humans have chins? Testing the mechanical significance of modern human symphyseal morphology with finite element analysis. Am J Phys Anthropol 144:593–606

Gufoni M, Mastrosimone L (1998) Repositioning maneuver in benign paroxysmal vertigo of horizontal semicircular canal. Acta Otorhinolaryngol Ital 18:363–7

Gurgel RK, Ward PD, Schwartz S, Norton MC, Foster NL, Tschanz JT (2014) Relation of hearing loss and dementia: a prospective, population-based study. Otol Neurotol 35:775–81

Grabe E (2007) Non-chemotherapy drug-induced agranulocytosis. Expert Opin Drug Saf 6:323–5

Gräcmann N, Albrecht M (2014) Begutachtungs-Leitlinien zur Kraftfahrereignung. Berichte der Bundesanstalt für Straßenwesen. Mensch und Sicherheit, Heft M 115, Stand: 1.Mai 2014, S 32–8

Grottke O, Honickel M, van Ryn J, Ten Cate H, Rossaint R, Spronk HM (2015) Idarucizumab, a specific Dabigatran reversal agent, reduces blood loss in a porcine model of trauma with Dabigatran anticoagulation. J Am Coll Cardiol 66:1518–9

Gurgel RK, Ward PD, Schwartz S, Norton MC, Foster NL, Tschanz JT (2014) Relationship of hearing loss and dementia: a prospective, population-based study. Otol Neurotol 35:775–81

Halmagyi GM, Curthoys IS (1988) A clinical sign of canal paresis. Arch Neurol 45:737–9

Hamann KF (1999) Vibration-induced nystagmus in Menière`s disease. In Sterkers O, Ferrary E, Daumann R, Sauvage JP, Tran Ba Huy P (Hrsg.) Menière`s disease. Kugler Verlag, Amsterdam, S 263–4

Hamann KF (2001) Uncommon forms of benign positioning paroxysmal vertigo. HNO 25:99–100

Hamann KF (2006) Benign paroxysmal positioning vertigo: A disease explainable by inner ear mechanics. ORL J Otorhinolaryngol Relat Spec 68:329–33

Hamann KF (2009) Vestibuläre Kompensation. Grundlage und klinische Bedeutung. HNO 57:487–502

Hamann KF (2015) Diagnostischer Wert des vibrationsinduzierten Nystagmus. Forum HNO 17:159–62

Hamann KF, Lannou J (1988) Dynamic characteristics of vestibular nuclear neurons responses to vestibular and optokinetic stimulation during vestibular compensation in the rat. Acta Otolaryngol Suppl 445:1–19

Hamann KF, Schuster EM (1999) Vibration-induced nystagmus – a sign of unilateral vestibular deficit. ORL 61:74–9

Hanger HC, Mulley GP (1992) Cerumen: its fascination and clinical importance: a review. J R Soc Med 85:346–9

Harrell PT, Simmons VN, Correa JB, Padhya TA, Brandon TH (2014) Electronic nicotine delivery systems ("e-cigarettes"): review of safety and smoking cessation efficacy. Otolaryngol Head Neck Surg 151:381–93

Hautalahti O, Renko M, Tapiainen T, Kontiokari T, Pokka T, Uhari M (2007) Failure of xylitol given three times a day for preventing acute otitis media. Pediatr Infect Dis J 26:423–7

Hemilä H, Chalker E (2013) Vitamin C for preventing and treating the common cold. Cochrane Database Syst Rev CD000980. Doi:10.1002/14651858.CD000980.pub4

Henson KE, Levine MT, Wong EA, Levine DP (2015) Glycopeptide antibiotics: evolving resistance, pharmacology and adverse event profile. Expert Rev Anti Infect Ther 13:1265–78

Hesse G, Laubert A (2005) Hörminderung im Alter – Ausprägung und Lokalisation. Dtsch Aerztebl 102:2864–8

Hill HR (2010) Group A streptococcal carrier versus acute infection: the continuing dilemma. Clin Infect Dis 50:491–2

Holton NE, Bonner LL, Scott JE, Marshall SD, Franciscus RG, Southard TE (2015) The ontogeny of the chin: an analysis of allometric and biomechanical scaling. J Anat 226:549–59

Hummel T (2014) Riechvermögen im Alter. HNO 62:627–9

Husted S, Verheugt FW, Comuth WJ (2015) Reversal Strategies for NOACs: State of Development, Possible Clinical Applications and Future Perspectives. Drug Saf Epub ahead of print

Hyslop NE Jr (1971) Ear wax and host defense. N Eng J Med 13:1099–100

Ibanez L, Vidal X, Ballarin E, Laporte JR (2005) Agranulocytosis associated with dipyrone (metamizol). Eur J Clin Pharmacol 60:821–9

Ichim I, Swain M, Kieser JA (2006) Mandibular biomechanics and development of the human chin. J Dent Res 85:638–42

Ivarsson ME, Leroux JC, Castagner B (2015) Investigational new treatments for Clostridium difficile infection. Drug Discov Today 20:602–8

Jacobsson S, Golparian D, Phan LT, Ohnishi M, Fredlund H, Or YS, Unemo M (2015) in vitro activities of the novel bicyclolides modithromycin (EDP-420, EP-013420, S-013420) and EDP-322 against MDR clinical Neisseria gonorrhoeae isoltes and international reference strains. J Antimicrob Chemother 70:173–7

Jahn K, Kressig RW, Bridenbaugh SA, Brandt T, Schniepp R (2015) Dizziness and unstable gait in old age – etiology, diagnosis and treatment. Dtsch Ärztebl Int 112:387–93

Jahn K, Zwergal A, Schniepp R (2010) Gait disturbances in old age: classification, diagnosis, and treatment from a neurological perspective. Dtsch Ärztbl Int 107:306–15

Jensen RP, Luo W, Pankow JF, Strongin RM, Peyton DH (2015) Hidden formaldehyde in e-cigarette aerosols. N Engl J Med 372:392–4

Jeong JH, Lee DW, Ryu RA, Lee YS, Lee SH, Khang JO, Tae K (2007) Bacteriologic comparison of tonsil core in recurrent tonsillitis and tonsillar hypertrophy. Laryngoscope 117:2146–51

Johnson DR, Kurlan R, Leckman J, Kaplan EL (2010) The human immune response to streptococcal extracellular antigens: clinical, diagnostic, and potential pathogenetic implications. Clin Infect Dis 50:481–90

Johnson LP, Tomai MA, Schlievert PM (1986) Baceriophage involvement in group A streptococcal pyrogenic exotoxin A production. J Bacteriol 166:623–7

Jongkees LB, Philipszoon AJ (1964) Electrnystagmography. Acta Otolaryngol Suppl 189:1

Jonsson R, Sixt E, Landahl S, Rosenhall U (2004) Prevalence of dizziness and vertigo in an urban elderly population. J Vest Res 14:47–52

Jorns-Haderli M, Straumann D, Palla A (2007) Accuracy of the beside head impulse test in detecting vestibular hypofunction. J Neurol Neurosurg Psychiatry 78:1113–8

Karkos PD, Asrani S, Karkos CD, Leong SC, Theochari EG, Alexopoulou TD, Assimakopoulos AD (2009) Lemierre`s syndrome: a systematic review. Laryngoscope 119:1552–9

Karsch-Völk M, Barrett B, Kiefer D, Bauer R, Ardjomand-Woelkart K, Linde K (2014) Echinacea for preventing and treating the common cold. CD000530. Doi:10.1002/14651858.CD000530.pub3

Kattah JC, Talkad AV, Wang DZ, Hsieh YH, Newman-Toker DE (2009) HINTS to diagnose stroke in the acute vestibular syndrome: three-step bedside oculomotor examination more sensitive than early MRI diffusion-weighted imaging. Stroke 40:3504–10

Kern WV (2015) Neue Antibiotika auf dem Markt und in Entwicklung. Internist 56:1255–63

Kielmovitch IH, Keleti G, Bluestone CD, Wald ER, Gonzalez C (1989) Microbiology of obstructive tonsillar hypertrophy and recurrent tonsillitis. Arch Otolaryngol Head Neck Surg 115:721–4

Kim JS, Oh SY, Lee SH, Kang JH, Kim DU, Jeong SH, Choi KD, Moon IS, Kim BK, Kim HJ (2012) Randomized clinical trial for geotropic horizontal canal benign paroxysmal positional vertigo. Neurology 79:700–7

Kirsche H, Klimek L (2015) ASS-Intoleranz-Syndrom und persistierende Rhinosinusitis. HNO 63:357–63

Klauw MM van der, Goudsmit R, Halie MR, van't Veer MB, Herings RM, Wilson JH, Stricker BH (1999) A population-based case-cohort study of drug-associated agranulocytosis. Arch Intern Med 159:369–74

Kleinfeldt D, Dahl D (1969) Temperature recordings of the human semicircular canal after thermal stimulation. Acta Otolaryngol 68:411–9

Kobayashi Y, Yagi T, Kamio T (1988) The role of cervical inputs in compensation of unilateral labyrinthectomized patients. Adv Otorhinolaryngol 42:185–9

Koelsch S, Tschaikin M, Sacher F (2007) Anti-rhinovirus-specific activity of the alpha-sympathomimetic oxymetazoline. 57:457–82

Korres S, Riga M, Balatsouras D, Sandris Y (2008) Benign paroxysmal positional vertigo of the anterior semicircular canal: atypical clinical findigs and possible underlying mechanisms. Int J Audiol 47:276–82

Krmpotic-Nemanic J (1969) Presbyakusis, presbystatis and presbyosmia as consequences of the analogous biological process. Acta Otolaryngol (Stockh) 67:217–23

Lane AP, Pine HS, Pillsbury HC 3rd (2001) Allergy testing and immunotherapy in an academic otolaryngology practice: a 20–year review. Otolaryngol Head Neck Surg 124:9–15

Lassen MR, Raskob GE, Gallus A, Pineo G, Chen D, Portman RJ (2009) Apixaban or enoxaparin for thromboprophylaxis after knee replacement. N Engl J Med 361:594–604

Lee JY, Simon RA, Stevenson DD (2007) Selection of aspirin dosages for aspirin desensitization treatment in patients with aspirin-exacerbated respiratory disease. J Allergy Clin Immunol 119:157–64

Lemierre A (1936) On certain septicaemias due to anaerobic organisms. Lancet 40:701–23

Lemmen S, Lewalter K (2015) Frage 8054. Consilium HNO 3:16

Lempert T, Tiel-Wilck K (1996) A positional maneuver for treatment of horizontal-canal benign positional vertigo. Laryngoscope 106:476–8

Lesch R, Meyer M, Mikolajcak S, Grosheva M, Beutner D (2015) Fulminant verlaufende oropharyngeale Infektion. HNO 63:224–6

Lin FR, Metter EJ, O'Brien RJ, Resnick SM, Zonderman AB, Ferrucci L (2011) Hearing loss and incident dementia. Arch Neurol 68:214–20

Lindqvist K (2003) Purr as a cat – and avoid osteoporosis. Lakartidningen 100:2688–90

Lindroos R (2000) Baceriology od the tonsil core in recurrent tonsillitis and tonsillar hyperplasia—a short review. Acta Otolaryngol Suppl 543:206–8

Ling LL, Schneider T, Peoples AJ, Spoering AL, Engels I, Conlon BP, Mueller A, Schäberle TF, Hughes DE, Epstein S, Jones M, Lazarides L, Steadman VA, Cohen DR, Felix CR, Fetterman KA, Millett WP, Nitti AG, Zullo AM, Chen C, Lewis K (2015) A new antibiotic kills pathogens without detectable resistance. Nature 517:455–9

Loo AT, Youngentob SL, Kent PF, Schwob JE (1996) The aging olfactory epithelium: neurogenesis, response to damage, and odorant-induced activity. Int J Dev Neurosci 14:881–900

Lübbers W, Lübbers CW (2013) Historische HNO-Instrumente und ihre Namensgeber "Too good to be forgotten" HNO-Nachrichten 43, Teil 2:49, Teil 6:64–5

Lücke K (1973) A vibratory stimulus of 100 Hz for provoking pathological nystagmus (author`s transl) Z Laryngol Rhinol Otol 52:716–20

Maiman TH (1960) Stimulated Optical Radiation in Ruby. Nature 187:493–4

Mackay-Sim A, Johnston AN, Owen C, Burne TH (2006) Olfactory ability in the healthy population: reassessing presbyosmia. Chem Senses 31:763–71

Macone AB, Caruso BK, Leahy RG, Donatelli J, Weir S, Draper MP, Tanaka SK, Levy SB (2015) In vitro and in vivo antibacterial activities of omadacycline, a novel aminomethylcycline. Antimicrob Agents Chemother 58:1127–35

Mandala M, Pepponi E, Santoro GP, Cambi J, Casani A, Faralli M, Giannoni B, Gufoni M, Marcelli V, Trabalzini F, Vannucchi P, Nuti D (2013) Double-blind randomized trial on the efficacy of the Gufoni maneuver for treatment of lateral canal BPPV. Laryngoscope 123:1782–6

Mann W, Lange G (1974) Die Tonsillektomie im akuten Stadium der Monozytenangina. Laryngol Rhinol Laryngol 53:826–30

Manzini I, Frasnelli J, Croy I (2014) Wie wir riechen und was es für uns bedeutet. HNO 62:846–52

Mensa B, Howell GL, Scott R, DeGrado WF (2014) Comparatice mechanistic studies of brilacidin, daptomycin, and the antimicrobial peptide LL16. Antimicrob Agents Chemother 58:5136–45

Milinski M, Croy I, Hummel T, Boehm T (2013) Major histocompability complex peptide ligands as olfactory cues in human body odour assessment. Proc Biol Sci 280:20122889

Morata L, Mensa J, Soriano A (2015) New antibiotics against gram-positives: present and future indications. Curr Opin Pharmycol 24:45

Mueller M, Strobl R, Jahn K, Linkohr B, Peters A, Grill E (2014) Burden of disability attributable to vertigo and dizziness in the aged: results from the KORA-Age study. Eur J Pub Health 24:802–7

Mühlmeier G, Hausch R, Maier H (2015) Adaptive Desaktivierung bei ASS-Hypersensitivität. HNO 63:707–14

Muggenthaler E (2001) The felid purr: A healing mechanism? J Acoust Soc 110:2666

Nakashima T, Kimmelman CP, Snow JB Jr (1984) Structure of human fetal and adult olfactory neuroepithelium. Arch Otolaryngol 110:641–6

Newman-Toker DE, Saber Tehrani AS, Mantokoudis G, Pula JH, Guede CI, Kerber KA, Blitz A, Ying SH, Hsieh YH, Rothman RE, Hanley DF, Zee DS, Kattah JC (2013) Quantiative video-oculography to help diagnose stroke in acute vertigo and dizziness: toward an ECG for the eyes. Stroke 44:1158–61

Nida SK, Ferretti JJ (1982) Phage influence on the synthesis of extracellular toxins in group A streptococci. Infect Immun 36:745–50

Nutescu E, Chuatrisorn I, Hellenbart E (2011) Drug and dietary interactions of warfarin and novel oral anticoagulants: an update: J Throm Thrombolysis 31:326–43

Oddera I (2000) Infektiöse Mononukleose: Wann ist eine Tonsillektomie indiziert? Schweiz Med Wochenschr Suppl 116:80–2

Okuda I, Bingham B, Stoney P, Hawke M (1991) The organic composition of earwax. J Otolaryngol 20:212–5

Orobello PW Jr, Park RI, Belcher LJ, Eggleston P, Lerman HM, Banks JR, Modlin JF, Naclerio RM (1991) Microbiology of chronic sinusitis in children. Arch Otolaryngol Head Neck Surg 117:980–3

Oron Y, Cohen-Atsmoni S, Len A, Roth Y (2015) Treatment of horizontal canal BPPV: pathophysiology, available maneuvers and recommended treatment. Laryngoscope 125:1959–64

Page MG, Bush K (2014) Discovery and development of new antibacterial agents targeting gram-negative bacteria in the era of pandrug resistance: is the future promising? Curr Opin Pharmacol 18:91–7

Paik SI, Lehman MN, Seiden AM, Duncan HJ, Smith DV (1992) Human olfactory biopsy: the influence of age and receptor distribution. Arch Otolaryngol 118:731–8

Pant H, Ferguson BJ, Macardle PJ (2009) The role of allergy in rhinosinusitis. Curr Opin Otolaryngol Head Neck Surg 17:232–8

Patick AK (2006) Rhinovirus chemotherapy. Antiviral Res 71:391–6

Paulsen F (2008) Anatomie und Physiologie der ableitenden Tränenwege. Ophthalmologe 105:339–45

Pelikan Z (2009) Diagnostic value of nasal allergen challenge combined with radiography and ultrasonography in chronic maxillary sinus disease. Arch Otolaryngol Head Neck Surg 135:1246–55

Petrakis NL, Doherty M, Lee RE, Smith SC, Page NL (1971) Demonstration and implications of lysozyme and immunoglobulins in human ear wax. Nature 229:119–20

Ponikau JU, Sherris DA, Kern EB, Homburger HA, Frigas E, Gaffey TA, Roberts GD (1999) The diagnosis and incidence of allergic fungal sinusitis. Mayo Clin Proc 74:877–84

Prehn-Kristensen A, Wiesner C, Bergmann TO, Wolff S, Jansen O, Mehdorn HM, Ferstl R, Pause BM (2009) Induction of empathy by the semell of anxiety. PLoS One 4:e5987

Price JL (1973) An autoradiographic study of complementary laminar patterns of termination of afferent fibers to the olfactory cortex. J Comp Neurol 150:87–108

Prince AA, Steiger JD, Khalid AN, Dogrhamji L, Reger C, Eau Claire S, Chiu AG, Kennedy DW, Palmer JN, Cohen NA (2008) Prevalence of biofilm-forming bacteria in chronic rhinosinusitis. Am J Rhinol 22–239–45

Rambold HA (2015) Der Video-Kopfimpuls-Test: Grundlagen, Anwendung und Stellenwert im klinischen Alltag. Forum HNO 17:66–75

Reelick MF, van Iersel MB, Kessels RP, Rikkert MG (2009) The influence of fear of faling on gait and balance in older people. Age Ageing 38:435–40

Righini CA, Karkas A, Tourniaire R, N'Gouan JM, Schmerber S, Reyt E, Atallah I (2013) Lemierre syndrome: a study of 11 cases and literature review. Head Neck 36:1044–51

Riess H (2015) Treatment of bleeding complications due to oral anticoagulant drugs. Laryngo Rhino Otol 94:697–709

Roll JP, Vedel JP, Roll R (1989) Eye, head and skeletal muscle spindle feedback in the elaboration of body references. Prog Brain Res 80:113–23

Rozasi A, Polzehl D, Deutschle T, Smith E, Wiesmiller K, Riechelmann H, Keck T (2008) Long-term treatment with aspirin desensitization: a prospective clinical trial comparing 100 and 300 mg aspirin daily. Allergy 63:1228–34

Sagowski C, Koch U (2004) Lemierre Syndrom: Septische Jugularvenenthrombose nach Tonsillektomie. HNO 52:251–4

Scherer H, Brandt U, Clarke AH, Merbold U, Parker R (1986) European vestibular experiments on the Spacelab-1 mission: 3. Caloric nystagmus in micrgravity. Exp Brain Res 64:255–63

Scherer H, Clarke AH (1985) The caloric vestibular reaction in space. Physiological considerations. Acta Otolaryngol 100:328–36

Scherer H, Clarke AH, Baetke F (1985) Physiology of the caloric equilibrium reaction. Consequences from results of space experiments in Spacelab 1, December 1983. Laryngol Rhinol Otol (Stuttg) 64:263–8

Schmäl F (2001) Minimaler Eiswassertest. In: Schmäl F, Nieschalk M, Nessel E, Stoll W (Hrsg) Tipps und Tricks für den Hals-, Nasen- und Ohrenarzt, Springer Verlag Berlin Heidelberg, S 129–30

Schriever VA, Lehmann S, Prange J, Hummel T (2014) Preventing olfactory deterioation: olfactory training may be of help in older people. J Am Geriatr Soc 62:384–6

Schwaab M, Gurr A, Neumann A, Dazert S, Minovi A (2011) Human antimicrobial proteins in ear wax. Eur J Clin Microbiol Infect Dis 30:997–1004

Send T, Westermann S, Eichhorn KWG, Jakob M (2015) Klinische Symptome der metamizolinduzierten Agranulozytose in der HNO. HNO 63:215–9

Semont A, Freyss G, Vitte E (1988) Curing the BPPV with liberatory manoeuvre. Adv Otorhinolaryngol 42:290–3

Sen ES, Ramanan AV (20149 How to use antistreptolysin O titre. Arch Dis Child Educ Pract Ed 99:231–8

Shan X, Peng X, Wang E (2015) Efficacy of computed-controlled repositioning procedure for benign paroxysmal positional vertigo. Laryngoscope 125:715–9

Shiboski CH, Patton LL, Webster-Cyriaque JY, Greenspan D, Traboulsi RS, Ghannoum M, Jurevic R, Phelan JA, Reznik D, Greenspan JS; Oral HIV/AIDS Research Alliance, Subcommittee of the AIDS Clinical Trial Group (2009) The Oral HIV/AIDS Research Alliance: updated case definitions of oral disease endpoints. J Oral Pathol Med 38:481–8

Shovlin CL, Guttmacher AE, Buscarini E, Faughnan ME, Hyland RH, Westermann CJ, Kjeldsen AD, Plauchu H (2000) Diagnostic criteria for hereditary hemorrhagic teleangiectasia (Rendu-Osler-Weber syndrome. Am J Med Genet 91:66–7

Silva-Costa C, Carrico JA, Ramirez M, Melo-Cristino J (2014) Scarlet fever is caused by a limited number of Streptococcus pyogenes lineages and is associated with the exotoxin genes ssa, speA and speC. Pediatr Infect Dis J 33:306–10

Sinding C, Puschmann L, Hummet T (2014) Is the age-related loss in olfactory sensitivity similar for light and heavy molecules? Chem Senses 39:383–90

Singh M, Das RR (2013) Zinc for the common cold. Cochrane Database Syst Rev CD001364. Doi:10.1002/14651858.CD001364.pub4

Singh U, Bernstein JA (2014) Intranasal capsaicin in management of nonallergic (vasomotor) rhinitis. Prog Drug Res 68:147–70

Sinha UK, Hollen KM, Rodriguez R, Miller CA (1993) Auditory system degeneration in Alzheimer's disease. Neurology 43:779–85

Sperber SJ, Hayden FG (1988) Chemotherapy of thinovirus colds. Antimicrob Agents Chemother 32:409–19

Sprecher S, Sullivan Q, Hatfield E (1994) Mate selection preferences: gender differences examined in a national sample. J Pers Soc Psychol 66:1074–80

Stern Y (2009) Cognitive reserve. Neuropsychologia 47:2015–28

Stevenson DD, Hankammer MA, Mathison DA, Christiansen SC, Simon RA (1996) Aspirin desensitization treatment of aspirin-sensitive patients with rhinosinusitis-asthma: long-termn outcomes. J Allergy Clin Immunol 98:751–8

Stevenson DD, Simon RA (2006) Selection of patients for aspirin desentizitation treatment. J Allergy Clin Immunol 118:801–4

Stevenson DD, Simon RA, Mathison DA (1980) Aspirin-sensitive asthma: tolerance to spirin after positive oral aspirin challenges. J Allergy Clin Immunol66:82–8

Stevenson D, Webster G, Steward I (1992) Acute tonsillectomy in the management of infectious mononucleosis. J Laryngol Otol 106:989–91

Stránský K, Valterová I, Kofronová E, Urbanová K, Zarevúcka M, Wimmer Z (2011) Non-polar lipid components of human cerumen. Lipids 46:781–8

Strupp M, Dietrich M, Brandt T (2013) Periphere und zentrale vestibuläre Schwindelformen. Deutsch Ärztebl 110:505–15

Studenski S, Perera S, Patel K (2011) Gait speed and survival in older adults. JAMA 305:50–8

Sweet JM, Stevenson DD, Simon RA, Mathison DA (1990) Long-term effects of aspirin desentization-treatment for aspirin-senitive rhinosinusitis-asthma. J Allergy Clin Immunol 85:59–65

Sutcliffe JA, O`Brian W, Fyfe C, Grossmann TH (2013) Antibacterial activity of eravacycline (TP-434), a novel fluorocycline, against hospital and community pathogens. Antimicrob Agents Chemother 57:5548–58

Syed YY (2014) Ceftobiprole medocaril: a review of its use in patients with hospital- or community-acquired pneumonia. Drugs 74:1523–42

Szcelkik A, Sanak M, Nizankowska-Mogilnicka E, Kielbasa B (2004) Aspirin intolerance and the cyclooxygenase-leukotriene pathways. Curr Opin Pulm Med 10:51–6

Tan BK, Schleimer RP, Kern RC (2010) Perspectives on the etiology of chronic rhinosinusitis. Curr Opin Otolaryngol Head Neck Surg 18:21–6

Tapiainen T, Luotonen L, Kontiokari T, Renko M, Uhari M (2002) Xylitol administered only during respiratory infections failed to prevent acute otitis media. Pediatrics 109:19

Uhari M, Kontiokari T, Niemelä M (1998) A novel use of xylitol sugar in preventing acute otitis media. Pediatrics 102:879–84

Uhari M, Tapiainen T, Kontiokari T (2000) Xylitol in preventing acute otitis media. Vaccine 19 Suppl1:144–7

Unnewehr M, Sieling C, Schaaf B (2015) Praktisch orientiertes klinisches HIV-Update für HNO-Ärzte. HNO 63:63–74

Van Bruaene N, Derycke L, Perez-Novo CA, Gevaert P, Holtappels G, De Ruyck N, Cuvelier C, Van Cauwenberge P, Bachert C (2009) TGF-beta signaling and collagen deposition in chronic rhinosinusitis. J Allergy Clin Immunol 124:253–9

Van Bruaene N, Perez-Novo CA, Basinski TM, Van Zele T, Holtappels G, De Ruyck N, Schmidt-Weber C, Akdis C, Van Cauwenberge P, Bachert Cm Gevaert P (2008) T-cell regulation in chronic paranasal sinus disease. J Allergy Clin Immunol 121:1435–41

Van den Broek EM, van der Zaag-Loonen HJ, Bruintjes TD (2014) Systematic review: efficacy of Gufoni maneuver for treatment of lateral canal benign paroxysmal positional vertigo with geotropic nystagmus. Otolaryngol Head Neck Surg 150:933–8

Van Zele T, Gevaert P, Holtappels G, Van Cauwenberge P, Bachert C (2007) Local immunoglobulin production in nasal polyposis is modulated by superantigens. Clin Exp Allergy 37:1840–7

Veling MC (2013) The role of allergy in pediatric rhinosinusitis. Curr Opin Otolaryngol Head Neck Surg 21:271–6

Walther LE, Ilgner J, Oehme A, Schmidt P, Sellhaus B, Gudziol H, Beleites E, Westhofen M (2005) Die infektiöse Mononukleose. HNO 53:383–92

Wannamaker LW (1983) Streptococcal toxins. Rev Infect Dis 5:723–32

Weber R, Trautmann A, Randerath W, Heppt W, Hosemann W (2012) Aspirin desensitization: therapy options in patients with aspirin-exacerbated respiratory disease. HNO 60:369–83

Wetsch WA, Beutner D, Stuermer KJ, Padosch SA (2014) Besonderheiten des anästhesiologischen Managements bei laserchirurgischen Eingriffen in der Hals-Nasen-Ohren-Heilkunde. HNO 62:219–30

Wilke J, Swoboda R (1081) Der Einfluss der Tonsillektomie auf den Verlauf der infektiösen Mononukleose. HNO-Praxis 6:44–7

Windfuhr J, Chen Y, Remmert S (2005) Hemorrhage following tonsillectomy and adenoidectomy in 15.214 patients. Otolaryngol Head Neck Surg 132:281–6

Winther B, Buchert D, Turner RB, Hendley JO, Tschaikin M (2010) Decreased rhinovirus shedding after intranasal oxymetazoline application in adults with induced colds compared with intranasal saline. Am J Rhinol Allergy 24:374–7

Wolfensberger M, Mund MT (2004) Evidenz basierte Indikationen zur Tonsillektomie. Ther Umsch 61:325–8

Yacovino DA, Hain TC, Gualtieri F (2009) New therapeutic maneuver for anterior canal benign paroxysmal positional vertigo. J Neurol 256:1851–5

Zeiss CR, Lockey RF (1976) Refractory period to aspirin in a patient with aspirin-induced asthma. J Allergy Clin Immunol 57:440–8

Zhong NS, Sun T, Zhuo C, D'Souza G, Lee SH, Lan NH, Chiang CH, Wilson D, Sun F, Iaconis J, Melnick D (2015) Ceftaroline fosamil versus ceftriaxone for the treatment of Asian patients with community-acquired pneumonia: a randomised, controlled, double-blind, phase 3, non-inferiority with nested superiority trial. Lancet Infect Dis 15:161–71

Zingler VC, Cnyrium C, Jahn K, Weintz E, Fernbacher J, Frenzel C, Brandt T, Strupp M (2007) Causative factors and epidemiology of bilateral vestibulopathy in 255 patients. Ann Neurol 61:524–32

Zwergal A, Linn J, Xiong G, Brandt T, Strupp M, Jahn K (2012) Aging of human supraspinal locomotor and postural control in fMRI. Neurobiol Aging 33:1073–84

Hals

D. Koch, *HNO Fragen und Antworten*
DOI 10.1007/978-3-662-49459-2_4

? 138. Worin besteht die entwicklungsgeschichtliche Bedeutung
des Platysmas?

✓ Antwort

Phylogenetisch scheint das Platysma nach älteren anatomischen
Untersuchungen (um 1900) von der mimischen Gesichts-
muskulatur auszugehen und im Rahmen der embryologischen
Entwicklung Richtung peripher zu wachsen. Sicher ist der
anatomisch und funktionell enge Zusammenhang durch
Verflechtungen mit der mimischen Muskulatur im Kinn-Bereich.

Bei Säugetieren (z. B. Raubtiere, Hunde, Katzen, Pferden) ist
das Platysma als Teil eines fast den ganzen Körper umgebenden
Hautmuskels zur Bewegung des Integumentes (sogenannter
Paniculus carnosus), mitunter zusammen mit zusätzlichen
Haut-Halsmuskeln, deutlich ausgeprägter und zirkulär
angelegt. So scheinen neben der Fähigkeit von (Raub-)Tieren,
Drohgebärden im Kampf wie auch im Balzverhalten erheblich
mehr Nach- und Ausdruck verleihen zu können, auch rein
praktische Vorteile wie das Verscheuchen von z. B. lästigen Fliegen
eine Rolle zu spielen.

Beim Menschen handelt es sich wohl diesbezüglich um ein
Relikt von entwicklungsgeschichtlich untergeordneter Bedeutung,
gleichwohl das Platysma zusammen mit dem M. epicranius als
flächenhafte Sehne der mimischen Muskeln des Schädeldaches
die Gesichtshaut so an- und entspannen kann, dass die Mimik
in ihrer subtilen und differenzierten Ausprägung und damit der
seelischen Ausdruck überhaupt erst ermöglicht wird.

? 139. Wie wird die Ätiologie von medianen Halszysten/-fisteln
erklärt?

✓ Antwort

Es gibt eine Vielzahl von Hypothesen zur Entstehung von
medianen Halszysten und -fisteln, tatsächlich gilt keine von ihnen
als bewiesen. Bei den wichtigsten Theorien entwickelt sich der
Ductus thyreoglossus und mit ihm die Schilddrüse entweder von
kranial nach kaudal oder umgekehrt.

Die gängigste Theorie erklärt die Entstehung infolge
einer Hemmungsfehlbildung des Ductus thyreoglossus,
eigentlich primär einer Epithelverdickung des entodermalen
Schlunddarms, an dem die Schilddrüsenanlage nach kaudal bis
zu ihrer prätrachealen Lage entlang wächst. Eine ausbleibende
Obliteration würde in diesem Falle sowohl die Zysten oder Fisteln
als auch einen Lobus pyramidalis erklären.

Nach Otto befindet sich die Schilddrüsenanlage wiederum
in Herznähe und wandert von dort nach prätracheal. Der
Ductus thyreoglossus entwickelt sich dann aus beiden an der
Schilddrüsenanlage beteiligten Epithelien und wächst Richtung

Mundboden, wobei er kaudal aus Schilddrüsengewebe und kranial aus Mundbodenepithel aufgebaut ist. Der Ductus thyreoglossus reißt dann nach der Theorie der lokalen interepithelialen Adhäsionen (LIAD-Theorie) genau an dieser Differenzierungsgrenze und bildet das Foramen caecum sowie den Lobus pyramidalis. Reißt der Ductus thyreoglossus jedoch nicht genau an der epithelialen Differenzierungsgrenze, dann ließe sich durch Überschussfehlbildungen die Entstehung von Zysten und Fisteln (zu weit kranial) sowie einer Zungengrundstruma oder von ektopem Schilddrüsengewebe (zu weit kaudal) erklären.

Eine weitere Theorie vermutet die Ausbildung von Zysten durch eine entzündlich bedingte Transformation des epithelialen Gewebes.

Andere Autoren stellen gar grundsätzlich die Existenz primärer Zysten und Fisteln in Frage, da der Ductus thyreoglossus während der embryonalen Entwicklung zu keinem Zeitpunkt in Kontakt mit ektodermalem Gewebe kommt (Gaddikeri et al. 2014; Turkyilmaz et al. 2008).

? 140. Welche Behandlungsoptionen bei zystischen Raumforderungen des Halses sind erfolgsversprechend?

✓ Antwort

Zystische Raumforderungen im HNO-Bereich sind typischerweise anlagebedingt oder genetisch determiniert. Hierunter fallen die medianen und lateralen Halszysten, Ranulae sowie lymphatische und venöse Malformationen.

Das Therapie der Wahl ist die operative Resektion, die sich jedoch bei großen Ranulae und bei den venösen und insbesondere lymphatischen Malformationen schwierig gestalten kann, da bei ausgedehnten Befunden und mitunter infiltrierendem Wachstumsverhalten regelhaft sehr enge anatomische Verhältnisse zu Nerven (Plexus cervicalis/brachialis, Hirnnerven) und Gefäßen mit der Gefahr dauerhafter postoperativer Nervenläsionen bestehen. Häufig ist bei diesen Malformationen auch eine komplette Entfernung gar nicht möglich, da relevante anatomische Strukturen wie Bulbus oder Trachea infiltriert sind (Acevedo et al. 2008; Perkins et al. 2010).

Gerade bei den lymphatischen und venösen Malformationen, die im Gegensatz zu den Hämangiomen keine Regressionstendenz aufweisen und sowohl zu funktionellen als auch kosmetischen Beeinträchtigungen führen können, wurde alternativ und zur Vermeidung operationsbedingter Komplikationen eine Sklerosierungsbehandlung entwickelt, die im Laufe der Jahre mit Salizylaten, Fibrinkleber, Natriummorrhuat, 50 %iger Glukose, Tetrazyklin u. a. durchgeführt wurde (Kim et al. 2004). Neben Ethanol und Bleomycin hat sich jedoch letztlich international OK-432 (Picibanil) durchgesetzt.

Bei OK-432 handelt es sich um Zellen des wenig virulenten Bakterienstammes A Streptococcus pyogenes Typ 3 Stamm SU (Ogita et al. 1996), das demzufolge bei Penicillinallergie kontraindiziert ist (Giguère et al. 2002; Perkins et al. 2010).

Zunächst wird die Läsion unter sonografischer Kontrolle abpunktiert (Zytologie zum Ausschluss einer Malignität!), danach werden Off-Label 1–3 IE OK-432 injiziert, bei Kindern in ITN (Intubationsnarkose). Die möglichen Nebenwirkungen wie Fieber, Schmerzen und Schwellung berechtigen einen stationären Aufenthalt. OK-432 induziert eine Entzündungsreaktion mit Destruktion des Endothels (Giguère et al. 2002; Laranne et al. 2002), in deren Abheilung die Zystenwände verkleben und eine dauerhafte signifikante Verkleinerung bis hin zur kompletten Remission resultiert (Knipping und Götze 2008). In seltenen Fällen kann eine erneute Behandlung im Intervall von 6 Wochen notwendig sein. Bei fortbestehender funktioneller oder kosmetischer Beeinträchtigung ist die operative Resektion ohne zusätzliche Schwierigkeiten möglich (Hall et al. 2003; Knipping 2015; Peters et al. 2006). Die Erfolgsraten werden in der Literatur mit 50–92 % angegeben (Ogita et al. 1996; Yoo et al. 2009). Die Sklerosierungsbehandlung bei orbitalem Befall wird aufgrund ungenügender Ansprechraten nicht empfohlen (Greene et al. 2005).

? **141.** Wie kann sonografisch zwischen malignen und benignen Lymphknoten unterschieden werden?

✓ Antwort

Die moderne Sonografie ist in der Hals-Nasen-Ohrenheilkunde ein bedeutsames nichtinvasives bildgebendes Verfahren und ermöglicht unter Berücksichtigung des klinischen Befundes eine präzise Lymphknotendiagnostik zur ersten Beurteilung, Verlaufskontrolle und in der Tumornachsorge.

In der Praxis hat sich zur Unterscheidung zwischen benignen und malignen Lymphknoten die Beurteilung folgender Parameter bewährt (Rettenbacher 2010; Rettenbacher 2014).

Typische Malignitätskriterien – im Kontext von klinischem und endoskopischem Gesamtbild sowie zeitlichem Verlauf – sind (Bozzato 2015):

- Fehlen des typischerweise echoreichen Lymphknotenhilus (durch maligne Transformation des Lymphknotengewebes mit Destruktion des zentralen Hiluskomplexes).
- Im Gegensatz zur entzündlichen Lymphadenitis mit zentral abzweigender, radiärer oder radspeicherartiger Durchblutung zeigt sich im Falle von Malignität in der Regel ein peripheres irreguläres Perfusionsmuster (Ahuja und Ying 2003; Giovagnorio et al. 2002; Steinkamp et al. 2002).

- Überschreiten der Grenzwerte des Kurzachsendurchmessers von ca. 8 mm in Level Ib und II sowie ca. 5 mm in Level Ia, III–V (Issing 1999).
- Abrundung des Lymphknotens mit einem Solbiati-Index von 1,5 (Verhältnis von Längsachsendurchmesser zu Kurzachsendurchmesser).
- Randunschärfe, unregelmäßige polyzyklische Begrenzung oder keulenartige Verdickung.
- Schlechte Verschieblichkeit durch Infiltration des umliegenden Gewebes.
- Inhomogenität der Lymphknotentextur mit retikulärem Binnenecho ohne Hiluszeichen.
- Nach Bestrahlung: diffuse und innerhalb des Lymphknotens inhomogene Perfusion von prätherapeutisch suspekten und nicht deutlich regredienten Lymphknoten als typisches Zeichen einer Vitalität von Lymphknotenmetastasen.

142. Was ist der somatosensorische Tinnitus?

Antwort

1962 wurde erstmals die Möglichkeit eines Zusammenhangs zwischen anatomischen und/oder funktionellen Veränderungen der Halswirbelsäule und einem Tinnitus beschrieben. Vor über 20 Jahren konnten erstmals Verbindungen zwischen den tiefen Muskeln der Halswirbelsäule (Neuhuber und Bankoul 1990) und Afferenzen des N. trigeminus (Shore 2005; Shore et al. 2000) zu den Kerngebieten des N. cochlearis sowie deren Einfluss auf die Durchblutung der Kochlea (Vass et al. 1997) nachgewiesen werden. Wie schon erläutert (▶ Frage 48), kann Tinnitus auch über eine veränderte Neuroplastizität des zentralen auditorischen Systems ausgelöst oder getriggert werden (Gacace 2003). Die tägliche klinische Erfahrung zeigt einen Zusammenhang zwischen Tinnitus und Schleudertrauma (Tranter und Graham 2009), chirotherapeutischer Manualtherapie (Biesinger 1997) oder Kiefergelenksproblemen (Biesinger et al. 2008; Lockwood et al. 1998), z. B. durch eine gestörte Inhibition der Kochleariskerne und deren assoziierten auditorischen Bahnen (Levine 1999).

Der somatosensorische Tinnitus wird mittlerweile als eigenständige Entität mit ursächlichem Zusammenhang zur tiefen Halsmuskulatur, zum Kiefergelenk oder zu den vom N. trigeminus versorgten Strukturen und Muskeln definiert (Levine et al. 2003; Sanchez et al. 2007), wenn eine Änderung des Tinnitus in einem schallarmen Raum reproduzierbar nach standardisiertem Testverfahren nachgewiesen werden kann (Vielsmeier et al. 2012). Therapeutisch haben sich die Neuraltherapie, Physiotherapie und Osteopathie sowie Qi-Gong bewährt (Biesinger et al. 2015).

Literatur

Acevedo JL, Shah RK, Brietzke SE (2008) Nunsurgical therapies for lymphangiomas: a systematic review. Otolaryngol Head Neck Surg 138:418–424

Ahuja A, Ying M (2003) Sonographic evaluation of cervical lymphadenopathy: is power Doppler sonography routinely indicated? Ultrasound Med Biol 29:353–59

Biesinger E (1997) Das C2/C3-Syndrom – Der Einfluß zervikaler Afferenzen auf HNO-ärztliche Krankheitsbilder. Man Med 35:12–20

Biesinger E, Groth A, Höing R, Hölzl M (2015) Somatosensorischer Tinnitus. HNO 63:266–71

Biesinger E, Reisshauer A, Mazurek B (2008) Die Rolle der Halswirbelsäule und des Kiefergelenks bei Tinnitus. Der sog. somatosensorische Tinnitus (SST). HNO 56:673–7

Bozzato A (2015) Interpretation von Ultraschallbefunden in der HNO-Heilkunde. HNO 63:139–54

Gacace AT (2003) Expanding the biological basis of tinnitus: crossmodel origins and the role of neuroplasticity. Hear Res 175:112–32

Gaddikeri S, Vattoth S, Gaddikeri RS, Stuart R, Harrison K, Young D, Bhargava P (2014) Congenital ystic neck masses: embryology and imaging appearance, with clinicopathological correlation. Curr Probl Diagn Radiol 43:55–67

Giguère CM, Baumann NM, Smith GJH (2002) New treatment options for lymphangioma in infants and children. Ann Otol Rhinol Laryngol 111:1066–75

Giovagnorio F, Galluzzo M, Andreoli C, De CM, David V (2002) Color Doppler sonography in the evaluation of superficial lymphomatous lymph nodes. J Ultrasound Med 21:403–8

Greene AK, Burrows PE, Smith L, Mulliken JB (2005) Periorbital lymphatic malformation: clinical course and management in 42 patients. Plast Reconstr Surg 115:22–30

Hall N, Ade-Ajayi N, Brewis C, Roebuck DJ, Kiely EM, Drake DP, Spitz L, Pierro A (2003) Is intralesional injection of OK-432 effective in the treatment of lymphangioma in chirdren? Surgery 133:238–42

Issing PR (1999) Possibilities and limits of Doppler ultrasound in the area of head-neck. HNO 47:6–13

Kim KH, Sung MW, Roh JL, Han MH (2004) Sclerotherapy for congenital lesions in the head anc neck. Otolaryngol Head Neck Surg 131:307–16

Knipping S (2015) Sklerosierungstherapie im HNO-Gebiet – Teil 2: Halszysten und Ranula. forum HNO 17:116–23

Knipping S, Götze G (2008) Sclerotherapy for cystic lesions of the head and neck region. HNO 56:349–60

Laranne J, Keski-Nisula L, Rautio R, Rautiainen M, Airaksinen M (2002) OK-432(Picibanil) therapy for lymphangiomas in children. Eur Arch Otorhinolaryngol 259:274–8

Levine RA (1999) Somatic (craniocervical) tinnitus and the dorsal cochlear nucleus hypothesis. Am J Otolaryngol 20:351–62

Levine RA, Abel M, Cheng H (2003) Somatosensory auditory interactions elicit or modulate tinnitus. Exp Brain Res 153:643–8

Lockwood AH, Salvi RJ, Coad ML, Towsley ML, Wack DS, Murphy BW (1998) The functional neuroanatomy of tinnitus: evidence for limbic system links and neural plasticity: Neurology 50:114–20

Neuhuber WL, Bankoul S (1990) A cervical primary afferent input to vestibular nuclei as demonstrated by retrograde transport of wheat germ agglutinin-horseradish peroxidase in the rat. Ex Brain Res 79:405–11

Ogita S, Tsuto T, Nakamura K, Deguchi E, Tokiwa K, Iwai N (1996) OK-432 therapy for lymphangioma in children: why and how does it work? Pediatr Surg 31:447–80

Perkins JA, Manning SC, Tempero RM, Cunningham MJ, Edmonds JL, Hoffer FA, Egbert MA (2010) Lymphatic malformations: Review of current treatment. Otolaryngol Head Neck Surg 142:795–803

Peters DA, Courtemanche DJ, Heran MKS, Ludemann JP, Prendiville JS (2006) Treatment of cystic lymphatic vascular malformations with OK-432 slerotherapy. Plast Reconstr Surg 118:1441–6

Rettenbacher T (2010) Sonography of peripheral lymph nodes pert 1: normal findings and B-image criteria. Ultraschall Med 31:344–62

Rettenbacher T (2014) Sonography of peripheral lymph nodes part 2: Doppler criteria and typical findings of distinct entities. Ultraschall Med 35:10–27

Sanchez TG, da Silva Lima A, Brandao AL, Lorenzi MC, Bento RF (2007) Somatic modulation of tinnitus: test reliability and results after repetitive muscle contraction training. Ann Otol Rhinol Laryngol 116:30–5

Shore SE (2005) Multisensory integration in the dorsal cochlear nucleus: unit responses to acoustic and trigeminal ganglion stimulation. Eur J Neurosci 21:3334–48

Shore SE, Vass Z, Wys NL, Altschuler RA (2000) Trigeminal ganglion innervates the auditory brainstem. J Comp Neurol 419:271–85

Steinkamp HJ, Wissgott C, Rademaker J, Felix R (2002) Current status of power Doppler and color Doppler sonography in the differential diagnosis of lymph node lesions. Eur Radiol 12:1785–93

Tranter RM, Graham JR (2009) A review of the ontological aspects of whiplash injury. J Forensic Leg Med 16:53–5

Turkyilmaz Z, Karabulut R, Bayazit YA, Sonmez K, Koybasioglu A, Yilmaz M, Kemaloglu YK, Basaklar AC (2008) Congenital neck masses in children and their embryological and clinical features. B-ENT 4:7–18

Vass Z, Shore SE, Nuttall AL, Jancsó G, Brechtelsbauer PB, Miller JM (1997) Trigeminal ganglion innervation of the cochlea – a retrograde transport study. Neuroscience 79:605–15

Vielsmeier V, Strutz J, Kleinjung T, Schecklmann M, Kreuzer PM, Landgrebe M, Langguth B (2012) Temporomandibular joint disorder complaints in tinnitus: Further hints for a putative tinnitus subtype. PLoS One 7:1–6

Yoo JC, Ahn Y, Lim YS, Hah JH, Kwon TK, Sung MW, Kim KH (2009) OK-432 sclerotherapy in head and neck lymphangiomas: long-term follow-up results. Otolaryngol Head Neck Surg 140:120–3

Nase und Nasennebenhöhlen

© Springer-Verlag Berlin Heidelberg 2016
D. Koch, *HNO Fragen und Antworten*
DOI 10.1007/978-3-662-49459-2_5

? 143. Welche Struktur verläuft im Boden der Keilbeinhöhle (◻ Abb. 5.1)?

✓ Antwort

Es handelt sich um den N. vidianus oder N. canalis pterygoidei, der typischerweise in einem knöchernen Kanal im Boden der Keilbeinhöhle, mitunter jedoch auch komplett frei und nur von Schleimhaut bedeckt nach ventral durch die Keilbeinhöhle Richtung Fossa pterygopalatina zieht. Der N. vidianus ist die Vereinigung des N. petrosus major und des N. petrosus profundus und führt sowohl sympathische als auch parasympathische Fasern. Er wird für die Entstehung der Sluder- und Vidianus-Neuralgie verantwortlich gemacht.

? 144. Was ist der Sinus frontalis lateralis?

✓ Antwort

Einen Sinus frontalis lateralis im eigentlichen Sinne gibt es nur bei Hunden, deren Stirnhöhlen dreigekammert jeweils aus einer lateralen, medialen und rostralen Höhle bestehen, die durch unterschiedliche Septen komplett voneinander getrennt sind. Jede Höhle hat darüber hinaus über spezielle Siebbeingänge einen eigenen Zugang zur Nasenhaupthöhle, mitunter eingeengt durch die sogenannten Ektoturbinale.

Beim Menschen spricht man definitionsgemäß vom Sinus frontalis lateralis, wenn sich die Stirnhöhle und/oder deren Pathologie lateral der Lamina papyracea befindet. Derartige anatomische Varianten erschweren neben der Komplexizität der Anatomie des vorgeschalteten vorderen Siebbeins das endonasale chirurgische Vorgehen. Letztlich kann jedoch mit den modernen endoskopischen Instrumenten und Techniken (Drainageoperationen nach Draf) in der erfahrenen Hand ein Zugang von außen mit vielversprechenden Ergebnissen bei geringer Revisionsrate häufig vermieden werden (Conger et al. 2014).

Derartige Ergebnisse bei weit lateral gelegenen pathologischen Veränderungen der Stirnhöhle werden – einschränkend angemerkt – jedoch nur von äußerst erfahrenen Operateuren erreicht. Insofern wird das osteoplastische Vorgehen in solchen Fällen ohne Zweifel seine Berechtigung behalten.

? 145. Hat Vitamin A einen Nutzen bei der postviralen Riechstörung?

✓ Antwort

Der Nutzen eines Riechtrainings bei postviraler Riechstörung ist hinreichend belegt (Kühn et al. 2013, ► Frage 150). Eine weitere Therapie konnte sich bisher nicht durchsetzen, gleichwohl in den letzten Jahren schon einige Substanzen (α-Liponsäure, NMDA[N-Methyl-D-Aspartat]-Antagonist Caroverin, Zink u. a.)

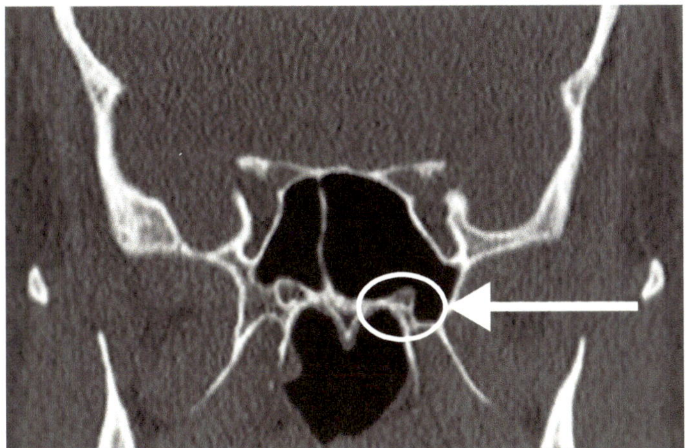

Abb. 5.1   Im Boden der Keilbeinhöhle verläuft der N. vidianus im Canalis n. pterygoidei (Pfeil) Richtung Fossa pterygopalatina, der u. a. für die Sluder-Neuralgie verantwortlich ist

eingesetzt wurden, die sich in prospektiven Studien jedoch nicht bewähren konnten.

Eine systemische Vitamin-A-Applikation führte in einer 2012 durchgeführten doppelverblindeten Placebo-kontrollierten Studie zu keiner Verbesserung einer postinfektiösen und posttraumatischen Riechstörung (Reden et al. 2012). Unter einer topischen Applikation von Vitamin A konnten immerhin im Tierversuch ein schnelleres Wachstum und eine häufigere Teilung von Riechzellen beobachtet werden (Yee 2000).

In einer retrospektiven Studie der Arbeitsgruppe um Prof. Hummel (vorgestellt auf der 86. Jahresversammlung der Deutschen HNO-Gesellschaft in Berlin 2015) konnte in der Gruppe der postviralen Riechstörungen eine signifikante Verbesserung von Riechschwelle und Duftdiskrimination unter topischer Applikation von Vitamin A (10.000 IE/Nasenloch 2-mal/Tag in Kopf-Hängelage) in Kombination mit Riechtraining (Sniffin-Sticks) gegenüber einem alleinigen Riechtraining nachgewiesen werden. Eine prospektive Studie ist in Planung. Insgesamt scheint es sich jedoch möglicherweise um eine vielversprechende Behandlungsoption zu handeln. Die Zukunft wird es zeigen.

146. Was stellen Rhinoviren mit der Nasenschleimhaut an?

Antwort

Die genauen pathophysiologischen Veränderungen der Nasenschleimhaut bei Infektionen mit humanen Rhinoviren (HRV) sind nicht sicher geklärt (Sperber und Hayden 1988). Es sind über 100 Serotypen bekannt, die die hohe Inzidenz an Erkrankungen verursachen (Charles et al. 2004; Patrick 2006).

90 % der Rhinoviren nutzen die zellulären Adhäsionsmoleküle ICAM-1 (Intercellular Adhesion Molecule 1), auch CD54 (Cluster of Differentiation 54) genannt – Rezeptoren auf der Zelloberfläche des Nasenschleimhautepithels – zur Zelladsorption (Koelsch et al. 2007).

Im Gegensatz zu Influenza- und Adenoviren resultiert durch Rhinoviren kein echte substanzielle Schädigung des Epithels (wie z. B. Zellnekrosen), vielmehr wird eine Entzündungskaskade ins Rollen gebracht, die über Entzündungsmediatoren wie Interleukine und proentzündliche Zytokine und Neuropeptide die klinische Symptomatik erklärt (Gentile und Skoner 2001; Winther et al. 1998):

- **Verstopfte Nase** durch Gefäßdilatation und erhöhte Gefäßpermeabilität mit Gewebsödem,
- **Rhinorrhoe** durch verstärkte Schleimproduktion und Gewebstranssudat von Serumproteinen,
- **Halsschmerzen** durch Irritation von Schmerzrezeptoren,
- **Hustenreiz** durch Irritation und Hypersensibilität von Atemwegsrezeptoren sowie neuroreflektorische cholinerge Stimulation und Freisetzung von Neuropeptiden mit konsekutiver Bronchokonstriktion (Hendley 1983; Sperber und Hayden 1988, Turner et al. 1982).

Es gibt bisher weder antivirale Medikamente noch Impfstoffe zur Prävention oder Therapie von HRV-assoziierten Erkrankungen. Mit Resveratrol scheint sich jedoch nun ein Medikament abzuzeichnen, das eine hohe antivirale Aktivität gegen eine HRV-16-Replikation mit signifikanter Reduktion der beteiligten Interleukine aufweist (Mastromarino et al. 2015).

Interessant wäre es zu überprüfen, ob nicht in der sogenannten Erkältungszeit die prophylaktische Anwendung der neuartigen Nasensprays auf der physikalischen Basis von Zellulose das initiale Andocken von Rhinoviren an das Schleimhautepithel verhindern könnte.

? 147. Welches Tier kann am besten riechen?

Antwort

Es handelt sich eindeutig um den Aal:

Der Aal besitzt insgesamt 2 paarige Nasenhöhlen als 4 unabhängig voneinander bewegliche Röhren im Rachendach. Über die oberen 2 Nasenlöcher (unterhalb der Augen) wird Wasser aufgenommen, die unteren 2 (unmittelbar oberhalb des Maules an der Spitze des Kopfes) sind neben Flimmerepithel und Übergangsepithel im äußeren Bereich innen komplett mit olfaktorischem Sinnesepithel aus 3 Rezeptortypen ausgekleidet. Pro Quadratmillimeter finden sich 42.000–45.000 Sinneszellen.

Dieser spezialisierte Nasenbau ermöglicht ein quasi dreidimensionales stereoskopisches Riechvermögen und die

Fähigkeit, Duftmoleküle quantitativ aus dem strömenden Wasser herauszufiltern und ein Duftgefälle in Richtung der Duftquelle zu perzipieren (Schulte 1972; Teichmann 1959).

Ein Aal ist in der Lage, 1 Tropfen Blut im Bodensee oder 1 Tropfen Parfüm in der 25-fachen Menge des Bodensees verteilt zu riechen, was eine Verdünnung um 1:2,857 Trillionen bedeutet. Ein einziges Duftmolekül in einer der beiden Riechröhren reicht zur Perzeption aus. Dadurch sind Aale in der Lage, sowohl in ganz trübem Gewässer oder gar im Dunkeln zu jagen als auch das für die Fortpflanzung benötigte Heimatgewässer aufzufinden. Letzteres wird benötigt, um die ca. 5.000 km aus unseren Flüssen zurück vom Geburtsort, der Sargassosee im Atlantik, zum Laichen aufzufinden (Aarestrup et al. 2009).

Die geschlüpften Larven brauchen ca. 3 Jahre bis in die Flussmündungen von Weser und Elbe, in denen sie sich über mehrere Entwicklungsstufen in ihre Erwachsenenversion entwickeln. Nach vielen Jahrzehnten wandern sie zurück in die Sargassosee, laichen ab und sterben (Aarestrup et al. 2009). Die Tatsache, dass niemals ein männlicher Aal aus dem Laichgebiet zurückgekehrt, aber auch niemals ein männlicher Kadaver gefunden wurde, ist neben dem geradezu unheimlichen Geruchssinn und dem Mysterium seiner Reisen bis in den entlegensten Winkel in Europa und wieder zurück (teilweise über angelegte Borstenmatten als Aaltreppen zur Umgehung von Schleusen etc.) nur eines der Geheimnisse der Aale (Tesch 1973).

? 148. Wie ist die korrekte Therapie eines Tränenwegsabszesses?

✓ Antwort

Ein Abszess der ableitenden Tränenwege tritt typischerweise im Bereich des Saccus lacrimalis auf. Selbst bei drohendem Durchbruch durch die Haut sollte eine endonasale Entlastung mit breiter Eröffnung des Saccus lacrimalis und Resektion seiner medialen Wand erfolgen, da die Stichinzision von außen – auch wenn es noch so sehr in den Fingern juckt – Narben der Gesichtshaut, aber – funktionell schwerwiegender – im Bereich des Tränensackes, des M. orbicularis oculi und gegebenenfalls gar dem Lidbändchen mit funktionellen Einbußen erzeugen kann und damit zur heutigen Zeit als obsolet bezeichnet werden muss (Kühnel et al. 2014).

? 149. Welche Faktoren sprechen für eine günstige Prognose bei einer postviralen Riechstörung?

✓ Antwort

Postvirale Riechstörungen beruhen wohl auf einer direkten Schädigung von olfaktorischen Rezeptorneuronen durch die typischen Rhinoviren und treten häufiger bei Frauen und jenseits des 50. Lebensjahres auf, was eine besondere Anfälligkeit des Riechepithels dieser Patient(innen)gruppe nahelegt. In ca. 60 % der Fälle tritt innerhalb von 3 Jahren eine Besserung ein, eine komplette Restitutio ist allerdings selten. Prognostisch günstige Faktoren sind (Kühn et al. 2013):

- jugendliches Alter,
- gutes Restriechvermögen,
- initiale Parosmie (= veränderte qualitative Wahrnehmung von Gerüchen),
- seitengleiches Riechvermögen,
- großes Volumen des Bulbus olfactorius,
- kurze Zeitspanne seit Auftreten der Riechstörung,
- große Amplituden von chemosensorisch evozierten Potenzialen auf Trigeminusreize,
- Nichtraucher.

? 150. Wie funktioniert das Riechtraining bei postviraler Riechstörung?

✓ Antwort

Bei postviralen (aber auch posttraumatischen und idiopathischen) Riechstörungen hat sich ein Riechtraining mit Zitronen-, Eukalyptus-, Nelken- und Rosenduft morgens und abends für jeweils 10 s/Duft bewährt (Kühn et al. 2013). Hierdurch zeigte sich bei 46 % der Patienten eine signifikante Verbesserung innerhalb von 36 Wochen, wohingegen in großen, teilweise Placebo-kontrollierten doppelverblindeten Studien die Nichtwirksamkeit von Minozyklin, oralem Vitamin A (▶ Frage 145), Zink und Östrogen nachgewiesen wurde (Reden et al. 2012).

Ein intensiviertes Riechtraining mit zusätzlichen und vielfältigeren Geruchsserien aus Menthol, Thymian, Mandarine und Jasmin (Woche 13–24 des Riechtrainings) sowie grünem Tee, Bergamotte, Rosmarin und Gardenie (Woche 25–36 des Riechtrainings) führte sogar zu einer Verbesserung der Geruchsidentifikation und -diskrimination um 56 %, gleichwohl eine Verbesserung der Reizschwelle nicht nachgewiesen werden konnte (Altundag et al. 2015).

? 151. Wie ist der Wirkmechanismus von physikalischen Nasensprays?

✓ Antwort

Seit einigen Jahren sind moderne Nasensprays auf dem Markt, die ausschließlich auf physikalischem und nicht pharmakologischem Wege auf die Nasenschleimhaut einwirken und sich mittlerweile auch bei der allergischen Rhinitis bewährt haben (Michels et al. 2013):

Ectoine:

Ectoine sind bakterielle Produkte, die die Bakterien vor zellulärem Stress (ungewöhnliche Temperaturen, Osmose etc.) schützen (Bursy et al. 2008; Graf et al. 2008).

An der Nasenschleimhaut wirken sie entzündungshemmend (über Beeinflussung von Karbonnanopartikeln und dadurch Hemmung von Zytokinen; Heinrich et al. 2007), apoptosehemmend (via Aktivierung von Zeramiden, die eine wichtige Rolle bei der Apoptose spielen; Grether-Beck et al. 2005) und membranstabilisierend (durch Hydratation von Membranproteinen; Yu et al. 2007).

Ectoine sind damit vor allen Dingen dann sinnvoll, wenn der Zellschutz das vorrangige Ziel ist.

Nasensprays mit Ectoinen haben bei der allergischen Rhinitis ähnliche Behandlungserfolge wie Steroide – ohne Nebenwirkungen (Eichel et al. 2014).

Liposomen:

Liposomen stabilisieren als Phospholipide das Surfactant der Nasenschleimhaut, das über die Beschleunigung des Zilienschlags den Mukoziliartransport verbessert und über die Reduktion der Oberflächenspannung den nasalen Mukus stabilisiert.

Liposomen sind somit dann sinnvoll, wenn das Surfactant wiederhergestellt und/oder stabilisiert werden soll.

Der Therapieerfolg von Nasensprays mit Liposomen bei der allergischen Rhinitis ist nachgewiesen und höher nach Auftreten von Symptomen als bei der prophylaktischen Anwendung (Böhm et al. 2012; Weston und Mösges 2010).

Zellulose:

Zellulose legt sich auf die Nasenschleimhaut und verhindert dadurch den Kontakt zwischen Allergenen und nasaler Mukosa (Emberlin und Lewis 2006).

Auch Nasensprays mit Zellulosepuder reduzieren effektiv die Symptome der allergischen Rhinitis (Josling und Steadman 2003).

? **152. Was versteht man unter dem Lund-Mackay-CT-Score?**

✓ **Antwort**

1997 wurde nach einer vergleichenden Analyse von 8 verschiedenen Scores von der American Academy of Otorhinolaryngology Head and Neck Surgery das Lund-Mackay-System für die Beurteilung der chronischen Sinusitis in der CT empfohlen (Lund und Kennedy 1997), welches sich mittlerweile international durchgesetzt hat (Hopkins et al. 2007).

Hierfür werden den Nasennebenhöhlen (Sinus frontalis, Sinus maxillaris, vorderes Siebbein, hinteres Siebbein, Sinus sphenoidalis) sowie der ostiomeatalen Einheit in Abhängigkeit der Verschattung in der CT pro Seite 0–2 Punkte zugeteilt (0= keine Verschattung, 1= partielle Verschattung, 2= komplette Verschattung), sodass insgesamt 24 Punkte möglich sind.

Dieser Lund-Mackay-Score korreliert mit der intraoperativen Blutung im Rahmen der FESS (funktional endoscopi sinus surgery), sodass in Abhängigkeit des Scores die präoperative systemische Gabe von Kortison zur Verminderung der intraoperativen Blutungsneigung über die vasokonstriktorische Wirkung (Skin-Blanching-Effekt) sowie die Reduktion der entzündlichen Komponente und der Polypengröße empfohlen wird (Mortuaire et al. 2008). Allerdings weichen die Angaben über Dauer und Dosierung von Kortison in Abhängigkeit des Score-Wertes in der Literatur erheblich auseinander, sodass keine eindeutige Empfehlung ausgesprochen werden kann.

Wie eine aktuelle Studie zeigt, scheint eine mehrtägige Kortisontherapie einer einmaligen präoperativen Gabe 24 h vor OP zwar überlegen, jedoch klinisch nicht relevant (Atighechi et al. 2013). Topische Kortikoide sollten auf jeden Fall zum durchgehenden Therapiekonzept gehören (Albu et al. 2010).

? 153. Was ist die Radio-Tympano-Sinu-Orthese (RTSO)?

 **Antwort**

Prinzipiell ist die Behandlung einer chronischen Sinusitis und Otitis media durch perkutane Bestrahlung oder Applikatoren schon über 100 Jahre bekannt (Heineke 1905), hat sich aber aufgrund erheblicher Nebenwirkungen und Komplikationen nicht durchgesetzt.

Die Applikation von β-strahlenden Radionukliden mit lokaler Hochdosisbestrahlung in Körperhöhlen hat sich jedoch z. B. als Radiosynoviorthese bei der rheumatoiden Arthritis bewährt (Clunie und Ell 1995). Dabei werden die kolloidalen Radionuklide von den Synovialzellen phagozytiert, was letztlich zu einer reduzierten Entzündungsreaktion mit Abnahme der Flüssigkeitssekretion führt (Myers et al. 1989).

Dieses Verfahren kann nun als RTSO auch bei hartnäckiger therapieresistenter chronischer Sinusitis und Otitis zur Anwendung kommen, wenn Medikamente und Operationen versagen (Czech und Godbersen 2006; Kampen et al. 2003):

Nach Oberflächenanästhesie der nasalen oder tympanalen Schleimhaut werden endoskopisch Schläuche in den betroffenen Nasennebenhöhlen oder im Mittelohr positioniert, über die dann vom Nuklearmediziner das Radionuklid (Erbium oder Rhenium) appliziert wird. Analog zu den Effekten bei der Radiosynoviorthese werden die Radionuklide von den Fresszellen der chronisch-entzündlich veränderten Schleimhaut aufgenommen, die erkrankte Schleimhaut stirbt ab und wird durch neue Schleimhaut ersetzt (Czech und Godbersen 2006).

Die eigentliche Strahlenprozedur dauert 10–15 min, bleibt für den Patienten ohne relevante Nebenwirkungen (Kampen et al. 2003) und ist eine Kassenleistung. Die Strahlenbelastung ist gering und aufgrund einer Halbwertszeit von ca. 1 Tag ist nach einigen Tagen keine Radioaktivität mehr nachweisbar (Czech und Godbersen 2006).

Vielleicht denken Sie ja mal an diese Option, wenn die konservativen und chirurgischen Optionen bei therapieresistenten Patienten komplett ausgeschöpft sind.

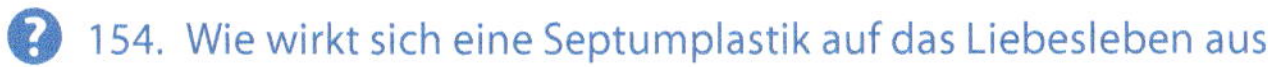

154. Wie wirkt sich eine Septumplastik auf das Liebesleben aus?

Antwort

Diese Frage zielt mit einem gewissen Augenzwinkern nicht auf getrennte Schlafzimmer durch die Rhonchopathie eines der Beteiligten ab, sondern eher auf die Existenz eines vomeronasalen Organs (VNO) beim Menschen, das ja im Falle einer Operation der Nasenscheidewand erheblich in Mitleidenschaft geraten würde.

Die meisten Säugetiere besitzen ein VNO, das dem olfaktorischen System zugeordnet wird und eine wichtige Rolle bei der Wahrnehmung von Pheromonen spielt. Kleine Einstülpungen beidseitig im Bereich des kaudalen Nasenseptums, umgeben vom Jacobsonschen Knorpel und einem Venengeflecht setzen sich in den Ductus vomeronasalis (VND) fort, der als Vertiefung der Septumschleimhaut mit Rezeptorzellen ausgestattet ist, deren Neurone sich als N. vomeronasalis einem akzessorischen Bulbus olfactorius anlegen (Knecht et al. 2003).

Das vomeronasale Organ wurde 1703 beim Menschen vom holländischen Chirurgen Rysch beschrieben, der bei der Versorgung einer Gesichtswunde 0,2–2 mm tiefe Einziehungen der Septumschleimhaut entdeckte, etwa zeitgleich mit Cuvier, dessen Schüler Jacobson, ein dänischer Anatom, letztlich der Namensgeber wurde. Kölliker, Würzburg, konnte 1877 ein Jacobsonsches Organ auch beim Menschen nachweisen. Beim menschlichen Embryo soll sich ein VND entwickeln, der sich dann aber wohl mitunter zurückbildet, da offensichtlich nicht jeder Mensch im Erwachsenenalter ein VND besitzt (Boehm et al. 1994; Kjaer und Fischer-Hansen 1996). Die Angaben schwanken in der Literatur zwischen 25 und 100 % (Garcia-Velasco et al. 1991; Knecht et al. 2001; Moran et al. 1991). Nach dem 8. Embryonalmonat lässt sich ein N. vomeronasalis nicht mehr nachweisen (Brown 1987).

Anatomisch liegt der VND beim Menschen ca. 3 cm dorsal der kaudalen Septumkante und ca. 1 cm kranial vom Nasenboden häufig paarig in der Nasenschleimhaut mit einer Tiefenausdehnung zwischen 3 und 47 mm (Abolmaali et al. 2001). Immunhistochemische Untersuchungen der epithelialen Feinstruktur weisen auf das Fehlen neuronaler Strukturen hin

(Stensaas et al. 1991; Trotier et al. 2000; Witt et al. 2002). Die Angaben über Nervenfasern in unmittelbarer Umgebung des VND sind widersprüchlich (Jahnke und Merker 1998; Knecht et al. 2003). Insgesamt ist die sensorische Innervation des VND jedoch nicht wahrscheinlich (Knecht et al. 2003), sodass beim Menschen ein phylogenetisches Relikt postuliert werden kann.

Molekularpathologische Untersuchungen konnten zeigen, dass das menschliche Genom zwar auch die bei Säugern mit funktionstüchtigem VNO vorhandenen Gene (putative pheromone receptor genes V_1R und V_2R) besitzt, diese jedoch im olfaktorischen Epithel exprimiert werden, was die Wahrnehmung von Pheromonen beim Menschen unabhängig vom VND wahrscheinlich macht (Knecht et al. 2003).

Dass die Pheromone auch beim Menschen das Verhalten beeinflussen, ist unbestritten. Da insgesamt jedoch offensichtlich kein funktionsfähiges VNO vorzuliegen scheint, muss die Perzeption über die Regio olfactoria angenommen werden (Knecht et al. 2003; Liberles 2014).

Insofern wird die segensreiche Septumplastik zumindest keine negativen Auswirkungen auf die sexuelle Anziehung beider Partner haben, ganz im Gegenteil sollten korrigierte Strömungsverhältnisse in der Nase den Kontakt von Pheromonen zum Riechepithel verbessern. Ob sich dann beide Partner danach überhaupt noch/wieder riechen können, steht auf einem anderen Blatt … ☺

? 155. Wie lautet der diagnostische Algorithmus zur Abklärung einer Riechstörung?

✓ Antwort
1. **Anamnese**: langsame oder rasche Entwicklung? Infekte? Zustand nach Schädel-Hirn-Trauma? Assoziierte Phänomene wie Parosmie, Phantosmie, Kakosmie etc.?
2. Erhebung des **HNO-Status**.
3. **Orthonasale olfaktorische Testung**: zunächst orientierend mit dem Sniffin-Sticks-Identifikations-Screeningtest und dann in Abhängigkeit der Beschwerden und bei pathologischem Befund mit den Sniffin-Sticks-Testbatterien zur Erfassung von Geruchsschwelle (S), Diskrimination (D) und Identifikation (I). Die Geruchsschwelle repräsentiert das periphere olfaktorische Organ, bei der Diskrimination sowie Identifikation werden übergeordnete zentrale olfaktorische Leitungen erfasst. Bei jedem der Tests können maximal 16 Punkte erreicht werden, die nach Summation den SDI-Wert ergeben:
   - >31,5 = Normosmie,
   - 16–31,5 = Hyposmie,
   - <16 = Anosmie.
4. **Retronasale olfaktorische Testung**: mit dem Candy-Smell-Test und Schmeckpulver. Die Substanzen werden bei zugehaltener

Nase auf die Zunge appliziert und nach Öffnen der Nase perzipiert. Bei Differenzen zwischen der orthonasalen und retronasalen Testung ist ein konduktives Problem möglich.

5. **Ableitung der olfaktorischen ereigniskorrelierten Potenziale (OEP):** Diese späten kortikalen Signale von verschiedenen Hirnregionen (Amygdala, Insel, orbitofrontaler Kortex) werden z. B. in medikolegalen Fällen nach standardisierter Applikation von Rosenduft, Vanillin oder H_2S („faule Eier") über einen Olfaktometer an mindestens 3 Elektrodenpositionen abgeleitet. Zur Überprüfung und Abgrenzung des trigeminalen Systems werden chemosomatosensorische ereigniskorrelierte Potenziale mit dem geruchslosen, leicht stechenden CO_2 abgeleitet.
Die Ableitung von OEP beweist durch eine hohe Reliabilität der Methode ein vorhandenes Riechvermögen, gleichwohl quantitative Aussagen aufgrund einer hohen interindividuellen Streubreite nicht möglich sind. Aus diesem Grunde handelt es sich bei den OEP nur um einen Baustein der Diagnostik.

6. Bildgebung:
   - CT zur Beurteilung der NNH und Rhinobasis.
   - MRT mit T2-gewichteten 2D-Aufnahmen: Diese Sequenz gehört nicht zum Standard einer Schädel-MRT und muss deswegen dezidiert angefordert werden. Durch die sehr helle Darstellung des Liquors können Bulbus, Tractus und Sulcus olfactorius exzellent beurteilt und gegebenenfalls volumetrisch bestimmt werden.

Auf weitere Untersuchungsmöglichkeiten wie die Ableitung eines Elektroolfaktogramms, von Riechfolgereaktionen oder der "contingent negative variation" wird an dieser Stelle nicht weiter eingegangen, da sie bisher nur experimentell angewendet werden (Schriever et al. 2014).

? 156. Sind Nasenduschen Keimschleudern?

✓ Antwort

Nasenduschen haben ihren Ursprung in der ayurvedischen Medizin und haben sich im Alltag bei verschiedenen Erkrankungen oder in der Nachsorge nach Nasennebenhöhlenoperationen bewährt (Achilles und Mösges 2013). Aber schon nach wenigen Anwendungen sind sämtliche Bestandteile aller im Handel erhältlichen Nasenduschen bakteriell kontaminiert (Welch et al. 2009) und könnten sich dadurch kontraproduktiv auf ihren Einsatzzweck auswirken.

Bei der Suche nach für den Hausgebrauch möglichen Dekontaminationsmöglichkeiten, angefangen vom Ausspülen und Trockenföhnen, über das Ausspülen mit abgekochtem Wasser bis hin zur häuslichen Mikrowellensterilisation, versagen letztlich alle gängigen Verfahren mit Kontaminationsraten von bis 80 %. Allein die Mikrowellensterilisation unter Klinikbedingungen für 1,5–2 min ermöglicht eine Kontaminationsrate von 0 % (Morong und Lee 2012; Shargorodsky und Lane 2015), gleichwohl dieses Verfahren nicht den Herstellerangaben entspricht und die Freisetzung von Schadstoffen oder das Schmelzen nicht ausgeschlossen sind.

Erfreulicherweise konnte bisher keine Studie eine klinisch manifeste Infektion durch kontaminierte Nasenduschen nachweisen, sodass den Patienten – in Anbetracht der Evidenz für den klinischen Nutzen (Harvey et al. 2007) – weiterhin die Anwendung zu empfehlen ist. Die Anschaffung einer neuen Nasendusche in regelmäßigen Abständen erscheint jedoch sinnvoll.

? **157. Welche Bedeutung hat die Nasenklappe?**

✓ Antwort

Die Nasenklappe wurde erstmals von Mink 1920 beschrieben (Mink 1963) und setzt sich aus der inneren (Raum zwischen dem Nasenseptum und dem kaudalen Anteil des Seitenknorpels) und der äußeren Klappe (dem kaudal davon gelegenen Flügelknorpel) zusammen (Wexler und Davidson 2004). Der engste Teil der Nasenklappe ist der tropfenförmige Isthmusbereich, der bis zu 80 % des kompletten Nasenatmungswiderstands ausmacht (Wexler und Davidson 2004) und dadurch eine Schlüsselrolle bei der Atemstromregulierung spielt. Einige pathophysiologische Mechanismen der Nasenklappe sind noch gar nicht eindeutig geklärt.

Die Klappenregion beschleunigt bei Inspiration die eingeatmete Luft auf bis zu 18 m/s, definiert – über den Bernoulli-Effekt einem negativen transmuralen Druckgradienten ausgesetzt – den Diffusorwinkel der akustischen Rhinometrie (▶ Frage 119) und verteilt dadurch die Luftströmung in der Nase. Bei der Exspiration wird die Klappenregion hingegen von den Knorpelstrukturen des Nasenflügels und Seitenknorpels gestützt.

Da sich der Volumenstrom nach dem Hagen-Poiseuilleschen Gesetz proportional zur Druckdifferenz zwischen Beginn und Ende und zur 4. Potenz des Röhrenradius sowie umgekehrt proportional zu deren Länge verhält, haben schon geringfügige Veränderungen der Klappenregion eine erhebliche Auswirkung auf den Nasenatmungswiderstand.

Dadurch resultieren einerseits kleinste anatomische oder funktionelle Einengungen der Klappenregion schnell in einer subjektiven und objektiven Nasenatmungsbehinderung, anderseits können geringfügige operative Erweiterungen zu einer signifikanten und segensreichen Verbesserung führen.

Die operativen Techniken orientieren sich an der zugrunde liegenden Pathologie und korrigieren das Nasenseptum, den Isthmusbereich, die Nasenflügel, den Naseneingang sowie die äußere Nase (Heppt et al. 2015).

Literatur

Aarestrup K, Okland F, Hansen MM, Righton D, Gargan P, Castonguay M, Bernatchez L, Howey P, Sparholt H, Pedersen MI, McKinley RS (2009) Oceanic spawning migration of the European eel (Anguilla anguilla). Science 325:1660, Erratum in Science 326:936

Abolmaali ND, Kuhnau D, Knecht M, Kohler K, Hüttenbrink KB, Hummel T (2001) Imaging of the human vomeronasal duct. Chem Senses 26:35–9

Achilles N, Mösges R (2013) Nasal sline irrigations for the symptoms of acute and chronic rhinosinusitis. Curr Allergy Asthma Rep 13:229–35

Albu S, Gocea A, Mitre I (2010) Preoperative treatment with topical corticoids and bleeding during primary endoscopic sinus surgery. Otolaryngol Head Neck Surg 143:573–8

Altundag A, Cayonu M, Kayabasoglu G, Salihoglu M, Tekeli H, Saglam O, Hummel T (2015) Modified olfactory training in patients with postinfectious olfactory loss. Laryngoscope 125:1763–6

Atighechi S, Azimi MR, Mirvakili SA, Baradaranfar MH, Dadgarnia MH (2013) Evaluation of intraoperative bleeding during an endoscopic surgery of nasal polyposis after a pre-operative single dose versus a 5-day course of corticosteroid. Eur Arch Otorhinolaryngol 270:2451–4

Boem N, Roos J, Gasser B (1994) Luteinizing hormone-releasing hormone (LHRH)-expressing cells in the nasal septum of human fetuses. Brin Res Dev Brain Res 82:175–80

Böhm M, Avgitidou G, El Hassab E, Mösges R (2012) Liposomes: a new non-pharmacological therapy concept for season-allergic-rhinoconjunctivitis. Eur Arch Otorhinolaryngol 269:495–502

Brown JW (1987) The nervus terminalis in insectivorous bat embryos and notes on its presence during human ontogeny. Ann N Y Acad Sci 287:184–200

Bursy J, Kuhlmann AU, Pittelkow M, Hartmann H, Jebbar M, Pierik AJ, Bremer E (2008) Synthesis and uptake of the compatible solutes ectoine and 5-hydroxyectoine by streptomyces coelicolor A3(2) in respone to salt and heat stresses. App Environ Microbiol 74:7286–96

Charles CH, Yelmene M, Luo GX (2004) Recent advances in rhinovirus therapeutics. Curr Drug Targets Infect Disord 4:331–7

Clunie G, Ell PJ (1995) A survey of radiation synovectomy in Europe. Eur J Nucl Med 22:970–6

Conger BT Jr, Illing E, Bush B, Woodworth BA (2014) Management of lateral frontal sinus pathology in the endoscopic era. Otorhinolaryngol Head Neck Surg 151:159–63

Czech N,. Godbersen GS (2006) Radio-tympano-sinu-orthesis – a new therapy of recurrent otitis media and chronic sinusitis. Der Nuklearmediziner 29:51–7

Eichel A, Bilstein A, Werkhäuser N, Mösges R (2014) Meta-analysis of the efficacy of ectoine nasal spray in patients with allergic rhinoconjunctivitis. J Allergy (Xairo) 292545

Emberlin JC, Lewis RA (2006) A double blind, placebo controlled trial of inert cellulose powder for the relief of symptoms of hay fewer in adults. Curr Med Res Opin 22:275–85

Garcia-Velasco J, Mondragon M (1991) The incidence of vomeronasal organ in 1000 human subjects and its possible clinical significance. J Steroid Biochem Molec Biol 39:561–3

Gentile DA, Skoner DP (2001) Viral rhinitis. Curr Allergy Asthma Rep 1:227–34

Graf R, Anzali S, Buenger J, Pflucker F, Driller H (2008) The multifunctional role of actoine as a natural cell protectant. Clin Dermatol 26:326–33

Grether-Beck S, Timmer A, Felsner I, Brenden H, Brammertz D, Krutmann J (2005) Ultraviolet A-induced signaling involves a ceramide-mediated autocrine loop leading to ceramide de novo synthesis. J Invest Dermatol 125:545–53

Harvey R, Hannan SA, Badia L, Scadding G (2007) Nasal saline irrigations for the symptoms of chronic rhinosinusitis. Cochrane Database Syst Rev 18:CD006394

Heineke C (1905) Experimental study on the effect of X-rays to inner organs. Genzgeb Med Chir 14:21–94

Heinrich U, Garbe B, Tronnier H (2007) In vivo assessment of ectoin: a randomized, vehicle-controlled clinical trial. Skin Pharmacol Physiol 20:211–8

Hendley JO (1983) Rhinovirus colds: immunology and pathogenesis. Eur J Respir Dis Suppl 128:340–4

Heppt W, Hildebrandt T, Vent J (2015) Therapie der Nasenklappenstenose. HNO 63:227–44

Hopkins C, Browne JP, Slack R, Lund V, Brown P (2007) The Lund-Mackay staging system for chronic rhinosinusitis: how is it used and what does it predict? Otolaryngol Head Neck Surg 137:555–61

Jahnke V, Merker HJ (1998) Elektronenmikroskopische Untersuchungen des menschlichen vomeronasalen Organs. HNO 46:502–6

Josling P, Steadman S (2003) Unse of cellulose powder for the treatment of seasonal allergic rhinitis. Adv Ther 20:213–9

Kampen WU, Godbersen GS, Czech N, Besch OF, Brenner W, Henze E (2003) Radio-tympano-sinu-orthesis with 186Re-colloid: a new treatment modality for chronic otitis media and paranasal mucositis. J Nucl Med 44:559–64

Kjaer I, Fischer-Hansen B (1996) The human vomeronasal organ: prenatal developmental stages and distribution of luteinizing hormone-releasing hormone. Eur J Oral Sci 104:34–40

Knecht M, Kuhnau D, Hüttenbrink KB, Witt M, Hummel T (2001) Frequency and localization of the putative vomeronasal organ in humans in relation to age and gender. Laryngoscope 111:448–52

Knecht M, Witt M, Aolmaali N, Hüttenbrink KB, Hummel T (2003) Das vomeronasale Organ des Menschen. Nervenarzt 74:858–62

Koelsch S, Tschaikin M, Sacher F (2007) Anti-rhinovirus-specific activity of the alpha-sympathomimetic oxymetazoline. Arzneimittelforschung 57:475–82

Kühn M, Abolmaali N, Smitka M, Podlesek D, Hummel T (2013) Riechstörungen: Aktuelles zur Diagnostik und Therapie. HNO 61:975–86

Kühnel T, Hosemann W, Weber R, Gassner H, Rohrmeier C (2014) Tränenwegschirurgie: Die wichtigsten Kriterien für dauerhaften Erfolg. HNO-Nachrichten 44:28–31

Liberles SD (2014) Mammalian pheromones. Annu Rev Physiol 76:151–75

Lund VJ, Kennedy DW (1997) Staging for rinosinusitis. Otolaryngol Head Neck Surg 117:35–40

Mastromarino P, Capobianco D, Cannata F, Nardis C, Mattia E, De Leio A, Restignoli R, Francioso A, Mosca L (2015) Resveratrol inhibits rhinovirus replication and expression of inflammatory mediators in nasal epithelia. Antiviral Res 123:15–21

Michels A, Böhm M, Mösges R (2013) Symptomatische Therapie der allergischen Rhinitis unter besonderer Berücksichtigung nicht-pharmakologischer Behandlungsformen. Allergo J 22:374–9

Mink J (1963) Le nez comme voie respiratorie. Presse Otolaryngol (Belg) 21:481–96

Moran DT, Jafek BW, Rowley JC (1991) The vomeronasal (Jacobson`s) organ in man: ultrastructure and frequency of occurrence. J Steroid Biochem Mol Biol 39:545–52

Morong S, Lee JM (2012) Microwave disinfection: assessing the risks of irrigation bottle and fluid contamination. Am J Rhinol Allergy 26:398–400

Mortuaire G, Bahij J, Maetz B, Chevalier D (2008) Lund-Mackay score is predictive of bleeding in ethmoidectomy for nasal polyposis. Rhinology 46:285–8

Myers SL, Slowman SD, Brandt KD (1989) Radiation synovectomy stimulates glycosaminglycan synthesis by normal articular cartilage. J Lab Clin Med 114:27–35

Patrick AK (2006) Rhinovirus chemotherapy. Antiviral Res 71:391–6

Reden J, Lill K, Zahnert T, Haehner A, Hummel T (2012) Olfactory function in patients with postinfectious and posttraumatic smell dosroders before and after treatment with vitamin A: a double-blind, placebo-controlled, randomized clinical trial. Laryngoscope 122:1906–9

Schriever VA, Abolmaali N, Welge-Lüssen (2014) Diagnostik bei Riechstörungen. HNO 62:853–9

Schulte E (1972) Untersuchungen an der Regio olfactoria des Aals, Anguilla Anguilla L. Cell Tiss Res 125:210–28

Shargorodsky J, Lane AP (2015) What is tge best modality to minimize bacterial contamination of sala saline irrigation bottles? Laryngoscope 125:1515–6

Sperber SJ, Hayden FG (1988) Chemotherapy of rhinovirus colds. Antimicrob Agents Chemother 32:409–19

Stensaas LJ, Lavker RM, Monti-Bloch L, Grosser BI, Berlinder DL (1991) Ultrastructure of the human vomeronasal organ. J Steroid Biochem Molec Biol 39:553–60

Teichmann H (1959) Über die Leistung des Geruchssinnes beim Aal (Anguilla anguilla L. J Comp Physiol 42:206–54

Tesch (1973) Der Aal. Parey P (Hrsg.) Verlag Paul Parey, Hamburg und Berlin

Trotier D, Eloit C, Wassef M, Talmain G, Bensimon JL, Doving KB, Ferrand J (2000) Ther vomeronasal cavitiy in adult humans. Chem Senses 25:369–80

Turner RB, Hendley JO, Gwaltney JM Jr (1982) Shedding of infected ciliated epithelial cells in rhinovirus colds. J Infect Dis 145:849–53

Welch KC, Cohen MB, Doghramji LL, Cohen NA, Chandra RK, Palmer JN, Chiu AG (2009) Clinical correlation between irrigation bottle contamination and clinical outcomes in post-functional endoscopic sinus surgery patients. Am J Rhinol Allergy 23:401–4

Weston LA, Mösges R (2010) Behandlung der saisonalen allergischen Rhinokinjunktivitis mit einem liposomalen Nasenspray, Allergologie 33:196–204

Wexler DB, Davidson TM (2004) The nasal valve: a review of the anatomy, imaging, and physiology. Am J Rhinol 18:143–50

Winther B, Gwaktney JM Jr, Mygind N, Hendley JO (1998) Viral-induces rhinitis. 12:17–20

Witt M, Georgiewa B, Knecht M, Hummel T (2002) In the chemosensory nature of the vomeronasal epithelium in adult humans. Histochem Cell Biol 117:493–509

Yee KK, Rawson NE (2000) Retinoic acid enhances the rate of olfactory recovery after olfactory nerve transection. Brain Res Dev Brain Res 124:129–32

Yu I, Jindo Y, Nagaoka M (2007) Microscopic understanding of preferential exclusion of compatible solute ectoine: direct interaction and hydration alteration. J Phys Chem B 111:10231–8

Schlafmedizin

© Springer-Verlag Berlin Heidelberg 2016
D. Koch, *HNO Fragen und Antworten*
DOI 10.1007/978-3-662-49459-2_6

? 158. Was ist der biologische Sinn der Schlafzyklen?

✓ Antwort

Der Schlaf ist ein hochkomplexer und überlebensnotwendiger Aspekt des Lebens. Er wird von astronomischen (Lauf der Sonne), sozialen, kulturellen und individuell höchst komplexen biologischen Faktoren beeinflusst. Die Funktion und die differenzierten Regulationsmechanismen sind zum großen Teil noch unbekannt.

Während der typischen Gesamt-Schlafdauer von 6–8 h bei Erwachsenen wechseln sich bekannterweise Phasen von tiefem und oberflächlichem Schlaf ab (Schlafzyklus). Jeder Schlafzyklus dauert ca. 90 min, sodass in der Regel während eines Gesamtschlafs zwischen 4 und 6 Schlafzyklen durchlaufen werden. Die Anzahl, Dauer und Zusammensetzung der Schlafzyklen (Dauer Non-REM(rapid eye movement)- vs. REM-Phase) zeigt während des Lebens, insbesondere während der ersten Lebensmonate/-jahre erhebliche, jedoch (alters-)typische Veränderungen. Der zyklische Verlauf scheint bedeutend und überlebenswichtig zu sein.

Es stellt sich somit die Frage, warum sich der Schlaf nicht als ein einziger langer Schlafzyklus (von z. B. 6–8 h Dauer) entwickelt hat. Auf diese Frage gibt es jedoch in der Literatur keine eindeutige Antwort. Es scheint aber wohl so zu sein, dass das Vorhandensein von sehr oberflächlichen Schlafphasen innerhalb fester Zeitintervalle insofern einen notwendigen Evolutionsvorteil – einen genetisch verankerten Schutzmechanismus – bedeutet, als dass zumindest mit einer gewissen Regelmäßigkeit Gefahrensituationen durch äußere Reize perzipiert werden können. Anders ausgedrückt: Wer die ganze Nacht im Tiefschlaf verbringt, wird den Angriff des Säbelzahntigers nicht überleben. Letztlich handelt es sich um eine Hypothese, die jedoch tatsächlich plausibel erscheint.

Am Rande sei in diesem Zusammenhang erwähnt, dass Frauen statistisch nachweisbar schlechter schlafen, wenn ein Mann mit im Bett liegt. Die Erklärung geht in eine ähnliche Richtung: Sie fühlen sich verantwortlich, wohingegen die Männer mit dem guten Gefühl, dass auf sie aufgepasst wird, deutlich besser schlafen. (Ich persönlich habe das Schreien unserer Kinder im Babyalter nachts auch nie gehört …)

? 159. Warum wachen Babys immer nach 30 min auf?

✓ Antwort

Alle Eltern können ein Lied davon singen: Manche Kinder wachen in den ersten Lebensmonaten wie mit der Stechuhr geweckt alle x min auf. Doch woran liegt dieses Phänomen?

Während der Schwangerschaft entwickelt das Kind erst ab der 36. SSW unregelmäßig über den Tag verteilte Schlaf- und Wachphasen, die keinen Zusammenhang zum zirkadianen oder Rhythmus der Mutter haben. Nach der Geburt behält das Neugeborene dieses Verhalten zunächst bei, bis das Schlafmuster ab der 10. Woche langsam regelmäßiger wird.

Im 1. Lebensjahr ändert sich nämlich im Zuge der Gehirnentwicklung das Schlafverhalten mehrfach. Es werden im Wesentlichen 3 Schlafmuster unterschieden: das Neugeborenen-Schlafmuster (0–2 Monate), das Baby-Schlafmuster (2–9 Monate) und des Kleinkindschlafmuster (9–36 Monate). Dabei handelt es sich um biologische Vorgänge, die über Entwicklungsschübe abgewickelt werden, um sich langsam dem zirkadianen 24 h-Tages-Nacht-Zyklus anzunähern. In jeder Phase entwickeln sich schon früh die Dauer der einzelnen Schlafphasen sowie die Schlafdauer zu einer festen Größe, und der Grundstein für das spätere Schlafverhalten (Frühaufsteher vs. Morgenmuffel) wird gelegt, was davon abhängt, ob die individuelle "innere Uhr" kürzer oder länger als der zirkadiane Rhythmus ist.

Die Regulation der Schlafzyklen, aber auch die Selbstregulation, also die Fähigkeit sich zwischen den Schlafphasen über Saugen an den eigenen Händen oder Räkeln selbst zu beruhigen, und damit das Durchschlafverhalten, hängt maßgeblich mit dem Reifegrad der Gehirnentwicklung zusammen und ändert sich während des 1. Lebensjahres immer wieder. Ab einem Alter von ca. 5 Monaten gelingt dem Baby dann eine gewisse Konditionierung zwischen Handlungen und nachfolgenden Ereignissen.

Bei Babys wechseln sich noch Tiefschlafphasen (Non-REM) und Phasen eines oberflächlichen Schlafes (REM) zu gleichen Teilen ab. Letzterer oberflächlicher Schlaf ist durch Augenbewegungen, Grimassen, ruckartige Bewegungen, kurzzeitiges Aufschreien sowie unregelmäßige Atmung gekennzeichnet. Die Dauer dieser beiden Schlafphasen ist schon in diesem jungen Alter trotz der laufenden Hirnreifung durch die biologischen Taktgeber sehr präzise abgestimmt und liegt eben individuell zwischen 30 und 45 min. Da die Babys zum Ende dieser Traumschlafphase leicht irritierbar sind, zeigt sich bei unzureichender Selbstregulation dieses Phänomen des Aufwachens "wie mit der Stechuhr".

? 160. Wie war das Schlafverhalten im Mittelalter?

✓ Antwort

Im Mittelalter orientierte sich der Schlaf am Lauf der Sonne. Nach dem Sonnenuntergang ging man zu Bett, um den Sonnenaufgang wurde aufgestanden. Geschlafen wurde in 2 längeren Zeitabschnitten von 4 h, unterbrochen von einer Wachphase von 1 guten Stunde (ca. um Mitternacht), die effektiv genutzt wurde: gemeinsames Essen, Gespräche, Besuche bei Nachbarn. Diese wichtige Stunde wurde sogar von Gelehrten für das Studium, von Ärzten für das Zeugen von Kindern und von der Kirche zum Beten geradezu empfohlen (Ekirch 2001).

Das Ausrichten nach der inneren Uhr wurde in Zusammenhang mit dauerhafter Gesundheit gebracht. Der Schlaf vor Mitternacht wurde als der gesündere bewertet und als 1. Schlaf bezeichnet. (Zitat aus Don Quijote: "Don Quijote entrichtete der Natur seinen Zoll, indem er dem ersten Schlummer unterlag, aber den zweiten gestattete er sich nicht … ".)

Hierbei scheint es sich nicht nur um ein gewachsenes soziokulturelles bzw. gesellschaftliches Phänomen, sondern womöglich um ein tatsächlich biologisch-genetisches Schlafprogramm zu handeln, da Probanden, die 14 h in kompletter Dunkelheit verbringen, ein ähnliches Schlafverhalten aufweisen (Barbato et al. 1994).

Erst mit der Erfindung der Glühbirne Anfang des 19. Jahrhunderts änderte sich das Schlafverhalten, da die Menschen ihre Aktivitäten bis spät in den Abend hinein verlagerten und sich dadurch der bisherige Rhythmus veränderte. Daneben veränderten sich die Arbeitszeiten – und damit der traditionelle Schlaf-Wach-Rhythmus – durch die industrielle Revolution.

Insofern erscheinen Durchschlafstörungen in einem ganz anderen Licht: Möglicherweise ist der Wunsch nach einem nahtlosen Schlaf von 6–8 h Dauer ein Konstrukt und Wunsch der Neuzeit und grundsätzlich im Widerspruch zu unserem genetischen Muster …

❓ 161. Was bringt die Neurostimulation bei der Schlafapnoe?

✓ Antwort

In den letzten Jahren etabliert sich bei einer mindestens mittelgradigen obstruktiven Schlafapnoe mit einer CPAP(continuous positive airway pressure)-Intoleranz (z. B. durch Leckagen oder Engegefühle) als Sekundärtherapie zunehmend die Neurostimulation des N. hypoglossus, um die gestörte Atemwegssteuerung im Schlaf zu regulieren. Voraussetzungen sind ein Versagen der Überdrucktherapie, ein Apnoe-Hypopnoe-Index (AHI) > 15/h sowie fehlende relevante anatomische Ursachen. Es existieren 2 Behandlungsmethoden, die beide über die Implantation einer Stimulationselektrode auf/neben dem für die Protrusion von Zunge und Mundbodenaktivierung relevanten Anteil des N. hypopglossus funktionieren (Strollo et al. 2014):

1. **Atmungsgesteuerte Stimulation der oberen Atemwege (sogenannter geschlossener Kreislauf):** Über einen interkostalen Drucksensor wird das Atmungssignal detektiert und nach Weiterleitung an den Impulsgenerator ein Verschluss des Atemweges über Protrusion von Zunge und Mundboden unter Berücksichtigung des Atmungszyklus verhindert. Hierdurch kann eine Reduktion der schlafbezogenen Atmungsstörungen bis knapp 70 % erreicht werden (Certal et al. 2015; Strollo et al. 2014). Woodson et al. konnten 2014 in einer Phase-III-Studie den Therapieerfolg

durch randomisierten Therapieentzug eindeutig auf die Stimulation zurückführen, der sogar noch 18 Monate nach Implantation vorhanden war (Woodson et al. 2014). Die atmungsgesteuerte Stimulation wurde Anfang 2014 von der FDA (Food and Drug Administration) zugelassen und weist mit größeren Patientenkollektiven und einem Nachbeobachtungszeitraum von aktuell mehr als 4 Jahren ein höheres Evidenzniveau auf als die atmungsunabhängige Stimulation (Steffen et al. 2015). Die Ergebnisse einer 2014 gestarteten internationalen Phase-IV-Studie stehen noch aus.

2. **Atmungsunabhängige Stimulation der oberen Atemwege (sogenannter offener Kreislauf):** Die Stimulationssonde ist ringförmig angeordnet und stimuliert unabhängig vom Atmungszyklus jeweils unterschiedliche Faseranteile des Nervus-hypoglossus-Hauptstamms. Nach Pilotstudien und einer Machbarkeitsstudie läuft derzeit eine internationale Phase-III-Studie.

? 162. Gab es schon im Mittelalter eine Schlafmedizin?

✓ Antwort

Gesundheit wurde im Mittelalter durch aktive Selbstverantwortung geprägt und ging auf die antiken Vorstellungen von Aristoteles und Galen zurück, die über byzantinische und insbesondere arabische Vermittlung in das westliche Abendland transportiert wurden.

Das Prinzip der harmonischen Mitte prägte die Lehre von der Gesundheit (Regimen sanitatis) und stellte neben der Arzneitherapie und Chirurgie die wichtigste Säule der mittelalterlichen Medizin dar: Dabei galt es die folgenden 6 Aspekte des Lebens in Ausgewogenheit zu beachten: 1. Schlafen und Wachen, 2. Licht und Luft, 3. Essen und Trinken, 4. Aufnahme und Ausscheidungen, 5. Bewegung und Ruhe und 6. Gemütsbewegungen. Dem Schlaf kam jedoch besondere Bedeutung zu, da er jeweils als unabdingbarer Bestandteil der Lebens- und Gesundheitsordnung in den Kontext der anderen 5 Komplexe gesetzt wurde.

Insofern waren die Ärzte des Mittelalters auch und ganz im Besonderen mit der Erhaltung des natürlichen Gleichgewichts zwischen Schlafen und Wachen vertraut, was zu einer Vielzahl von Empfehlungen und Praktiken führte, die in einer eigenen hochentwickelten Literaturgattung (Regimina sanitatis) Einzug fand. Dabei handelte es sich um Gesundheitsregeln in Traktatform – Gedichte – ("Schachtafelen der Gesundheyt") für allgemeine und spezielle Anlässe (wie z. B. Reisen, Jahreszeiten, Pestzeiten etc.). Noch heute sind einige der Reimsprüche geläufig wie: "Ein voller Bauch studiert nicht gern.", "Nach dem Essen sollst du ruh`n, oder tausend Schritte tun.", "Speisest Du wenig bei Nacht, süßer Schlummer Dir lacht." u. a.

Ausgewogenheit war immer das gemeinsame und oberste Prinzip: "Ein Mensch, der über das Maß hinaus wacht, genauso, wie der, der über das Maß hinaus schläft, wird schwach an Seele und Leib." (Hildegard v. Bingen). Insofern kam der Schlafdiätetik besondere Bedeutung zu. Beachtung fanden: Dauer des Schlafes, Schlafbekleidung, Zeitpunkt und Menge der Nahrungsaufnahme, Schlafstellung/Lage des Körpers (Die Rückenlage wurde als ausgesprochen krankmachende Schlafstellung bewertet!), physikalische Anwendungen, Musik (Lauer HH 1998).

? 163. Wo liegen die Wurzeln der Vorstellungen vom Schlaf des westlichen Abendlandes?

✓ Antwort

Die Wurzeln der wissenschaftlichen Erklärung des Schlafes gehen auf die antiken Vorstellungen von Aristoteles und dann später von Galen zurück, die über byzantinische und insbesondere arabische Umwege in das westliche Abendland gelangten, da der lateinische Westen des westlichen Abendlandes und die Klostermedizin aufgrund der Wirrungen infolge der Völkerwanderungen nicht in der Lage waren, die antike Literatur zu sammeln und auszuwerten. Die aristotelisch-galenische Schlaftheorie sollte die Vorstellungen des Mittelalters vom Schlaf bis in unsere Neuzeit prägen:

Nach Aristoteles (384–322 v. Chr.) sind Schlaf und Wachzustand gegensätzliche Zustände des Bewusstseins als Zentrum aller Sinnesempfindungen, das seinen Sitz im Herzen hat. Die aufgenommene Nahrung gelangt in das Blut, strömt als Verdauungsdampf vom Herzen – angetrieben durch die Lebenswärme – über die Gefäße in den Kopf und erzeugt Schläfrigkeit. Im Gehirn abgekühlt fließen diese Dämpfe zurück, entziehen dem Herzen Wärme und hemmen dadurch seine Wahrnehmung, wodurch der eigentliche Schlafzustand entsteht.

Galen (129–200 n. Chr.), der große Sammler und Interpret antiker Medizin, hatte eine sehr ähnliche physiologische Erklärung über den Zusammenhang von Nahrung, Dampf/Feuchtigkeit und Schlaf, wobei für ihn das Gehirn der Sitz des Bewusstseins war. Galen beschrieb darüber hinaus eine Reihe von Krankheiten durch gestörten Schlaf. So verbrauche ein zu kurzer Schlaf Lebensgeister, Wärme und Feuchtigkeit mit (u. a.) Geistes- und Verdauungsstörungen, ein zu langer Schlaf begünstige rheumatische Erkrankungen, mache träge und verdunkele die Lebensgeister (Lauer 1998).

? 164. Wie ist das Schlafverhalten im Weltraum?

✓ Antwort

Die Erzählungen von Astronauten korrelieren mit der EEG-Überwachung auf Flügen wie Gemini und Skylab sowie Shuttle- und Mir-Flügen: Die Schlafdauer liegt insgesamt bei ca. 6–6,5 h/Tag mit spezifischer Veränderung der Schlafstruktur mit Verkürzung der REM- und Tiefschlafphasen und erhöhter Störanfälligkeit, wobei Melatonin, das üblicherweise schlafstabilisierend wirkt, keinen Einfluss ausübt. Darüber hinaus kommt es zu einer Abnahme des AHI, was den Einfluss der Gravitation auf die Verengung der oberen Atemwege nahelegt. Diese Änderungen der Schlafarchitektur verbleiben für die Dauer des Aufenthaltes im Weltall (Ockels und Stoewer 1990).

Die Ursachen für die beschriebenen Änderungen sind unklar, können aber ganz banal auch einfach an der ungewohnten Schlafposition (in Schwerelosigkeit an die Wand befestigt), der spannenden Tätigkeit oder der Faszination und Aufregung im Allgemeinen liegen. Wenn ich mich im Weltall vorstelle, wäre Schlaf auch nicht gerade die Nr. 1 der Prioritätenliste. Dumm nur, dass bei Rhesusaffen auf den Cosmos-Satelliten identische Beobachtungen gemacht wurden … (Balzamo 1995; Demaria-Pesce und Alzamo 1994; Pesquies et al. 1983).

? 165. Besteht ein Zusammenhang zwischen Schlafmangel und Infektanfälligkeit?

✔ Antwort

Die empirische Erfahrung am eigenen Leib wurde in den letzten Jahren wissenschaftlich bestätigt. Der Zusammenhang zwischen Infektanfälligkeit und Schlafmangel wurde Ende des 20. Jahrhunderts erstmals postuliert (Cohen et al. 1997). In experimentellen Studien wurden in der Vergangenheit nach Schlafmangel einerseits herabgesetzte Immunreaktionen wie eine reduzierte Anzahl an natürlichen Killerzellen oder eine verminderte Interleukin-Produktion, andererseits wiederum eine Zunahme von proentzündlichen Zytokinen nachgewiesen (Irwin et al. 2006; Vgontzas et al. 2004).

In den verschiedenen Studien wurde mit unterschiedlichen Methoden (z. B. Aktigrafie) die Schlafdauer und -qualität gemessen, bevor Nasentropfen mit Rhinoviren appliziert und in den darauffolgenden Tagen die Infektionen der oberen Atemwege anhand des Auftretens von objektiven Krankheitssymptomen registriert wurden (Cohen et al. 2009; Prather et al. 2015).

Dabei konnte – unabhängig von der Antikörperkonzentration vor der Virusexposition, dem BMI (Body-Mass-Index) oder gesundheitlichen Gewohnheiten, dem Geschlecht oder Alter und der Jahreszeit oder demografischen Parametern – ein statistisch signifikanter Zusammenhang zwischen einer Schlafdauer von weniger als 6 h und einer erhöhten Wahrscheinlichkeit für das Auftreten einer Erkältung nachgewiesen werden. Eine Schlafdauer länger als 7 h, Schlafunterbrechungen oder andere schlafbezogene Variablen konnten als Prädiktoren für eine Infektanfälligkeit ausgeschlossen werden (Prather et al. 2015).

? 166. Kann man Schlaf nachholen?

✓ Antwort

Krankhafte Auswirkungen eines gestörten Schlafverhaltens zeigen sich erst nach vielen Jahren/Jahrzehnten fortdauernder Schlafstörung.

Vorübergehende Phasen (Krankheit, junge Eltern, durchzechte Nächte etc.) von Tagen bis Monaten führen zu keinen relevanten körperlichen Störungen und können in Abhängigkeit des individuellen Schlafverhaltens kompensiert werden.

Die Erholung entsteht durch den Tiefschlaf (und muss übrigens nicht zwangsläufig mit dem Gefühl des Ausgeschlafenseins korrelieren), den ein gesunder Körper kurzfristig und in sehr engen Grenzen von maximal 60–90 min durch Ausweitung der Tiefschlafanteils selber nachholen kann. Die 1. Tiefschlafphase liegt durchschnittlich um 22:00 Uhr, danach bei einem Schlafzyklus von ca. 90 min jeweils um diese Zeitspanne verschoben. Üblicherweise wird jedoch schon ab dem 3. oder 4. Zyklus eine signifikante Tiefschlafphase nicht mehr erreicht, sodass die weitere Dauer des Schlafes für die Regeneration des Körpers prinzipiell schon nicht mehr relevant ist.

Aus dem Gesagten ist ersichtlich, dass generelle Empfehlungen zum Nachholen von Schlaf grundsätzlich nicht möglich sind, weil die Vielzahl von individuellen Faktoren des Schlafverhaltens (Zeitpunkt des Zubettgehens, Schlafdauer, Schlafstörungen etc.) derartige Handlungsanweisungen wie "mal so richtig Ausschlafen" unmöglich machen.

Da der Schlaf keine "Transistor-Qualitäten" zum Aufladen und Abspeichern hat, ist übrigens ein "Vorschlafen" nicht möglich.

Literatur

Balzamo E (1995) Sleep-wake cycles in rhesus monkeys during Spacelab flight simulations. J Gravit Physiol 2:54–5

Barbato G, Barker C, Bender C, Giesen HA, Wehr TA (1994) Extended sleep in humans in 14 hour nights (LD 10:14): relationship between REM densitiy and spontaneous awakening. Electroencephalogr Clin Neurophysiol 90:291–7

Certal VF, Zaghi S, Riaz M, Vieira AS, Pinheiro CT, Kushida C, Capasso R, Camacho M (2015) Hypoglossal nerve stimulation in the treatment of obstructive sleep apnoe: A systematic review and meta-analysis. Laryngoscope 125:1254–64

Cohen S, Doyle WJ, Alper CM, Janicki-Deverts D, Turner RB (2009) Sleep habits and susceptibility to the common cold. Arch Intern Med 169:62–7

Cohen S, Doyle WJ, Skoner DP, Rabin BS, Gwaltney JM Jr (1997) Social ties and susceptibility to the common cold. JAMA 277:1940–4

Demaria-Pesce VH, Balzamo E (1994) Effects of restraint and cabin environment on skin remperature, sleep-wake, feeding and drinking circadian rhythms in Macaca mulatta during spacelab flight simulation. J Gravit Physiol 1:71–2

Ekirch AR (2001) Sleep we have lost: pre-industrial slumber in the British Isles. Am Hist Rev 106:343–86

Irwin MR, Wang M, Campomayor CO, Collado-Hidalgo A, Cole S (2006) Sleep deprivation and activation of morning levels of cellular and genomic markers of inflammation. Arch Intern Med 166:1756–62

Lauer HH (1998) Medieval Dietetics of sleep. Somnology 2:151–62

Ockels W, Stoewer H (1990) The ESA astronaut sleep restraint—its development and use onboard Spacelab and MIR. ESA Bull 61:71–6

Pesquies PC, Milhaud C, Nogues C, Klein M, Cailler B (1983) French research program on the physiological problems caused by weightlessness. Use of the primate model. Acta Astronaut 10:291–4

Prather AA, Janicki-Deverts D, Hall MH, Cohen S (2015) Behaviorally assessed sleep and susceptibility to the common cold. Sleep 38:1353–9

Woodson BT, Gillespie BM, Soose RJ, Maurer JT, deVries N, Steward DL, Baskin JZ, Padhya TA, Lin HS, Mickelson S, Badr SM, Strohl KP, Strollo PJ (2014) Randomized controlled withdrawal study of upper airway stimulation on OSA: short and long term effect. Otolaryngol Head Neck Surg 151:880–7

Steffen A, Heiser C, Herzog M, Bergler W, Rothmeier N, Maurer JT (2015) Stellungnahme der Taskforce "Neurostimulation bei Schlafapnoe" zur Stimulation der oberen Atemwege. Laryngothinootologie 94:221–4

Strollo PJ Jr, Soose RJ, Maurer JT, deVries N, Cornelius F, Froymovich O, Hanson RD, Padhya TA, Steward DL, Gillespie MB, Woodson BT, van de Heyning PH, Goetting MG, Vanderveken OM, Feldman N, Knaack L, Strohl KP, STAR Trial Group (2014) Upper-airwaystimulation for obstructive sleep apnoe. N Eng J Med 370:139–49

Vgontzas AN, Zoumakis E, Bixler EO, Lin HM, Follett H, Kales A, Chrousos GP (2004) Adverse effects of modest sleep restriction on sleepiness, performance, and inflammatory cytokines. J Clin Endocrinol Metab 89:2119–26

Pädiatrische HNO-Heilkunde

© Springer-Verlag Berlin Heidelberg 2016
D. Koch, *HNO Fragen und Antworten*
DOI 10.1007/978-3-662-49459-2_7

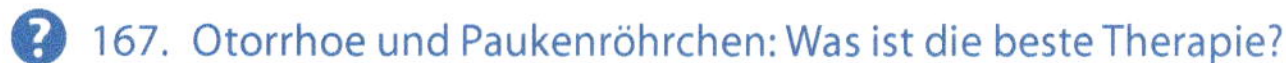 **167.** Otorrhoe und Paukenröhrchen: Was ist die beste Therapie?

Antwort

Eine protrahierte Otorrhoe nach Paukenröhrcheneinlage bei kindlichem Paukenhöhlenerguss ist ein typisches Phänomen.

Im Rahmen einer aktuellen, offen randomisierten niederländischen Studie zeigte die lokale Therapie mit Hydrokortison-Bacitracin-Colistin-Ohrentropfen einen signifikanten Vorteil hinsichtlich der Dauer der initialen Otorrhoe-Episode, der Gesamttage der Otorrhoe, der Anzahl der Rezidive sowie dem Auftreten von klinischen Komplikationen und der Lebensqualität im Vergleich zu einer Antibiose mit Amoxicllin-Clavulansäure oder alleiniger Verlaufsbeobachtung (van Dongen et al. 2014).

168. Besteht ein Zusammenhang zwischen einem extraösophagealen Reflux und adenoiden Vegetationen sowie Erguss bei Kindern?

Antwort

Schon seit vielen Jahren wird ein ösophago-laryngopharyngealer Reflux für eine Reihe von chronisch-entzündlichen Erkrankungen im HNO-Bereich angeschuldigt, von einer chronischen Pharyngitis oder Tonsillits über adenoide Vegetationen bis hin zum Paukenerguss und einer chronischen Otitis.

In der Literatur findet sich natürlich eine Vielzahl an Studien, die sich mit diesem Thema – mitunter sehr kontrovers – befassen. Insgesamt zeigen sich aufgrund der jeweils eher geringen Fallzahlen allenfalls grenzwertige Signifikanzen für einen möglichen kausalen Zusammenhang zwischen einem extraösophagealen Reflux und adenoiden Vegetationen (Katra et al. 2014).

In einem Review aus 2012, wobei 242 Studien inkludiert wurden, zeigte sich einer erhöhte Prävalenz eines extraösophagealen Reflux bei Kindern mit chronischer Otitis media oder rezidivierender Otitis media acuta. Da der Nachweis von Pepsin/Pepsinogen im Mittelohr auch durch einen physiologischen Reflux bedingt sein kann, verbleibt der kausale Zusammenhang unklar, und eine generelle Empfehlung zur Antireflux-Therapie mit z. B. Protonenpumpeninhibitoren kann nicht ausgesprochen werden (Miura et al. 2012).

Fazit:

Nach aktueller Studienlage ist ein kausaler Zusammenhang zwischen einem extraösophagealen Reflux und adenoiden Vegetationen sowie kindlichem Erguss nicht bewiesen.

169. Was empfiehlt der aktuelle Algorithmus zum Schnarchen bei
Kindern?

Antwort

Kürzlich wurde von der Steuerungsgruppe der AG Pädiatrie der
Deutschen Gesellschaft für Schlafforschung und Schlafmedizin
ein stufenweiser Abklärungs-Algorithmus zum diagnostischen
Vorgehen beim kindlichen Schnarchen vorgestellt. Von Seite der
HNO war die Mannheimer Uniklinik beteiligt. Dieser Algorithmus
weicht von den Empfehlung der American Academy of Pediatrics
ab, da die in den USA übliche Praxis, jedes habituell schnarchende
Kind im Schlaflabor abzuklären, bei uns nicht sinnvoll und
möglich ist (Urschitz et al. 2014a).

- **Schritt 1**: Liegt ein habituelles Schnarchen vor (deutlich hörbar
und in mindestens 4 von 7 Nächten auftretend)? Nein: Follow-up.
Ja: Schritt 2.
- **Schritt 2**: Liegen Risikofaktoren vor (jünger als 2 Jahre, Trisomie 21,
kraniofaziale Fehlbildungen, Dysgnathien, neuromuskuläre
Erkrankungen, Mukopolysaccharose, Prader-Willi-Syndrom,
Chiari-2-Malformation, Achondroplasie, Sichelzellanämie)? Ja:
Polysomnografie. Nein: Schritt 3.
- **Schritt 3**: Handelt es sich um den typischen und unkomplizierten
Fall (Alter 2–8 Jahre, adenotonsilläre Hyperplasie, geringes
anamnestisches Risiko für OSA [obstruktive Schlafapnoe])? Ja:
antiinflammatorische Medikation mit nasalen Steroiden für
6 Wochen und Re-Evaluation. Nein: Schritt 4.
- **Schritt 4**: HNO-Untersuchung (klare OP-Indikation)? Ja: AT
(Adenotomie). Nein: Schritt 5.
- **Schritt 5**: Polysomnografie zum Ausschluss einer OSA. Keine
oder geringe OSA: antiinflammatorische Medikation mit nasalen
Steroiden für 6 Wochen und Re-Evaluation. Moderate oder
schwere OSA: Schritt 6.
- **Schritt 6**: Rücksprache mit HNO-Arzt: Liegt eine OP-Indikation vor?
Ja: AT, Nein: Schritt 7.
- **Schritt 7**: Einleitung einer apparativen Atmungsunterstützung.
Keine Besserung: Schritt 8.
- **Schritt 8**: kieferchirurgisch/orthopädische und logopädische
Abklärung.

170. Welche aktuellen Aspekte zur medikamentösen Behandlung
von Atmungsstörungen bei adenotonsillärer Hyperplasie
sind Ihnen bekannt?

Antwort

Von der schon erwähnten Steuerungsgruppe der AG Pädiatrie der
Deutschen Gesellschaft für Schlafforschung und Schlafmedizin

(▶ Frage 169) wurde 2014 neben dem schon genannten Algorithmus zum diagnostischen Vorgehen bei kindlichem Schnarchen ebenfalls unter Mitwirkung der Mannheimer HNO-Uniklinik auch ein Konsensuspapier zur medikamentösen Behandlung einer adenotonsillären Hyperplasie präsentiert (Urschitz et al. 2014b).

In jeweils einem Cochrane-Review wurde schon in den letzten Jahren nach Datenlage bei signifikantem Nachweis der Wirksamkeit eine antiinflammatorische Therapie zur Behandlung von Adenoiden (Zhang et al. 2008) und kindlichem OSA (Kuhle und Urschitz 2011) empfohlen.

Gemäß dem aktuellen Konsensuspapier wird nun – unter bestimmten Voraussetzungen – beim habituellen Schnarchen ein Therapieschema mit Beclomethason oder (gleichwertig) mit Mometason bzw. beim OSA mit Fluticason oder (Second-line) mit Montelucast über einen Zeitraum von 6 Wochen empfohlen. Bei Nichtansprechen innerhalb von 2–4 Wochen sollte die Therapie abgebrochen werden oder eine HNO-Kontrolle erfolgen.

Wichtig ist, dass die genannten Nasensprays in Deutschland nicht für die Indikationen Schnarchen und OSA bei Kindern zugelassen sind, und in Abhängigkeit von Substanz und Patientenalter im Off-Label-Bereich liegen, deren Anwendung von den Autoren jedoch eindeutig empfohlen wird.

Bezüglich der genauen Einschlusskriterien und der Therapieschemata wird auf die Literatur verwiesen (Urschitz et al. 2014b).

Eigene Anmerkungen des Autors:
In den letzten Jahren zeichnet sich die zunehmende Tendenz eines zunächst konservativen Therapieansatzes sowohl chronischer als auch hoch akutentzündlicher HNO-Erkrankungen ab, die durch die pädiatrischen Kollegen propagiert wird und immer wieder zu kontroversen Diskussionen mit uns HNO-Ärzten führt. Wer kennt sie nicht, die orbitale Komplikation kurz vor Stadium 4, die Freitagabend auf Drängen der Eltern konsiliarisch aus der Kinderklinik nach mehrtägiger Antibiose vorgestellt wird?!

Bezüglich der hier vorgestellten medikamentösen Therapie der kindlichen Atmungsstörungen zeigt die langjährige klinische Erfahrung – auch im "Selbstversuch" mit den eigenen Kindern – bei aller Offenheit gegenüber Evidence-based-Medizin den Goldstandard: Aussitzen oder die gute alte Adenotomie.

? 171. Epistaxis bei Kindern: Silbernitrat oder Kauter?

✓ Antwort
Versagen die konservativen Maßnahmen bei unkomplizierter kindlicher Epistaxis anterior bietet sich pragmatischerweise – und deshalb ja auch allerorts praktiziert – das lokale Verätzen der

Schleimhaut an, unter der Vorstellung, dass die betroffenen Gefäße im Rahmen der Wundheilung obliterieren (Burton und Dorée 2004; Qureishi und Burton 2012).

Aufgrund des nur bedingt kontrollierbaren Ausmaßes der resultierenden Schleimhautschäden mit erhöhtem Septumperforationsrisiko und der Narbengefahr im naturgemäß engen Naseneingang bei ängstlichem Kind und akzidenteller Touchierung ist dieses Verfahren jedoch nicht zu empfehlen.

Darüber hinaus konnte in einer retrospektiven Studie zum Vergleich von Verödung vs. Verätzung der signifikante Vorteil einer gezielten Elektrokoagulation in ITN (unter Lupenbrille) hinsichtlich eines Rezidivs nach 2 Jahren (2 % vs. 22 %) nachgewiesen werden. Dieser Vorteil müsse jedoch im individuellen Falle gegen das Risiko einer Vollnarkose abgewogen werden (Johnson et al. 2015).

? 172. Welche Untersuchungsmethoden zur Abklärung von kindlichem Schwindel sind zu veranlassen?

✓ Antwort

Schwindel ist mit einer Prävalenz von 5–15 % (in Abhängigkeit des Alters) ein recht häufiges Problem bei Kindern. Obwohl im Prinzip alle Krankheiten des Erwachsenenalters möglich sind, gibt es bei Kindern viele seltene und wenige häufige Ursachen. Als prädisponierende Faktoren gelten rezidivierende Otitiden, ein Schädel-Hirn-Trauma in der Vergangenheit und eine positive familiäre Migräneanamnese. Die mit Abstand häufigsten Diagnosen sind die vestibuläre Migräne (39 %), der somatoforme Schwindel (21 %) und eine peripher-vestibuläre Störung (12 %).

Neben einer ausführlichen Anamnese – und gegebenenfalls einer eingehenden pädiatrischen Diagnostik und Bildgebung – sind durch den HNO-Arzt schon im Kleinkindalter folgende apparative Schwindel-Untersuchungen möglich (Langhagen et al. 2013):

- Um das 1. Lebensjahr herum: kalorische Testung.
- Ab dem 18. Monat: Video-Kopf-Impulstest.
- Kleinkindalter (2.-4. Lebensjahr):
  - Drehstuhluntersuchung (gegebenenfalls auf dem Schoß der Eltern).
  - Untersuchung mit der Frenzelbrille (Spontan- und Provokationsnystagmus?).
  - Lagerungsmanöver.
  - Überprüfung der Augenposition beim Geradeausblick zum Ausschluss einer vertikalen Divergenz.
- Ab dem Vorschulalter (5. Lebensjahr):
  - Messung der subjektiven visuellen Vertikale. (Cave bei der Interpretation: Die horizontale Blickfolge ist erst ab ca. 8 Jahren komplett ausgereift!)

> — Überprüfung der Blickfolgebewegungen zum Ausschluss von Sakkaden.
> — Posturografie.
— Darüber hinaus altersadaptierte audiometrische Umfelddiagnostik.

? 173. Warum leiden Kinder nach Tonsillektomie weniger als Erwachsene?

✓ Antwort

Es ist ein typisches Phänomen, dass Kinder (bis auf wenige Ausnahmen natürlich) nach Tonsillektomie in der Regel deutlich weniger leiden als Erwachsene, obwohl die Wundflächen nur marginal differieren.

Nach dem derzeit gängigen und anerkannten biopsychosozialen Erklärungsmodell wird das Schmerzempfinden als komplexer Wahrnehmungsprozess verstanden, der neben den biologischen Prozessen durch psychologische Faktoren und das soziale Umfeld beeinflusst wird (Legrain et al. 2011). Der schmerzauslösende Reiz kann nicht mit dem empfundenen Schmerz gleichgesetzt werden, sondern ist in seinem subjektiven Sinnes- und Gefühlserlebnis von individuellen Faktoren abhängig, insbesondere von der Einstellung und Erwartungshaltung gegenüber den zu erwartenden Schmerzen, die natürlich von den individuellen Schmerzerlebnissen des vorangegangenen Lebens und deren Umgang durch das soziale Umfeld geprägt wird (Wager und Zernikow 2015).

Kinder gehen einfach unvoreingenommener in die Operation, haben typischerweise überhaupt keine Erwartungshaltung (da sie nicht wissen, was sie erwartet und dass gegebenenfalls mit Schmerzen nach der Operation zu rechnen ist) und sind somit in der Verarbeitung des postoperativen Schmerzes nicht in ein bestimmtes Verhalten konditioniert.

? 174. Wie wird bei Kindern eine Tracheotomie durchgeführt?

✓ Antwort

Eine Tracheotomie darf bei Kindern aufgrund einer ungleich höheren Gefahr zur Ausbildung einer subglottischen Trachealstenose nicht auf konventionellem Wege erfolgen.

Nie sollte ein vertikaler Zugang gewählt werden: Ich habe in der hektischen Situation einer Notfalltracheotomie bei den vergleichsweise winzigen anatomischen Verhältnissen schon erlebt, wie die Trachea mit dem 15er-Skalpell alleine mit einem horizontalen Hauschnitt gleichzeitig komplett durchtrennt wurde und der Operateur hilflos im Gewebe stocherte, um selbige zu finden. Denken Sie immer daran: Der Durchmesser der kindlichen

Trachea entspricht dem kleinen Finger des Kindes. Darüber hinaus liegt die Trachea bei Kindern deutlich oberflächlicher als bei Erwachsenen!

Nach vertikalem Hautschnitt wird die häufig sehr zarte prälaryngeale Muskulatur nach lateral verlagert und die Trachea ab dem Krikoid exponiert. Häufig findet sich (noch) gar kein klinisch relevanter Schilddrüsenisthmus, sodass allenfalls eine Koagulation vor Durchtrennung erforderlich ist. Die Trachea wird dann über 2–3 Trachealspangen vertikal oder – deutlich besser – mäanderförmig durchtrennt und mit der Haut jeweils nach lateral adaptiert. Dieses Vorgehen reduziert nach präzisem Vernähen des mäanderförmigen Zugangs zum Tracheostomaverschluss im Intervall signifikant die Wahrscheinlichkeit für das Auftreten von vermeidbaren Trachealstenosen, deren Korrektur dann schwierig und mit erheblichem Aufwand verbunden ist.

Literatur

Burton MJ, Dorée CJ (2004) Interventions for recurrent idiopathic epistaxis (nosebleeds) in children. Cochrane Database Syst Rev CD004461

van Dongen TM, van der Heijden GJ, Venekamp RP, Rovers MM, Schilder AG (2014) A trial of treatment for acute otorrhea in children with tympanostomy tubes. N Eng J Med 370(8):723–33

Johnson N, Faria J, Behar P (2015) A comparison of bipolar electrocautery and chemical cautery for control of pediatric recurrent anterior epistaxis. Otolaryngol Head Neck Surg online 30.Juni, pii: 0194599815589583

Katra R, Kabelka Z, Jurovic M, Hradsky O, Kraus J, Pavlik E, Nartova E, Lukes P, Astl J (2014) Pilot study: Association between Helicobacter pylori in adenoid hyperplasia and reflux episodes detected by multiple intraluminal impedance in children. Int J Pediatr Otorhinolaryngol 78:1243–9

Kuhle S, Urschitz MS (2011) Anti-inflammatory medications for obstructive sleep apnea in children. Cochrane Database Syst Rev 19:CD007074

Langhagen T, Lehnen N, Krause E, Jahn K (2013) Schwindel bei Kindern und Jugendlichen, Teil 1: Epidemiologie und Diagnostik peripher-vestibulärer Schwindelsyndrome. HNO 61:791–804

Legrain V, Iannetti GD, Plaghki L, Mouraux A (2011) The pain matrix reloaded. A salience detection system for the body. Prog Neurobiol 93: 111–24

Miura MS, Mascaro M, Rosenfeld RM (2012) Association between otitis media and gastrooesophageal reflux: a systematic review. Otolaryngol Head Neck Surg 146:345–52

Qureishi A, Burton MJ (2012) Interventions for recurrent idiopathic epistaxis (nosebleeds) in children. Cochrane Database Syst Rev CD004461

Urschitz MS, Poets CF, Stuck BA, Wiater A (2014a) Schnarchen bei Kindern: Algorithmus zum diagnostischen Vorgehen. HNO 62:586–589

Urschitz MS, Poets CF, Stuck BA, Wiater A, Kirchhoff F (2014b) Medikamentöse Behandlung von Atmungsstörungen bei adenotonsillärer Hyperplasie. HNO 62:582–585

Wager J, Zernikow B (2015) Was ist Schmerz? In: Zernikow B (Hrsg) Schmerztherapie bei Kindern, Jugendlichen und jungen Erwachsenen. 5. Auflage. Springer-Verlag Berlin Heidelberg, S 3–16

Zhang L, Mendoza-Sassi RA, Cesar JA, Chadha NK (2008) Intranasal corticosteroids for nasal airway obstruction in chilrden with moderate to severe adenoidal hypertrophy. Cochrane Database Syst Rev 16:CD006286

Onkologie

© Springer-Verlag Berlin Heidelberg 2016
D. Koch, *HNO Fragen und Antworten*
DOI 10.1007/978-3-662-49459-2_8

? 175. Warum wirkt Cisplatin strahlensensibilisierend?

✓ Antwort

Typischerweise werden bei der Notwendigkeit einer Radio-Chemotherapie von Kopf-Hals-Tumoren die Chemotherapeutika 5-Fluorouracil und Cisplatin/Carboplatin appliziert. Hierdurch wird eine strahlensensibilisierende Wirkung erzeugt. Doch wie ist der diesem Effekt zugrunde liegende physikalische Mechanismus zu erklären?

Cisplatin (und etwas weniger Carboplatin) bildet Crosslinks zu den DNA-Basen Thymin und insbesondere Guanin. Unter der Bestrahlung brechen diese Platin-DNA-Komplexe aus dem Nukleotid, und es kommt zu einem vermehrten Auftreten von Einzel- und Doppelstrangbrüchen. Daneben zeigen die Verbindungen aus Platin und den geschädigten Basen eine katalytische Aktivität und die Reparatur subletaler Schäden wird inhibiert.

Das Ausmaß dieser Effekte ist stark abhängig von den Umgebungsbedingungen und der Anwesenheit von Stickstoff- und Sauerstoffverbindungen. Insbesondere unter Hypoxie ist der radiosensibilisierende Effekt besonders ausgeprägt. Wird Cisplatin vor der Radiatio appliziert, zeigt sich eine Zunahme der Dosis-Wirkungskurve (Behmand et al. 2014; Perez und Brady 1998; Rezaee et al. 2013).

? 176. Wie sieht ein rationales Konzept der Neck dissection aus?

✓ Antwort

Der Trend zur Neck dissection entwickelt sich im Vergleich zum letzten Jahrhundert zunehmend in Richtung einer zurückhaltenden Vorgehensweise. In diesem Zusammenhang finden ja in den letzten Jahren innerhalb unserer HNO-Fachgesellschaft immer wieder sehr kontroverse Diskussionen statt.

Tatsache ist, dass die Ergebnisse einer elektiven Neck dissection bei klinischem N0-Hals sich nicht von denen der modifiziert-radikalen oder radikalen Neck dissection unterscheiden (Deutsche Gesellschaft für Mund-, Kiefer- und Gesichtschirurgie 2012).

Die Wahrscheinlichkeit von okkulten Lymphknotenmetastasen bei klinischem N0-Hals liegt zwischen 20–40 %. In der Literatur wurden bisher jedoch noch keine prospektiv-randomisierten Studien publiziert, die eine Risikogrenze definieren, ab der eine selektive Neck dissection empfohlen wird (Deutsche Gesellschaft für Mund-, Kiefer- und Gesichtschirurgie 2012).

In unserer Klinik hat sich jedoch folgendes Konzept der elektiven ipsilateralen Neck dissection bei klinischem N0-Hals bewährt:

- Bei allen Karzinomen ab T2

Ausnahme:

- Glottisches Larynxkarzinom ab T3
- Hypopharynxkarzinom ab T1
- Lymphangiomatosis carcinomatosa

Folgendes Konzept der beidseitigen Neck dissection bei kontralateralem N0- und ipsilateralem N+-Hals erscheint sinnvoll:
   Bei mittelliniennahen Karzinomen und gekreuztem Lymphabfluss wie

- Vordere Mundhöhle (Mundhöhle/Zunge)
- Oropharynx
- Supraglottis
- Glottis mit Infiltration von Schildknorpel und/oder präepiglottischem Raum
- Hypopharynx

? 177. Wann besteht die Indikation zur postoperativen Radiatio?

✓ Antwort

Letztlich handelt es sich bei einer postoperativen Radiatio häufig um Einzelfallentscheidungen. Allerdings haben sich international folgende grundsätzliche Indikationen bewährt (Sinha et al. 2015; Deutsche Gesellschaft für Mund-, Kiefer- und Gesichtschirurgie 2012):

- T1 und T2: nicht primär, sondern nur bei zusätzlichen Faktoren

Immer bei:

- T3 und T4
- Rezidiv
- Halslymphknotenmetastasen
- Infiltration von Umgebungsstrukturen, wie z. B. N. facialis
- R1- oder R2-Resektion
- Kapselüberschreitendem Tumorwachstum, Lymphangiomatosis/ Haemangiomatosis carcinomatosa, Close-margin-Resektion (Sicherheitsabstand kleiner 3 mm), perineurale Invasion
- Adenoidzystischen Karzinomen

Der Differenzierungsgrad bei Plattenepithelkarzinomen (G1 oder G3) per se ist üblicherweise kein Kriterium für oder gegen die postoperative Radiatio.

? 178. Welche Faktoren führen zu einem erhöhten Risiko eines lokoregionären Tumorrezidivs?

✓ Antwort

Neben einem
- fortgeschrittenen Tumorstadium und dem

- Vorliegen von jeglichem Lymphknotenbefall größer 3 cm oder multiplem Lymphknotenbefall (insbesondere der kaudalen Level IV und V)

führen insbesondere folgende histopathologische Tumoreigenschaften zu einem erhöhten Risiko des lokoregionären Tumorrezidivs (Deutsche Gesellschaft für Mund-, Kiefer- und Gesichtschirurgie 2012):
- **Extrakapsuläres Wachstum von Lymphknotenmetastasen** (wichtigster Risikofaktor!)
- Lymphangiomatosis/Haemangiomatosis carcinomatosa
- Close-margin-Resektion kleiner 5 mm oder gar positiver Resektionsrand
- Nervinfiltration
- Tumordicke größer 4 mm
- Basaloide und spindelzellige Morphologie

Für die zunehmend an Bedeutung gewinnenden tumorbiologischen Parameter (molekulare Tumormarker) stehen derzeit noch keine Screening-Verfahren zur Verfügung.

❓ 179. Wann ist eine zusätzliche Chemotherapie bei der adjuvanten Radiatio von Kopf-Hals-Tumoren (im Rahmen der Primärtherapie) indiziert?

✅ Antwort
International führen im Rahmen der Primärtherapie (keine Rezidivsituation!) folgende histologische Parameter zur Entscheidung über eine zusätzliche Chemotherapie mit z. B. Cisplatin/5-Fluorouracil (Sinha et al. 2015):
- Kapselüberschreitendes Tumorwachstum (der Lymphknoten des Neck-Präparates)
- Close-margin-Resektion (Sicherheitsabstand kleiner 3 mm)
- Lymphangiomatosis/Haemangiomatosis carcinomatosa
- Perineurale Invasion

Der Differenzierungsgrad bei Plattenepithelkarzinomen (G1 oder G3) per se ist üblicherweise kein Kriterium für oder gegen die Chemotherapie.

❓ 180. Wie hoch ist der Effekt der Chemotherapie bei der postoperativen Radiatio (im Rahmen der Primärtherapie)?

✅ Antwort
Im Gespräch wird von den Patienten gerne nach dem Benefit einer Chemotherapie gefragt. Als Diskussionsgrundlage folgende Informationen:

Der Effekt einer Chemotherapie mit Cisplatin in Kombination mit der Radiatio ist klar belegt (Deutsche Gesellschaft für

Mund-, Kiefer- und Gesichtschirurgie 2012). Je nach Studie liegt die **Verbesserung** der 5-Jahres-Überlebensrate sowie der lokalen Tumorkontrolle um **10 %** (8–13%), abnehmend ab dem 60. Lebensjahr (Bernier et al. 2004; Bernier et al. 2005; Blanchard et al. 2011; Pignon et al. 2009).

181. Wodurch kann eine strahleninduzierte Xerostomie reduziert/ vermieden werden?

Antwort

Die dauerhafte Xerostomie führt für viele HNO-Tumorpatienten zu einer erheblichen Beeinträchtigung der Lebensqualität.

Ab einer Dosis von 40 Gy im Strahlenfeld kommt es zu irreparablen Strahlenschäden der Speicheldrüsen. Durch die Technik der IMRT (intensitätsmodulierte Radiotherapie, ▶ Frage 183), die sich in den letzten Jahren zunehmend durchsetzt, kann dieser Effekt reduziert werden.

Darüber hinaus kann eine zeitgleich zur Bestrahlung erfolgende Applikation von Amifostin die Xerostomie signifikant reduzieren (Joseph et al. 2011; Koukourakis 2012), ohne dass Ansprechrate, Rezidivrate und Gesamtüberleben beeinträchtigt werden (Deutsche Gesellschaft für Mund-, Kiefer- und Gesichtschirurgie 2012; Worthington et al. 2011).

Amifostin ist seit 1999 zur Prävention einer Xerostomie zugelassen, laut S3-Leitlinie Mundhöhlenkarzinom (Deutsche Gesellschaft für Mund-, Kiefer- und Gesichtschirurgie 2012) wird jedoch zum aktuellen Zeitpunkt noch keine Gabe außerhalb von klinischen Studien empfohlen. Amifostin ist ein Radioprotektor, der nach Aufnahme von gesunden Zellen (u. a.) freie Radikale abfängt, eine Hypoxie innerhalb der Zelle induziert und hierdurch die DNA vor Schäden schützt bzw. DNA-Reparaturmechanismen beschleunigt (DeNeve et al. 1988; Exkurs: Der Grundstein zur Entwicklung wurde in einem geheimen US-Forschungsprojekt zum Schutz von Soldaten im Falle eines Atomkrieges gelegt.). Die Applikation erfolgt typischerweise als Kurzinfusion vor der Bestrahlung.

Im Falle einer eingetretenen Xerostomie sind auf dem Markt eine Reihe von Speichelersatzstoffen verfügbar, die allesamt allenfalls eine Linderung zu erreichen vermögen. Mitunter berichten die Patienten gar von gegenteiligen Effekten. Aus der eigenen Erfahrung des Autors führt dann letztlich kein Weg an dem ständigen Begleiter des bestrahlten Tumorpatienten vorbei: der Wasserflasche.

182. Welche allgemeinen Gesichtspunkte sprechen für oder gegen eine tumorsanierende Operation vs. Radiatio vs. Palliation?

Antwort

Letztlich handelt es sich immer um eine Einzelfallentscheidung, die neben der Expertise der Klinik (Möglichkeit der Interdiszi- plinarität, Ausstattung, Erfahrung hinsichtlich der möglichen

Lappenplastiken zur Rekonstruktion etc.) von einer Vielzahl patientenspezifischer Parameter beeinflusst wird.

Folgende allgemeine Aspekte bei der Entscheidungsfindung sind von Bedeutung:

- Klinisch und/oder radiologisch Lymphknotenfiliae
- Tumorlokalisation und -größe
- Tumorbiologische Parameter
- Alter/AZ
- Chirurgische Gesichtspunkte
- Vorbehandlungen (OP, Radiatio)
- Patientenwunsch

? 183. Was ist die IMRT?

✓ Antwort

Die intensitätsmodulierte Radiotherapie ist eine Bestrahlungsmethode, die sich in den letzten Jahren zunehmend durchsetzt. Durch die Bestrahlung aus verschiedenen Richtungen und zusätzliche Zerlegung der einzelnen Bestrahlungsfelder in einzelne Segmente kann sowohl die Dosisverteilung an das Tumorzielvolumen exakter angepasst als auch dadurch Umgebungsstrukturen präziser geschont werden. Dabei rotiert der Linearbeschleuniger für die Bestrahlung kontinuierlich um den Patienten (vergleichbar mit einem Spiral-CT), und die Bestrahlung der berechneten Strahlenfelder erfolgt pro Rotation aus über 50 verschiedenen Winkeln, was neben der äußerst präzisen Verteilung der applizierten Dosis die Schonung von Risikostrukturen ermöglicht (Leitzen et al. 2015).

Das häufigste Einsatzgebiet der IMRT sind typischerweise HNO-Tumoren (aufgrund der anatomischen Nähe und damit zur Schonung von Gehirn, Rückenmark und Augen) und Prostatakarzinome (z. B. zur Schonung des Enddarmes).

? 184. Inwiefern sind ein Plattenepithelkarzinom der Haut und ein Plattenepithelkarzinom im HNO-Trakt unterschiedlich zu bewerten?

✓ Antwort

Wenn wir HNO-Ärzte von einem Plattenepithelkarzinom der Haut erfahren – üblicherweise ja dann im Kopf-Gesichtsbereich, extrapolieren wir typischerweise unsere prognostischen, diagnostischen und therapeutischen Erfahrungen aus dem HNO-Trakt. Dabei handelt es sich jedoch in der Regel um eine Überreaktion, wie wir sehen werden.

Gemäß S2k-Leitlinie Plattenepithelkarzinom der Haut (Deutsche Dermatologische Gesellschaft 2013) werden die Tumoren in Low-risk-Tumoren (horizontaler Tumordurchmesser kleiner 2 cm) und High-risk-Tumoren (größer 2 cm) eingeteilt. Zusätzlich scheint – in Analogie zum malignen Melanom – die vertikale Tumordicke zur Abschätzung des Metastasierungsrisikos bedeutsam zu sein, wobei als "Wasserscheide" die 2 mm-Grenze angegeben wird.

Die Prognose von primär solarinduzierten Plattenepithelkarzinomen der Haut wird mit einer Metastasierungswahrscheinlichkeit von kleiner 5 % als sehr gut bewertet. Im Falle einer Metastasierung sind primär die Hals-Lymphknoten und später erst als bevorzugter Metastasierungsort die Lunge betroffen. Laut Leitlinie ist nach aktuellem Wissensstand noch unklar, ob bestimmte histologische Typen (Entdifferenzierung oder desmoplastischer Typ), Lokalisationen (z. B. Ohr oder nicht UV-exponierte Hautareale) oder ätiologische Faktoren (Plattenepithelkarzinom auf chronischer Wunde oder mit ionisierender Strahlung bestrahlter Haut) ein erhöhtes Risiko der Metastasierung und damit eine schlechtere Prognose haben.

Insgesamt wird erst ab einer vertikalen Tumordicke größer 2 mm zum primären Staging und zunächst ausschließlich eine Sonografie des Halses empfohlen. Eine weiterführende Diagnostik erfolgt erst bei größeren Primärtumoren und weiteren Risikofaktoren in Abhängigkeit des klinischen Befundes und dann in Form von Schädel-CT (bei knöcherner Infiltration des Schädelknochens) und Thorax-CT (Deutsche Dermatologische Gesellschaft 2013).

Der im HNO-Bereich sonst typische und übliche Algorithmus: jeder Tumor = immer gleiches Staging mit CT-Kopf/Hals, CT-Thorax, Sono-Abdomen (gegebenenfalls CT-Abdomen) hat im Falle des Plattenepithelkarzinoms der Haut somit nur bedingt Gültigkeit.

? 185. Besteht ein Zusammenhang zwischen Lymphomen und Kopf-Hals-Karzinomen?

✓ Antwort

In seltenen Fällen zeigt sich in der Histologie eines entnommenen Halslymphknotens überraschenderweise eine Koinzidenz von Lymphom und Plattenepithelkarzinom. In der Literatur ist ein derartiges synchrones Auftreten – entgegen dem hinreichend bekannten metachronen Zusammenhang zwischen Morbus Hodgkin und Neoplasien im Allgemeinen (Franklin et al. 2005) – selten (Perez-Reyes und Farhi 1987).

Eine aktuelle Studie mit sehr großem Patientenkollektiv (Chowdhry et al. 2015) belegt das signifikant erhöhte Risiko, nach einem Morbus Hodgkin jedoch auch an einem Plattenepithel- oder Speicheldrüsenkarzinom im Kopf-Hals-Bereich (und zusätzlich an einem Drittkarzinom) zu erkranken, unabhängig davon, ob die Kopf-Hals-Region im Zusammenhang mit der Therapie des Morbus Hodgkin bestrahlt wurde oder nicht, sodass immunologische Einflussfaktoren infolge der Immunsuppression vermutet werden (Chowdhry et al. 2015).

Trotz noch fehlender Evidence-based-Kriterien wird aufgrund der aktuellen Daten eine HNO-ärztliche Nachsorge von Morbus-Hodgkin-Patienten empfohlen.

? 186. Ab welcher Strahlendosis ist bei einer Salvage-Operation mit postoperativen Wundheilungsstörungen zu rechnen?

✓ Antwort

Die Erfahrung zeigt, dass man leider im Falle einer Salvage-Operation bei vorangegangener Bestrahlung des Gewebes in schlimme Situationen geraten kann.

Es ist bekannt, dass die Rate von Komplikationen durch Wundheilungsstörungen nach Salvage-Chirurgie bei vorangegangener Radiatio erhöht ist (Basheet et al. 2013; Klozar et al 2012; Stankovic et al. 2012). Bis zu einer Strahlendosis von 50 Gy scheint die Rate von Wundheilungsstörungen jedoch kaum erhöht (Mendenhall et al. 1992), gleichwohl zelluläre Störungen der Wundheilung schon ab 8 Gy festzustellen sind (Tibbs 1992). In Ausnahmefällen sind in Abhängigkeit des bestrahlten Gewebes sogar bis 54 Gy noch gerade tolerabel (z. B. Rektum, Ösophagus). Bei der für HNO-Tumoren üblichen Strahlendosis von 60 Gy (adjuvant) oder ca. 77 Gy (primär) müssen postradiogene Wundheilungsstörungen – in Abhängigkeit von Region, Beanspruchung, Gefäßversorgung im zu operierenden Bereich und dem Zeitintervall nach Radiatio – dann jedoch immer antizipiert werden und treten in bis zu 60 % der Fälle auf (Furuta et al. 2008; Ganly et al. 2005; Haubner et al. 2012; Kearney et al. 2011).

Signifikante Probleme scheinen also **ab 60 Gy** aufzutreten (Elving et al. 2002) und dann pro 5 Gy um ca. 13 % zuzunehmen (Hutcheson et al. 2011).

Biologisch relevant und entscheidend für die Ausprägung der Wundheilungsstörung sind die späten Folgen nach Radiotherapie, an deren pathophysiologischer Entstehung Zytokine und Wachstumsfaktoren beteiligt zu sein scheinen (Devalia und Mansfield 2008; Haubner et al. 2012). Letztlich resultiert eine zunehmende Fibrose durch Differenzierung von Fibroblasten in Fibrozyten, eine progrediente Mikroangiopathie (Als Folge der Fibrose sind zu beobachten: 1. Verdickung der Endothelschicht führt zu Okklusion von Kapillaren mit konsekutiver Verschlechterung von Durchblutung und Sauerstoffversorgung. 2. Entwicklung der klassischen radiogenen Teleangiektasien durch Aufstau und Angioneogenese größerer Gefäße.) sowie eine Zunahme des interzellularen Ödems (Devalia und Mansfield 2008; Haubner et al. 2012, Mathes und Alexander 1996).

Aus dem Gesagten ist ersichtlich, dass die Rate an Wundheilungsstörungen zwangsläufig vom Zeitpunkt der

Operation nach der Radiatio abhängt (Devalia und Mansfield 2008). So steigt das Risiko von Wundheilungsstörungen nach dem (noch vergleichsweise) "optimalen" Zeitfenster von 4–6 Wochen nach Radiotherapie aufgrund der zunehmenden fibrotischen Veränderungen in den folgenden Monaten fast exponentiell an, um ca. 1 Jahr nach Bestrahlung ein annähernd gleichbleibendes Niveau zu behalten (Tibbs 1997).

Operationen im bestrahlten Gebiet sind und bleiben noch viele Jahre/Jahrzehnte nach Bestrahlung mitunter hoch anspruchsvoll, und selbst/gerade auch die Kollegen mit sehr viel Erfahrung in der Salvage-Chirurgie werden trotz optimaler Vorbereitung und Konzept das ein oder andere Mal gehörig in die Bredouille gekommen sein.

Für die Operationsplanung müssen folgende Aspekte besonders berücksichtigt werden (Dormand et al. 2005):

- Zeitpunkt der Operation nach Bestrahlung.
- Strahlendosis.
- Dosisverteilung.
- Möglichkeit der Resektion des gesamten Hochdosisbereichs, und damit dann auch Expertise in der Lappenchirurgie (gesundes Gewebe) zur Rekonstruktion, gegebenenfalls mit vorgeschalteter HBO(hyperbare Oxygenierung)-Therapie zur optimalen Vorbereitung des Gewebes: Sauerstoff gelangt quasi mechanisch tiefer in das Gewebe mit Induktion einer Angioneogenese (Dequanter et al. 2013; Thom 2011).
- Komorbiditäten (Rauchen!).
- Allgemeinzustand (Arteriosklerose, Hb etc.).

? 187. Wie sind pulmonale Rundherde beim Tumorstaging zu bewerten?

✓ Antwort

Sowohl in der Primärdiagnostik als auch im Rahmen der Tumornachsorge werden als Zufallsbefund häufig pulmonale Rundherde detektiert, deren Dignität die Primärtherapie und das Follow-up gleichermaßen erheblich beeinflussen können (Lacson et al. 2012). 51 % aller Raucher mit 50 Jahren weisen in der CT pulmonale Rundherde auf (MacMahon et al. 2005), was die Beurteilung – unter besonderer Berücksichtigung des HNO-Tumorpatientenkollektivs – erschwert (Wang et al. 2014). Immer wieder muss vor der Planung einer aufwändigen Tumoroperation oder während der Heilungsbewährung in der Nachsorge die Frage nach der weiteren Abklärung gestellt werden, was mitunter nicht so einfach ist.

Die sog. Fleischner Society (internationale multidisziplinäre medizinische Gesellschaft für thorakale Radiologie, gegründet 1969) präsentierte 2005 anhand von CT-Befunden

◘ Tab. 8.1 Fleischner-Kriterien 2005: Empfehlungen bei kleinen pulmonalen Rundherden (MacMahon et al. 2005)

Knotengröße	Niedriges Risiko: keine Raucher-/ Tumoranamnese	Hohes Risiko: Raucher-/ Tumoranamnese (HNO-Tumor)
≤4 mm	Keine Nachkontrolle	Kontrolle in 12 Monaten, falls keine Größenänderung: Stopp
4–6 mm	Kontrolle in 12 Monaten, falls keine Größenänderung: Stopp	Kontrolle in 8–12 Monaten, falls keine Größenänderung Kontrolle in 18–24 Monaten
6–8 mm	Kontrolle in 8–12 Monaten, falls keine Größenänderung: Kontrolle in 18–24 Monaten	Kontrolle in 3–6 Monaten, falls keine Größenänderung Kontrolle in 18–24 Monaten
≥8 mm	CT-Kontrolle in 3, 9, 24 Monaten oder PET-CT oder Histologiegewinnung	

und in Abhängigkeit von Größe und Morphologie derartiger Lungenbefunde (Verkalkungen, Spikulae, Fettanteil etc.) sowie der Risikoeinschätzung (Alter, Raucher- und Tumoranamnese) Richtlinien zur rationalen Beurteilung (MacMahon et al. 2005), die jedoch **keine Gültigkeit bei extrapulmonalen Tumorerkrankungen – und somit bei HNO-Malignomen** – haben!

Die Bewertung von pulmonalen Zufallsbefunden bei Kopf-Hals-Malignomen orientiert sich jedoch in der Regel an diesen Fleischner-Kriterien (◘ Tab. 8.1), gleichwohl im Einzelfall im Tumorboard ein individuelles Konzept festgelegt wird.

? 188. Was bringt die Resektion pulmonaler Metastasen von Kopf-Hals-Karzinomen?

✓ Antwort

1,9-13 % aller Patienten mit Kopf-Hals-Karzinomen entwickeln während ihres Krankheitsverlaufes pulmonale Metastasen (Liu et al. 1999; Winter et al. 2008), wobei der Anteil an singulären Metastasen zwischen 15 und 87 % liegt (Chen et al. 2008; Haro et al. 2010; Shiono et al. 2009).

Ohne Therapie liegt die 5-Jahres-Überlebensrate bei 4 % (Florescu und Thariat 2014).

Therapeutische Möglichkeiten bestehen in der Metastasektomie, einer Chemo- und/oder Radiotherapie, einer personalisierten Pharmakotherapie oder deren Kombination.

Die Resektion isolierter pulmonaler Metastasen hat sich schon bei einer Reihe von metastasierten Primärtumoren bewährt. Voraussetzungen sind ein kontrollierter Primärtumor, der Ausschluss von extrathorakalen weiteren Metastasen, die Möglichkeit der funktionalen Operabilität sowie die Sicherung einer R0-Resektion (Macherey et al. 2014; Thomford et al. 1965).

Der operative Eingriff ist mit einer Mortalität bis maximal 3,7 % (Winter et al. 2008) und einer Morbidität von maximal 14,4 % verbunden (Ma et al. 2010; Miyazaki et al. 2013; Younes et al. 2012) und strebt immer eine vollständige Resektion unter größtmöglicher Schonung des umliegenden gesunden Lungenparenchyms an. Die nichtanatomische Resektion (z. B. Keilresektion) ist – bis auf große Metastasen – der aktuelle chirurgische Standard.

Das mediane Überleben nach Metastasektomie wird mit 9,5–82,4 Monaten (Locati et al. 2005; Ma et al. 2010) und die 5-Jahres-Überlebensrate mit 20,9–35,5 % (Shiono et al. 2009; Winter et al. 2008; Younes et al. 2012) angegeben, wobei das Zungenkarzinom die schlechteste Prognose (Mochizuki et al. 2010) und das adenoid-zystische Speicheldrüsenkarzinom die höchste Rezidivrate aufweist (Locati et al. 2005).

Die Ergebnisse dieser Überlebensraten sind seit Jahrzehnten konstant und liegen damit deutlich über dem medianen Überleben von 29 Monaten bei Chemotherapie und von 49,8 Monaten bei kombinierter Radiochemotherapie (Ma et al. 2010).

Fazit:

Die Resektion isolierter pulmonaler Metastasen bei Kopf-Hals-Karzinomen ist die Therapie der 1. Wahl. Eine Re-Metastasektomie kann nach Vorstellung im interdisziplinären Tumorboard in Erwägung gezogen werden (Macherey et al. 2014).

? 189. Kann histologisch eine pulmonale Metastase eines Plattenepithelkarzinoms aus dem HNO-Bereich von einem sekundären Plattenepithelkarzinom der Lunge unterschieden werden?

✓ Antwort

Mitunter kommen aus der Pathologie hierzu schwammige Aussagen, die im Einzelfall die weitere Therapie und Prognose erheblich erschweren (Ferlito et al. 2001), da sich beide Entitäten standardmorphologisch nach konventionell-morphologischen Kriterien nicht unterscheiden.

Zunächst als Metastasen bewertete Befunde entpuppen sich unerfreulicherweise nach konventioneller Histopathologie in 4–6,3 % der Fälle im Nachhinein als Bronchialkarzinom (Geurts et al. 2010; Wedman et al. 1996, Winter et al. 2008).

Mittels moderner molekularpathologischer Analysen ist jedoch z. B. über HPV(humane Papillomviren)-Analysen oder eine vergleichende p53-Mutationsanalyse – p53 ist ein Tumorsuppressor, der im Rahmen der Tumorentstehung von Kopf-Hals-Karzinomen fast ausnahmslos inaktiviert wird (Neskey et al. 2015; Poeta et al. 2007) – in der Zusammenschau der Befunde eine Unterscheidung zwischen metastasiertem Kopf-Hals-Karzinom und Bronchialkarzinom möglich.

190. Gibt es Prognosefaktoren nach pulmonaler Metastasektomie bei Kopf-Hals-Tumoren?

Antwort

Die Metastasektomie singulärer pulmonaler Metastasen eines Kopf-Hals-Karzinoms ist – unter gewissen Voraussetzungen – die Therapie der Wahl (► Frage 188). Aber nicht alle Patienten profitieren von dem Eingriff, sodass Prognosefaktoren nicht nur über das Gesamtüberleben sondern auch über die Patientenselektion entscheiden könnten.

Nach aktueller Studienlage scheint einzig eine R0-Resektion mit einem signifikanten Überlebensvorteil zu korrelieren: 42,8 Monate bei R0- vs. 18,6 Monate bei R1/2-Status (Ichikawa et al. 2011; Shiono et al. 2009; Winter et al. 2008).

Bezüglich weiterer Faktoren wie Geschlecht (Ichikawa et al. 2011; Shiono et al. 2009; Winter et al. 2008; Younes et al. 2012), Patientenalter (Finley et al. 1992; Liu et al. 1999), Metastasenzahl (Winter et al. 2008; Younes et al. 2012) und Metastasengröße (Pastorino et al. 1997) liegen mitunter widersprüchliche Ergebnisse vor, sodass zusammenfassend derzeit keine weiteren Prognosefaktoren definiert werden können (Macherey et al. 2014).

191. Schützen Kaffee und Tee vor Kopf-Hals-Karzinomen?

Antwort

Es gibt viele Fall-Kontroll-Studien, die eine protektive Wirkung von Kaffee gegen Kopf-Hals-Malignome beschreiben (Biazevic et al. 2011; Galeone et al. 2010; Tavani et al. 2003; Turati et al. 2011).

Bei einer Reihe von Inhaltsstoffen wie Polyphenol (Beaudoin und Graham 2011), Kaffeesäure (Rajendra Prasad et al. 2011) oder den kaffeespezifischen sogenannten Diterpenen Cafestol und Kahweol (Oh et al. 2009) konnten antioxidative (Bukuradze et al. 2010), DNA-regenerierende (Bakuradze et al. 2011; Higgins et al. 2008), antiapoptotische (Kim et al. 2009) und antiproliferative Wirkungen (Tai et al. 2010) nachgewiesen werden, die auf einen protektiven Effekt gegen Krebserkrankungen hinweisen.

In einer prospektiven Kohortenstudie der American Cancer Society, die die Lebensgewohnheiten in Relation zur Todesursache erfasst, wurden die Daten von 968.432 Erwachsenen über

einen Zeitraum von 26 Jahren ausgewertet (Hildebrand 2012):
Dabei zeigte sich – unter Berücksichtigung und Ausschluss von
Rauchen und Alkohol(!) – für (koffeinhaltigen) Kaffee sowohl ein
signifikanter protektiver Effekt gegenüber Kopf-Hals-Karzinome
als auch eine Dosis-Wirkungs-Beziehung, die einen tatsächlich
kausalen Effekt hochwahrscheinlich macht, gleichwohl der Beweis
der Kausalität in einer prospektiven Studie studienbedingt nicht
möglich ist. Genauso kann nicht bewiesen oder ausgeschlossen
werden, ob andere, nicht erfasste, mit dem Kaffee assoziierte
Ernährungs- oder Lebensgewohnheiten an der beobachteten
Wirkung, mehr als der Kaffee alleine, beteiligt sind/waren. Für
dekoffeinierten Kaffee konnte übrigens eine nur grenzwertige
Signifikanz gezeigt werden.

Die Zahlen beeindrucken jedoch allemal – auch unter
Berücksichtigung studienbedingter Schwächen: 2 Becher Kaffee
(à 240 ml/Tag) senken das Risiko um 26%, 4 Becher um 31 % und
6 Becher um 58 %!

In einer aktuellen Studie mit Auswertung von Daten von
97.334 Probanden konnte dieser Zusammenhang jedoch nicht
nachgewiesen werden. Allerdings zeigte sich eine 5 % niedrigere
Tumorrate hinsichtlich der Entstehung von Krebserkrankungen
im Allgemeinen bei einem Teekonsum von mehr als 1 Tasse/Tag
(Hashibe et al. 2015).

Insofern bleibt der Zusammenhang zwischen Tee- und
Kaffeekonsum und Krebsrisiko nach derzeitiger Datenlage
widersprüchlich.

? 192. HPV-Karzinom: Welche Relevanz hat der Antikörperstatus?

✓ Antwort

Die Inzidenz von HPV16-Karzinomen – mit günstigerer Prognose
im Vergleich zu den klassischen Kopf-Hals-Karzinomen – hat
in den letzten Jahren deutlich zugenommen (Liang et al. 2012;
Salazar et al. 2014). Offensichtlich scheint die individuelle
Immunreaktion auf die HPV-Infektion innerhalb der Gruppe der
HPV-assoziierten Kopf-Hals-Karzinome einen erheblichen Einfluss
auszuüben:

HPV-Viren gehören zu den DNA-Viren, die in der Gast-Wirt-
Interaktion über ihre Genprodukte intrazelluläre Reaktion wie
z. B. Apoptose etc. auslösen. Die Viren besitzen für das Andocken
an der Wirtszelle und die nachfolgende Karzinogenese Antigene
(Proteine) wie E1, E2, E4–E7, L1, L2 u. a., gegen die der Körper
spezifische Antikörper bildet (Anderson et al. 2015).

Dahlstrom et al. vom MD Anderson Cancer Center in Houston
konnten nun mit E1, NE2 (N-Terminal von E2) und E6 3 HPV16-spe-
zifische Antikörper definieren, die mit einer signifikanten und
deutlich besseren 5-Jahres-Überlebensrate von 87,4 % (vs.
42,2 % bei negativem AK-Status) und einem progressionsfreien

Überleben von 82,9 % (vs. 46,1 %) korrelieren. Es konnte gezeigt werden, dass die L-Proteine als Bestandteile der Virushülle, die nach der Infektion keine Rolle mehr spielen, keine prognostische Bedeutung haben (Dahlstrom et al. 2015).

Antikörpersuchtests für den klinischen Einsatz zur Einschätzung des individuellen Risikos sind noch nicht zugelassen. Forschungen zur Impfstoffentwicklung sind im Gange.

? 193. Was unterscheidet das Nasopharynxkarzinom vom üblichen Kopf-Hals-Karzinom?

✓ Antwort

90 % der Malignome des Nasopharynx sind Plattenepithelkarzinome mit weltweit unterschiedlicher Inzidenz. In Teilen von Nordafrika und insbesondere einigen asiatischen Ländern wie dem südlichen China tritt das Nasopharynxkarzinom endemisch auf (Inzidenz 30/100.000 vs. üblicherweise 0,5–1/100.000). Im Gegensatz zu den üblichen Noxen wie Rauchen und Alkohol wird ätiologisch eine latente EBV(Ebstein-Barr-Virus)-Infektion, die Exposition gegenüber Umweltfaktoren (z. B. gesalzener Trockenfisch in der kindlichen Ernährung) sowie eine genetische Disposition (HLA-A2, B17, Bw46) oder genetische Veränderungen (Deletionen auf Chromosom 3p und 9p) vermutet. Sie werden häufig erst in fortgeschrittenem Stadium durch vergrößerte zervikale Lymphknoten erkannt und neigen zu einer frühzeitigeren hämatogenen Metastasierung als das übliche Kopf-Hals-Karzinom.

Die Prognose ist mit einer 5-Jahres-Überlebensrate von bis zu 90 % ziemlich gut (Lee et al. 2012; Su et al. 2012) und hat sich aufgrund der modernen radiotherapeutischen Techniken (z. B. IMRT) innerhalb der letzten 10 Jahre deutlich gebessert (D`cruz et al. 2013). Die Therapie der 1. Wahl ist nicht die Operation, sondern die Radio(chemo)-Therapie. Ein erhöhter EBV-Titer kann als Tumormarker in der Nachsorge verwendet werden (Leung et al. 2006), da die Höhe des Antikörpertiters mit der Tumorlast korreliert. Dies ist aber nicht unumstritten und auch nicht Standard (Brockmeier et al. 2014).

? 194. Wie sieht die moderne Therapie eines Nasopharynxkarzinoms aus?

✓ Antwort

Da das Nasopharynxkarzinom extrem strahlen- und chemosensibel ist, häufig ein submuköses Wachstum innerhalb einer komplexen Anatomie aufweist und die operative Resektion mit einer erhöhten Morbidität einhergeht (Weichgaumenspaltung etc.), ist die operative Resektion als Primärtherapie nicht indiziert, auch wenn wir noch so gerne operieren.

Therapeutisch wird zwischen frühem und fortgeschrittenem Stadium mit Lymphknotenmetastasen unterschieden.

Frühes Stadium:
Therapie der Wahl (Caponigro et al. 2010; D´cruz et al. 2013): Intensitätsmodulierte Strahlentherapie (IMRT, ► Frage 183) mit 70 Gy Gesamtdosis der Primärtumorregion und 54 Gy der ableitenden Lymphwege (D`cruz et al. 2013; Lee et al. 2012). Die kombinierte Radiochemotherapie geht mit einer erhöhten Toxizität einher, führt zwar zu einem leicht verbesserten rezidivfreien Überleben, nicht jedoch zu einem Überlebensvorteil und wird daher nur bei jüngeren Patienten in gutem Allgemeinzustand empfohlen.

Fortgeschrittenes Stadium:
Therapie der Wahl (Caponigro et al. 2010; D´cruz et al. 2013): kombinierte Radiochemotherapie mit 70–74 Gy Gesamtdosis von Primärtumorregion und pathologischen Lymphknoten sowie 50–60 Gy der subklinisch befallenen ableitenden Lymphwege (D`cruz et al. 2013; Liang et al. 2012). Falls die Chemotherapie aufgrund von Kontraindikationen nicht durchgeführt werden kann, sollte eine hyperfraktionierte akzelerierte Radiatio erfolgen. Von einer Induktions-Chemotherapie wird ausdrücklich abgeraten (Lee et al. 2012). Die Salvage Neck dissection erfolgt frühestens 6 Wochen nach Therapie bei fehlender kompletter Remission.

Tumorrezidiv:
Im Falle eines Tumorrezidivs kommen eine erneute Strahlentherapie, eine Brachytherapie, eine interstitielle Lasertherapie oder auch ein operatives Konzept in Betracht.

Palliation:
Auch im Falle einer Fernmetastasierung ergeben sich durch eine Strahlentherapie bessere Überlebensraten als bei einer 2–3-fachen Chemotherapiekombination, für die kein Standardschema existiert (Chen et al. 2013). Eine Antikörpertherapie hat außerhalb von Studien noch keinen Stellenwert (Brockmeier et al. 2014).

? 195. Wie sollte eine ototoxische Chemotherapie überwacht werden?

✓ Antwort
Die oto- und vestibulokochleären Nebenwirkungen von Chemotherapeutika treten typischerweise verzögert auf und sind dann in der Regel irreversibel. Daher gilt es, Veränderungen sehr frühzeitig zu erfassen, um gegebenenfalls über eine Umstellung

von z. B. Cisplatin auf das weniger ototoxische Carboplatin oder eine Dosisanpassung reagieren zu können.

Das in der Praxis übliche alleinige Tonschwellenaudiogramm zur Verlaufskontrolle ist nicht zeitgemäß und ausreichend: Frühe ototoxische Störungen zeichnen sich nämlich bei der Ableitung der TEOAE (transitorisch evozierte otoakustische Emissionen) in einer Abnahme der Amplitude als Zeichen eines drohenden Haarzellschadens ab, noch bevor sich im Tonschwellenaudiogramm eine Verschlechterung des Hörvermögens zeigt (Konrad-Martin et al. 2005; Plinkert und Kröber 1991).

Vestibulotoxische Störungen sind bei Chemotherapeutika deutlich weniger erforscht, aber bekannt (Mount et al.1995). Mithilfe der modernden Methoden des Video-Kopf-Impulstests (z. B. Auftreten von offenen Sakkaden) und der Ableitung vestibulär evozierter myogener Potenziale (Amplitudenabnahme) können beginnende Schädigungen seitengetrennt und vor Veränderung in der Kalorik frühzeitig erfasst werden (Walther 2013), zumal mit der Kalorik durch die intraindividuelle Bandbreite und den weiten Toleranzbereich in der Seitendifferenz eine differenzierte Verlaufskontrolle nicht möglich ist, und eignen sich somit sehr gut zur Verlaufskontrolle (Walther et al. 2013).

? 196. Welche Maßnahmen zur Prophylaxe und Therapie der radiogenen oralen Mukositis sind zu empfehlen?

✓ Antwort
Eine Bestrahlungstherapie im Kopf-Hals-Bereich geht trotz größtmöglicher Präzisierung des Zielvolumens und in Abhängigkeit der Gesamt- und jeweiligen Einzeldosis sowie der Fraktionierung immer mit einer oralen Mukositis unterschiedlicher Ausprägung einher. Daneben wird die Ausprägung durch die vorbestehende Mundhygiene und äußere, zusätzliche die Schleimhaut reizende Noxen wie Rauchen und Alkohol beeinflusst. Unter 40 Gy Gesamtdosis im Mundhöhlenbereich besteht ein geringes Risiko für das Auftreten einer Mukositis, ein hohes Risiko bei über 50 Gy, einer Hyperfraktionierung oder bei simultaner Chemotherapie. Der Schweregrad wird entweder symptomatisch nach der CTC-Klassifikation (common toxicity criteria) oder anhand der sichtbaren Schleimhautveränderungen nach der RTOG-Klassifikation (radiation therapy oncology group) eingeteilt (Lalla et al. 2014).

Zur Prophylaxe wird eine fluoridierende intensive Zahn- und Mundhygiene (häufiges Zähneputzen mit Zahncreme mit erhöhtem Fluoridgehalt, Verwendung von Zahnseide, fluoridierte Mundspülungen, Speichelstimulation durch zuckerfreie Kaugummis, nächtliches Tragen von individuellen Fluoridierungsschienen zur Aufhärtung des Zahnschmelzes), die Vermeidung von zusätzlichen Noxen (Rauchen, Alkohol, scharfe und/oder heiße Speisen/Getränke) und im Falle von Metallen im Mund (Implantate, Füllungen, Stifte etc.) die Verwendung von Silikonschienen während der Bestrahlung zum Abfangen von Sekundärelektronen empfohlen, die mit einer Reichweite von 3 mm im Bereich der Schleimhaut die Dosis um 200 % erhöhen würden.

Therapeutisch steht eine optimale Schmerztherapie (topisch als Gel oder Lösung, systemisch) eine Anpassung der Ernährung (weiche Kost → parenteral → PEG), der Ausgleich von Mangelzuständen (Zink, Elektrolyte, Vitamine, Eiweiß etc.) sowie die Therapie einer sekundären Soor-Infektion im Vordergrund. Darüber hinaus werden in den MASCC-Guidelines (Multinational Association of supportive Care in Cancer) viele Präparate aufgelistet (Bowen et al. 2013; Elad et al. 2013), die jedoch nicht Evidence-based-Kriterien genügen. Nachgewiesene Wirkung haben neben den oben genannten prophylaktischen Maßnahmen, Benzydamin, Zink, eine Kryotherapie und neuerdings auch eine Low-Level-Laser-Therapie (Jensen et al. 2013; Migliorati et al. 2013; McGuire et al. 2013; Peterson et al. 2013). Phytotherapeutische Tees aus Heilpflanzen (Salbei, Kamille, Ringelblume etc.) können zusätzlich zur Anwendung kommen.

? 197. Warum kann eine Bestrahlung im Kopf-Hals-Bereich zu einem Hörverlust führen?

✓ Antwort

Die Ototoxizität einer Strahlentherapie im Kopf-Hals-Bereich ist bekannt, wenn eine relevante Dosis im Innenohr kumuliert, wie es z. B. bei Parotis- und insbesondere Nasopharynxmalignomen der Fall ist. Fast jeder 2. Patient erfährt eine Hörminderung (Anteunis et al. 1994; Jereczek-Fossa et al. 2003).

Neben der rein physikalischen Schädigung des Innenohrs – vor allen Dingen der Spiralganglien und der Stria vascularis (Li et al. 2010) – spielen apoptotische Prozesse eine Rolle (Swan et al. 2008). Es gibt Hinweise dafür, dass eine Vorschädigung des Innenohres sowie eine Presbyakusis (und witzigerweise grüne Augen (Zuur et al. 2009)) die Hörminderung begünstigt, was die Überlastung des antioxidativen Systems im Innenohr anzeigt.

Die irreversible Schädigung entwickelt sich frühestens 3 Monate nach Abschluss der Radiatio (Wang et al. 2004), verläuft dann noch nach Jahren progredient und betrifft vor allen Dingen die hohen Frequenzen ab 2 kHz mit einer Verschlechterung zwischen 10 und 20 dB (Pan et al. 2005; Raaijmakers und Engelen 2002).

Erste Schädigungen des Innenohrs entstehen ab einer Strahlendosis von 45 Gy (Mujica-Mota et al. 2013), mehr als 60 Gy führen regelhaft zu einer signifikanten Schädigung (Chen et al. 1999; Schot et al. 1992). Eine konkomitante platinbasierte

Chemotherapie reduziert die Schwelle der schädigenden Strahlendosis dramatisch auf 10 Gy (Hitchcock et al. 2009).

Die Datenlage zeigt widersprüchliche Ergebnisse von Latenzen und Interpeaklatenzen in der BERA, eine zusätzliche retrokochleäre Schädigung scheint jedoch weniger wahrscheinlich (Li et al. 2010; Low et al. 2005).

Zusätzlich findet sich häufig nach Bestrahlung eine postradiogene Otitis media mit Erguss (Chen et al. 1999), die mit einer weiteren Mittelohrkomponente – typischerweise im Tieftonbereich (Herrmann et al. 2006) – einhergeht und eine Paukenröhrcheneinlage erforderlich macht (Jereczek-Fossa et al. 2003).

? 198. Wie lauten die aktuellen Therapieempfehlungen zum malignen Melanom im Kopf-Hals-Bereich?

✓ Antwort

Bei Verdacht auf ein malignes Melanom im Kopf-Hals-Bereich wird diagnostisch keine PE (Probeentnahme), sondern eine Exzisionsbiopsie mit einem Sicherheitsabstand von 2 mm empfohlen. Ein größerer Sicherheitsabstand in der Primärdiagnostik könnte die Lymphabflusswege im Falle einer späteren Sentinellymphknoten-Operation verändern (Tran et al. 2008).

Die endgültige operative Sanierung sollte dann mit einem Sicherheitsabstand von möglichst 2 cm erfolgen, größere Sicherheitsmargen korrelieren nicht mit einem verbesserten Gesamtüberleben (Sladden et al. 2009).

Bei Lokalisation im Schleimhautbereich ist ein radikales Vorgehen indiziert, wie z. B. eine Hemimaxillektomie, Hemimandibulektomie, Pharyngektomie, Laryngektomie und ähnliche Eingriffe (Fadaki et al. 2013; Lopez et al. 2014), wohingegen eine elektive Neck dissection nur bei malignem Melanom der Mundhöhle empfohlen wird, das in über 75 % lokoregionär metastasiert (Krengli et al. 2006; Medina et al. 2003). Bei allen anderen Lokalisationen finden sich lokoregionäre Metastasen in 11 % (Fadaki et al. 2013).

Die Sentinelchirurgie hat im Kopf-Hals-Bereich nicht den gleichen Stellenwert wie an den Extremitäten, da durch die typischerweise enge Beziehung zwischen Wächterlymphknoten und Primärtumorregion sowohl falsch positive als auch falsch negative Ergebnisse in der Lymphabstromszintigrafie auftreten und insofern die Neck dissection der diagnostischen Lymphknotenexstirpation vorzuziehen ist (Pföhler et al. 2015), auch wenn die elektive Neck dissection bei klinischem N0-Hals nicht mit einem Überlebensvorteil korreliert (Lens et al. 2002; Pflugfelder et al. 2013).

Bei Nachweis einer lokoregionären Metastasierung führen Mikrometastasen zu einem Überlebensvorteil gegenüber Makrometastasen (Balch et al. 2009; Balch et al. 2010). In diesen Fällen wird die selektive Neck dissection eindeutig empfohlen, in Abhängigkeit von der Primärtumorregion mit Parotidektomie (O`Brian et al. 1991; O`Brian et al. 1992), da dadurch das lokoregionäre Rezidivrisiko verringert wird. Eine radikale Neck dissection verlängert nicht das metastasenfreie krankheitsfreie Überleben gegenüber der selektiven Neck dissection (Kolk et al. 2015).

Eine postoperative Radiatio wird bei N2a- sowie N2b-Status sowie kapselüberschreitendem Tumorwachstum mit einer Gesamtdosis der ableitenden Lymphwege von 50–60 Gy empfohlen, da das Risiko regionärer Rezidive signifikant reduziert wird (Kolk et a. 2015), gleichwohl ein tumorspezifischer Überlebensvorteil nicht eindeutig belegt ist (Burmeister et al. 2012; Gojkovic-Horvat et al. 2012; Hallemeier et al. 2013; Strojan et al. 2010).

Die adjuvante Therapie mit Interferon sollte ab dem Stadium IIB erfolgen, da sie mit einem längeren rezidivfreien Überleben und Gesamtüberleben korrelieren (Pflugfelder et al. 2013). Bisher hat sich jedoch keines der Protokolle als überlegen erwiesen.

Im Falle einer Fernmetastasierung sollten melanomtypische Mutationen (BRAF, c-KilT, NRAS) bestimmt werden, um eine spezifische Systemtherapie mit immunologischen Checkpointinhibitoren (▶ Frage 280) einzuleiten (Pföhler et al. 2015).

? 199. Welche zellulären Veränderungen erklären die postradiogenen Wundheilungsstörungen?

✓ Antwort
Eine normale Wundheilung erfordert das komplexe Zusammenspiel von verschiedenen Schlüsselzellen, insbesondere den Endothelzellen, Fibroblasten und Keratinozyten mit Wachstumsfaktoren und Zytokinen (Hunt et al. 1984) und durchläuft die 3 Stadien der Hämostase und Entzündung, der Proliferation und der Reifung sowie des Gewebeumbaus (Broughton et al. 2006).

Bei einer Wundheilungsstörung im Allgemeinen führen Mikrozirkulationsstörungen mit konsekutiver Hypoxie sowie eine mangelnde Elastizität zu Atrophie und Ulzerationen (Greer et al. 2013).

Eine Bestrahlung induziert neben der wiederholten, rein physischen/physikalischen Schädigung der Zellen eine proinflammatorische Reaktion durch Freisetzung von IL-1 und IL-6 durch Fibroblasten und Endothelzellen (Haubner und Gassner 2015), die oben genanntes Zusammenspiel der an der Wundheilung beteiligten Komponenten nachhaltig stört (Dormand et al. 2005; Haubner et al. 2013; Salibian et al. 2013). Es resultiert einerseits eine Schädigung der Fibroblasten mit unkontrollierter Matrixakkumulation, die langfristig zur Fibrose führt (Herskind et al. 1998), und andererseits eine Hochregulation von zellulären Adhäsionsmolekülen (ICAM-1, VCAM-1, E-Selectin) von mikrovaskulären Endothelzellen, die die Mikrozirkulationsstörung verursachen (De Caterina et al. 1997).

? 200. Was bringt eine Induktionschemotherapie vor einer
primären Radiochemotherapie?

✓ Antwort

Die sequentielle Therapie mit Voranstellen einer Induktionschemotherapie steht im Fokus der onkologischen Forschung der
letzten Jahre. Dabei wird die Zusammensetzung der Zytostatika
verändert, die Radiochemotherapie um z. B. Cetuximab erweitert
oder die Strahlendosis an das Therapieansprechen auf die
Induktionstherapie angepasst (Gliese et al. 2015).

In 2 aktuellen größeren Metaanalysen zeigte sich zwar eine
Überlegenheit der Induktionschemotherapie (Docetaxel, Cisplatin
und 5-FU) in der Krankheitskontrolle und der kompletten Remission,
das Gesamtüberleben und das progressionsfreie Überleben
verbesserten sich jedoch nicht (Boelke et al. 2015; Popovtzer
et al. 2015). Die Autoren folgern, dass ausgewählte Patienten trotz
häufigeren Nebenwirkungen vom Grad 3–4 von einer Induktionschemotherapie profitieren können (Popovtzer et al. 2015).

Die Langzeitergebnisse der multizentrischen Phase III
GORTEC-2000-01-Studie, in der bei Patienten mit operablen
Stadium III oder IV Larynx- sowie Hypopharynxkarzinomen
eine Induktionschemotherapie mit Cisplatin + 5-FU (PF)
oder Docetaxel + Cisplatin + 5-FU (TPF) mit nachfolgender
Radiotherapie mit 70 Gy bei Ansprechen oder alternativ Operation
bei Nichtansprechen untersucht wurden, zeigte sich zwar eine
Überlegenheit von TPF hinsichtlich der Larynxerhaltungsrate und
im larynxdysfunktionsfreien Überleben. Das Gesamtüberleben,
das erkrankungsfreie Überleben und die lokoregionäre Kontrolle
änderten sich jedoch nicht (Janoray et al. 2015).

Zwei weitere Phase-II-Studien konnten aufgrund ihrer
Ergebnissen mit einer Induktionschemotherapie mit TPF
in Standarddosierung weitere nun in Planung befindliche
Phase-III-Studien begründen (Budach et al. 2015; Mesia et al. 2015).

Fazit:

In Einzelfällen kann eine Induktionschemotherapie Vorteile bringen, der große Wurf ist – soweit derzeit absehbar – in dieser Hinsicht kaum zu erwarten. Die Induktionschemotherapie ist außerhalb von Studien deswegen kein Standardverfahren.

? 201. Wie wird das zervikale Lymphödems nach Kopf-Hals-
Maligonm therapiert?

✓ Antwort

Über 50 % aller Patienten nach Operation und/oder Bestrahlung
entwickeln ein mehr oder weniger ausgeprägtes Lymphödem im
Kopf-Hals-Bereich (Deng et al. 2012). Überwiegend ist die Hals-
und Submentalregion (90 %), seltener das Gesicht (53 %) oder die
intraorale/laryngeale Region (18 %) betroffen (Smith et al. 2015).

Operation und Bestrahlung führen gleichermaßen zu einer erheblichen Abflussstörung der Lymphe mit Ansammlung dieser proteinreichen Flüssigkeit im interstitiellen Gewebe, was zu einer Entzündungsreaktion führt, die letztlich die Lipogenese stimuliert und dadurch neben der posttherapeutischen Fibrose eine Fettgewebshypertrophie induziert. Klinisch imponiert dann neben der in der Regel zunehmenden Induration des Subkutangewebes parallel eine Volumenzunahme des Fettgewebes durch Aufnahme von ausgetretenen Lipiden von Adipozyten (Földi und Földi 2006; Smith und Lewin 2010).

Neben den kosmetischen und damit psychosozialen Konsequenzen resultieren auch funktionelle Einbußen durch Beeinträchtigung vom Schlucken, Sprechen etc. (Deng et al. 2013; Murphy et al. 2007).

Als Goldstandard der Therapie wird die Kombination folgender Aspekte angesehen (Zuther 2013), gleichwohl die klinische Erfahrung zeigt, dass die Behandlung schwierig, langwierig und mitunter frustran ist:

- **Manuelle Lymphdrainage**: beständig und langfristig durch Physiotherapie, aber auch durch den Patienten selber. Beginn frühestens 4–6 Wochen nach Abschluss der Therapie (Boris et al. 1997). In Abhängigkeit von der Lokalisation des Lymphödems sowie der Narben nach Neck dissection können unterschiedliche Abflussrichtungen gebahnt werden (eher anterior, lateral oder posterior).
- **Kompressionsbehandlung:** v. a. Lymphtaping, aber auch Gesichts-Hals-Masken (Smith 2013). Der Submentalbereich ist allerdings problematisch.
- **Hautpflege.**
- **Übungen der Gesichts- und Halsmuskulatur** zur "inneren" Kompressionsbehandlung.

Bei konsequenter Therapie in dieser Form kann in 60 % aller Fälle eine Verbesserung erreicht werden (Smith et al. 2015).

Darüber hinaus wird eine schon unter Bestrahlung beginnende Selen-Substitution (über Beeinflussung der endogenen Detoxifikation freier Radikale) empfohlen (Bruns et al. 2004; Büntzel et al. 2010).

In selten und sehr ausgeprägten Fällen sind chirurgische Maßnahmen und eine Fettabsaugung möglich (Brake et al. 2014).

? 202. Wie ist der Zusammenhang zwischen einer Bestrahlung im Kopf-Hals-Bereich und Schmeckstörungen?

✓ Antwort

Die Veränderung des Schmeckvermögens gehört zu den häufigsten Nebenwirkungen einer Strahlentherapie im Kopf-Hals-Bereich (Porter et al. 2010; Yamashita et al. 2006) und entsteht über die physikalische Schädigung der

Geschmacksrezeptoren der Zunge, die bei Bestrahlung nahezu immer mehr oder weniger im Strahlenfeld liegt. Sie wird zusätzlich über die strahlenbedingte Mukositis und Mundtrockenheit erheblich beeinflusst.

Es besteht eine vorhersagbare Dosisabhängigkeit zwischen dem Auftreten von Geschmacksstörungen unter Radiatio: Nach 9 Bestrahlungstagen, und damit um 15 Gy (mediane Dosis), geben die Patienten typischerweise erste subjektive Beeinträchtigungen an. Der komplette Verlust tritt nach 15 Tagen auf, wenn über 20 Gy erreicht wurden (Leitzen et al. 2015; Porter et al. 2010). Im Gegensatz zur oft lebenslangen Xerostomie wird eine Erholung der Schmeckstörung nach 6–24 Monaten beschrieben (Sandow et al. 2006).

Die moderne Bestrahlungsform der IMRT (▶ Frage 183) wird durch Aussparung der Zunge als Risikostruktur und Präzisierung des Zielvolumens bei einigen Tumoren (wie z. B. Hypopharynxkarzinom) zu einer Reduktion dieser Nebenwirkung führen können (Leitzen et al. 2015; Nuyts et al. 2013).

? 203. Wie erklärt sich die Schluckstörung nach Bestrahlung im Kopf-Hals-Bereich?

✓ Antwort

Die guten Ergebnisse einer Bestrahlung im Kopf-Hals-Bereich können nicht über die sich gegenseitig bedingende Dysphagie und Xerostomie hinwegtäuschen, die den Patienten dauerhaft belasten und die Lebensqualität erheblich einschränken können (Dietzsch et al. 2011; Roe et al. 2010).

Natürlich handelt es sich mit dem Primärtumor, dem Ausmaß der chirurgischen Resektion, den Bestrahlungsparametern (Volumen und Dosis) und gegebenenfalls weiterer Systemtherapien um die Kernprädiktoren für das Auftreten einer posttherapeutischen Schluckstörung, wenn sowohl die Lage als auch die Ausdehnung des Primärtumors relevante anatomische Strukturen und insbesondere den M. constrictor pharyngis betrifft. In diesen Fällen ist eine Dysphagie vorprogrammiert.

In anderen Fällen sind prädiktive Dosis-Volumen-Parameter beschrieben, die über den M. constrictor pharyngis als relevante anatomische Struktur die Risikoabschätzung einer Dysphagie ermöglichen (Eisbruch et al. 2007): Liegt die Strahlendosis im Bereich der Mundhöhle bei einem Gesamtvolumen von 65 % unter 30 Gy (von 35 % unter 35 Gy) sowie im Bereich des M. constrictor pharyngis, der zusammen mit der Supraglottis als die entscheidende anatomische Struktur mit der Schluckstörung unmittelbar korreliert (Dietzsch et al. 2011; Eisbruch et al. 2004), bei einem Gesamtvolumen von 80 % unter 55 Gy (von 30 % unter 65 Gy) kann eine Dysphagie vermieden werden. Wenn die parapharyngealen Lymphknoten ausgespart werden können, ist eine weitere Dosisreduktion möglich (Schüttrumpf und Belka 2014).

Darüber hinaus hat – neben einer Störung der Sensorik – die Xerostomie einen erheblichen Anteil an der strahlenbedingten Dysphagie (Vergeer et al. 2009).

Nach derzeitigem Kenntnisstand scheint die IMRT durch die Präzisierung der Bestrahlungsfelder und die Möglichkeit der gezielten Aussparung von Speichdrüsen und Schlundmuskulatur, falls aus strahlentherapeutischer Sicht onkologisch vertretbar, bei vergleichbaren Ergebnissen zu einer Reduktion von Dysphagie und Xerostomie zu führen (Nuyts et al. 2013; Peponi et al. 2011). Bei pharyngealer Tumorausdehnung sind Auswirkungen auf den pharyngealen Konstriktor naturgemäß nicht zu vermeiden.

❓ 204. Sind Genmutationen an der Entstehung von Kopf-Hals-Karzinomen beteiligt?

✔ Antwort

Die Risikofaktoren für das Auftreten von Kopf-Hals-Karzinomen sind bekannterweise Alkohol, Rauchen und zunehmend auch Infektionen mit dem humanen Papillomavirus (HPV). Durch diese Auslöser entsteht in den Tumorzellen über genetische Veränderungen ein genetischer "Fingerabdruck", der wohl zur Entwicklung neuartiger Therapieansätze führen wird (The Cancer Genome Atlas Network 2015, Lawrence et al. 2015).

In den letzten Jahren konnte nämlich gezeigt werden, dass über die genannten Risikofaktoren hinaus verschiedene genetische Veränderungen die Prognose der Tumoren erheblich beeinflussen, sodass sich in der Zukunft möglicherweise auch eine neue Klassifikation von Kopf-Hals-Karzinomen entwickeln könnte (Gross et al. 2014; Lawrence et al. 2015). Dabei scheint es sich bei den bisher gefundenen Genveränderungen nur um die Spitze des Eisberges zu handeln:

Durch Rauchen und Alkohol induzierte Karzinome:

- Mutationen im **p53-Gen**: p53 reguliert eigentlich die DNA-Reparatur (der durch das Rauchen ausgelösten genetischen Defekte) und induziert eine Apoptose defekter Zellen (Tumorsuppressorgen). Das Fehlen dieses Schutzmechanismus findet sich in ca. 80 % aller Kopf-Hals-Tumoren.
- Fehlen des **kurzen Arms des Chromosoms 3(3p)**: fehlt in ca. 70 %. Das gleichzeitige Fehlen von p53 sowie 3p führt zu einer drastischen Verschlechterung der Prognose (Gesamtüberleben 1,9 vs. 5 Jahre).
- Die Expression vom **mir-548 k-Gen** und Mutationen im **MUC5B-Gen** verschlechtern weiter die Prognose (Gesamtüberleben in jedem Fall unter 2 Jahren).
- Mutationen des **EGF-Rezeptors** (▶ Frage 206)
- Mutationen im **FGFR3- und PIK3CA-Gen** finden sich überschneidend bei Plattenepithelkarzinomen der Lunge und des Kopf-Hals-Bereiches.

HPV-Karzinome:

- Deletionen und Mutationen im **TRAF3-Gen**: beteiligt an der Immunabwehr. Die Ausschaltung kann zur einer Vermehrung der viralen Replikation führen.

Darüber hinaus wurden genetische Veränderungen gefunden, die das Versagen mancher Therapieformen erklären oder für die Entwicklung von neuartigen Ansätzen erfolgversprechend sein könnten (Lawrence et al. 2015):

- Zusätzliche Kopien des **FADD-** und **BIRC2-Gens** und
- der Ausfall des **CASP8-Gens** verhindern die reguläre Apoptose.
- Das **CCND1-Gen** reguliert die Zellteilung und kann die Proliferation von Tumorzellen verhindern.

? 205. Welche Einsatzmöglichkeiten bestehen für Foscan im HNO-Bereich?

✓ Antwort

Das Chloridinderivat Meta-Tetra-Hydroxiphenylchloridin (mTHPC, Foscan) ist ein Photosensitizer, der sich für die photodynamische Therapie von oberflächlichen Tumoren der Haut und Schleimhäute bewährt hat.

Dieses relativ neue Verfahren bietet sich für Rezidivsituationen an, bei denen chirurgische und gegebenenfalls mutilisierende Eingriffe zusammen mit der schlechten Prognose nicht zumutbar sowie die Strahlenreserven ausgeschöpft sind, oder aber in Fällen einer ausgedehnten Feldkanzerisierung oder sehr großflächiger oberflächlicher Rezidivtumorausbreitung (Forastiere et al. 1992; Galante et al. 1982; Grant et al. 1993).

Nach Injektion von Foscan wird die Substanz ausschließlich im Tumorgewebe angereichert und löst dort nach Bestrahlung mit nicht thermischem Laserlicht mit einer Wellenlänge von 653 nm (Betz und Leunig 2004) eine phototoxische Reaktion mit Freisetzung von Sauerstoffradikalen aus, die über Gefäßverschlüsse und intrazelluläre Oxidationsprozesse die Zerstörung von Tumorzellen und von tumorversorgenden Gefäßen induzieren (Biel 1996a; D`Cruz et al. 2004; Dilkes et al. 1999). Weil das Bindegewebe nicht betroffen ist, gewährleistet eine schnelle Reepithelisierung das Ausbleiben von Ulzerationen, Fibrosen und ausgedehnten Narben mit relevanten funktionellen Einschränkungen (Copper et al. 2003). Zur genauen Beschreibung des praktischen Vorgehens wird auf Lorenz und Maier (2008) verwiesen.

Es hat sich in den letzten Jahren gezeigt, dass die photodynamische Therapie für das ausgewählte Patientenklientel einer palliativen Chemotherapie durch die beliebige Wiederholbarkeit, die vergleichsweise geringe Toxizität und sogar hinsichtlich der Gesamtansprechrate und der Überlebensraten überlegen ist (Biel 1996b; Gedlicka et al. 2002; Hopper et al. 2004; Moosmann et al. 2003). In Abhängigkeit von der Tumorausdehnung werden komplette Remissionen um 50 % und partielle Remissionen von knapp 40 % beschrieben (Grant et al. 1993; Lorenz und Maier 2008), die mit einer deutlichen Verbesserung der Lebensqualität einhergehen (Lorenz und Maier 2008). Die Therapiekosten sind hoch und vergleichbar mit 4 Zyklen Chemotherapie (Hopper et al. 2004).

? 206. Was brachte die EXTREME-Studie für neue Erkenntnisse?

✓ Antwort

Die Prognose metastasierter und rezidivierter Kopf-Hals-Karzinome ist bei Remissionsraten um 30 % und einem medianen Überleben von maximal 7 Monaten unter einer Chemotherapie mit Platinderivaten und 5-Fluorouracil schlecht. An diesen schlechten Überlebensraten haben sich seit Einführung dieser international bewährten Chemotherapiekombination in den letzten Jahrzehnten bis 2008 keine nennenswerten Fortschritte ergeben.

Über 90 % der Kopf-Hals-Karzinome exprimieren den EGF(Epidermal Growth Factor)-Rezeptor und zeigen bei einer Überexpression eine schlechtere Prognose (Frampton 2010). Cetuximab verhindert durch eine kompetitive Blockade des EGF-Rezeptors das Andocken des Wachstumsfaktors und stimuliert dadurch die Apoptose, reduziert das Tumorwachstum und verhindert die Tumorangiogenese. Aufgrund der synergistischen Wirkung von Cetuximab und Cisplatin in vitro, erschien der klinische Einsatz eines monoklonalen Antikörpers sinnvoll (Burtness et al. 2005).

2007 wurde im Rahmen der Phase-III-Studie EXTREME der Anti-EGFR-Antikörper Cetuximab präsentiert, der 2008 in Kombination mit der platinbasierten Standardchemotherapie zugelassen wurde und sich seitdem bei dieser Krebsentität zur Referenztherapie entwickelt hat. In dieser großen multizentrischen europäischen Studie wurden die beiden Therapiearme Platinderivat + 5-FU und Platinderivat + 5-FU + Cetuximab miteinander verglichen: Bei der Certuximab-Kombination zeigten sich signifikante klinische Verbesserungen in allen Wirksamkeitsparametern: medianes progressionsfreies Gesamtüberleben 10,1 vs. 7,4 Monate, progressionsfreies Überleben 5,6 vs. 3,3 Monate, Ansprechrate 36 % vs. 20 %, Sterberisiko um 20 % verringert (Vermorken et al. 2008).

Mit einem relativ günstigen Verträglichkeitsprofil ohne schwere Nebenwirkungen konnte somit mit Cetuximab zum ersten Mal nach knapp 30 Jahren ein signifikanter Überlebensvorteil bei der Therapie rezidivierter und metastasierter Kopf-Hals-Karzinome erreicht werden.

Literatur

Anderson KS, Dahlstrom KR, Cheng JN, Alam R, Li G, Wie Q, Gross ND, Chowell D, Posner M, Sturgis EM (2015) HPV16 antibodies as risk factors for oropharyngeal cancer and their association with tumor HPV and smoking status. Oral Oncol 51:662–7

Anteunis LJ, Wanders SL, Hendriks JJ, Langendijk JA, Manni JJ, de Jong JM (1994) A prospective longitudinal study on radation-induced hearing loss. Am J Surg 168:408–11

Bakuradze T, Boehm N, Janzowski C, Lang R, Hofmann T, Stockis JP, Albert FW, Stiebitz H, Bytof G, Lantz I, Baum M, Eisenbrand G (2011) Antioxidant-richt coffee reduces DANN damage, elevates glutathione status and contributes to weight control: results from an intervention study. Mol Nutr Food Res 55:793–7

Balch CM, Gershenwald JE, Soong SJ, Thompson JF, Atkins MB, Byrd DR, Buzaid AC, Cochran AJ, Coit DG, Ding S, Eggermont AM, Flaherty KT, Gimotty PA, Kirkwood JM, McMasters KM, Mihm MC Jr, Morton DL, Ross MI, Sober AJ, Sondak VK (2009) Final version of 2009 AJCC melanoma staging and classification. J Clin Oncol 27:6199–206

Balch CM, Gershenwald JE, Soong SJ, Thompson JF, Ding S, Byrd DR, Cascinelli N, Cochran AJ, Coit DG, Eggermont AM, Johnson T, Kirkwood JM, Leong SP, McMasters KM, Mihm MC Jr, Morton DL, Ross MI, Sondak VK (2010) Multivariate analysis of prognostic factors amon 2,313 patients with stage III melanoma: comparison of nodal micrometastases versus macrometastases. J Clin Oncol 28:2452–9

Basheet N, O`Leary G, Sheahan P (2013) Elective neck dissection for no neck during salvage total laryngectomy: findings, complications and oncological outcome. JAMA Otolaryngol Head Neck Surg 139:790–6

Beaudoin MS, Graham TE (2011) Methylxanthines and human health: epidem iological and experimental evidence. Handb Exp Pharmacol 200:509–48

Behmand B, Wagner JR, Sanche L, Hunting DJ (2014) Cisplatin intrastrand adducts sensitize DANN to base damage by hydrated electrons. J Phys Chem B 118:4803–8

Bernier J, Domenge C, Ozsahin M, Matuszewska K, Lefèbvre JL, Greiner RH, Giralt J, Maingon P, Rolland F, Bolla M, Cognetti F, Bourhis J, Kirkpatrick A, van Glabbeke M, European Organization for Research and Treatment of Cancer Trial 22931 (2004) Postoperative irradiation with or without concomitant chemotherapy for locally advanced head and neck cancer. N Eng J Med 350:1945–52

Bernier J, Cooper JS, Pajak TF, van Glabbeke M, Bourhis J, Forastiere A, Ozsahin EM, Jacobs JR, Jassem J, Ang KK, Lefèbvre JL (2005) Defining risk levels in locally advanced head and neck cancers: a comparative analysis of concurrent postoperative radiation plus chemotherapy trials of the EORTC (#22931) and RTOG (#9501). Head Neck 27:843–50

Betz CS, Leunig A (2004) Möglichkeiten und Grenzen der Fluoreszenzdiagnostik und photodynamischen Therapie. Teil II: Photodynamische Therapie. HNO 52:175–92

Biazevic MG, Toporciv TN, Antunes JL, Rotundo LD, Brasileiro RS de Carvalho MB, de Gois Filho JF, Kowalski LP (2011) Cumulative coffee consumption and reduced risk of oral and oropharyngeal cancer. Nutr Cancer 63:350–6

Biel MA (1996a) Photodynamic therapy and the treatment of head and neck cancers. J Cklin Laser Med Surg 14:239–44

Biel MA (1996b) Photodynamic therapy as an adjuvant intraoperative treatment of recurrent head and neck carcinoms. Arch Otolaryngol Head aneck Surg 122:1261–5

Blanchard P, Baujat B, Holostenco V, Bourredjem A, Baey C, Bourhis J, Pignon JP, MACH-CH Collaborative group (2011) Meta-analysis of chemotherapy in head and neck cancer (MACH-NC): a comprehensive analysis by tumour site. Radiother Oncol 100:33–40

Boelke E, Matuschek C, Gripp S et al. (2015) New aspects regarding the induction chemotherapy with TPF and radiochemotherapy in head and neck cancer. J Clin Oncol 33(suppl):6025

Boris M, Weindorf S, Lasinski S (1997) Persistence of lymphedema reduction after noninvasive complex lymphedema therapy. Oncology 11:99–109

Bowen JM, Elad S, Hurchins RD, Lalla RV, Mucositis Study Group of the Multinational Association of Supportive Care in Cancer/International Society of Oral Oncology (MASCC/ISOO) (2013) Methodology for the MASCC/ISOO Mucositis Clinicla Practice Guidelines Update. Support Care Cancer 21:303–8

Brake MK, Jain L, Hart RD, Trites JR, Rigby M, Taylor SM (2014) Liposuction for submental lymphedema improves appearance and self-perception in the head and neck cancer patient. Otolaryngol Head Neck Surg 151:221–5

Brockmeier SJ, Ihrler S, Zimmermann F (2014) Optimale Behandlung des Nasopharynxkarzinoms. Inl Fol Oncol 8:31–7

Broughton G, Janis JE, Attinger CE (2006) Wound healing: an overview. Plast Reconstr Surg 117:1–32

Bruns F, Büntzel J, Mücke R, Schönekaes K, Kisters K, Micke O (2004) Selenium in the treatment of head and neck lymphedema. Med Princ Pract 13:185–90

Budach V, Keilholz U, Raguse JD et al. (2015) Comparison of standard to split–dose TPF induction chemotherapy followed by bio-radiation for LASCC of the head and neck: results of the ICRAT randomized phase II study. J Clin Oncol 33(suppl):e17042

Büntzel J, Micke O, Kisters K, Bruns F, Glatzel M, Schönekaes K, Kundt G, Schäfer U, Mücke R (2010) Selenium substitution during radiotherapy of solid tumors – laboratory data from two observation studies in gynaecological and head and neck cancer patients. Anticancer Res 30:1783–6

Bukaradze T, Lang R, Hofmann T, Stiebitz H, Bytof G, Lantz I, Baum M, Eisenbrand G, Janzowski C (2010) Antioxidant effectiveness of coffee extracts and selected constituents in cell-free systems and human colon cell lines. Mol Nutr Food Res 54:1734–43

Burmeister BH, Henderson MA, Ainslie J, Fisher R, Di Iulio J, Smithers BM, Hong A, Shannon K, Scolyer RA, Carruthers S, Coventry BJ, Babington S, Duprat J, Hoekstra HJ, Thompson JF (2012) Adjuvant radiotherapy versus observation alone for patients at risk of lymph-node field relapse after therapeutic lymphadenectomy for melanoma: a randomised trial. Lancet Oncol 13:589–97

Burtness B, Goldwasser MA, Flood W, Mattar B, Forastiere AA; Eastern Cooperative Oncology Group (2005) Phase III randomized trial of cisplatin plus placebo compared with cisplatin plus cetuximab in metastatic/recurrent head and neck cancer: an Eastern Cooperative Oncology Group study. J Clin Oncol 23:8646–5, Erratum in J Clin Oncol. 2006 24:724

Caponigro F, Longo F, Ionna F, Perri F (2010) Treatment approaches to nasopharyngeal carcinoma: a review. Anticancer Drugs 21:471–7

Chen F, Sonobe M, Sato K, Fujinaga T, Shoji T, Sakai H, Miyahara R, Bando T, Okubo K, Hirata T, Date H (2008) Pulmonary resection for metastatic head and neck cancer. World J Surg 32:1657–62

Chen C, Wang FH, An X, Lujo HY, Wang ZQ, Liang Y, Zhang L, Li YH (2013) Triplet combination with paclitaxel, cisplatin and 5-FU is effective in metastatic and/or recurrent nasopharyngeal carcinoma. Cancer Chemother Pharmacol 71:371–8

Chen WC, Liao CT, Tsai HC, Yeh JY, Wang CC, Tang SG, Hong JH (1999) Radiation-induced hearing impairment in patients treated for malignant parotid tumor. Ann Otol Rhinol Laryngol 108:1159–64

Chowdhry AK, McHugh C, Fung C, Dhakal S, Constine LS, Milano MT (2015) Second primary head and neck cancer after Hodgkin lymphoma: a population-based study of 44,879 survivors of Hodgkin lymphoma. Cancer 121:1436–45

Copper MP, Tan IB, Oppelaar H, Ruevekamp MC, Stewart FA (2003) Meta-tetra-(hydroxyphenyl)chlorin photodynamic therapy in early-stage squamous cell carcinoma of the head and neck. Arch Otolaryngol Head Neck Surg 129:709–11

Dahlstrom KR, Anderson KS, Cheng JN, Chowell D, Li G, Posner M, Sturgis EM (2015) HPV serum antibodies as predictors of survival and disease progression in patients with HPV-positive squamous cell carcinoma of the oropharynx. Clin Cancer Res 21:2861–9

D´cruz A, Lin T, Anand AK, Atmakusuma D, Calaguas MJ, Chitapanarux I, Cho BC, GohBC, Guo Y, Hsieh WS, Hu C, Kwong D, Lin JC, Lou PJ, Lu T, Prabhash K, Sriuranpong V, Tang P, Vu VV, Wahid I, Ang KK, Chan AT (2013) Consensus recommendations for management of head and neck cancer in Asian countries: a review of international guidelines. Oral Oncol 49:872–7

D`Cruz AK, Robinson MH, Biel MA (2004) mTHPC-mediated photodynamic therapy in patients with advanced incurable head and neck cancer: a multicenter study of 128 patients. Head Neck 226:232–40

De Caterina R, Basta G, Lazzerini G, Dell`Omo G, Petrucci R, Morale M, Carmassi F, Pedrinelli R (1997) Soluble vascular cell adhesion molecule-1 as a biohumoral correlate of atherosclerosis. Arterioscler Throm Vasc Biol 17:2646–54

Deng J, Murphy BA, Dietrich MS, Wells N, Wallston KA, Sinard RJ, Cmelak AJ, Gilbert J, Ridner SH (2013) Impact of secondary lymphedema after head anc neck cancer treatment on symptomas, functional status, and quality of life. Head Neck 35:1026–35

Deng J Ridner SH, Dietrich MS, Wells N, Wallston KA, Sinard RJ, Cmelak AJ, Murphy BA (2012) Prevalence of secondary lymphedema in patients with head and neck cancer. J Pain Symptom Manage 43:244–52

DeNeve WJ, Everett CK, Suminski JE, Valeriote FA (1988) Influence of WR2721 on DNA cross-linking by nitrogen mustard in normal mouse bone marrow and leukemia cells in vivo. Cancer Res 48:6002–5

Dequanter D, Jacobs D, Shala M, Paulus P, Aubert C, Lothaire P (2013) The effect of hyperbaric oxygen therapy on treatment of wound complications after oral, pharyngeal and laryngeal salvage surgery. Undersea Hyperb Med 40:381–5

Deutsche Dermatologische Gesellschaft, DDG (2013) S2k-Leitlinie: "Plattenepithelkarzinom der Haut" AWMF-Register-Nummer 032/022 aktueller Stand: 12/2013, Gültigkeit bis 05/2016. www.derma.de. Zugegriffen: 15.04.2016

Deutsche Gesellschaft für Mund-, Kiefer- und Gesichtschirurgie, DGMKG (2012) S3-Leitlinie: "Mundhöhlenkarzinom Diagnostik und Therapie des Mundhöhlenkarzinomes" AWMF-Register-Nummer (007-100OL) Version 2.0 12. 2012. www.dgmkg.org. Zugegriffen: 15.04.2016

Devalia HL, Mansfield L (2008) Radiotherapy and wound healing. Int Wound J 5:40–4

Dietzsch S, Melzer R, Boehm A, Wolf U, Kortmann R, Fuchs M (2011) Treatment related swallowing dysfunction and the potentialities of IMRT. Laryngorhinootologie 90:657–62

Dilkes MG, Alusi G, Djaezeri BJ (1999) The treatment of head and neck cancer with photodynamic therapy: Clinical experience. Rev Contemp Pharmacother 10:47–57

Dormand EL, Banwell PE, Goodacre TE (2005) Radiotherapy and wound healing. Int Wound J 2:112–27

Eisbruch A, Schwartz M, Rasch C, Vineberg K, Damen E, Van As CJ, Marsh R, Pameijer FA, Balm AJ (2004) Dysphagia and aspiration after chemoradiotherapy for head-and-neck cancer: which anatomic structures are affected and can they be spared by IMRT? Int J Radiat Oncol Biol Phys 60:1425–39

Eisbruch A, Levendag PC, Feng FY, Teguih D, Lyden T, Schmitz PI, Haxer M, Noever I, Chepeha DB, Heijmen BJ (2007) Can IMRT or brachytherapy reduce dysphagia associated with chemoradiotherapy of head and neck cancer? The Michigan and Rotterdam experiences. Int J Radiat Oncol Biol Phys 69:40–2

Elad S, Bowen J, Zadik Y, Lalla RV; Mucositis Study Group of the Multinational Assocoation of Supportive Care in Cancer/International Society of Oral Oncology (MASCC/ISOO) (2013) Development of the MASCC/ISOO Clinicla Practice Guidelines for Mucositis: considerations underlying the process. Support Care Cancer 21:309–12

Elving GJ van Weissenbruch R, Busscher HJ, van der Mei HC, Albers FW (2002) The influence of radiotherapy on the lifetime of silicone rubber voice prosthesis in laryngectomized patients. Laryngoscope 112:1680–3

Fadaki N, Li R, Parrett B, Sanders G, Thumalla S, Martineau L, Cardona-Huerta S, Miranda S, Cheng ST, Miller JR 3rd, Singer M, Cleaver JE, Kashani-Sabet M, Leong SP (2013) Is head and neck melanoma different from trunk and extremity melanomas with respect to sentinal lymph node status and clinical outcome? Ann Surg Oncol 20:3089–97

Ferlito A, Shaha AR, Silver CE, Rinaldo A, Mondin V (2001) Incidence and sites of distant metastasis from head and neck cancer. ORL J Otorhinolaryngol Relat Spec 63:202–7

Finley RK 3rd, Verazin GT, Driscoll DL, Blumenson LE, Takita H, Bakamjian V, Sako K, Hicks W Jr, Petrelli NJ, Shedd DP (1992) Results of surgical resection of pulmonary metastases of squamous cell carcinoma of the head and neck. Am J Surg 164:594–8

Florescu C, Thariat J (2014) Local ablative treatments of oligometastases from head and neck carcinomas. Crit Rev Oncol Hematol 91:47–63

Földi M, Földi E (206) Physiologie und Pathophysiologie des lymphatischen Systems. In: Földi M, Földi E (Hrsg) Lehrbuch Lymphologie. Urban u. Fischer, München, S 180–222

Forastiere A, Metch B, Schuller DE (1992) Randomized comparison of cisplatin plus fluorouracil and carboplatin plus fluorouracil versus methotrexate in advanced squamous-cell carcinoma of the head and neck. A southwest Oncology Group study. J Clin Oncol 10:1245–51

Frampton JE (2010) Cetuximab: a review of its use in squamous cell carcinoma of the head and neck. Drugs 70:1987–2010

Franklin J, Paus MD, Pluetschow A, Specht L (2005) Chemotherapy, radiotherapy and combined modality for Hodgkin`s desease, with emphasis on second cancer risk. Cochrane Database Syst Rev 19:CD003187

Furuta Y, Homma A, Oridate N, Suzuki F, Hatakeyama H, Suzuki K, Nishioka T, Shirato H, Fukuda S (2008) Surgical complications of salvage total laryngectomy following concurrent chemoradiotherapy. Int J Clin Oncol 13:521–7

Galante E, Gallus G, Chiesa F, Bono A, Bettoni I, Molinari R (1982) Growth rate of head and neck tumours. Eur J Cancer Clin Oncol 18:707–12

Galeone C, Tavani A, Pelucchi C, Turati F, Winn DM, Levi F, Yu GP, Morgenstern H, Kelsey K, Dal Maso L, Purdue MP, McClean M, Talamini R, Hayes RB, Franceschi S, Schantz S, Zhang ZF, Ferro G, Chuang SC, Boffetta P, La Vecchia C; Hashibe M (2010) Coffee and tea intake and risk of head and neck cancer: pooled analysis in the international head and neck cancer epidemiology consortium. Cancer Epidermiol Biomarkers Prev 19:1723–36

Ganly I, Patel S, Matsuo J, Singh B, Kraus D, Boyle J, Wong R, Lee N, Pfister DG, Shaha A, Shah J (2005) Postoperative complications of salvage total laryngectomy. Cancer 103:2073–81

Gedlicka C, Formaneck M, Selzer E, Burian M, Kornfehl J, Fiebiger W, Cartellieri M, Marks B, Kornek GV (2002) Phase II study with docetaxel and cisplatin in the treatment of recurrent and / or metastatic squamous cell carcinoma of the head and neck. Oncology 63:145–50

Geurts TW, Klomp HM, Burgers SA, Van Tinteren H, Roukema BY, Balm AJ (2010) Resection of secondary pulmonary malignancies in head and neck cancer patients. J Laryngol Otol 124:1287–83

Gliese A, Busch CJ, Knecht R (2015) Die wichtigsten Studienergebnisse zur nichtchirurgischen Primärtherapie lokal fortgeschrittener Kopf-Hals-Tumoren. Highlights des ASCO-Kongresses 2015. HNO 63:606–11

Gojkovic-Horvat A, Jancar B, Blas M, Zumer B, Karner K, Hocevar M, Strojan P (2012) Adjuvant radiotherapy for palpable melanoma metastases to the groin: when to irradiate? Int J Radiat Oncol Biol Phys 83:310–6

Grant WE, Hopper C, Speight PM, Macrobert AJ, Bown SG (1993) Photodynamic therapy of malignant and premalignant lesions in patients with field canzerization of the oral cavity. J Laryngol Otol 107:1140–5

Greer N, Foman NA, MacDonald R, Dorrian J, Fitzgerald P, Rutks I, Wilt TJ (2013) Advanced wound care therapies for nonhealing diabetic, venous, and arterial ulcers: a systematic review. Ann Intern Med 159:532–42

Gross AM, Orosco RK, Shen JP, Egloff AM, Carter H, Hofree M, Choueiri M, Coffey CS, Lippmann SM, Hayes DN, Cohen EE, Grandis JR, Nguyen QT, Ideker T (2014) Multi-tiered genomic analysis of head and neck cancer ties TP53 mutation to 3p loss. Nat Genet 46:939–43

Hallemeier CL, Garces YI, Neben-Wittich MA, Olivier KR, Shon W, García JJ, Brown PD, Foote RL (2013) Adjuvant hypofractionated intensity modulated radiation therapy after resection of regional lymph node metastases in patients with cutaneous malignant melanoma of the head and neck. Pract Radiat Oncol 3:71–7

Haro A, Yano T, Yoshida T, Ito K, Morodomi Y, Shoji F, Nakashima T, Maehara Y (2010) Results of a surgical resection of pulmonary metastasis from malignant head and neck cancer. Interact Cardiovasc Thorac Surg 10:700–3

Hashibe M, Galeone C, Buys SS, Gren L, Boffetta P, Zhang ZF, La Vecchia C (2015) Coffee, tea, caffeine intake, and the risk of cancer in the PLCO cohort. Br J Cancer 113:809–16

Haubner F, Gassner HG (2015) Potenzial adipogener Stammzellen bei radiogenen Wundheilungsstörungen. HNO 63:111–7

Haubner F, Leyh M, Ohmann E, Pohl F, Prantl L, Gassner HG (2013) Effects of external radiation in a co-culture model of endothelial cells and adipose-derived stem cells. Radiat Oncol 8:66

Haubner F, Ohmann E, Pohl F, Prantl L, Strutz J, Gassner HG (2013) Effects of radiation on the expression of adhesion molecules and cytokines in a static model of human dermal microvascular endothelial cells. Clin Hemorheol Microcirc 54:371–9

Haubner F, Ohmann E, Pohl F, Strutz J, Gassner HG (2012) Wound healing after radiation therapy: a review of the literature. Radiat Oncol 24:162

Herrmann F, Dörr W, Müller R, Herrmann T (2006) A prospective study on radiation-induces changes in hearing function. Int J Radiat Oncol Biol Phys 65:1338–44

Herskind C, Bamberg M, Rodemann HP (1998) The role of cytokines in the development of normal tissue reactions after radiotherapy. Strahlenther Onkol 174:12–5

Higgins LG, Cavon C, Itoh K, Yamamoto M, Hayes JD (2008) Induction of cancer chemopreventive enzymes by coffee is mediated by transcription factor Nrf2. Evidence the the coffee-specific diterpenes cafestol and kahweol confer protection against acrolein. Toxicol Appl Pharmacol 226:328–37

Hildebrand JS, Patel AV, McCullough ML, Gaudet MM, Chen AY, Hayes RB, Gapstur SM (2013) Coffee, tea and fatal oral/pharyngeal cancer in a large prospective US cohort. Am J Epidemiol 177:50–8

Hitchcock YJ, Tward JD, Szabo A, Bentz BG, Shrieve DC (2009) Relative conbtributions of radiation and cisplatin-based chemotherapy to sensorineural hearing loss in head-and-neck cancer patients. Int J Radiat Oncol Biol Phys 73:779–88

Hopper C, Kübler A, Lewis H, Tan IB, Putnam G (2004) mTHPC-mediated photodynamic therapy for early oral squamous cell carcinoma. Int J Cancer 111:138–46

Hunt TK, Thakral KK (1984) Cellular control of repair. In Hunt TK, Heppenstall RB, Pines E, Rovee D (Hrsg) Soft and hard tissue repair: biological and clinical aspects. Praeger, New York, S 3–19

Hutcheson KA, Lewin JS, Sturgis EM, Risser J (2011) Outcomes and adverse events of enlarged tracheoesophageal puncture after total laryngectomy. Laryngoscope 121:1455–61

Ichikawa H, Kosugi S, Nakagawa S, Kanda T, Tsuchida M, Koike T, Tanaka O, Hatakeyama K (2011) Operative treatment for metachronous pulmonary metastasis from esophageal carcinoma. Surgery 149:164:70

Janoray G, Pointreau Y, Garaud P et al. (2015) Long-term results of GORTEC 2000-01: A multicentric randomized phase III trial of induction chemotherapy with cisplatin plus 5-fluorouracil, with or without dicetaxel, for laryngeal preservation. J Clin Oncol 33(suppl):6002

Jensen SB, Jarvis V, Zadik Y, Barasch A, Ariyawardana A, Hovan A, Yarom N, Lalla RV, Bowen J, Elad S; Mucositis Study Group of the Multinational Association of tSupportive Care in Cancer/International Society of Oral Oncology (MASCC/ISOO) (2013) Systematic review of miscellaneous agents for the management of oral mucositis in cancer patients. Support Care Cancer 21:3223–32

Jereczek-Fossa BA, Zarowski A, Milahni F, Orecchia R (2003) Radiatherapy-induces ear toxicity. Cancer Treat Rev 29:417–30

Joseph LJ, Bhartiya US, Raut YS, Hawaldar RW, Nayak Y, Pawar YP, Jambhekar NA, Rajan MG (2001) Radioprotective effect of Ocimum sanctum and amifostine on the salivary gland of rats after therapeutic radioiodine exposure. Cancer Biother Radiopharm 26:737–43

Kearney PL, Watkins JM, Shirai K, Wahlquist AE, Fortney JA, Garrett-Mayer E, Gillespie MB, Sharma AK (2011) Salvage resection for isolated local and/or regional failure of head/neck cancer following definitive concurrent chemoradiotherapy case series and review of the literature. Mcgill J Med 13:29

Kim HG, Kim JY, Hwang YP, Lee KJ, Lee KY, Kim DH, Kim DH, Jeong HG (2006) The coffee diterpenes kahweol inhibits tumor necrosis factor-alpha-induced expression of cell adhesion molecules in human endothelial cells. Toxicol Appl Pharmacol 217:332–41

Klozar J, Cada Z, Koslabova E (2012) Complications of total laryngectomy in the era of chemoradiation. Eur Arch Otorhinolaryngol 269:289–93

Kolk A, Wermker K, Bier H, Götz C, Eckert AW (2015) Current surgical and adjuvant therapy concepts of malignant tumors of the facial skin and the pinna. Laryngorhinootologie 94:77–85

Konrad-Martin D, Gordon JS, Reavis KM et al. (2005) Audiological monitoring of patients receiving ototoxic drugs. Perspect Hear Hear Disord Res Diagn 9:17–22

Koukourakis M (2012) Radiation damage and radioprotectants: new concepts in the era of molecular medicine. Br J Radiol 85:313–30

Krengli, Masini L, Kaanders JH, Maingon O, Oei SB, Zouhair A, Ozyar E, Roelandts M, Amichetti M, Bosset M, Mirimanoff RO (2006) Radiotherapy in the treatment of mucosal melanoma of the upper aerodigestive tract: analysis of 74 cases. A rar cancer network study. Int J Radiat Oncol Biol Phys 65:751–9

Lacson R, Prevedello LM, Andriole KP, Gill R, Lenoci-Edwars J, Roy C, Gandhi TK, Khorasani R; Fleischner Society (2012) Factors associated with radiologists`adherence to Fleischner Society guidelines for management of pulmonary nodules. J Am Coll Radiol 9:468–73

LallaRV, Bowen J, Barasch A, Elting L, Epstein J, Keefe DM, McGuire DB, Migliorati C, Nicolatou-Galitis O, Peterson DE, Raber-Durlacher JE, Sonis ST, Elad S, Mucositis Guidelines Leadership Group of the Multinational Assiciation of Supportive Care in Cancer and International Society of Oral Oncology (MASCC/ISOO) (2014) MASCC/ISOO clinical practice guidelines for the management of mucositis secondary to cancer therapy. Cancer 120:1453–61

Lawrence MS, Sougnez C, Lichtenstein L, Cibulskis K, Lander E, Gabriel SB, Getz G, Ally A et al. The Cancer Genom e Atlas Network (2015) Comprehensive genomic characterization of head and neck squamous cell carcinomas. Nature 517:567–82

Lee AW, Lin JC, Ng WT (2012) Current management of nasopharyngeal cancer. Semin Radiat Oncol 22:233–44

Leitzen C, Herberhold S, Wilhelm-Buchstab T, Garbe S, Müdder T, Schoroth F, Schild HH, Bootz F, Schüller H (2015) Change of taste during and after IM-/IG-radiotherapy for head and neck cancer patients. Laryngo Rhino Otol 94:383–7

Lens MB, Daes M, Goodacre T, Newton-Bishop JA (2002) Elective lymph node dissection in patients with melanoma: systematic review and meta-analysis of randomized controlled trials. Arch Surgery 137:458–61

Leung SF, Zee B, Ma BB, Hui EP, Mo F, Lai M, Chan KC, Chan LY, Kwan WH, Lo YM, Chan AT (2006) Plasma Epstein-Barr viral deoxyribonucleic acid quantitation complements tumor-node-metastasis staging prognostication in nasopharyngeal carcinoma. J Clin Oncol 24:5414–8

Li JJ, Guo YK, Tang QL, Li SS, Zhang XL, Wu PA, Yang XM (2010) Prospective study of sensorineural hearing loss following radiotherapy for nasopharyngeal carcinoma. J Laryngol Otol 124:32–6

Liang C, Marsit CJ, McClean MD, Nelson HH, Christensen BC, Haddad RI, Clark JR, Wein RO, Grillone GA, Houseman EA, Halec G, Waterboer T, Pawlita M, Krane JF, Kelsey KT (2012) Biomarkers of HPV in head and neck squamous cell carcinoma. Cancer Res 72:5004–13

Liang ZG, Zhu XD, Zhou ZR, Qu S, Du YQ, Jiang YM (2012= Comparison of concurrent chemoradiotherapy followes by adjuvant chemotherapy versus concurrent chemoradiotherapy alone in locoregionally advances nasopharyngeal carcinoma: a meta-analysis of 793 patients from 5 radnomized controlled trials. Asian Pac J Cancer Prev 13:5747–52

Liu D, Labow DM, Dang N, Martini N, Bains M, Burt M, Downey R Jr, Rusch V, Shah J, Ginsberg RJ (1999) Pulmonary metastasectomy for head and neck cancers. Ann Surg Oncol 6:572–8

Locati LD, Guzzo M, Bossi P, Massone PP, Conti B, Fumagelli E, Bareggi C, Canttù G, Licitra L (2005) Lung metastasectomy in adenoid cystic carcinoma (ACC) of salivary gland. Oral Oncol 41:890–4

Lopez F, Rodrigo JP, Cardesa A, Triantafyllou A, Devaney KO, Mendenhall WM, Haigentz M, Strojan P, Pellitteri PK, Bradford CR, Shaha AR, Hunt JL, de Bree R, Takes RP, Rinaldo A, Ferlito A (2014) Update on primary head and neck mucosal melanoma. Head Neck doi:10.1002/hed.23872

Lorenz KJ, Maier H (2008) Plattenepithelkarzinome im Kopf-Hals-Bereich. Photodynamische Therapie mit Foscan®. HNO 56:402–9

Low WK, Burgess R, Fong KW, Wang DY (2005) Effect of radiotherapy on retrocochlear auditory pathways. Laryngoscope 115:1823–6

Ma J, Wen ZS, Lin P, Wang X, Xie FY (2010) The results and prognosis of different treatment modalities for solitary metastatic lung tumor from nasopharyngeal carcinoma: a retrospective study of 105 cases. Chin J Cancer 29:787–95

Macherey S, Preuss SF, Doerr F, Grönke S, Hedlwein M, Quaas A, Zander T, Hekmat K (2014) Chirurgische Therapie pulmonaler Metastasen von Kopf-Hals-Tumoren. HNO 62:893-901

MacMahon H, Austin JH, Gamsu G, Herold CJ, Jett JR, Naidich DP, Patz EF Jr, Swensen SJ; Fleischner Society (2005) Guidelines for treatment of small pulmonary nodules detected on CT scans: a statement from the Fleischner Society. Radiology 237:395–400

Mathes SJ, Alexander J (1996) Radiation injury. Surg Oncol Clin N Am 5:809–24

McGuire DB, Fulton JS, Park J, Brown CG, Correa ME, Eilers J, Elad S, Gibson F, Oberle-Edwards LK, Bowen J, Lalla RV; Mucositis Study Group of the Multinational Assocoation of Supportive Care in Cancer/International Society of Oral Oncology (MASCC/ISOO) (2013) Systematic review of basic oral care for the management of oral mucositis in cancer patients. Support Care Cancer 21:3165–77

Medina JE, Ferlito A, Pelitteri PK, Shaha AR, Khafif A, Devaney KO, Fisher SR, O`Brian CJ, Byers RM, Robbins KT, Pitman KT, Rinaldo A (2003) Current management of mucosal melanoma of the head and neck. J Surg Oncol 83:116–22

Mendenhall WM, Bland KI, Copeland EM 3rd, Summers GE, Pfaff WW, Souba WW, Million RR (1992) Does preoperative radiation therapy enhance the probability of local control and survival in high-risk distal rectal cancer? Ann Surg 215:696–705

Mesia R, Saenz Ja G Lozano A et al. (2015) Phase II study with conventional radiotherapy (RT) + cetuximab in patients with advanced larynx cancer who responded to induction chemotherapy (IC): An organ preservation TTCC study. J Clin Oncol 33 (suppl):6037

Migliorati CA, Oberle-Edwards L, Schubert M (2006) The role of alternative and natural agents, cryotherapy, and/or laser for management of alimentary mucositis. Support Care Cancer 14:533–40

Miyazaki T, Hasegawa Y, Hanai N, Ozawa T, Hirakawa H, Suzuki A, Okamoto H, Harata I (2013) Survival impact of pulmonary metastasectomy for patients with head and neck cancer. Head Neck 35:1745–51

Mochizuki T, Okumura S, Ishii G, Ishikawa Y, Hayashi R, Kawabata K, Yoshida J (2010) Surgical resection for oral tongue cancer pulmonary metastases. Interact Cardiovasc Thorac Surg 11:56–9

Moosmann P, Egli F, Stahel RA, Jost L (2003) Weekly paclitaxel and carboplatin combination chemotherapy in patients with advanced squamous cell carcinoma of the head and neck. Oncology 26:568–72

Mount RJ, Takeno S, Wake M, Harrison RV (1995) Carboplatin ototoxicity in the chinchilla: lesions of the vestibular sensory epithelium. Acta Otolaryngol Suppl 519:60–5

Mujica-Mota M, Waissbluth S, Daniel SJ (2013) Characteristics of radiation-induces sensorineural hearing loss in head and neck cancer: a systematic review. Head Neck 35:1662–8

Murphy BA, Gilbert J, Cmelak A, Ridner SH (2007) Symptom control issues and supportive care of patients with head anc neck cancers. Clin Adv Hematol Oncol 5:807–22

Neskey DM, Osman AA, Ow TJ, Katsonis P, McDonald T, Hicks SC, Hsu TK, Pickering CR, Ward A, Patel A, Yordy JS, Skinner HD, Giri U, Sano D, Story MD, Beadle BM, El-Naggar AK, Kies MS, William WN, Caulin C, Frederick M, Kimmel M, Myers JN, Lichtarge O (2015) Evolutionary action score of TP53 identifies high-risk mutations associates with decreased survival and increased distant metastases in head anc neck cancer. Cancer Res 75:1527–36

Nuyts S, Lambrecht M, Duprez F, Daisne JF, van Gestel D, van den Weyngaert D, Platteaux N, Geussens Y, Vooreckers M, Madani I, de Neve W (2013) Reduction of the dose to the elective neck in head and neck squamous cell carcinoma, a randomized clinical trial using intensitiy modulated radiotherapy (IMRT): Dosimetrical analysis and effect on acute toxicity. Radiother Oncol 1 09:323–9

O´Brien CJ, Coates AS, Petersen-Schaefer K, Shannon K, Thompson JF, Milton GW, McCarthy WH (1991) Experience with 998 cutaneous melanomas of the head and neck over 30 years. Am J Surg 162:310–4

O`Brien CJ, Gianoutsos MP, Morgan MJ (1992) Neck dissection for cutaneous malignant melanoma. World J Surg 16:222–6

Oh JH, Lee JT, Yang ES, Chang JS, Lee DS, Kim SH, Choi YH, Park JW, Kwon TK (2009) The coffee diterpene kahweol induces apoptosis in human leukemia U937 cells through down-regulation of Akt phosphorylation and activation of JNK. Apoptosis 14:1378–86

Pan CC, Eisbruch A, Lee JS, Snorrason RM, Ten Haken RK, Kileny PR (2005) Prospective study of inner ear radiation dose and hearing loss ij head-and-neck cancer patients. Int J Radiat Oncol Biol Phys 61:1393–402

Pastorino U, Buyse M, Friedel G, Ginsberg RJ, Girard P, Goldstraw P, Johnston M, McCormack P, Pass H, Putnam JB Jr, International Registry of Lung Metastases (1997) Long-term results of lung metastasectomy: prognostic analysis based on 5206 cases. J Thorac Cardiovasc Surg 113:37–49

Peponi E, Glanzmann C, Willi B, Huber G, Studer G (2011) Dysphagia in head and neck cancer patients following intensity modulated radiotherapy (IMRT). Radiat Oncol 6:1

Perez, Brady (1998) Principles and Practice of Radiation Oncology. 3. Aufl, Lippincott Raven

Perez-Reyes N, Farhi DC (1987) Squamous cell carcinoma of head and neck in patients with well-differentiated lymphocytic Lymphoma. Cancer 59:540–544

Peterson DE Ohrn K, Bowen J, Fliedner M, Lees J, Loprinzi C, Mori T, Osaguona A, Weikel DS, Elad S, Lalla RV; Mucositis Study Group of the Multinational Assocoation of supportive Care in Cancer/International Society of Oral Oncology (MASCC/ISOO) (2013) Systematic review of oral cryotherapy for management of oral mucositis caused by cancer therapy. Support Care Cancer 21:327–32

Pflugfelder A, Kochs C, Blum A, Capellaro M, Czeschik C, Dettenborn T, Dill D, Dippel E, Eigentler T, Feyer P, Follmann M, Frerich B, Ganten MK, Gärtner J, Gutzmer R, Hassel J, Hauschild A, Hohenberger P, Hübner J, Kaatz M, Kleeberg UR, Kölbl O, Kortmann RD, Krause-Bergmann A, Kurschat P, Leiter U, Link H, Loquai C, Löser C, Mackensen A, Meier F, Mohr P, Möhrle M, Nashan D, Reske S, Rose C, Sander C, Satzger I, Schiller M, Schlemmer HP, Strittmatter G, Sunderkötter C, Swoboda L, Trefzer U, Voltz R, Vordermark D, Weichenthal M, Werner A, Wesselmann S, Weyergraf AJ, Wick W, Garbe C, Schadendorf D; German Dermatological Society; DermatologicCooperative Oncology Group (2013) Malignant melanoma S3-guideline "diagnosis, therapy and follow-up of melanoma". J Dtsch Dermatol Ges 11:1–116

Pföhler C, Vogt T, Müller CSL (2015) Maligne Melanome im Kopf-Hals-Bereich. Teil 2: Therapie. HNO 63:593–604

Pignon JP, le Maitre A, Maillard E, Bourhis J, MACH-NC Collaborative Group (2009) Meta-analysis of chemotherapy in head and neck cancer (MACH-NC): an update on 93 randomised trials and 17,346 patients. Radiother Oncol 92:4–14

Plinkert P, Kröber S (1991) Früherkennung einer Cisplatin-Ototoxizität durch evozierte otoakustische Emissionen. Laryngothinootologie 70:457–62

Poeta ML, Manola J, Goldwasser MA, Forastiere A, Benoit N, Califano JA, Ridge JA, Goodwin J, Kenady D, Saunders J, Westra W, Sidransky D, Koch WM (2007) TP53 mutations and survival in squamous-cell carcinoma of the head and neck. N Eng J Med 357:2552–61

Popovtzer A, Ben-Aharon I, Cohen EEW et al. (2015) Is there a role for induction chemotherapy in the setting of concomitant chemoradiation in locally advanced head and neck cancer: A systematic review and meta-analysis of randomized controlled trials. J Clin Oncol 33(suppl):6068

Porter SR, Fedele S, Habbab KM (2010) Taste dysfunction in head and neck malignancy. Oral 46:457–9

Raaijmakers E, Engelen AM (2002) Is sensorineural hearing loss a possible side effect of nasopharyngeal and parotid irradiation? A systematic review of the literature. Radiother Oncol 65:1–7

Rajendra Prasad N, Karthikeyan A, Karthikeyan S, Reddy BV (2011) Inhibitory effect of caffeic acid on cancer cell proliferation by oxidative mechanism in human HT-1080 fibrosarcoma cell line. Mol Cell Biochem 349:11–9

Rezaee M, Sanche L, Hunting DJ (2013) Cisplatin enhances the formation of DNA single- and double-strand breaks by hydrates eletrons and hydroxyl radicals. Radiat Res 179:323–31

Roe JW, Carding PN, Dwivedi RC, Kazi RA, Rhys-Evans PH, Harrington KJ, Nutting CM (2010) Swallowing outcomes following intensity modulated radiation therapy (IMRT) for head & neck cancer – a systematic review. Oral Oncol 46:727–33

Salazar CR, Smith RV, Garg MK, Haigentz M Jr, Schiff BA, Kawachi N, Anayannis N, Belbin TJ, Prystowsky MB, Burk RD, Schlecht NF (2014) Human papillomvirus-associates head and neck squamous cell carcinoma survival: a comparison by tumor site and initial treatment. Head Neck Pathol 8:77–87

Salibian AA, Widgerow AD, Abrouk M, Evans GR (2013) Stem cells in plastic surgery: a review of current clinical and translational applications. Arch Plast Surg 40:666–75

Sandow PL, Hejrat-Yazdi M, Heft MW (2006) Taste loss and recovery following radiation therapy. J Dent Res 85:608–11

Schot LJ, Hilgers FJ, Keus RB, Schouwenburg PFD, Dreschler WA (1992) Late effects of radiotherapy on hearing. Eur Arch Otorhinolaryngol 249:305–8

Schüttrumpf LH, Belka C (2014) Intensitätsmodulierte Strahlentherapie – Reduktion der Spätdysphagie möglich? Forum HNO 16:264–6

Shiono S, Kawamura M, Sato T, Okumura S, Nakajima J, Yoshino I, Ikeda N, Horio H, Akiyama H, Kobayashi K, Metastatic Lung Tumor Study Group of Japan (2009) Pulmonary metastasectomy for pulmonary metastases of head anc neck squamous cell carcinomas. Ann Thorac Surg 88:856–60

Sinha P, Piccirillo JF, Kallogjeri D, Spitznagel EL, Haughey BH (2015) The role of postoperative chemoradiation for oropharynx carcinoma: A critical appraisal of the published literature and National Comprehensive Cancer Network guidelines. Cancer doi:10.1002/cncr.29242

Sladden MJ, Balch C, Barzilai DA, Berg D, Freiman A, Handiside T, Hollis S, Lens MB, Thompson JF (2009) Surgical exzision margins for primary cutaneous melanoma. Cochrane Database Syst Rev 7:CD004835

Smith BG (2013) Head and neck lymphedema. In: Zuther J, Norton S (Hrsg) Lymphedema management: The comprehensive guide for practitioners. Thieme New York, S 191–208

Smith BG, Hutcheson KA, Little LG, Skoracki RJ, Rosenthal DI, Lai SY, Lewin JS (2015) Lymphedema outcomes in patients with head anc neck cancer. Otolaryngol Head Neck Surg 152:284–91

Smith BG, Lewin JS (2010) Lymphedema management in head anc neck cancer. Curr Opin Otolaryngol Head Neck Surg 18:153–8

Stankovic M, Milisavljevic D, Stojanov D, Zivic M, Zivaljeciv S, Stankovic I, Petrovic S (2012) Influential factors, complications and survival rate of primary and salvage total laryngectomy for advanced laryngeal cancer. Coll Antropol 36 Suppl 2:7–12

Strojan P, Jancar B, Cemazar M, Perme MP, Hocevar M (2010) Melanoma metastases to the neck nodes: role of adjuvant irradiation. Int J Radiat Oncol Biol Phys 77:1039–45

Su SF, Han F, Zhao C, Chen CY, Xiao WW, Li JX, Lu TX (2012) Long-term outcomes of early stage nasopharyngeal carcinoma patients treated with intensity-modulated radiotherapy alone. Int J Radiat Oncol Biol Phys 82:327–33

Swan EEL, Mescher MJ, Sewell WF, Tao SL, Borenstein JT (2008) Inner ear drug delivery for auditory applications. Adv Drug Deliv Rev 60:1583–99

Tai J, Cheung S, Chan E, Hasman D (2010) Antiproliferation effect of commercially brewed coffees on human ovarian cancer cells in vitro. Nutr Cancer 62: 1044–57

Tavani A, Bertuzzi M, Talamini R, Gallus S, Parpinel M, Franceschi S, Levi F, La Vecchia C (2003) Coffee and tea intake and risk of oral, pharyngeal and esophageal cancer. Oral Oncol 39:695–700

Thom SR (2011) Hyperbaric oxygen: its mechanisms and efficacy. Plast Reconstr Surg 127 Suppl 1:131–41

Thomford NR, Woolner LB, Clagett OT (1965) The surgical treatment of metastatic tumors in the lungs. Cardiovasc Surg 49:357–63

Tibbs MK (1997) Wound healing following radiation therapy: a review. Radiother Oncol 42:99–106

Tran KT, Wright NA, Cockerell CJ (2008) Biopsie of the pigmented lesion – when and how. J Am Acad Dermatol 59:852–71

Turati F, Galeone C, La Vecchia C, Garavello W, Tavani A (2011) Coffee and cancers of the upper digestive and respiratory tracts: meta-analysis of observational studies. Ann Oncol 22:536–44

Vergeer MR, Doornaert PA, Rietveld DH, Leemans CR, Slotman BJ, Langendijk JA (2009) Intensity-modulated radiotherapy reduces radiation-induced morbidity and improves health-related quality of life: results of a nonrandomized prospective study using a standardized follow-up program. Int J Radiat Oncol Biol Phys 74:1–8

Vermorken JB, Mesia R, Rivera F, Remenar E, Kawecki A, Rottey S, Erfan J, Zabolotnyy D, Kienzer HR, Cupissol D, Peyrade F, Benasso M, Vynnychenko I, De Raucourt D, Bokemeyer C, Schueler A, Amellal N, Hitt R (2008) Platinum-based chemotherapy plus cetuximab in head and neck cancer. N Engl J Med 359:1116–27

Walther LE, Huelse R, Blättner K, Bloching MB, Blödow A (2013) Dynamic change of VOR and otolith function in intratympanic gentamicin treatment for Ménièr`s disease: case report and review of the literature. Case Rep Otolaryngol 168391

Wang LF, Kuo WR, Ho KY, Lee KW, Lin CS (2004) A long-term study on hearing status in patients with nasopharyngeal carcinoma after radiotherapy. Otol Neurotol 25:168–73

Wang YX, Gong JS, Suzuki K, Morcos SK (2014) Evidence based imaging strategies for solitary pulmonary nodule. J Thorac Dis 6:872–87

Wedman J, Balm AJ, Hart AA, Loftus BM, Hilgers FJ, Gregor RT, Van Zandewijk N, Zoetmulder FA (1996) Value of resection of pulmonary metastases in head and neck cancer patients. Head Neck 18:311–6

Winter H, Meimarakis G, Hoffmann G, Hummel M, Rüttinger D, Zilbauer A, Stelter K, Spelsberg F, Jauch KW, Hatz R, Löhe F (2008) Does surgical resection of pulmonarfy metastases of head and neck cancer improve survival? Ann Surg Oncol 15:2915–26

Worthington HV, Clarkson JE, Bryan G, Furness S, Glenny AM, Littlewood A, McCabe MG, Meyer S, Khalid T (2011) Interventions for preventing oral mucositis for patients with cancer receiving treatment. Cochrane Database Syst Rev 13:CD000978. Doi:10.1002/14651858.CD000978.pub5

Yamashita H, Nakagawa K, Tago M, Nakamura N, Shiraishi K, Eda M, Nakata H, Nagamatsu N, Yokoyama R, Onimura M, Ohtomo K (2006) Taste dysfunction in patients receiving radiotherapy. Head Neck 28:508–16

Younes RN, Fares AL, Silva Sardenberg RA, Gross JJ (2012) Pulmonary metastasectomy from head and neck tumors. Minerva Chir 67:227–34

Zuther J (2013) Complete decongestive therapy. In: Zuther J, Norton S (Hrsg) Lymphedema management: The comprehensive guide for practitioners. Thieme New York, S 128–63

Zuur CL, Simis YJ, Lamers EA, Hart AA, Dreschler WA, Balm AJ, Rasch CR (2009) Risk factors for hearing loss in patients treated with intensitiy-modulated radiotherapy for head-and-neck tumors. Int J Radiat Oncol Biol Phys 74:490–6

Speicheldrüsen

© Springer-Verlag Berlin Heidelberg 2016
D. Koch, *HNO Fragen und Antworten*
DOI 10.1007/978-3-662-49459-2_9

? 207. Warum befinden sich gutartige Parotistumoren so häufig im unteren Pol?

✓ Antwort

Gutartige Parotistumoren finden sich überproportional häufig im unteren Pol. Dieses Phänomen ist jedem HNO-Chirurgen bekannt. Aber gibt es hierfür eine Erklärung?

Es gibt in der Literatur eine Reihe von Hypothesen zur Entstehung gutartiger Parotistumoren, wie z. B. dem pleomorphen Adenom und dem Zystadenolymphom, die mehr oder weniger plausibel erscheinen.

Hildebrand vermutete 1895 den Ursprung im Zusammenhang mit lateralen Halszysten. Whartin selber präsentierte 1929 die Hypothese der Entwicklung aus pharyngealem Endoderm. In den folgenden Jahrzehnten wurden im weitesten Sinne metaplastische Transformationen von Speicheldrüsengewebe favorisiert. Die neuere Literatur fasst den Gedanken eines anatomisch-embryologischen Ursprungs jedoch wieder auf (Raghu et al. 2014).

Klinisch auffallend ist der Zusammenhang mit der Verteilung der intraparotidealen Lymphknoten, die gehäuft im kaudalen Grenzbereich vorkommen. So befassen sich die meisten embryologischen und histochemischen Theorien aktuelleren Datums tatsächlich mit der scheinbar engen Beziehung zwischen den (gutartigen) Parotistumoren und Lymphknoten im Übergangsbereich zu den Halsweichteilen. So findet sich sowohl Drüsengewebe in Lymphknoten in diesem Bereich als auch Lymphknotengewebe innerhalb der gutartigen Parotistumoren (Raghu et al. 2014). Sicher ist, dass es sich in diesem Areal um einen wohl bedeutsamen embryologischen Schnittmengenbereich handelt. Letztlich wird die Frage nach der Henne oder dem Ei wohl unbeantwortet bleiben …

? 208. Wie sollten benigne lymphoepitheliale Zysten der Glandula parotis behandelt werden?

✓ Antwort

Benigne lymphoepitheliale Zysten kommen sehr häufig multilokulär und bilateral in der Glandula parotis, nicht aber in den anderen großen oder kleinen Speichdrüsen vor, und sind nahezu ausschließlich mit einer HIV-Infektion assoziiert, typischerweise gehäuft in frühen Krankheitsstadien und bei noch hohen CD4-Titern (Cleary und Batsakis 1990; Ihrler et al. 1996).

Ihre Entstehung kann möglicherweise durch eine systemische lymphoretikuläre Reaktion auf die HIV-Infektion erklärt werden. Allerdings sind auch eine zystische Degeneration parotidealer Lymphknotenvergrößerungen sowie eine direkte Einwirkung des HI-Virus möglich. Histopathologisch imponieren von hyperplastischem lymphoidem Gewebe umgebene, epithelial ausgekleidete Hohlräume, in deren Sekret ein um das 6-Fache erhöhter HIV-Antikörpertiter im Vergleich zum Serum nachweisbar ist (Morris 1988).

Aufgrund der hohen Rezidivrate mit bis zu 50 % ist die Punktion nicht zu empfehlen. Es bietet sich eine Sklerosierungstherapie mit wasserlöslichem Tetrazyklin an, was über einen sauren pH-Wert eine lokale Entzündungsreaktion mit konsekutivem Verkleben der Zystenwände mit Fibrosierung induziert. Darüber hinaus sprechen die lymphoepithelialen Zysten gut auf eine Strahlentherapie (8–10 Gy/Woche) an (Goldstein et al. 1992). Eine Operation ist – wenn überhaupt – erst nach Versagen dieser konservativen Therapiemaßnahmen indiziert (Michel 2014).

Literatur

Cleary KR, Batsakis JG (1990) Lymphoepithelial cysts of the parotid region: A "new face" on an old lesion. Ann Otol Rhinol Laryngol 99:162

Goldstein J, Rubin J, Silver C, Meritz K, Chao C, Ting J, Davis L (1992) Radiation therapy as a treatment for benign lymphoepithelial parotid cysts in patients infected with human immunodeficiency virus-1. J Radiat Oncol Biol Phys 23:1045–50

Ihrler S, Steger A, Riederer A, Zietz C, Vogl T, Löhrs U (1996) HIV-assoziierte Zysten der Ohrspeicheldrüsen. Laryngo Rhino Otol 75:671–6

Michel O (2014) Speicheldrüsentumoren – Nichts dem Zufall überlassen. HNO-Nachrichten 44:40–3

Morris MR (1988) Unusual lymphadenopathies or cystic lesions of the parotid gland. Otolaryngol Head Neck Surg 88:268

Raghu AR, Shweta R, Kundendu AB, Shitalkumar S (2014) Whartin`s Tumour: A Case Report and Review on Pathogenesis and its Histological Subtypes. J Clin Diagn Re 8:37–40

Gesicht

© Springer-Verlag Berlin Heidelberg 2016
D. Koch, *HNO Fragen und Antworten*
DOI 10.1007/978-3-662-49459-2_10

? 209. Gibt es eine HNO-Erklärung für Mona Lisas Lächeln?

✓ Antwort

Einer der Gründer der Sir Charles Bell Society, Karim Kedar Adour, ein international anerkannter Experte auf dem Gebiet der Fazialisparese, präsentierte 1989 folgende Hypothese für das geheimnisvolle Lächeln von Leonardo da Vincis Mona Lisa:

Leonardo da Vinci arbeitete an der Mona Lisa zwischen 1503 und 1506. Anhand seiner Aufzeichnungen ist bekannt, dass er sich zu dieser Zeit intensiv mit der Anatomie von Mund und Lippen, insbesondere in Bewegung und in Abhängigkeit der muskulären Kontraktion beschäftigte. In einer Reihe weiterer Bilder wie Johannes der Täufer oder Anna selbdritt sind Ähnlichkeiten zum Lächeln der Mona Lisa unverkennbar.

Giorgio Vasari berichtete davon, dass Leonardo da Vinci während/für die Arbeit an dem Gemälde der Mona Lisa Menschen engagierte, die er zum Singen und Tanzen anhielt, um "La Gioconda" (die dritte Frau von Francesco del Giocondo) zu amüsieren.

Die häufigsten Spätkomplikationen nach Gesichtslähmung sind Kontraktur und Synkinesie, die beide miteinander einhergehen und in ihrer Ausprägung mit dem Ausmaß der Nervenläsion und Muskeldenervation korrelieren. Die Kontraktur – tatsächlich mehr Resultat einer spastischen Paralyse durch reduzierte kortikale Hemmung denn verkürzter Muskelfasern – führt (u. a.) zu einer tieferen Nasolabialfalte mit Anhebung und Verkürzung der Oberlippe.

Der Kollege Adour postuliert anhand dieser Fakten bei der Mona Lisa den Zustand nach partieller Gesichtsnervenlähmung mit einer moderaten Denervation mit Kontraktur und Synkinesie im Mundwinkelbereich, den der Künstler und passionierte Anatom Leonardo da Vinci zur Vereinigung von Kunst und Wissenschaft in dem berühmten Lächeln darstellte (Adour 1989).

? 210. Wie kann eine inkomplette periphere Fazialisparese von einer zentralen Fazialisparese unterschieden werden?

✓ Antwort

Sowohl bei einer inkompletten peripheren Fazialisparese (bei der der Stirn-Augenast noch isoliert funktioniert – was ja keine Seltenheit darstellt – als auch bei einer zentralen Fazialisparese (durch Doppelinnervation der verantwortlichen Kerngebiete beider Hemisphären) zeigt sich klinisch eine Schwäche der mimischen Mund- und Wangenmuskulatur. Doch wie können diese Erkrankungen z. B. am Wochenende vom Diensthabenden voneinander abgegrenzt werden?

Die Antwort lautet: klinisch isoliert gar nicht! In diesem Falle ist eine grob-neurologische Untersuchung erforderlich, um weitere Anhaltspunkte für ein zentrales Geschehen zu erfassen oder auszuschließen. Mögliche Ursachen einer zentralen Fazialisparese sind Schlaganfall, Tumoren und entzündliche Erkrankungen wie die multiple Sklerose. Eine isolierte Läsion zwischen Gyrus praecentralis entlang des Tractus corticonuclearis zum Kerngebiet des N. facialis im Hirnstamm – ohne zusätzliche neurologische Auffälligkeiten – ist nahezu unmöglich, sodass in diesem Falle eine MRT in der Akutsituation nicht indiziert ist, es sei denn natürlich, der Patient hat typischerweise zusätzlich eine Aphasie, Hörstörungen oder eine Dissoziation der Willkürmotorik. (Der Patient kann dann z. B. auf Aufforderung nicht diese oder jene Handlung ausführen.)

 211. Warum ist Gähnen ansteckend?

 **Antwort**

Das Gähnen ist ein Vorgang, dessen Ursache und Bedeutung Gegenstand intensiver Forschung (sogenannte Chasmologie) ist. Sicher ist, dass es nahezu immer im Zusammenhang mit Müdigkeit auftritt.

Es ist bekannt, dass das Sehen, Hören und gar allein das darüber Nachdenken den Gähnreflex auslöst (Provine 2005). Bei allen Primaten und beim Menschen schon intrauterin ab der 20. SSW kann das Gähnen nachgewiesen werden (Provine 1986), sodass neben soziokulturellen Faktoren eine physiologische Bedeutung postuliert werden muss. Es gibt in der Literatur eine Reihe von Hypothesen, wobei zwischen Funktion und Bedeutung der Ansteckbarkeit unterschieden werden muss.

Funktion:

Die Theorie von Hippokrates, dass durch das Gähnen die Sauerstoffkonzentration im Blut erhöht werde, wurde 1987 durch den Pionier der Gähnforschung, den US-Neuropsychologen Robert Provine widerlegt.

Über eine mechanische Stimulation der A. carotis durch die beteiligten Gesichts- und insbesondere Halsmuskeln resultiert eine erhöhte zerebrale Durchblutung mit erhöhtem Wachheitsgrad (Matikainen 2008).

Es wurde festgestellt, dass Gähnen bei ansteigender Hirntemperatur die Temperatur senkt. Deshalb wird vermutet, dass durch kühleres Blut die Denkleistung wieder optimiert wird (Gallup 2011; Massen et al. 2014).

Insgesamt scheint das Gähnen also die Aufmerksamkeit bei nachlassender Denkleistung zu steigern. Darüber hinaus werden Drohgebärden, sexuelle Zusammenhänge, ein Zusammenhang zum Strecken und Dehnen und der Druckausgleich des Mittelohres postuliert. Eine monokausale Ursache scheint allerdings definitiv ausgeschlossen. Eher scheint sich das Gähnen aus den verschiedenen Komponenten und Verhaltensmustern zusammenzusetzen.

Bedeutung der Ansteckung:
Es gibt Anhaltspunkte für einen Zusammenhang zwischen Gähnen und Empathie über Spiegelneurone, die sowohl bei einer Handlung als auch bei der Beobachtung aktiv sind (Platek 2010).

Das Phänomen der Ansteckung scheint seine Bedeutung vor allen Dingen entweder zur Synchronisierung des Schlafverhaltens nach dem Motto "Einer müde, alle müde" (Baenningen 1997) oder aber entsprechend der aktuelleren Forschung im Gegenteil im Aufrechterhalten der Wachsamkeit der Gruppe/Familie zu haben, um z. B. Gefahren besser zu erkennen (Gallup 2011). Also scheinen wir mal wieder gefangen in unseren Genen aus einer Zeit, in der das Überleben von derartigen Prozessen abhing …

② 212. Wie hat sich die Epithesenversorgung im Gesichtsbereich entwickelt?

✓ Antwort

Schon im alten Ägypten waren wohl bereits Epithesen bekannt. Die ersten Dokumentationen in der neueren Zeit, auch in der medizinischen Literatur, datieren aus dem 16. Jahrhundert und haben ihre Wurzeln in Frankreich. Regelhaft wurden Epithesen von Antonius Paré, einem französischen Kriegschirurgen, nach kriegsbedingten, mutilisierenden Gesichtsverletzungen durch scharfe Waffen verwendet, die damals über zirkuläre Haltebänder um den Hinterkopf befestigt wurden. Neben derartigen Kriegsverletzungen kamen diese Epithesen auch zur Defektrekonstruktion nach abgeheilten Infektionserkrankungen wie Lepra oder Lues zur Anwendung.

Diese doch vergleichsweise behelfsmäßige Epithesenversorgung wurde Ende des 18. Jahrhunderts durch Dubois de Chémant, einen Pariser Zahnarzt, durch Anfertigung von Gesichtsepithesen und Obturatoren aus Porzellan vorangetrieben. In der Folgezeit wurden weitere Materialien wie Kautschuk, ab 1869 leicht formbares Zelluloid, Aluminium sowie ab 1913 Gelatine, die täglich wieder in einer Gussform in die ursprüngliche Form gebracht werden musste, verwendet.

Die Ursprünge der grundlegenden chirurgischen Rekonstruktionstechniken in Europa, zumindest im großen Stil, stammen aus den Erfahrungen der verstümmelnden Verletzungen aus dem 1. und 2. Weltkrieg. Dennoch, oder gerade deswegen, waren Gesichtsepithesen für Patienten, die zwar dank der Medizin und Chirurgie überlebt hatten, jedoch mit entstellenden Defekten versehen waren, nötig, die aus Polyvinylchlorid, später aus Polymethylmethacrylat hergestellt wurden. Nach dem 2. Weltkrieg setzte sich Silikon aufgrund der guten Träger- und Formeigenschaften durch. Die Befestigung blieb jedoch unverändert problematisch bis zur Entwicklung der modernen osseointegrierten Verankerungssysteme (Bozzato et al. 2015).

Literatur

Adour KK (1989) Mona Lisa syndrome: solving the enigma of the Gioconda smile. Ann Otol Rhinol Laryngol 98:196–9

Baenninger R (1997) On yawning and ist funcktions. Psychon Bull Rev 4:198-207

Bozzato V, Schneider MH, Al Kadah B, Schick B (2015) Epithetische Versorgung in der HNO-Heilkunde. HNO 63:727–38

Gallup AC (2011) Why do we yawn? Primitive versus derives features, Neurosci Biobehav Rev 34:765–9

Massen JJ, Dusch K, Eldakar OT, Gallup AC (2014) A thermal window for yawning in humans: yawning as a brain cooling mechanism. Physiol Behav 130:145–8

Matikainen J, Elo H (2008) Does yawning increase arousal through mechanical stimulation of the carotid body? Med Hypothesis 70:488–92

Platek SM (2010) Yawn, yawn, yawn, yawn, yawn, yawn, yawn! The social, evolutionary and neuroscientific facts of contagious yawning. Front Neurol Neurosci 28:107–21

Provine RR (2005) Yawning. Am Sci 93:532–9

Provine RR (1986) Yawning as a stereotyped action pattern and releasing stiumulus. Ethology 72:109–22

Traumatologie

© Springer-Verlag Berlin Heidelberg 2016
D. Koch, *HNO Fragen und Antworten*
DOI 10.1007/978-3-662-49459-2_11

? 213. Muss jede Jochbeinfraktur osteosynthetisch versorgt
werden?

Antwort

Bei einer Jochbeinfraktur handelt es sich immer um eine
Tripoidfraktur durch die laterale Orbitawand, den Orbitaboden,
die antero-laterale Kieferhöhlenwand und den Jochbogen.

Die Therapie beinhaltet die Reposition und Fixierung im Bereich
des lateralen Orbitapfeilers und des Margo infraorbitalis sowie die
Versorgung der Orbitabodenfraktur.

Im Falle einer fehlenden Dislokation ohne Symptome jeglicher
Art stellt sich immer wieder die Frage, nach der Notwendigkeit
einer operativen Versorgung. Hier gehen die Meinungen von
Klinik zu Klinik auseinander.

Da es nach dem Trauma jedoch trotz primär fehlender
Dislokation durch den Zug der Pterygoidmuskulatur zu einem
Einwärtsdrehen des Os zygomaticum mit dauerhaften Okklusions-
störungen kommen kann, wird die operative Versorgung in jedem
Fall empfohlen.

? 214. Warum heilen Felsenbeinfrakturen nie?

Antwort

Der Knochen des Felsenbeines ist extrem hart. Das knöcherne
Labyrinth ist von einer harten dreischichtigen periostalen,
enchondralen und enostalen Knochenwand umgeben. Aufgrund
des Mangels an Osteoblasten als Besonderheit des Felsenbeines
verbleibt nach einem Bruch lebenslang ausschließlich ein
bindegewebiger Spalt ohne knöcherne Durchbauung (Ishman und
Friedland 2004; Little und Kessler 2006), was die entzündlichen
Spätkomplikationen noch Jahrzehnte nach einem Trauma erklärt
(Kamochi et al. 2013).

Literatur

Ishman SL, Friedland DR (2004) Temporal bone fractures: traditional classification
and clinical relevance. Laryngoscope 114:1734–41
Kamochi H, Kusuka G, Ishikawa M, Ishikawa S, Tanaka Y (2013) Late onset
cerebrospinal fluid leakage associated with past head injury. Neurol Med
Chir 53:217–20
Little SC, Kesser BW (2006) Radiographic classification of temporal bone fractures:
clinical predictability using a new system. Arch Otolaryngol Head Neck Surg
132:1300–4

Pharynx – Larynx

? 215. Warum verändert sich die Stimme durch Helium?

✓ Antwort

Die Geschwindigkeit von Schall ist abhängig vom Medium, in dem er sich ausbreitet. In Luft (ca. 78 % Stickstoff, ca. 20 % Sauerstoff) beträgt sie bekanntermaßen 331 m/s, im leichteren Helium beträgt sie mit ca. 970 m/s fast 3-mal so viel. Durch die höhere Geschwindigkeit breitet sich der Schall schneller aus und die Frequenz der Stimme nimmt zu. Dadurch resultiert die typische Mickey-Maus-Stimme.

Um eine tiefere Stimme, wie z. B. Darth Vader zu generieren, kann Schwefelhexafluorid eingeatmet werden, das als schwereres Medium die Ausbreitung der Schallwellen verlangsamt. Da Schwefelhexafluorid – weil schwerer als Luft – jedoch in die basalen Lungenanteile absinkt und die Sauerstoffaufnahme durch Verdrängung der Luft beeinträchtigt, muss es gleich nach dem Sprechen im Kopfstand über mehrere tiefe Atemzüge wieder ausgeatmet werden.

? 216. Wie funktioniert das Narrow-Band-Imaging in der Kontaktendoskopie des Larynx?

✓ Antwort

Das Narrow-Band-Imaging gehört zu den modernen Verfahren, die durch Verwendung spezieller Lichtfrequenzbereiche eine differenziertere Beurteilung von Schleimhautstrukturen ermöglichen, als es mit der konventionellen Weißlichtendoskopie möglich ist.

Im Gegensatz zum Weißlicht, das sich aus verschiedensten Frequenzen zusammensetzt, werden beim Narrow-Band-Imaging nur die Frequenzen 415 und 540 nm verwendet.

Das Licht mit der kurzwelligen Frequenz von 415 nm ermöglicht die Beurteilung der oberflächlichen Schleimhaut, da es von den subepithelialen Kapillaren absorbiert wird, die sich dann bräunlich darstellen. Diese Frequenz eignet sich zur Diagnose von Tumoren, die in der Regel eine Hypervaskularisierung aufweisen.

Das Licht mit der längerwelligen Frequenz von 540 nm dringt tiefer in die Schleimhaut ein, die intramukösen Gefäße stellen sich dann zyanfarben (Farbton zwischen blau und grün) dar.

Zusammen mit der Kontaktendoskopie kann das Narrow-Band-Imaging bei einer Vergrößerung von bis zu 150 % über die Beurteilung von horizontalen und vertikalen Gefäßveränderungen zu einer präziseren Unterscheidung zwischen benignen und präkanzerösen/kanzerösen Schleimhautveränderungen beitragen.

Horizontale Gefäßveränderungen wie vermehrte und verästelte oder ektatische und mäanderförmige Gefäße mit Richtungswechsel entstehen in der Regel durch mechanische Überbeanspruchung als Vorstufe benigner Prozesse wie Polypen, Stimmlippenvarizen oder Hämorrhagien.

Vertikale Gefäßveränderungen zeigen sich durch tumorösen epithelialen Wachstumsstimulus als anfangs noch symmetrisch ausgebildete, später zunehmend (dann einhergehend mit makroskopisch tumorösen Veränderungen durch echtes Gewebeplus) chaotisch formierte Gefäßschleifen bei Larynxpapillomen und (prä-)malignen Läsionen (Arens und Voigt-Zimmermann 2015).

? 217. Hat Detritus Krankheitswert?

✔ Antwort

Detritus ist letztlich ein Gemisch aus bakteriell besiedelten Speiseresten, abgeschilfertem Epithel und Entzündungszellen, das sich innerhalb der Tonsillenkrypten ansammelt und entweder spontan und unbemerkt beim Schlucken abgeht oder aber – wie deutlich häufiger – von den Patienten (womit auch immer) herausgedrückt und mit entsprechend sorgenvollem Vorwurf zur Verdeutlichung der Brisanz und Dramatik präsentiert wird. In der Tat hinterlässt das Zerdrücken mit den Fingern einen deutlich unangenehmen Geruch und wird dann für den häufig auch gleichzeitig bestehenden und belastenden Mundgeruch angeschuldigt.

Bei der Einschätzung des Krankheitswertes gehen die Meinungen auseinander: Detritus per se hat an sich zunächst keinen besonderen Krankheitswert, zumal das Ausmaß einerseits bei ein und demselben Patienten in Abhängigkeit von der Ernährung, der körperlichen Verfassung, der Jahreszeit und klimatischen Faktoren variiert und andererseits die Entstehung in gewisser Weise auch physiologisch ist. So gibt es immer wieder Phasen, in denen – mitunter sogar für mehrere Wochen oder Monate – deutlich weniger oder gar kein Detritus bei betroffenen Patienten zu verzeichnen ist. Der Zusammenhang zu inneren und äußeren Faktoren ist nicht abzustreiten.

Das Lehrbuchwissen vermutet das Vorliegen einer chronischen Tonsillitis, wenn sich neben Detritus auch noch eitriges Sekret aus den Tonsillenkrypten entleert. Tja, dann wird das schwammige Feld der sogenannten chronischen Tonsillitis betreten, deren Diagnose üblicherweise in Zusammenschau sämtlicher anamnestischer, klinischer und laborchemischer Befunde gestellt wird. Ob es dieses Krankheitsbild tatsächlich gibt oder ob es eher aus der Not geboren wurde, eine Diagnose festzurren zu müssen/ wollen, wird wohl noch lange Gegenstand der Diskussion bleiben.

Fakt ist, dass sich der Mundgeruch nur in den allerwenigsten Fällen nach Tonsillektomie bessert. Genauso wie die Besserung einer Urtikaria oder entzündlich-rheumatischer Erkrankungen, die in Folge eines rheumatischen Fiebers beurteilt werden, oder wie die Besserung unspezifischer Rachenbeschwerden nach Tonsillektomie (TE) in der klinischen Erfahrung eine echte Rarität darstellen. Aber diesbezüglich wird jeder Kollege seine eigene Meinung haben und vertreten.

? 218. Ist bei der Psoriasis eine TE indiziert?

✓ Antwort

Nach Kontakt mit Streptokokken in den Tonsillen kommt es über eine immunologische Prägung zum Priming von T-Lymphozyten: Diese aktivierten CD4+ T-Zellen (CD, cluster of differentiation) exprimieren dann als sogenannter Homing Factor mit dem kutanen Lymphozyten-Antigen (CLA) Oberflächenmarker und wandern in ihr "Zielgebiet" der Kutis und Subkutis in die Haut (allein dort finden sich die entsprechenden Rezeptoren).

Bei diesen aktivierten (epi-)dermalen T-Lymphozyten handelt es sich um **die** zentralen Effektoren bei der Psoriasis, die mit verschiedenen dermalen und epidermalen Zellsystemen über eine Reihe von Chemokinen, Chemokinrezeptoren, Integrinen und Adhäsionsmolekülen interagieren (Thorleifsdottir et al. 2012).

Es besteht ein signifikanter Zusammenhang zwischen einer TE und dem Krankheitsverlauf, ein Umstand, der schon den Erstbeschreibern der palmoplantaren Pustulose (einer Sonderform der Psoriasis) Anfang des 20. Jahrhunderts wie auch den Urvätern unseres Fachgebietes hinreichend bekannt war. Nunmehr liefert jedoch die moderne immunologische Forschung die Erklärung.

Die Patienten, die am meisten von einer TE profitieren, sind diejenigen, die innerhalb eines Jahres nach Erstmanifestation – also zu einem möglichst frühen Zeitpunkt der immunologischen Prägung – operiert werden (Rachakonda et al. 2015).

Eine Tonsillektomie ist somit bei jeder (Unter-)Form der Psoriasis mit hoher Krankheitsintensität – auch ohne Anamnese oder Klinik für eine chronische Tonsillitis oder eine chronisch-rezidivierende Tonsillitis acuta – und nach Abklärung eines weiteren Fokus im Bereich des Zahnfleisches indiziert.

Die häufig etwas zaghaft anmutende Frage der dermatologischen Kollegen nach einer Tonsillektomie ist somit berechtigt und sinnvoll.

? 219. Was bringt eine HPV-Immunisierung bei rezidivierender Larynxpapillomatose?

✓ Antwort

Die Problematik des Krankheitsbildes der rezidivierenden Larynxpapillomatose ist hinreichend bekannt (Carifi et al. 2015).

Neben chirurgischen Maßnahmen ist eine Vielzahl an additiven Verfahren (wie z. B. lokale Applikation mit Zytostatika etc.) bekannt, deren Nutzen bisher nicht Evidence-based-Kriterien genügt. Als erfolgreich scheint sich in den letzten Jahren eine HPV-Immunisierung abzuzeichnen.

Da erkrankte Patienten in der Regel keine Antikörper gegen HPV aufweisen, erscheint neben der Standardtherapie eine therapeutische HPV-Immunisierung sinnvoll und kann nach derzeitiger – noch "dürftiger" Datenlage ohne größere multizentrische klinische Studien – als Off-Label-Impfung diskutiert werden (Schuster 2015).

Die erste dokumentierte Immunisierung dieser Art wurde 1975 beschrieben und zeigte vielversprechende Ergebnisse: Bei allen 14 eingeschlossenen Patienten war eine Regression, bei 5 eine komplette Remission zu verzeichnen (Brandt et al. 1975). In der neueren Literatur finden sich mit der heutzutage gängigen quadrivalenten HPV-Immmunisierung ähnliche Ergebnisse: Bei 2 von 11 Patienten zeigte sich eine komplette Remission, bei 7 eine Teilremission und bei 2 keine Veränderung (Hocevar-Boltezar et al. 2014). In weiteren aktuellen Studien zeigte sich eine bis um 85 % verringerte Rezidivrate (Chirila und Bolboaca 2015; Meszner et al. 2015; Mudry et al. 2011).

Da wir in schweren Fällen häufig mit dem Rücken zur Wand stehen, erscheint es somit sinnvoll, eine HPV-Impfung mitunter in das Therapieregime aufzunehmen (Carifi et al. 2015; Schuster 2015).

? 220. Wie entsteht die Ösophagus(Ruktus)-Ersatzstimme?

✓ Antwort

Schon in der ersten Hälfte des 19. Jahrhunderts war bekannt, dass die Stimmbildung nicht nur vom Kehlkopf abhängig ist, sondern die Lautbildung und Artikulation von Mund und Rachen moduliert wird. 1848 wurde vom französischen Militärarzt Reynaud eine ösophageale Stimmbildung bei einer durch eine Kriegsverletzung bedingten Larynxstenose mit tracheoösophagealer Fistel beschrieben (Reynaud 1848).

Sowohl bei der Stimmprothese als auch bei der Ruktusstimme beruht das Prinzip der ösophagealen Stimmbildung auf Studien von Seemann zwischen 1922 und 1926, von Burger und Kaiser von 1925 und von Damsté und Moolenaar-Bijl in den 1950er-Jahren, die eine schwingende Neoglottis nachweisen konnten (Burger und Kaiser 1925).

Durch die Probleme bei den aufwändigen chirurgischen Techniken zur Stimmrehabilitation galt das Erlernen der Ruktusstimme bis in die 1980er-Jahre als Standard nach Laryngektomie.

Das für die Stimmbildung verantwortliche pharyngoösophageale Segment besteht aus dem kranialen Ösophagussphinkter sowie dem unteren und mittleren Anteil des M. cricopharyngeus (Schwingungen dieser Muskeln generieren im Übrigen den für das Aufstoßen typischen Ton) auf Höhe von C4 und C5 und hat in Ruhe Kontakt zur Ösophagus-/Pharynxvorderwand. Bei der Phonation kommt es durch den Luftstrom zur Verlagerung dieses dorsalen spangenförmigen Muskel-Schleimhautwulstes nach kranial mit Öffnung des pharyngoösophagealen Segmentes in den Pharynxtrichter hinein. Durch periodische Schwingungen dieser sogenannten Neoglottic Bar wird über den Bernoulli-Effekt ein Ton generiert, der dann analog zur normalen Stimmbildung durch Pharynx/Mundhöhle/Zunge und Lippen moduliert werden kann. Mit Hochgeschwindigkeitsendoskopen konnte eine den Stimmlippen äquivalente Randkantenverschiebung dieser Neoglottic Bar nachgewiesen werden (Van As et al. 1999; Van As et al. 2004; Op de Coul et al. 2003). Geschlechtsübergreifend schwingt das pharyngoösophageale Segment mit einer Frequenz von 100 Hz.

Grundsätzlich wird das Stimmergebnis von einer Vielzahl an Faktoren beeinflusst (Tonuskontrolle im pharyngoösophagealen Segment u. a.), die im Einzelfall nicht bekannt sind oder antizipiert werden können. Als vergleichsweise "optimale" Vorbereitung, in der Hoffnung auf ein gutes Ergebnis, wird (mit der Ausnahme eines Hypotonus des oberen Ösophagussphinkters) die Myotomie des M. cricopharyngeus kranial des oberen Ösophagussphinkters empfohlen, da eine größer und stärker ausgebildete Neoglottic Bar mit der Stimmqualität korreliert (Op de Coul et al. 2003).

Für das Einbringen von Luft in den Ösophagus bei der Ruktusstimme (mit einem Maximalvolumen von 70–100 ml) gibt es verschiedene Techniken, die nur von ca. 1/3 aller Laryngektomierten erlernt werden können (Gates et al. 1982). Der interessierte Leser wird auf die Literatur verwiesen: Schluckmethode (Gottstein 1900), Injektionsmethode (Moolenaar-Bijl 1952) und Inhalationsmethode (Seemann 1926).

? 221. Wie können fistelassoziierte Probleme bei Stimmprothesen behandelt werden?

✓ Antwort

Im Gegensatz zur transprothetischen Leckage durch ein Prothesenproblem (Biofilmbesiedelung, Verborkung, Klappeninsuffizienz etc.) handelt es sich bei fistelassoziierten Problemen um ein Problem der ösophagotrachealen Fistel selbst (Lorenz 2015b).

Die Therapie richtet sich spezifisch nach der Ursache:

- Granulationen, gegebenenfalls sogar mit Überwucherung und (Teil-)Verlegung der Prothese: Abtragung mit Laser oder Hochfrequenzverfahren. Bei geringer Ausprägung ist auch die Ätzung mit Silbernitrat möglich. Danach sind intensive Nachkontrollen mit gegebenenfalls lokaler Applikation von z. B. Diprogenta angezeigt, um Rezidive zu vermeiden.
- Pouchbildung durch Überwucherung des trachealen (oder häufiger) des ösophagealen Flansches bis zur intramuralen

Lage der Prothese: Wechsel auf eine längere Prothese, um das
Gewebeplus auszugleichen.
- Thorakales Unterdruckphänomen mit Ansaugen von Luft
  retrograd über den Ösophagus mit konsekutiver Material-
  ermüdung, da sich bei jedem Atemzug das Ventilkläppchen öffnet,
  wenn der Unterdruck im Ösophagus den Öffnungswiderstand
  des Prothesenkläppchens übertrifft: Verwendung von Spezialprothesen mit höherem Öffnungswiderstand.

Das weitaus größte fistelassoziierte Problem allerdings ist
eindeutig eine periprothetische Leckage und/oder gar Stimmfistelerweiterung durch Atrophie der Pars membranacea oder einfach
eine Vergrößerung des Fistelkanals. In einer Metaanalyse aus
2010 wurde eine durchschnittliche Inzidenz von Stimmfistelerweiterungen von 7,2 (1–29) % ermittelt (Hutcheson et al. 2010).
Zur Behandlung wird in Abhängigkeit von Genese und Größe ein
Algorithmus empfohlen, der unter ▶ Frage 225 erläutert wird
(Lorenz 2015a).

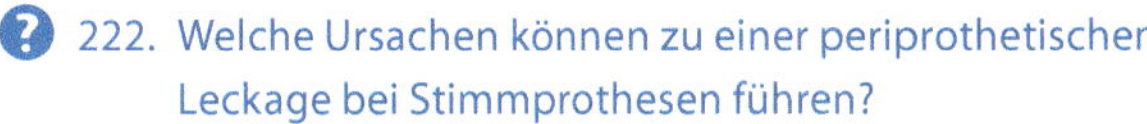

222. Welche Ursachen können zu einer periprothetischen
Leckage bei Stimmprothesen führen?

Antwort
Bei aller Eleganz des Prinzips der Stimmprothesen kann jede
Klinik über erhebliche Probleme bei periprothetischen Leckagen
und insbesondere mitunter erheblicher Fistelerweiterung
berichten.

In der Literatur wird die Inzidenz einer periprothetischen
Leckage bei der Blom-Singer-Prothese mit 11,3 % und bei der
Provox 1- und Provox 2-Prothese mit 6,97 % angegeben (Lorenz
2015d). Bei 25–35 % aller stimmprothetisch versorgten Patienten
gibt es geringgradige Fistelerweiterungen (Hutcheson et al. 2011;
Lorenz et al. 2010a; Op de Coul et al. 2000). Große Fistelerweiterungen finden sich in 5–8 % (Lorenz et al. 2010b).

Es werden zwei Erscheinungsformen der Fistelerweiterung
unterschieden: der infiziert-nekrotische Typ und die
dilatativ-atrophe Fistel (Lorenz et al. 2015b).

Die zugrunde liegenden Ursachen sind mitunter nicht
bekannt. Ein Zusammenhang zwischen primärer und sekundärer
Fistelanlage scheint ausgeschlossen (Hutcheson et al. 2011).
Angeschuldigt werden:
- Spätfolgen einer Radiochemotherapie mit Atrophie des perifis-
  tulären Gewebes (Kummer et al. 2006), wobei dieses Thema in
  der Literatur sehr kontrovers diskutiert wird: Die Daten sprechen
  sowohl für als auch gegen diese Hypothese (Mehle et al. 1992;
  Op de Coul et al. 2000; Trudeau 1989; Ward et al. 1988). Probleme
  scheinen ab 60 Gy aufzutreten (Elving et al. 2002) und dann pro
  5 Gy um 13 % zuzunehmen (Hutcheson et al. 2011).

- Im Falle einer präoperativen Radiatio (Ayache et al. 2004; Kummer et al. 2006) und nach einer Salvage-Operation (Starmer et al. 2009) scheint das Risiko für periprothetische Leckagen und Stimmfistelerweiterung noch höher zu sein, vergleichbar mit der Rate von Komplikationen durch Wundheilungsstörungen bei Salvage-Chirurgie nach vorangegangener Radiatio im Allgemeinen (Basheet et al. 2013; Klozar et al. 2012; Stankovic et al. 2012).
- Die moderne IMRT scheint zu keinem erhöhten Risiko zu führen (Hutcheson et al. 2011).
- Lokale Entzündungsreaktionen durch Mikrobewegungen der Prothese (Eeerenstein et al. 2002).
- Rezidivierende Mikrotraumata beim Prothesenwechsel (Counter et al. 2004).
- Prothesendurchmesser (Acton et al. 2008).
- Änderung der Strömungsgeschwindigkeit und der Druckverhältnisse beim Schlucken im pharyngoösophagealen Segment durch ösophageale Striktur oder Stenose. Hierdurch wird ein 3-fach erhöhtes Risiko für die Entwicklung einer periprothetischen Leckage angegeben (Hutcheson et al. 2012).

Darüber hinaus zeichnet sich in den letzten Jahren ab, dass ein gastroösophagealer Reflux einen ganz erheblichen Einfluss zu haben scheint (Lorenz et al. 2010c; Pattani et al. 2009). Genaueres unter ▶ Frage 223.

? 223. Korreliert ein gastroösophagealer Reflux mit einer Stimmfistelerweiterung?

✓ Antwort

Ein Reflux von Magensäure bis in den Pharynx wird für eine Vielzahl von Beschwerden und Erkrankungen im HNO-Bereich angeschuldigt.

So werden in der Literatur auch refluxbedingte Komplikationen nach Laryngektomie angegeben (Boscolo-Rizzo et al. 2008; Pattani et al. 2009; Lorenz et al. 2009; Lorenz et al. 2010c; Sarria Echegaray et al. 2000), was nicht verwundert, da Patienten mit Larynxkarzinom signifikant häufiger an einer Refluxerkrankung leiden. 30–40 % der Patienten haben einen postoperativen Reflux (Marin Garrido et al. 2007) mit einer Reflux-Inzidenz bis zu 80 % (Copper et al. 2000; Smit et al. 1998) und einem positiven Pepsin-Nachweis auf Höhe der Stimmprothese in 58 % der Fälle (Bock et al. 2010). Der Reflux erklärt sich durch den vorangegangenen chronischen Nikotin- (Dennish et al. 1971) und Alkoholabusus (Vitale et al. 1987) mit vermehrter Magensäureproduktion und Insuffizienz des unteren Ösophagussphinkters und die Myotomie im Rahmen der Laryngektomie zur Optimierung der Stimmrehabilitation (Blom et al. 1995).

Zusätzlich führt die radiogene Speicheldrüsenfibrose zu einer verringerten und veränderten Speichelproduktion durch eine verminderte Säureclearance des Ösophagus über die Reduktion von Bikarbonatpuffer (üblicherweise zum Puffern von Magensäure) und Epidermal-Growth-Faktor (der an der Reparatur refluxbedingter Schleimhautschäden beteiligt ist; Eckley et al. 2004; Ford 2005; Wilson 2005). Neben der Magensäure vermag vor allem auch das Enzym Pepsinogen (aber auch Pankreasenzyme und Gallensäuren) massive Schäden und Wundheilungsstörungen am Fistelkanal durch Mikrotraumata beim Prothesenwechsel oder bei periprothetischer Leckage an der Trachealschleimhaut mit konsekutiver Fistelerweiterung auszulösen (Bock et al. 2010).

Neben derartig direkt-toxischen Schädigungen führen Störungen auf interzellulärer Ebene zur Induktion einer epithelialen-mesenchymalen Transition (Gill et al. 2005a). Es scheint ein signifikanter Zusammenhang zwischen gesicherter Refluxerkrankung und periprothetischer Leckage/Fistelerwei–terung mit bis zu 6-fach erhöhtem Risiko zu bestehen (Lorenz et al. 2009; Lorenz et al. 2010c).

? 224. Gibt es zelluläre Ursachen einer refluxinduzierten Stimmfistelerweiterung?

✓ Antwort

Für den Zusammenhang zwischen Reflux und Stimmfiste-lerweiterung (Lorenz et al. 2009; Lorenz et al. 2010c; Pattani et al. 2009) werden ursächlich Mechanismen auf zellulärer Ebene vermutet: 2008 wurde die Abnahme von interzellulären Tight-junction-Komplexen (Verlust von membranös gebundenem E-Cadherin) auf Kosten einer Zunahme von zytoplasmatischem E-Cadherin bei Patienten mit refluxinduzierten Larynxsymptomen beschrieben (Reichel et al. 2008). Dieser Mechanismus wird mittlerweile als epitheliale-mesenchymale Transition bezeichnet (Garcia de Herreros und Baulida 2012; Kalluri und Weinberg 2009), durch die die Epithelzellen ihre epithelialen Eigenschaften verlieren und einen mesenchymalen Charakter entwickeln – auf Kosten einer Schädigung der Mukosabarriere (Gill et al. 2005b; Kagalwalla et al. 2012).

Eine Magensäureexposition führt also zur Auflösung des Zellverbundes des oberflächlichen Epithels der Schleimhaut, wodurch Magensäure und Pepsinogen das sonst geschützte und tiefer liegende submuköse Gewebe schädigen und sich die Ausbildung der Stimmfistelerweiterungen erklären ließe (Wood et al. 2011). Unter einer Therapie mit Protonenpumpeninhibitoren konnte nachgewiesen werden, dass dieser Prozess umkehrbar ist (Lorenz et al. 2015b).

? 225. Welcher therapeutische Algorithmus sollte bei einer periprothetischen Leckage angewendet werden?

✓ Antwort

Von Lorenz wird folgender Algorithmus zur Behandlung einer periprothetischen Leckage/Stimmfistelerweiterung nach stimmprothetischer Rehabilitation empfohlen (Lorenz 2015d):

1. Supportive Maßnahmen:
   - Therapie mit Protonenpumpeninhibitoren. Dosierung in Abhängigkeit zum Fisteldurchmesser (Lorenz 2015d). Fisteldurchmesser kleiner 9 mm: 40-0-40 mg für 6 Wochen, dann Erhaltungsdosis 20-0-20 mg. Rezidivierende periprothetische Leckage: 40-0-40 mg, dann Erhaltungsdosis. Fisteldurchmesser größer 10 mm: 80-0-80 mg, dann Erhaltungsdosis (Lorenz 2015d).
   - Sicherstellung der Ernährung über Magensonde oder gar PEG oder ZVK, um jeglichen Fremdkörperreiz zu eliminieren.
2. Konservative Maßnahmen (in dieser Reihenfolge):
   - Einsatz von Silikonunterlegscheiben tracheal und/ oder ösophageal (in letzterem Falle sicherer über konventionelles Provox 1-Verfahren; Blom 2003; Hilgers et al. 2008; Kress et al. 2006; Lewin et al. 2012).
   - Down-Sizing (nur bei Fistel kleiner 9 mm) durch Einsatz einer kürzeren Prothese (Cave: Drucknekrosen! Eerenstein et al. 2002; Op de Coul et al. 2000).
   - Verwendung von Spezialprothesen, wie z. B. Provox XtraSeal, Blom-Singer Rapid Response, Blom-Singer Large Flange(s).
   - Entfernen der Prothese.
   - Einsetzen einer blockbaren Trachealkanüle und Kontrolle einer Fistelschrumpfung für 7–14 Tage (Hilgers und Balm 1993).
   - Eine Augmentation der Fistel ist nicht unproblematisch. Hier erscheint Kalziumhydroxylapatit bei strenger Indikationsstellung am sinnvollsten (Lorenz 2015d).
3. Chirurgische Maßnahmen:
   - Fistelanfrischung.
   - Mehrschichtiger Fistelverschluss (Bessede et al. 1995; Hosal und Myers 2001).
   - Separierung von Trachea und Ösophagus und Faszieninterposition.
   - Gestielte Lappenplastiken wie Deltopektorallappen (Balasubramanian et al. 2013) oder Musculus-pectoralis-major-Lappen (Siu et al. 1985).
   - Radialislappen (Wreesmann et al. 2009).
   - Tracheahochzug (Koch et al. 2010).
   - Bei frustranem Verlauf: individuelle Epithese (Herzog und Greiner 2011).

Einige eigene Anmerkungen des Autors zu Punkt 3 und den sehr großen Defekten: Große Defekte gehen mit großen Komplikationen einher. Jeder aufwändige Eingriff macht am Ende der Operation subjektiv einen guten Eindruck, aber wehe dem, der nicht weiß, wie es eine Woche später aussehen kann – handelt es sich doch nahezu immer um vorbestrahltes Gewebe! Sinnvoll ist der Einsatz von Speicheltuben, um die Rekonstruktion zumindest vor den Speichelenzymen zu schützen. Häufig erfolgversprechend ist die Separierung von Trachea und Ösophagus mit getrenntem Vernähen der Fistelmäuler und Interposition von z. B. Fascia lata über einen omegaförmigen supratracheostomalen Zugang. Die "dicken" Lappenplastiken wie Deltopektorallappen oder Musculus-pectoralis-major-Lappen können selten spannungsfrei eingenäht werden und können nur bedingt empfohlen werden. Der Radialislappen kann eine elegante Lösung sein, erfordert aber in der Regel eine Thorakotomie und gegebenenfalls die Erfahrung mit alternativen Anastomosen, wie z. B. zur A. mammaria oder anderen. Ebenfalls häufig erfolgreich, jedoch aufwändig, ist der Tracheahochzug.

? 226. Erklären Sie die Grundlagen der Schallentstehung im Kehlkopf

✓ Antwort

Die Stimmbildung entsteht im Kehlkopf, wenn der subglottische Strömungsdruck die Gewebeelastizität des Endolarynx (Epithel, Reinke-Raum, M.vocalis) überschreitet. Analog zu den physikalischen Eigenschaften einer luftdurchströmten Düse überlagern sich dabei biologisch drei Schallqualitäten, die erst im Zusammenspiel eine normale Stimmbildung erzeugen. Jede Stimmstörung verändert das Verhältnis dieser Schallquellen zueinander oder vice versa (Eysholdt 2014):

Gewebeinduzierter Schall:

Nachdem die tracheale Luftströmung subglottisch komprimiert wird, zerlegen die schwingenden Stimmlippen die Strömung in eine Folge von Pulsen. Dabei wird aber auch selbst Schall erzeugt, der jedoch für die Phonation eine untergeordnete Rolle spielt.

Wirbelinduzierter Schall:

Entlang der Schleimhaut des supraglottischen Endolarynx entstehen Wirbel, die als Rauschkomponente immer vorhanden und für den "normalen" Stimmklang mit-verantwortlich sind.

Volumengepulster Schall:

Die Hauptkomponente des von den Stimmlippen zerlegten Schalls strömt linear nach kranial und wird durch den

Weichgaumen in einen nasalen und einen oralen Anteil aufgeteilt. Der sagittale Querschnitt von Pharynx, Nase und Mundhöhle definiert den Vokaltrakt, der den Stimmschall moduliert und die Sprachlaute erzeugt. Die hörbare Stimme wird dann erst nach Vereinigung der nasalen und oralen Komponente abgestrahlt.

? 227. Was versteht man unter dem Coanda-Effekt?

✓ Antwort

Bei einer Glottisschlussinsuffizienz jeglicher Ursache wird ein erheblicher Anteil der Luftströmung nicht von den Stimmlippen gepulst. Dieser permanente Luftstrahl neigt dazu, an einer der beiden Innenseiten des supraglottischen Endolarynx entlang zu strömen und dort an der Schleimhaut überproportionale Wirbel unterschiedlicher Größenordnung zu erzeugen, was als Coanda-Effekt bezeichnet wird (Eysholdt 2014). Durch die Wirbel erhöht sich der Strömungswiderstand und der Patient muss ungleich mehr Energie zur Stimmerzeugung aufwenden, was sie unökonomisch macht (Becker et al. 2009) und die zusätzlichen funktionellen Stimmstörungen erklärt.

? 228. Was ist der Jitter?

✓ Antwort

Der Jitter ist ein Begriff aus der Strömungsmechanik und gibt das sogenannte Zittern einer gleichförmigen Bewegung als Abweichen von ihrem Mittelwert in Prozentangaben an.

In der Phoniatrie entspricht der Jitter der "R"-Kategorie im RBH(Rauheit-Behauchheit-Heiserkeit)-Bewertungsschema. Gemessen werden die Abweichungen der einzelnen Perioden vom Mittelwert bei einem über einen mindestens 3 s lang gesungenen Ton konstanter Tonhöhe (typischerweise [a:], Anzahl der Perioden = Grundfrequenz 100–250 Hz ×3).

Der Jitter ermöglicht somit im Wesentlichen nur Aussagen über die Periodizität der Pulsfolge, eignet sich jedoch nicht bei Erkrankungen, bei denen die "B"-Kategorie dominiert, wie z. B. bei der Rekurrensparese, bei der die Behauchtheit den führenden Aspekt ausmacht (Eysholdt 2014).

- \>0,2 %: Die Stimme wird als mechanisch und unnatürlich rein empfunden (= Computerstimme).
- 0,2–0,4 %: normale Stimme.
- 0,4–0,7 %: Grauzone.
- \>0,7 %: Die Stimme ist pathologisch und hört sich auffallend rau an.

? 229. Wann stößt die Stroboskopie an ihre Grenzen?

✓ Antwort

Die Technik der Stroboskopie wurde im 19. Jahrhundert zur Visualisierung schneller periodischer Bewegungen entwickelt, da das menschliche Auge periodische Vorgänge schneller 16 Hz nicht aufzulösen vermag.

Sie wurde ab 1890 erstmals am Kehlkopf eingesetzt und gilt mittlerweile als Standard der Stimmuntersuchung (Eysholdt 2014).

Die für das menschliche Auge somit nicht sichtbare Randkantenverschiebung bei einer Grundfrequenz von 100–250 Hz kann über die Stroboskopie über eine scheinbare Zeitlupenbewegung visualisiert werden, versagt aber methodenbedingt bei aperiodischen Schwingungen, wie dies der Fall ist, wenn der kontinuierliche Luftstrom durch die Glottis durch fehlenden Kontakt beider Stimmlippen in der Medianen nicht periodisch in eine Pulsfolge zerlegt wird. Eine Glottisinsuffizienz beruht auf einer Änderung der Stimmlippenelastizität und/oder einer Bewegungseinschränkung der Stimmlippe(n) und führt dazu, dass sich die Stimmlippen nicht mehr durch den Mediankontakt und die Elastizität der Luftsäule synchronisieren. Die Stroboskopie stößt dadurch bei zunehmender Heiserkeit durch Irregularität und Asynchronizität der rechten und linken Stimmlippe an ihre Grenzen (Eysholdt 2014).

Dieses Problem wurde mit der Entwicklung des Phonovibrogramms gelöst (▶ Frage 230).

? 230. Was ist das Phonovibrogramm?

✓ Antwort

Ein recht modernes Verfahren zur Beurteilung von Symmetrie und Regularität der Stimmlippen ist das Phonovibrogramm.

Der Kehlkopf wird während der Phonation mit einer Hochgeschwindigkeitsendoskopie (HSE = high speed endoscopy) aufgenommen, die Datenmenge ausschließlich auf die Bewegungsinformationen reduziert und in ein einziges Bild komprimiert.

Dafür wird von einem Einzelbild bei geöffneter Glottis der Abstand jeder Stelle der Stimmlippen von der medianen Glottisachse in anterior-posteriorer Richtung seitengetrennt gemessen und als Farbpunkt (unterschiedliche Rottöne in Abhängigkeit des Abstands) in ein Diagramm eingefügt. Die gesamte restliche Bildinformation wird gelöscht.

Nun wird das Glottisbild aufgeschnitten und um 180° gedreht, um die Stimmlippen gegenüber zu stellen.

Über Bildbearbeitung ergibt sich ein 2D-Bild aus Farbspalten, das eigentliche Phonovibrogramm.

Nun kann die Bewegung des freien Stimmlippenrands – ohne morphologische Information über die Stimmlippen(!) – durch Gegenüberstellung beider Stimmlippen visuell beurteilt werden (linke Stimmlippe oben, rechts Stimmlippe unten).

Durch diesen Trick werden die Grenzen der Stroboskopie durchbrochen (▶ Frage 229) und es können Aussagen über Symmetrie und Regularität der Stimmlippen gemacht werden (Eysholdt 2014).

? 231. Wie trivial ist der Schluckakt?

✓ Antwort

Üblicherweise wird das Schlucken oft als Reflexbogen auf Hirnstammebene unter Beteiligung der kaudalen Hirnnerven erklärt. Doch so einfach ist es nicht.

Beim Schluckakt handelt es sich nämlich um einen hochkomplexen, teils willkürlichen, teils semi-automatischen sensomotorischen Prozess, der auf bisher nur ansatzweise bekannten neuronalen Netzwerken unter Beteiligung von kortikalen/subkortikalen und Hirnstammstrukturen, der Hirnnerven V, VII, IX–XII sowie 50 Muskelpaaren beruht.

Zu den kortikalen Schluckzentren zählen der untere sensomotorische und prämotorische Kortex mit dem frontoparietalen Operkulum, den Brodmann-Arealen und der vorderen Insel, wobei eine Hemisphäre in der Regel als dominante Seite ein größeres Repräsentationsareal einnimmt – und zwar unabhängig von Sprachdominanz und Händigkeit.

In der hinteren Medulla oblongata befinden sich von Großhirn und Pharynx angesteuerte Mustergeneratoren (dorsomedial central pattern generators for swallowing), die die zeitliche und räumliche Aktivierung der Schluckmuskulatur steuern. Über andere Mustergeneratoren neben dem Nucleus ambiguus (= motorischer Kern von IX und X) werden diese Signale an die oben genannten Hirnnerven weitergleitet. Dieser Vorgang wird von sehr flexiblen Neuronen der Formatio reticularis vermittelt, die zwischen Atmung und Schluckakt umschalten können. Schluckkortex und Hirnstamm sind über deszendierende kortikobulbäre Fasern miteinander verbunden, die zusammen mit den kortikalen Arealen für die Initiierung des Schluckaktes und die zeitliche Kopplung zwischen oraler und pharyngealer Phase verantwortlich sind (Prosiegel 2014).

Na dann: Prost Mahlzeit …

? 232. Was sind Ursachen der Presbyphagie?

✓ Antwort

Wie alle anderen Körpervorgänge altert auch das komplexe Schlucksystem (▶ Frage 231), wobei letztlich erst das

Zusammenspiel vieler Faktoren eine altersbedingte Schluckstörung auslöst. In Altersheimen leiden um 50 % der Bewohner an einer Presbyphagie, wobei der verzögerte Bolustransport häufig das Hauptproblem darstellt.

Am Schluckakt sind knapp 50 Muskelpaare beteiligt, deren Mehrheit aus den schnellen phasischen Typ-II-Fasern besteht. (Die Ausnahme bildet der obere Ösophagussphinkter, dessen äußere vom N. vagus innervierte Schicht aus 70 % schnellen Typ-II-Fasern und dessen innere vom N. glossopharyngeus innervierte Schicht aus 70 % langsamen Typ-I-Fasern besteht.) Mit zunehmendem Alter atrophieren alle Muskelfasern generell. Parallel dazu werden die schnellen Typ-II-Fasern der Schluckmuskulatur zunehmend durch die langsamen tonischen Typ-I-Fasern ersetzt. Diese Umbau- und Abbaumechanismen der Schluckmuskulatur führen zur Sarkopenie mit Veränderung der Anatomie (Erweiterung und Instabilität) des Pharynxschlauchs (Leese und Hopwood 1986; Leonard et al. 2004).

Durch einen zunehmenden Abstand zwischen Larynx und Hyoid resultiert eine reduzierte Öffnungsweite und verspätete Relaxation des oberen Ösophagussphinkters mit erhöhtem Intrabolusdruck (Bardan et al. 2013; Jungheim et al. 2014b; Kühn et al. 2013), was kompensatorisch eine größere Anstrengung während des Schluckens bedeutet (Shaker et al. 1993).

Darüber hinaus spielt die Xerostomie, die überwiegend als Medikamentennebenwirkung bei ca. einem Viertel aller Patienten auftritt, eine relevante Rolle. Von Bedeutung ist auch die Abnahme der Kraftreserven für Bolustransport und -kontrolle durch raschere Muskelermüdung, was das typische Verschlucken bei Flüssigkeiten, nicht jedoch bei festeren Speisen erklärt (Jungheim et al. 2014a).

Die zentrale Kontrolle der Schluckreflextriggerung der im Millisekundenbereich hintereinander geschalteten Einzelkomponenten ist durch degenerative neurologische Prozesse vermindert (Malandraki und Robbins 2013).

Eine Reihe von anderen Faktoren wie begünstigende Komorbiditäten, Abnahme der kognitiven Leistungsfähigkeit, pharyngeale Sensibilitätsstörungen und anatomische Veränderungen wie Osteophyten, Zenkerdivertikel etc. spielen natürlich ebenfalls eine Rolle (Jungheim et al. 2014b; Kühn et al. 2013; Prosiegel 2014).

Strukturelle, sensorische und funktionelle Veränderungen des Ösophagus scheinen ebenfalls an der Presbyphagie beteiligt zu sein (Jungheim et al. 2014a; Soergel et al. 1964).

? 233. Welche Faktoren beeinflussen den Ruhetonus des oberen Ösophagussphinkters?

✓ Antwort

Der obere Ösophagussphinkter setzt sich im pharyngo-ösophagealen Segment aus Anteilen des Ösophagus und

Pharynx zusammen und bildet zusammen mit den Öffnungsmuskeln eine eigenständige funktionelle Einheit.

Er ermöglicht über seinen Ruhetonus durch eine elastische passive und eine muskuläre aktive Komponente den funktionellen Verschluss des Ösophagus gegenüber dem Pharynx mit Schutz vor Aerophagie, Reflux, Regurgitation und Aspiration.

Dieser Ruhetonus scheint keinem zentralen Regelkreislauf zu unterliegen, sondern von mehreren Reflexbögen gesteuert zu werden (Lang und Shaker 2000) und unterliegt erheblichen Schwankungen in Abhängigkeit von allgemeinen psychischen und physischen Faktoren (Jungheim et al. 2014a).

Faktoren, die zu einer Erhöhung des Ruhetonus beitragen:
- Phonation (Perera et al. 2008)
- Inspiration/forcierte Exspiration (Kawasaki et al. 1964; Lang et al. 2000)
- Stress (Cook et al. 1989)
- Emotionale Belastung (Cook et al. 1987)
- Sport (Lang 2013)
- Sitzende Körperhaltung (Lang et al. 1991)

Faktoren, die zu einer Reduktion des Ruhetonus führen:
- Schlaf (Eastwood et al. 2007; Kahrilas et al. 1987)
- Narkose (Jacob et al. 1990)
- Liegende Position (Lang et al. 1991)

? 234. Wie entsteht der Walgesang?

✓ Antwort

Die Entstehung der typischen Walgeräusche ist bei den beiden Hauptgruppen der Wale, den Barten- und Zahnwalen ganz unterschiedlich. Insbesondere die Bartenwale (z. B. Buckelwale) kommunizieren – neben den hochfrequenten Klick- und Pfeifftönen zur Echolotung – über ein mitunter immenses Spektrum unterschiedlicher Töne (Sirovic et al. 2013) und einen sich wiederholenden, strophenähnlichen Gesang (von bis zu 30 min Dauer), der bis zu 4 Oktaven umfasst und dessen Bedeutung unklar ist. Die erzeugten Töne liegen zwischen 12 und 320.000 Hz bei einer Lautstärke von bis zu 190 dB (Oleson et al. 2014; Payne und McVey 1971), sodass der Walgesang über mehrere hunderte Kilometer zu hören ist.

Zahnwale:

Die Zahnwale besitzen mehrere kommunizierende Luftsäcke, die den Nasennebenhöhlen entsprechen. In der Nähe des Blaslochs (dem Nasenloch nach außen oben am Kopf) befinden sich Verdickungen, die sogenannten phonic lips – die je nach Waltyp auch doppelt zur parallelen Erzeugung von zwei unterschiedlichen Tönen ausgebildet sind (Tervo et al. 2011) – deren Vibrationen über die Melone, ein die typische Physiognomie der Stirn ausbildendes Organ aus Fett- und Bindegewebe, weitergeleitet und z. B. zur Echolotung fokussiert werden (Kloepper et al. 2015).

Bartenwale:

Im Gegensatz zu den Zahnwalen besitzen die Bartenwale keine phonic lips, sondern einen Kehlkopf, der jedoch keine Stimmlippen aufweist. Die Entstehung der Töne und Geräusche ist unklar, die Weiterleitung über die Melone jedoch wieder vergleichbar.

Noch nicht ganz geklärt ist übrigens, wie die Wale überhaupt hören. Ohrmuscheln und Gehörgänge haben sich während der Ontogenese nahezu komplett zurückgebildet. Die Schallwellen werden vom Mund aufgenommen und treffen dann auf das komplexe Luftkammersystem, das auch mit dem Mittelohr in Verbindung steht und welches anatomisch doch deutliche Unterschiede zum Menschen aufweist, da das ursprünglich auf das Hören in der Luft angelegte Walohr an die aquatische Lebensweise angepasst werden musste.

Für die Tonerzeugung wird Druckluft (Für 196 kHz sind z. B. 10 Watt/cm^2 Druck notwendig, was 6,5 at entspricht.) benötigt, die über das Luftsystem auch auf das Mittelohr übertragen wird. Zum Schutz des Innenohres vor den schädigenden Druckwellen ist neben anatomischen Veränderungen der Scala tympani (fächerförmige Knochensegmente) der Steigbügel im ovalen Fenster wie ein Stopfen eingepresst und dadurch in seinem Bewegungsspielraum erheblich eingeschränkt (Behrmann 1999).

? 235. Welches Konzept zur Tonsillektomie wird in der aktuellen Leitlinie Therapie entzündlicher Erkrankungen der Gaumenmandeln – Tonsilitis empfohlen?

✓ Antwort

Die relevanten Aspekte der aktuellen Leitlinie Therapie entzündlicher Erkrankungen der Gaumenmandeln – Tonsillitis betreffen Empfehlungen zur TE, zur Tonsillotomie und zum Peritonsillarabszess (Deutsche Gesellschaft für Hals-Nasen-Ohren-Heilkunde, Kopf- und Hals-Chirurgie 2015):

1. Stellungnahme zur TE:

Indikation zur TE abhängig von der Anzahl der Episoden innerhalb der letzten 12 Monate nach Zeitpunkt der Erstvorstellung (ärztlich diagnostizierte und mit Antibiose behandelte eitrige Tonsillitis):

- <3 Tonsillitiden: keine TE.
- 3–5 Tonsillitiden: TE ist Option, wenn die Anzahl von 6 Tonsillitiden extrapoliert in den nächsten 6 Monaten erreicht wird.
- ≥6 Tonsillitiden: TE ist therapeutische Option.

Diese Empfehlungen basieren auf der niedrigen Evidenz der heterogenen Datenlage der für die Erstellung der Leitlinie durchgeführten Literaturrecherche, da der Effekt einer Tonsillektomie bei Kindern innerhalb des 1. postoperativen Jahres im Hinblick auf die Anzahl von Halsschmerzepisoden als sehr moderat und bei Erwachsenen ohne Möglichkeit einer zuverlässigen Aussage bewertet wird.

Als weiterer sehr wichtiger Punkt wird in der Leitlinie keine Stellung zum Alter der Patienten gemacht. Es wird ausschließlich auf die Strenge der Indikationsstellung hingewiesen, die nicht vom Patientenalter abhängig sei. Diese Empfehlung überrascht den Autor nach den Ergebnissen aus der Österreichischen Tonsillenstudie (Sarny et al. 2010; Sarny et al. 2012), als deren Konsequenz in Österreich für eine Tonsillektomie bei Kindern unter 6 Jahren eine strengste Indikationsstellung gefordert wird.

2. Stellungnahme zur Tonsillotomie:
Indikation zur Tonsillotomie bei Tonsillengröße > Brodsky Grad 1 und rezidivierender Tonsillitis abhängig von der Anzahl der Episoden innerhalb der letzten 12 Monate nach Zeitpunkt der Erstvorstellung (ärztlich diagnostizierte und mit Antibiose behandelte eitrige Tonsillitis):

- <3 Tonsillitiden: keine Tonsillotomie.
- 3–5 Tonsillitiden: Tonsillotomie ist mögliche Option, wenn die Anzahl von 6 Tonsillitiden extrapoliert in den nächsten 6 Monaten erreicht wird.
- ≥6 Tonsillitiden: Tonsillotomie ist therapeutische Option.

Diese Empfehlungen beruhen auf der mit der Tonsillektomie vergleichbaren Reduktionsrate von Halsschmerzepisoden.

Morbidität und Blutungskomplikationen seien im Vergleich zur Tonsillektomie deutlich geringer.

Abszedierungen des residuellen Tonsillengewebes seien keine typischen Komplikationen.

Tonsillitiden in der Vergangenheit seien keine Kontraindikationen der Tonsillotomie.

Es bestehe weder eine Überlegenheit eines der zur Verfügung stehenden Operationsverfahren zur Tonsillotomie noch eine Beschränkung auf ein bestimmtes Alter.

Es wird keine Stellung zur Tonsillotomie bei Tonsillenhyperplasie mit Atemwegsobstruktion oder kindlichem OSAS (obstruktives Schlafapnoe-Syndrom) genommen.

3. Stellungnahme zum Peritonsillarabszess:
Die Auswahl der gleichermaßen wirksamen Nadelpunktion, Inzisionsdrainage sowie Abszesstonsillektomie sollte die Kooperationsfähigkeit der Patienten berücksichtigen. Bei Komorbiditäten, Gerinnungsstörungen (Antikoagulation etc.)

oder erhöhtem Operationsrisiko sollte eine Nadelpunktion oder Inzisionsdrainage erfolgen.

Eine Tonsillektomie im Intervall nach Nadelpunktion oder Inzisionsdrainage wird nicht empfohlen.

Eine Abszesstonsillektomie wird bei Komplikationen oder erfolglosen alternativen Therapieverfahren empfohlen.

Die Operation der Gegenseite sollte nur bei Verdacht auf einen bilateralen Abszess oder den oben genannten Indikationskriterien zur Tonsillektomie erfolgen.

Die simultane Antibiose wird empfohlen.

4. Conclusio des Autors aus den Empfehlungen der Leitlinie:

Ab ≥6 Tonsillitiden innerhalb eines Jahres ist unabhängig vom Patientenalter ein operatives Vorgehen eine therapeutische Option. Aufgrund der deutlich niedrigeren Komplikationsrate und Morbidität sowie der vergleichbaren Reduktion von Halsschmerzepisoden ist eine Tonsillotomie der Tonsillektomie vorzuziehen. (Anmerkung des Autors: Bei konsequenter Umsetzung wären die Auswirkungen in verschiedensten Bereichen des HNO-Gesundheitswesens erheblich und derzeit in ihrem Ausmaß gar nicht absehbar).

? 236. Welche Medikamente können eine Dysphagie auslösen oder verstärken?

✔ Antwort

Die medikamentenassoziierte Dysphagie ist ein unterschätztes Problem, welches erst langsam mehr in den Fokus rückt. Dabei besteht neben den altersabhängigen Schluckstörungen (► Frage 232) bei 83 % aller über 60-jährigen Patienten eine Medikation von 2–6, bei 14 % sogar 7–15 einzelnen Medikamenten (Chien et al. 1979; Foster et al. 2011), die sich ganz erheblich auf die Grundproblematik der Schluckstörung auswirken können (Schwemmle et al. 2015). Medikamente können entweder den Schluckakt direkt beeinflussen (als Nebenwirkung oder Komplikation), indem sie z. B. unmittelbar auf die Ösophagusmuskulatur einwirken oder indirekt übergeordnete Faktoren, wie z. B. eine Xerostomie, auslösen.

Folgende Wirkstoffgruppen sind typische Auslöser oder Verstärker einer medikamentenassoziierten Dysphagie (Schwemmle et al. 2015):

- **Zentral sedierende Medikamente** über die Beeinträchtigung von Reflexsteuerung, sensorischer und motorischer Koordination des Schluckaktes (Sedativa, Anästhetika, Antikonvulsiva, Neuroleptika, Antidepressiva, Antiallergika mit anticholinerger Wirkung, Opiate u. a.).
- **Auslöser einer Xerostomie**, die ganz erheblich den Bolustransport beeinträchtigt (trizyklische Antidepressiva,

Serotoninwiederaufnahmehemmer, Opiate, Antihistaminika mit anticholinerger Wirkung u. a.).

- **Neuromuskulär wirkende Medikamente** mit Beeinträchtigung der motorischen Koordination und des oberen Ösophagussphinkters (Steroide[!], Lipidsenker, Kalziumantagonisten u. a.).
- **Schleimhautalterierende Medikamente** durch direkte Schädigung der pharyngealen und ösophagealen Schleimhäute mit lokalen Entzündungen und Ulzera (Antibiotika, NSAR [nichtsteroidale Antirheumatika], Bisphosphonate u. a.).
- **Medikamente mit unklarem Wirkmechanismus** (L-Dopa, Digoxin u. a.).

? 237. Welche Möglichkeiten einer elektronischen Sprechhilfe bestehen nach Laryngektomie?

✓ Antwort

In seltenen Fällen ist nach Laryngektomie eine stimmprothetische Versorgung aus verschiedenen Gründen nicht möglich. Wenn sich dann das Erlernen der Ösophagusersatzstimme schwierig gestaltet (nur 1/3 der Patienten sind überhaupt in der Lage, eine einigermaßen vernünftige Stimmbildung zu erlernen, Gates et al. 1982; Van As et al. 2004.), muss auf externe mechanische und elektronische Sprechhilfen zurückgegriffen werden.

Das zugrunde liegende Prinzip geht auf Untersuchungen von Czermak (1828–1873) an einem von ihm 1869 entwickelten künstlichen Kehlkopf zurück, nachdem er bei einem 18-jährigen Mädchen mit entzündlich bedingtem Larynxverschluss die Verständigung mittels Pseudoflüstern beschrieb und die Stimmbildung über Umleitung von Luft in den Pharynx erklärte (Czermak 1859).

Störk präsentierte Ende des 19. Jahrhunderts eine der ersten mechanischen Lösungen bei Laryngektomierten mit einer Rohrpfeife, die die Luft vom Tracheostoma mit der Frequenz der männlichen Stimme transoral in den Pharynx umleitete. Diese Konstruktionen wurden ca. ab 1930 von elektromechanischen Systemen abgelöst, die als elektrischer Vibrator Muskulatur und Schleimhäute des Oropharynx in Schwingungen versetzen.

Prinzipiell gibt es transorale, intraorale und externe transzervikale Sprechhilfen, wobei die beiden erstgenannten eher historische Bedeutung haben, da sie stigmatisierend wirkten und zur Verunreinigung durch Speichel neigten (transoral) oder sich aus verschiedenen Gründen letztlich als unpraktikabel herausstellten und nicht durchsetzten (intraoral; Goode 1975; Lowry 1981; Tait 1959).

Die heutzutage noch im Gebrauch befindlichen transzervikal aufgesetzten Elektrolarynxgeräte bedürfen trotz einer einfachen Handhabung einer gewissen Übung, ermöglichen jedoch immerhin eine Kommunikation in oben genannten problematischen Situationen (Lorenz 2015d).

? 238. Was ist der Reflux-Symptom-Index nach Belafsky?

✓ Antwort

Beim Reflux-Symptom-Index nach Belafski zur Diagnostik eines extraösophagealen Reflux wird die individuelle Belastung durch

- Heiserkeit,
- Räusperzwang,
- Schleim im Hals,
- Probleme beim Schlucken,
- Hustenattacken nach dem Essen oder im Liegen,
- Atemprobleme oder Hustenattacken,
- chronischen Hustenreiz,
- Fremdkörpergefühl im Hals,
- Sodbrennen, Brustschmerzen oder saures Aufstoßen

auf einer Skala von 0–5 bewertet (Maximalzahl: 45 Punkte). Als pathologisch gelten mehr als 7 Punkte (Belafsky et al. 2002).

Der Index hat sich als eine der diagnostischen Säulen zur Abklärung des extraösophagealen Reflux bewährt (Habermann et al. 2012), auch wenn der positive prädiktive Wert mit 18,6 % niedriger zu sein scheint, als bisher publiziert (Buchberger et al. 2015).

? 239. Wie viele Geschmacksrichtungen sind bekannt?

✓ Antwort

Beim Geschmack handelt es sich um einen komplexen Sinneseindruck, der neben der rein gustatorischen Wahrnehmung über den Geruch sowie das Berührungs- und Temperaturempfinden der Schleimhäute von Zunge, Mundhöhle und Rachen vermittelt wird. Die enge Verknüpfung zwischen Schmecken und Riechen zeigt sich z. B. in der Tatsache, dass beide Begriffe in einigen deutschen Dialekten Gleichartiges beschreiben.

Die rein gustatorische Wahrnehmung wird über die Geschmacksrezeptoren der Zunge vermittelt, die sich ganz überwiegend auf der Zunge, jedoch auch im Bereich von Mundhöhle, Weichgaumen, Pharynx und oberem Ösophagus befinden (Smith und Broughter 2007). Die üblicherweise aus den einschlägigen Lehrbüchern bekannte Aufteilung von Geschmackszonen auf der Zunge mit der größten Dichte einzelner Rezeptoren scheint gemäß aktuellem Wissenstand nicht mehr korrekt. Vielmehr scheinen alle Geschmacksrichtungen in allen Bereichen, jedoch mit unterschiedlicher Empfindlichkeit vermittelt zu werden (Lindemann 2001).

Der saure und bittere Geschmack ermöglicht die Detektion von unreifen oder giftigen Nahrungsmitteln. Der salzige, süße und umami Geschmack vermitteln den Gehalt der Nahrung an den Makronährstoffen Fett, Eiweiß und Kohlenhydrate.

Scharf ist keine eigene Geschmacksrichtung, sondern wird durch das Alkaloid Capsaicin als Schmerzsignal über Temperatur- und sensorische Rezeptoren vermittelt.

Bisher sind 5 verschiedene Rezeptortypen für die Geschmacksrichtungen süß, salzig, sauer, bitter und umami beschrieben. Bei süß, bitter und umami handelt es sich um G-Protein-gekoppelte Rezeptoren, salzig und sauer scheinen durch Ionenkanäle vermittelt zu werden (Chandreshekar et al. 2006; Zhang et al. 2003). Interessanterweise finden sich diese G-Protein-Geschmacksrezeptoren auch in Gehirn und Hoden, deren Bedeutung in diesen Organen völlig unklar ist (Li 2013).

Umami (jap. umai = würzig und mi = Geschmack) wurde 1908 vom Japaner Ikeda bei der Untersuchung von Fischsauce (Nam Pla) entdeckt und signalisiert über Eiweiß- und Aminosäure- oder Glutamin-/Mononatriumglutamat(Geschmacksverstärker)-haltige Nahrung das "Fleischige und Herzhafte" (Kurihara 2009).

Vor einigen Jahren wurde mit dem Glykoprotein CD36 noch ein Rezeptor für Fett identifiziert (Dramane et al. 2014; Laugerette et al. 2005). Unter Profi-Köchen und -Sommeliers wird darüber hinaus noch vom "Metall", "Wasser" und "Alkalischen" als Geschmacksrichtung gesprochen. Die Geschmacksrichtung "Metall" soll über Rezeptoren auf Basis von Kalzium- und Magnesium-Ionenkanälen vermittelt werden (Tordoff et al. 2008). Für die anderen Geschmacksrichtungen wurden bisher noch keine spezifischen Rezeptoren detektiert.

Literatur

Acton LM, Ross DA, Sasaki CT, Leder SB (2008) Investigation of tracheooesophageal voice prosthesis leakage patterns: patient`s self-report versus clinician`s confirmation. Head Neck 30:618–21

Arens C, Voigt-Zimmermann S (2015) Kontaktendoskopie der Stimmlippen in Kombination mit Narrow-Band-Imaging (Kontaktendoskopie) Laryngo-Rhino-Otol 94:150–152

Ayache S, Tramier B, Michel L, Mardyla N, Strunski V (2004) Vocal rehabilitation with tracheooesophageal prosthesis. Study of peri-prosthesic leakages. Rev Laryngol Otol Rhinol (Bord) 125:89–92

Balasubramanian D, Iyer S, Thankappan K (2013) Tracheooesophageal puncture site closure with single perforator-based deltopectoral flap. Head Neck 35:60–3

Bardan E, Kern M, Arndorfer RC, Hofmann C, Shaker R (2006) Effect of aging on bolus kinematics during the pharyngeal phase of swallowing. Am J Physiol Gastrointest Liver Physiol 290:458–65

Basheet N, O`Leary G, Sheahan P (2013) Elective neck dissection for no neck during salvage total laryngectomy: findings, complications and oncological outcome. JAMA Otolaryngol Head Neck Surg 139:790–6

Becker S, Kniesburges S, Müller S, Delgado A, Link G, Kaltenbacher M, Döllinger M (2009) Flow-structure-acoustic interaction in a human voice model. L Acoust Soc Am 125:1351–61

Behrmann G (1999) Die Ohrplakode der Cetaceen und ihre Derivate. Nordseemuseum Bremerhaven. Lebensraum "Meer", Heft 20:1–7

Belafsky PC, Postma GN, Koufman JA (2002) Validity and reliability oft he reflux symptom index (RSI). J Voice 16:274–7

Bessede JP, Bories F, Enaux M, Orsel S, Sauvage JP (1995) Closure of esotracheal fistula after phonation implant. Technique and results of tracheal ascension. Ann Otolaryngol Chir Cervicofac 112:353–5

Blom ED (2003) Some comments on the escalation of tracheooesophageal voice prosthesis dimensions. Arch Otolaryngol Head Neck Surg 129:500–2

Blom ED, Pauloski BR, Hamaker RC (1995) Functional outcome after surgery for prevention of pharyngo-spasms in tracheooesophageal speakter. Part I: Speech characteristics. Laryngoscope 105:1093–1103

Bock JM, Brawley MK, Johnston N, Samuels T, Massey BL, Campbell BH, Toohill RJ, Blumin JH (2010) Analysis of pepsin in tracheooesophageal puncture sites. Ann Otol Rhinol Laryngol 119:799–805

Boscolo-Rizzo P, Marchiori C, Gava A, Da Mosto MC (2008) The impact of radiotherapy and GERD on in situ lifetime of indwelling voice prosthesis. Eur Arch Ororhinolaryngol 265:791–6

Buchberger AMS, Becker V, Bier H, Graf S (2015) Refluxassoziierte Dysphagie - Korrelation zwischen Reflux Finding Score, Reflux Symptom Index, pH-Metrie, Impedanzmessung und der Ösophagusmanometrie. Vortrag auf der 86. Jahrestagung der Deutschen Gesellschaft für Hals-Nasen-Ohren-Heilkunde, Kopf- und Halschirurgie eV

Brandt RH, Hahnefeld H, Solisch P, Christoph B (1975) Immunotherapy of laryngeal papillomatosis. Arch Geschwulstforsch 45:368–75

Burger H, Kaiser L (1925) Speech without a larynx. Acta Otolaryngol (Stock) 8:90–116

Carifi M, Napolitano D, Morandi M, Dall'Olio D (2015) Recurrent respiratory papillomatosis: current and future perspectives. Ther Clin Risk Manag 11:731–8

Chandrashekar J, Hoon MA, Ryba NJ, Zuker CS (2006) The receptors and cells for mammalian taste. Nature 444:288–94

Chien C, Townsend EJ, Ross-Townsend A (1979) Substance use and abuse among the community elderly: the medical aspect. Additive Dis 3:357

Chirila M, Bolboaca SD (2015) Clinical efficiency of quadrivalent HPV (typers 6/11/16/18) vaccine in patients with recurrent respiratory papillomatosis. Eur Arch Otorhinolaryngol 271:1135–42

Czermak JN (1859) Über die Sprache bei luftdichter Verschließung des Kehlkopfes. Wien Akad Wiss 33:65–72

Cook IJ, Dent J, Collins SM (1989) Upper esophageal sphincter tone and reactivity to stress in patients with a history of globus sensation. Dig Dis Sci 34:672–6

Cook IJ, Dent J, Shannon S, Collins SM (1987) Measurement of upper esophageal sphincter pressure Effect of acute emotional stress. Gastroenterology 93: 526–32

Copper MP, Smit CF, Stanojcic LD, Devriese PP, Schouwenburg PF, Mathus-Vliegen LM (2000) High incidence of laryngopharyngeal reflux in patients with head and neck cancer. Laryngoscope 110:1007–11

Counter P, Slack L, Athey G, Robson A (2004) Unusual complication of surgical voice restoration. J Laryngol Otol 118:148–9

Dennish GW, Castell DO (1971) Inhibitory effect of smoking on the lower esophageal sphincter. N Eng J Med 284:1136–7

Deutsche Gesellschaft für Hals-Nasen-Ohren-Heilkunde, Kopf- und Hals-Chirurgie, e.V. (2015) S2k-Leitlinie „Therapie entzündlicher Erkrankungen der Gaumenmandeln – Tonsillitis", AWMF-Registernummer 017/024, Stand: 31.08. 2015, gültig bis 31.12.2019. www.hno.org. Zugegriffen: 15.04.2016

Dramane G, Akpona S, Besnard P, Khan NA (2014) Cell mechanisms of gustatory lipids perception and modulation of the dietary fat preference. Biochimie 107:11–4

Eastwood PR, KKatagiri S, Shepherd KL, Hillman DR (2007) Modulation of upper and lower esophageal sphincter tone during sleep. Sleep Med 8:135–43

Eckley CA, Michelsohn N, Rizzo LV, Tadokoro CE, Costa HO (2004) Salivary epidermal growth factor concentration in adults with reflux laryngitis Otolaryngol Head Neck Surg 131:401–6

Eerenstein SE, Grolman W, Schouwenburg PF (2002) Downsizing of voice prosthesis diameter in patients with laryngectomy: an in vitro study. Arch Otolaryngol Head Neck Surg 128:838–41

Elving GJ Van Weissenbruch R, Busscher HJ Van der Mei HC, Albers FWJ (2002) The influence of radiotherapy on the lifetime of silicone rubber voice prosthesis in laryngectomized patients. Laryngoscope 112:1680–3

Eysholdt U (2014) Heiserkeit – Biomechanik und quantitative Laryngoskopie. HNO 62:541–51

Fleischer G (1982) Hearing mechanisms in dolphins and baleen whales. HNO 30: 123–30

Ford CN (2005) Evaluation and management of laryngo-pharyngeal reflux. JAMA 294:1534–40

Foster A, Samaras N, Gold G, Samaras D (2011) Oropharyngeal dysphagia in older adults: a review. Eur Geriatr Med 2:356–62

Garcia de Herreros A, Baulida J (2012) Cooperation, amplification and feed-back in epithelial-mesenchymal transition. Biochem Biophys 1825:223–8

Gates GA, Ryan W, Cantu E, Hearne E (1982) Current status of laryngectomee rehabilitation: II Causes of failure. Am J Otolaryngol 3:8–14

Gill GA, Buda A, Moorghen M, Dettmar PW (2005a) Characterisation of adherens and tight junctional molecules in normal animal larynx: determining a suitable model for studying molecular abnormalities in human laryngopharyngeal reflux. J Clin Pathol 58:1265–70

Gill GA, Johnston N, Buda A, Pignatelli M, Pearson J, Dettmar PW, Koufman J (2005b) Laryngeal epithelial defenses against laryngopharyngeal reflux: investigations o E-cadherin, carbonic anhydrase isoenzyme III and pepsin. Ann Otol Rhinol Laryngol 114:913–21

Goode RL (1975) Artificial laryngeal devices in post-laryngectomy rehabilitation. Laryngoscope 85:677–89

Gottstein G (1900) Pseutostimme nach Totalexstirpation des Larynx. Arch Clin Chir 62:126–46

Habermann W, Schmid C, Neumann K (2012) Reflux symptom index and reflux finding score in otolaryngeal practice. J Voice 26:2012

Herzog M, Greiner I (2011) Treatment of large pharyngotracheal fistulas after laryngectomy by a novel customized pharyngeal stent. Eur Arch Otorhinolaryngol 268:747–54

Hilgers FJ, Balm AJ (1993) Long-term results of vocal rehabilitation after total laryngectomy with the low-resistance, indwelling Provox voice prosthesis system. Clin Otolaryngol Allied Sci 18:517–23

Hilgers FJ, Soolsma J, Ackerstaff AH, Balm FJM, Tan IB, Van den Brekel MWM (2008) A thin tracheal silicone washer to solve periprosthetic leakage in laryngectomies: direct results and long-term clinical effects. Laryngoscope 118:640–5

Hocevar-Boltezar I, Maticic M, Sereg-Bahar M, Gale N, Poljak M, Kocjan B, Zargi M (2014) Human papilloma virus vaccination in patients with an aggressive course of recurrent respiratory papillomatisis, Eur Arch Otorhinolaryngol 271:3255–62

Hosal SA, Myers EN (2001) How I do it: closure of tracheooesophageal puncture site. Head Neck 23:214–6

Hutcheson KA, Lewin JS, Sturgis EM, Risser J (2011) Outcomes and adverse events of enlarged tracheooesophageal puncture after total laryngectomy. Laryngoscope 121:220–4

Hutcheson KA, Lewin JS, Sturgis EM, Risser J (2012) Multivariable analysis of risk factors for enlargement of the tracheooesophageal puncture after total laryngectomy. Head Neck 34:557–67

Hutcheson KA, Lewin JS, Sturgis EM, Kapadia A, Risser J (2010) Enlarged tracheooesophageal puncture after total laryngectomy: A systematic review and meta-analysis. Head Neck 33:20–30

Jacob P, Kahrilas PJ, Herzon G, McLaughlin B (1990) Determinants of upper esophageal sphincter pressure in dogs. Am J Physiol 259:245–51

Jungheim M, Miller S, Kühn D, Schwemmle C, Schneider JP, Ochs M, Ptok M (2014a) Physiologie des oberen Ösophagussphinkters. HNO 62:457–68

Jungheim M, Miller S, Kühn D, Schwemmle C, Schneider JP, Ochs M, Ptok M (2014b) Anatomie des oberen Ösophagussphinkters. HNO 62:385–94

Jungheim M, Schwemmle C, Miller S, Kühn D, Ptok M (2014c) Schlucken und Schluckstörungen im Alter. HNO 62:644–51

Kagalwalla AF, Akhtar N, Woodruff SA, Rea BA, Masterson JC, Mukkada V, Parashette KR, Du J, Fillon S, Protheroe CA, Lee JJ, Amsden K, Melin-Aldana H, Capocelli KE, Furuta GT, Ackerman SJ (2012) Eosinophilic eosophagitis: epithelial mesenchymal transition contributes to esophageal remodeling and reverses with treatment. J Allergy Clin Immunol 129:1387–96

Kahrilas PJ, Dodds WJ, Dent J, Haeberle B, Hogan WJ, Arndorfer RC (1987) Effect of sleep, spontaneous gastroesophageal reflux, and a meal on upper esophageal sphincter pressure in normal human volunteers. Gastroenterology 92:466–71

Kalluri R, Weinberg RA (2009) The basics of epithelial-mesenchymal transition. J Clin Invest 119:1420–8

Kawasaki M, Ogura JH, Takenouchi S (1964) Neurophysiologic observations of normal deglutition. I. Its relationship to the respiratory cycle. Laryngoscope 74:1747–65

Kloepper LN, Buck JR, Smith AB, Supin AY, Gaudette JE, Nachtigall PE (2015) Support for the beam focusing hypothesis in the false killer whale. J Exp Biol 218:2455–62

Klozar J, Cada Z, Koslabova E (2012) Complications of total laryngectomy in the era of chemoradiation. Eur Arch Otorhinolaryngol 269:289–93

Koch M, Zenk J, Birk S, Alexiou C, Iro H (2010) Surgical closure of persistent tracheooesophageal fistulas by eosophageal suturing and cranial transposition of the trachea. Otolaryngol Head Neck Surg 143:843–44

Kress P, Schäfer P, Schwerdtfeger FP (2006) The custom-fit prosthesis for treatment of periprothetic leakage after tracheooesophageal voice restauration. Laryngo Rhino Otol 85:496–500

Kühn D, Miller S, Ptok M (2013) Cricopharyngeal Bar and Dysphagie. Laryngorhinootologie 92:230–3

Kummer P, Chahoud M, Schuster M, Eysholdt U, Rosanowski F (2006) Prothetische Stimmrehabilitation nach Laryngektomie. Komplikationen und Misserfolge nach vorheriger Bestrahlung. HNO 54:315–22

Kurihara K (2009) Glutamate: from discovery as a food flavor to role as a basic taste (umami). Am J Clin Nutr 90:719–22

Lang IM (2013) Development, anatomy, and physiology of the upper esophageal sphincter and pharyngoesophageal junction. In: Shaker R, Belafsky PC Postma GN, Easterling C (Hrsg.) Principles of deglutition: a multidisciplinary text for swallowing and its disorders. Springer-Verlag, Berlin, Heidelberg, New York S 235–55

Lang IM, Dantas RO, Cook IJ, Dodds WJ (1991) Videoradiographic, manometric and electromyographic analysis of canine upper esophageal sphincter. Am J Physiol 260:911–9

Lang IM, Medda BK, Shaker R (2000) Mechanisms controlling ventilator cycle fluctuations in UES tone. Gastroenterology 118:133

Lang IM, Shaker R (2000) An overview of the upper esophageal sphincter. Curr Gastroenterol Rep 2:185–90

Laugerette F, Passilly-Degrace P, Patris B, Niot I, Febbraio M, Montmayeur JP, Besnard P (2005) CD36 involvement in orosensory detection of dietary lipids, spontaneous fat preference, and digestive secretion. J Clin Invest 115:3177–84

Leese G, Hopwood D (1986) Muscle fibre typing in the human pharyngeal constrictors and oesophagus: the effect of ageing. Acta Anat (Basel) 127:77–80

Leonard R, Kendall KA, McKenzie S (2004) Structural displacements affecting pharyngeal constriction in nondysphagic elderly and nonelderly adults. Dysphagia 19:133–41

Lewin JS, Hutcheson KA, Barringer DA, Croegaert LE, Lisec A, Chambers MS (2012) Customization of the voice prosthesis tomprevent leakage from the enlarged tracheooesophageal puncture: results of a prospective trial. Laryngoscope 122:1767–72

Li F (2013) Taste perception: from th tongue to the testis. Mol Hum Reprod 19:349–60

Lindemann B (2001) Receptors ans transduction in taste. Nature 413:219–25

Lorenz KJ (2015a) Stimmrehabilitation nach totaler Laryngektomie. Ein chronologischer, medizinhistorischer Überblick. HNO 63:663–80

Lorenz KJ (2015b) The development and treatment of periprothetic leakage after prosthetic voice restauration. A literature review and personal experience part I: the development of periprosthetic leakage. Eur Arch Otorhinolaryngol 272:641–59

Lorenz KJ (2015c) The development and treatment of periprothetic leakage after prosthetic voice restauration. A literature review and personal experience part II: conservative and surgical management. Eur Arch Otorhinolaryngol 272:661–72

Lorenz KJ (2015d) Komplikationsmanagement nach Stimmrehabilitation mit Stimmprothesen. UNI-MED Science, Bremen

Lorenz KJ, Erhart T, Grieser L, Maier H (2009) Koinzidenz von Stimmfistelerweiterungen und supraösophagealem Reflux bei Patienten nach stimmprothetischer Versorgung bei Laryngektomie. HNO 57:1253–61

Lorenz KJ, Erhart T, Grieser L, Maier H (2010a) The management of periprosthetic leakage in the presence of supra-oesophageal reflux after prosthetic voice rehabilitation. Eur Arch Otorhinolaryngol 268:695–702

Lorenz KJ, Grieser L, Erhart T, Maier H (2010b) Medikamentöse Antireflux-Therapie zur Behandlung von Stimmfistelkomplikationen bei stimmprothetisch versorgten Patienten nach Laryngektomie. HNO 58:919–26

Lorenz KJ, Grieser L, Erhart T, Maier H (2010c) Role of reflux in tracheooesophageal fistula problems after laryngectomy. Ann Otol Rhinol Laryngol 119:719–28

Lorenz KJ, Kraft K, Graf F, Propper C, Steinestel K (2015a) The role of reflux-induced epithelial-mesenchymal transition in periprosthetic leakage after prosthetic voice rehabilitation. Head Neck 37:530–6

Lorenz KJ, Kraft K, Graf F, Propper C, Steinestel K (2015b) Bedeutung zellulärer Tight-junction-Komplexe bei der Entstehung einer periprothetischen Leckage bei stimmprothetischer Versorgung. HNO 63:171–81

Lowry LD (1981) Artificial larynges: a review and development of a prototype self-contained intraoral artificial larynx. Laryngoscope 91:1332–55

Lübbers W, Lübbers CW (2013) Historische HNO-Instrumente und ihre Namensgeber "Too good to be forgotten" HNO-Nachrichten 43, Teil 7:56

Malandraki GA, Robbins J (2013) Effects of aging on the oral phase of deglutition. In: Shaker R, Belafsky PC, Postma GN, Easterling C (Hrsg) Principles of deglutition: a multidisciplinaty text for swallowing and its disorders. Springer-Verlag New York, S137–49

Marin Garrido C, Fernandez Liesa R, Valles Varela H Naya Galvez MJ (2007) Study of laryngopharyngeal reflux using pH-metering in immediate post-op of laryngectomized patients. Acta Otorhinolaryngol Esp 58:284–9

Meszner Z, Jankovics I, Nagy A, Gerlinger I, Katona G (2015) Recurrent laryngeal papillomatosis with oesophageal involvment in a 2 year old boy: successful treatment with the quadrivalent human papillomatosis vaccine. Int J Pediatr Otorhinolaryngol 79:262–66

Mehle ME, Lavertu P, Meeker SS, Tucker HM, Wood BG (1992) Complications of secondary tracheooesophageal puncture: the Cleveland Clinic Foundation experience. Otolaryngol Head Neck Surg 106:189–92

Moolenaar-Bijl AJ (1952) Some data on speech without larynx. Folia Phoniatr 3:20–4

Mudry P, Vavrina M, Mazanek P, Machalova M, Litzman J, Sterba J (2011) Recurrent laryngeal papillomatosis: successful treatment with human papillomavirus vaccination. Arch Dis Child 96:476–77

Oichler HJ (1961) On a new type of automatically controlled electronic speech device for laryngectomized persons. Acta Otolaryngol 53:374–80

Oleson EM, Širović A, Bayless AR, Hildebrand JA (2014) Synchronous seasonal change in fin whale song in the North Pacific. PLoS One 18:115678

Op de Coul BM, Hilgers FJ, Balm AJ, Tan IB Van den Hoogen FJ, Van Tinteren H (2000) A decade of postlaryngectomy vocal rehabilitation in 318 patients: a single Institution`s experience with consistent application of provox indwelling voice prosthesis. Arch Otolaryngol Head Neck Surg 126:1320–8

Op de Coul BM, Van den Hoogen FJ, Van As CJ, Marres HA, Joosten FB, Manni JJ, Hilgers FJ (2003) Evaluation of the effects of primary myotomy in total laryngectomy on the neoglottis with the use of quantitative videofluoscopy. Arch Otolaryngol Head Neck Surg 129:1000–5

Pattani KM, Morgan M, Nathan CO (2009) Reflux as a cause of tracheooesophageal puncture failure. Laryngoscope 119:121–5

Payne RS, McVay S (1971) Songs of Humpback Whales. Science 173:585–97

Perera L, Kern M, Hofmann C, Tatro L, Chai K, Kuribayashi S, Lawal A, Shaker R (2008) Manometric evidence for a phonation-induced UES contractile reflex. Am J Physiol Gastrintest Liver Physiol 294:885–91

Prosiegel M (2014) Diagnostik und Therapie neurogener Dysphagien DNP 15:42–7

Rachakonda TD, Dhillon LS, Florek AG, Armstrong AW (2015) Effect of tonsillectomy on psoriasis: a systematic review. J Am Acad Dermatol 72:261–75

Reichel O, Mayr D, Durst F, Berghaus A (2008) E-cadherin but not beta-cadherin expression is decreased in laryngeal biopsies from patients with laryngopharyngeal reflux. Eur Arch Ptorhinolaryngol 265:937–42

Reynaud AAM (1848) Observation sur une fistule aérienne, avec occlusion complete de la partie inférieure du larynx, pour server à l`histoire de la phonation. Gaz Med Paris 9:583–5

Sarny S, Habermann W, Ossimitz G, Stammberger H (2012) The austrian tonsil study 2010 – part 2: postoperative haemorrhage. Laryngorhinootologie 91:98–102

Sarny S, Ossimitz G, Habermann W, Stammberger H (2010) The austrian tonsil study 2010 – part 1: statistical overview. Laryngorhinootologie 91:16–21

Sarria Echegaray P, Thomas Barberan M, Mas Mercant S, Soler Vilarrasa R, Romaguera Lliso A (2000) Pharmacological prophylaxis of gastrooesophageal reflux. Incidence of pharyngocutaneous fistula after total laryngectomy. Acta Otorhinolaryngol Esp 51:239–42

Schuster V (2015) Expertenantwort auf consilium-Frage 8029. Consilium HNO 03/2015: 12–13

Schwemmle C, Jungheim M, Miller S, Kühn D, Ptok M (2015) Medikamenteninduzierte Dysphagie. HNO 63:504–10

Seemann M (1926) Phoniatrische Bemerkungen zur Laryngektomie. Arch Klein Chir 140:285–98

Shaker R, Ren J, Podvarsan B, Dodds WJ, Hogan WJ, Kern M, Hoffmann R, Hintz J (1993) Effect of aging and bolus variables on pharyngeal and upper esophageal sphincter motor function. Am J Physiol 264:427–32

Sirović A, Williams LN, Kerosky SM, Wiggins SM, Hildebrand JA (2013) Temporal separation of two fin whale call types across the eastern North Pacific. Mar Biol 160:47–57

Siu KF, Wie WI, Lam KH, Wong J (1985) Use of the pectoralis major muscle flap for repair of a tracheooesophageal fistula. Am J Surg 150:617–9

Smit CF, Tan J, Mathus-Vliegen LM, Devriese PP, Brandsen M, Grolman W, Schouwenburg PF (1998) High incidence of gastropharyngeal and gastooesophageal reflux after total laryngectomy. Head Neck 20:619–22

Smith DV, Boughter JD Jr (2007) Neurochemistry of the Gustatory System. In: Lajtha A, Johnson DA (Hrsg) Handbook of Neurochemistry and Molecular Neurobiology. Springer Verlag New York, S 109–35

Soergel KH, Zboralske FF, Amberg JR (1964) Presbyesophagus: esophageal motility in nonagenarians. J Clin Invest 43:1472–9

Stankovic M, Milisavljevic D, Stojanov D, Zivic M, Zivaljeciv S, Stankovic I, Petrovic S (2012) Influential factors, complications and survival rate of primary and salvage total laryngectomy for advanced laryngeal cancer. Coll Antropol 36 Suppl 2:7–12

Starmer HM, Ishman SL, Flint PW, Bhatti NI, Richmon J, Koch W, Webster K, Tufano R, Gourin CG (2009) Complications that affect postlaryngectomy voice restauration: primary surgery vs salvage surgery. Arch Otolaryngol Head Neck Surg 135:1165–9

Tait RV (1959) A dental appliance for the production of artificial voice. Proc Royal Soc Med 52:747–9

Tervo OM, Christoffersen MF, Parks SE, Kristensen RM, Madsen PT (2011) Evidence for simultaneous sound production in the bowhead whale (Balaena mysticetus). J Acoust Soc Am 130:2257–62

Thorleifsdottir RH, Sigurdardottir SL, Sigurgeirsson B, Olafsson JH, Sigurdsson MI, Petersen H, Arnadottir S, Gudjonsson JE, Johnston A, Valdimarsson H (2012) Improvement of psoriasis after tonsillectomy is associated with a decrease in the frequency of circulating T cells that recognize streprococcal determinants and homolgous skin determinants. J Immunol 188:5160–5

Tordoff MG, Shao H, Alarcon LK, Margolskee RF, Mosinger B, Bachmanov AA, Reed DR, McCaughey S (2008) Physiol Genomics 34:338–48

Trudeau MD, Schuller DE, Hall DA (1989) The effects of radiation on tracheooesophageal puncture. A retrospective study. Arch Otolaryngol Head Neck Surg 115:1116–7

Van As CJ, Op de Coul BM, Eysholdt U, Hilgers FJ (2004) Value of digital high-speed endoscopy in addition to videofluoroscopic imaging of the neoglottis in tracheooesophageal speech. Acta Otolaryngol 124:82–9

Van As CJ, Tigges M, Wittenberg T, Op de Coul BM, Eysholdt U, Hilgers FJ (1999) High-speed digital imaging of neoglottic vibration after total laryngectomy. Arch Otolaryngol Head Neck Surg 125:891–7

Vitale GC, Cheadle WG, Patel B, Sadek SA, Michel ME, Cuschieri A (1987) JAMA 258:2077–9

Ward PH, Andrews JC, Mikel RA, Hanson DG, Monahan GP (1988) Complications of medical and surgical approaches to voice restauration after total laryngectomy. Head Neck 10:124–8

Wilson JA (2005) What is the evidence that gastrooesophageal reflux is involved in the etiology of laryngeal cancer? Curr Opin Otolaryngol Head Neck Surg 13:97–100

Wood JM, Hussey DJ, Woods CM, Watson DI, Carney AS (2011) Biomarkers and laryngopharyngeal reflux. J Laryngol Otol 125:1218–24

Wreesmann VB, Smeele LE, Hilgers FJ, Lohuis PJ (2009) Closure of tracheooesophageal fistula with prefabricated revascularized bilaminar radial forearm free flap. Head Neck 31:838–42

Zhang Y, Hoon MA, Chandashekar J, Mueller KL, Cook B, Wu D, Zuker CS, Ryba NJ (2003) Coding of sweet, bitter, and umami tastes: different receptor cells sharing similar signaling pathways. Cell112:293–301

Historisches

© Springer-Verlag Berlin Heidelberg 2016
D. Koch, *HNO Fragen und Antworten*
DOI 10.1007/978-3-662-49459-2_13

Sehr viele der folgenden Fragen stammen aus den wundervollen Büchern von Feldmann und Politzer. In gewisser Weise repräsentieren die Antworten jeweils eine Kurzfassung, die den geneigten Leser – gerade auch für die unterhaltsamen Anekdoten – zur Lektüre dieser hervorragenden und kurzweiligen Bücher animieren soll (Feldmann 2003; Politzer 1907).

? 240. Wie starb Toynbee?

✓ Antwort

Joseph Toynbee (1815–1866) war Otologe in London und hat sich als Pionier auf dem Gebiet der Otologie Zeit seines Lebens dem Mittelohr und seiner Belüftung gewidmet.

Nachdem Valsalva 1704 erstmals einen Muskel zur Öffnung der Tube beschrieb und Guyot 1724 einen Katheter über den Mund, Cleland 1741 einen Katheter über die Nase in die Tuba auditiva vorschob, begann Anfang des 19. Jahrhunderts der therapeutische Tubenkatheterismus. In der Folge wurde neben den damals üblichen Spülungen mit Medikamenten eine Reihe von Luftduschen zum Einblasen von Dämpfen entwickelt.

Es wird berichtet, dass Toynbee am 07.07.1866 bei einem Selbstversuch zur Behandlung seines Tinnitus durch versehentliche Inhalation von Blausäure statt Chloroform über den Itard`schen Tubenkatheter in seinem Sprechzimmer verstarb (Lübbers und Lübbers 2013a). Sein Butler fand ihn eine Stunde nach der Behandlung des letzten Patienten seiner Sprechstunde tot auf der Couch liegend, mit Watte im Gesicht und Notizen in der Hand "Über die Wirkung der Inhalation von Chloroform auf Tinnitus, wenn in die Pauke gepresst". Unter der Couch lagen 3 Flaschen: eine leere, die wohl Chloroform enthalten hatte, eine mit Äther und eine mit Blausäure gefüllt. In der kriminalistischen Untersuchung wurde ein Fremdverschulden oder Selbstmord ausgeschlossen und ein tragischer Unfall als Todesursache postuliert (Feldmann 2003).

? 241. Wie kam es zur Entwicklung der Laryngektomie?

✓ Antwort

Die erste Laryngektomie überhaupt wurde 1829 zu physiologischen Untersuchungen durch Albers, der sich davon überzeugen wollte, ob der Kehlkopf tatsächlich zum Atmen nötig sei, bei einem Hund durchgeführt. Albers konnte den Hund immerhin 8 Tage am Leben erhalten.

Die ersten chirurgischen Versuche zur Behandlung des Kehlkopfkarzinoms erfolgten 1851 von Gordon Buck über eine Laryngofissur, deren Einsatz erst 1867 durch Gordon Solis-Cohen zu einer Langzeitheilung führte. 1854 schlug Langenbeck erstmals die totale Laryngektomie vor. Die tatsächlich erste

Laryngektomie erfolgte durch Watson bei einem Patienten mit Lues, der jedoch intraoperativ verstarb. Theodor Billroth legte mit einer "Notoperation" am Silvesterabend 1873 in Wien bei einem Patienten mit Karzinom den Grundstein für die moderne Onkochirurgie des Kehlkopfes (Er entwickelte den Kehlkopf im Übrigen von unten), nachdem seine Assistenten Czerny und Gassenbauer vorher die Möglichkeit der Durchführbarkeit an Hunden erprobt hatten. Der Patient verstarb 8 Monate später an einem Rezidiv, dennoch wird die Laryngektomie seitdem mit dem Namen Billroth verknüpft.

Die Mortalität betrug allerdings aufgrund massiver Aspiration durch den damals üblichen inkompletten Pharynxverschluss und die kollare Ausleitung des Ösophagus um die 50 %, mit wenigen Ausnahmen verstarben die übrigen Patienten an einem Rezidiv. Erst 1880 konnte Thiersch von der ersten Dauerheilung berichten. Aufgrund dieser dürftigen Erfolge und der schlechten funktionellen Ergebnisse setzte sich die Operation zunächst nicht durch. In Frankreich wurde die Operation gar abgelehnt, weil sie aufgrund des verstümmelnden Charakters nach französischer Auffassung den Aufgaben der Chirurgie widersprach. Interessanterweise wurden nach Sendziak 4 Phasen der Entwicklung zur rationalen Therapie des Kehlkopfkarzinoms unterschieden (die im Übrigen geradezu für jedes neuartige Verfahren in der Medizin Gültigkeit haben):

1. Therapeutischer Nihilismus bis 1873.
2. Geburt der rationalen Therapie bis 1881.
3. Periode der großen Schwankungen bis 1888 mit deutlicher Zunahme an Laryngektomien, ausgelöst durch das Schicksal von Kaiser Friedrich (▶ Frage 275).
4. Periode der nüchternen Kritik bis 1894 mit deutlicher Abnahme der Fallzahlen durch Inkongruenz von Erfolg und Schwere des Eingriffes. Die großen Probleme der damaligen Zeit waren die Aspiration, die Mediastinitis und der sogenannte Atmungsschock.

Erst nachdem der komplette Pharynxverschluss mit Trennung der Luftwege vom Operationsgebiet und zirkulärem Einnähen der Trachea von Gluck, Soerensen und Zeller 1894 beschrieben wurde, konnte die Mortalitätsrate signifikant gesenkt werden. Nachdem zunächst noch häufig zweizeitig operiert wurde (zunächst Tracheotomie, dann 8–14 Tage später die eigentliche Laryngektomie), setzte sich zunehmend die einzeitige Operationsmethode durch. Weltweite Akzeptanz erfuhr die Laryngektomie erst 1923 durch Tapia, der anhand von 170 Laryngektomien mit einer 3-Jahresüberlebensrate von 75 % und einer Mortalität von 6 % überzeugende Ergebnisse präsentierte (Kahler 1929). Große chirurgische Probleme bereitete zunächst weiter die Pharynxnaht, bis Conley die invertierende dreischichtige Naht präsentierte. Réthi beschrieb dann erstmals die Reduktion der Spannung auf die Pharynxnaht durch Resektion des Zungenbeines, sodass sich nunmehr in den Folgejahren ein zunehmend standardisiertes Vorgehen etablierte.

? 242. Wie entwickelte sich die Otoskopie?

✓ Antwort

Im Mittelalter wurden erste Instrumente zur Untersuchung der Ohren entwickelt, die stark an unsere heutigen Nasenspekula erinnern, und mit deren Hilfe kleinere Eingriffe und Fremdkörperentfernungen durchgeführt werden konnten.

Schwieriger gestaltete sich die Möglichkeit der ausreichenden Beleuchtung. Im 16. Jahrhundert war es nämlich noch üblich, den äußeren Gehörgang über ein kleines Loch im Fensterladen oder über eine mit Wasser gefüllte Flasche gebündelte Sonnenstrahlen oder Kerzenschein zu beleuchten. Derartige "Lichtleiter" setzten sich jedoch nicht durch, da neben der unbefriedigenden Ausleuchtung keine ausreichende Annäherung an das zu untersuchende Ohr möglich war.

Der westfälische Landarzt Friedrich Hoffmann schlug zur Lösung dieses Problems 1841 als Erster einen perforierten Hohlspiegel vor, wobei es sich ursprünglich wohl um eine bikonvexe Linse handelte. Die Idee des Hohlspiegels wurde von v. Tröltsch aufgegriffen. Er präsentierte seinen Konkavspiegel im Winter 1855 zunächst bei einem Treffen deutscher Ärzte in Paris und dann 1858 bei einer Sitzung der Physikalisch-Medizinischen Gesellschaft in Würzburg. (Exkurs: v. Tröltsch kam übrigens, zunächst tätig in der Augenheilunde, durch die Weiterbildung bei William Wilde, Vater von Oskar Wilde, in Glasgow, der sowohl Augen- als auch HNO-Arzt war, und Toynbee in London in intensiveren Kontakt mit der Hals-Nasen-Ohrenheilkunde und wurde vom dortigen fortgeschrittenen Wissensstand beeindruckt.) Es war der Verdienst von v. Tröltsch, dass sich der Untersuchungsspiegel zur Otoskopie allgemein durchsetzte. Der erste Untersuchungsspiegel mit elektrischer Beleuchtung wurde 1890 präsentiert.

Anfang des 19. Jahrhunderts kamen parallel zu diesen Entwicklungen dann zunehmend Ohrtrichter (" … Röhren aus Horn, beinahe 4 Zoll lang … ") zur Anwendung, die durch Modifikationen von Wilde und von v. Tröltsch die heute übliche Form bekamen (Deuster und Ptok 1986).

? 243. Wer erfand die Ohrenspritze und damit auch die Ohrenspülungen?

✓ Antwort

Das Prinzip der Kolbenspritze war schon im 3. Jahrhundert v. Chr. im Altertum bekannt, wurde aber erst von Celsus (der im Übrigen gar kein Arzt war) in die Medizin im 1. Jahrhundert n. Chr. eingeführt. Der Ursprung der Begriffsbezeichnung seiner sogenannten Ohrenspritze lag wohl eher in seinen geringen Ausmaßen, denn am Einsatzort begründet, wurde die Spritze doch eher für andere Körperöffnung verwendet. Dennoch empfahl Celsus den Einsatz auch zum Ausspülen von Fremdkörpern und bei Eiterungen und Schwellungen des Gehörganges.

Im Mittelalter gehörte die Kolbenspritze bis zum 17. Jahrhundert zum Instrumentarium der Bader und Wundärzte, wurde aber mit beiden Händen bedient mit der Gefahr gravierender Gehörgangs- und Trommelfellverletzungen durch versehentliches Abrutschen (" … Ohren-Einspritzungen dem Gehör nachtheilig … "), sodass diese Methode ungern angewendet wurde und wieder in Vergessenheit geriet.

Erst 1.800 Jahre nach Celsus wurde die Ohrenspülung durch den Direktor des Pariser Taubstummeninstitutes Itard im 19. Jahrhundert, dessen Nachfolger übrigens Prosper Menière war, über den Umweg des Klistiers wieder entdeckt. Nach Modifikation von Größe und Handhabung (Die Spitze konnte nun – vergleichbar den heutigen FNP(Feinnadelpunktion)-Aspirationssystemen – einhändig bedient werden, sodass die schweren Verletzungen in der Vergangenheit durch Abstützen mit der anderen Hand am Kopf des Patienten vermieden wurden.) setzte sich die Ohrenspülung durch den Verdienst von Itard in der Otologie als segensreiches und erfolgreiches Verfahren durch, auch wenn anfangs noch wie z. B. durch den berühmten Chirurgen Prof. Walther, Ludwig-Maximilians-Universität München, erhebliche Skepsis geäußert wurde: "Es ist eine alte Erbsünde der Chirurgen, dass sie vermeinen, überall, wo sie am menschlichen Körper ein Loch und einen offenen Canal erblicken, in denselben etwas hinein spritzen zu müssen." (Feldmann 2003).

❓ 244. Wie entwickelten sich die chirurgischen Techniken zur Stimmrehabilitation nach Laryngektomie?

✔ Antwort

Parallel zu den grundlegenden chirurgischen Aspekten wurden schon um den Zeitpunkt der Erstbeschreibung der Laryngektomie Sprechkanülen entwickelt (z. B. 1873 durch den Assistenten von Billroth Carl Gussenbauer oder aber 1874 durch Foulis in Großbritannien), die jedoch aufgrund einer übergroßen tracheo-ösophagealen Fistel mit großer Aspirationsneigung zu den hohen Mortalitätsraten beitrugen (Ferlito et al. 2008) und aus diesem Grunde bis auf wenige Ausnahmen gute 100 Jahre in Vergessenheit gerieten.

So wurde 1931 zwar kurzzeitig die Idee eines tracheo-öso-phagealen Shunts von Guttmann wieder aufgegriffen, der eine Fistel durch eine Diathermie-Nadel erzeugte, nachdem er von einem Patienten berichtete, der sich selbst eine Fistel zugefügt hatte (Guttmann 1935), aber bis in die 80er-Jahre des letzten Jahrhunderts erfolgte die Stimmbildung im Wesentlichen über das Erlernen der Ruktussprache.

Große Anstrengungen mit der Entwicklung von Techniken zur chirurgischen Stimmrehabilitation begannen in den 50er-Jahren des letzten Jahrhunderts (für den interessierten Leser, auch von unbekannteren Verfahren: Spiegelburg 1989) und scheiterten z. B. bei den Verfahren nach Conley (Conley 1958), Asai 1965, Staffieri und Serafini (Staffieri et al. 1978) an der Aspirationsneigung (Minnigerode et al. 1988), nach Maier und Weidauer (Hagen 2005) an einem obligat benötigten Pharynxschleimhautüberschuss oder setzten sich mit erhöhter Morbidität und Komplikationsraten bei zwar gut durchdachten, jedoch immer technisch schwierigen Verfahren einfach nicht durch (Ehrenberger et al. 1985; Hagen 1990; Remmert et al. 1994), zumal sich mit der Wiederentdeckung der modernen Stimmprothesen 1972 durch Taub und Spiro (VoiceBak-Prothese) und Mozolewski (Mozolewski 1972) eine denkbar einfache und effektive Alternative entwickelte und 1982 von Blom und Singer mit der sogenannten Duckbill-Prothese erfolgversprechende Ergebnisse berichtet wurden (Blom et al. 1982). Aus Modifikationen entwickelten sich in Europa dann in den nachfolgenden Jahren weitere Modelle von Verweilstimmprothesen, wie z. B. der Panje-Button (Van den Hoogen et al. 1996), die Groningen-Prothese von Nijdam (Manni et al. 1990; Van den Hoogen et al. 1996), die ESKA-Herrmann-Prothese (Herrmann 1987) und die Provox-Prothese, deren Verwendung sich in den letzten 20 Jahren zunächst in England und Holland, dann etwas verzögert auch in Deutschland flächendeckend etablierte.

? 245. An welcher HNO-Erkrankung starb Oscar Wilde?

✓ Antwort

Oscar Wilde (1854–1999), Sohn vom berühmten irischen Otologen William Wilde, der in diesem Kapitel schon mehrfach erwähnt wurde, wurde 1895 aufgrund "homosexueller Handlungen" zu 2 Jahren Gefängnis verurteilt. Während dieses Aufenthaltes stürzte Wilde und zog sich dabei mutmaßlich eine Felsenbeinfraktur zu (" … ich fiel auf mein Ohr, und ich muss dabei das Trommelfell zerrissen oder es sonst wie verletzt haben, denn den ganzen Winter hindurch hat es geschmerzt, und es blutet oft ein wenig.")

Nach Entlassung bekam er 3 Jahre später heftige Ohrenschmerzen und Schwindel, was von den behandelnden Ärzten als Meningitis mit Abszess als Komplikation einer Mittelohrentzündung infolge einer Lues Stadium 3, die er sich in jungen Jahren zugezogen habe, erklärt wurde. Nach erfolglosem Eingriff in seinem Pariser Hotelzimmer (Es handelte sich wohl um einen Wild`schen Schnitt über dem Mastoid!) entwickelte er rasch progrediente Bewusstseinseintrübungen und Wortfindungsstörungen und verstarb am 30.11.1900. Der kausale Zusammenhang mit der Felsenbeinfraktur blieb unerkannt (Feldmann 2003).

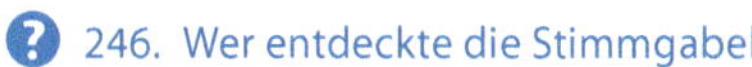 **246. Wer entdeckte die Stimmgabel?**

✅ Antwort

Die Entdeckung der Stimmgabel setzte zunächst die Erkenntnis voraus, dass Schallwellen auch über den Knochen an das Ohr gelangen können und dann dort perzipiert werden. Der geniale italienische Arzt, Mathematiker und Astrologe Cardano beschrieb diese Entdeckung 1550 in seinem Buch *Über die Feinheit der Dinge*: "Es ist in der Tat erstaunlich, und dennoch kann jeder es überprüfen: ein Stab wird so auf einer Leier aufgesetzt, dass er entweder den Knochen eines Menschen berührt, oder dass dieser das andere Ende des Stabes mit den Zähnen hält, so ist es gleichsam, als sei das Hörvermögen in den Zähnen, und er kann Stimmen und Wörter aus der Ferne deutlich hören, deren Klang er auf andere Weise nicht wahrnehmen kann". Dem ist nichts hinzuzufügen …

Die Entdeckung von Cardano wurde von dessen Landsmann, dem Arzt Capivacci zu diagnostischen Zwecken genutzt, wobei er die Unterscheidung zwischen Krankheit des Trommelfells und des Hörnervs postulierte. (Mit der Entdeckung der Tuba Eustachi 1563 durch Eustachius kamen dann allerdings Zweifel an dieser Theorie auf.)

Der deutsche Schelhammer, Professor der Medizin, beschrieb 130 Jahre später mit klingenden zweizinkigen Speisegabeln, deren Fähigkeit zur Knochenleitung ihn zu gleichartigen diagnostischen Schlussfolgerungen wie Cardano und Capivacci animierte – unbeeindruckt vom deutschen Aberglauben, dass eine klingende Gabel den Teufel anlocke – als Erster ein schwingungsfähiges akustisches Untersuchungsinstrument.

Die eigentliche Stimmgabel wurde ein Vierteljahrhundert später 1711 in London vom Trompeter John Shore zum Stimmen von Musikinstrumenten erfunden. Eine verbindliche Tonhöhe zum Stimmen von Instrumenten gab es zu der damaligen Zeit nämlich noch nicht, sondern man orientierte sich zwangsweise z. B. an den naturgemäß unterschiedlich beschaffenen örtlichen Stimmpfeifen, wodurch der Stimmton a^1 interessanterweise mit der Breite einer Quinte zwischen 374 und 567 Hz differierte.

Die älteste erhaltene Stimmgabel dieser Zeit (433,5 Hz) stammt übrigens aus dem Nachlass von Georg Friedrich Händel, unter dessen Leitung Shore als Musiker praktizierte (Feldmann 2003).

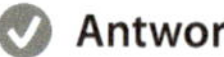 247. Wie sahen die Anfänge der indirekten Laryngoskopie aus?

Antwort

Im 17. Jahrhundert wurden von Johann Baptist Morgagni (1682–1771) erste systematische anatomisch-pathologische Untersuchungen von Erkrankungen des Larynx vorgestellt. Die gängigen und bekannten Erkrankungen der damaligen Zeit waren "Croup", entzündliche Störungen und die Laryngophthise (sogenannte Schwindsucht; Deuster und Ptok 1986).

Die Möglichkeit der Untersuchung scheiterte im Wesentlichen – neben der Tatsache, dass nur auf Sonnenlicht oder Kerzenschein zurückgegriffen werden konnte – an der Unfähigkeit, Licht in dunkle Körperregionen im Allgemeinen und damit auch in den Hals zu bündeln. Die Bündelung von Licht durch ein mit Wasser gefülltes bauchiges Glasgefäß war ungenügend. Somit wurden röhrenförmige "Lichtleiter" entwickelt, die sich jedoch als zu unförmig und unpraktikabel nicht durchsetzten. Hinzu kam die Notwendigkeit, das Licht umlenken zu müssen (Deuster und Ptok 1986). So konstruierte Bozzini in Frankfurt 1806 ein Endoskop, das von Avery in London 1840 für den Bereich des Kehlkopfes modifiziert wurde. 1827 wurde erstmals von Senn die Idee eines Spiegels veröffentlicht, die in den Folgejahren immer wieder aufgegriffen wurde. Babington entwickelte 1829 in London ein sogenanntes Glottiskop mit Spiegel, mit dem ihm wohl in einigen Fällen die Untersuchung des Kehlkopfes gelang (Feldmann 2002).

Erste funktionelle Untersuchungen des Kehlkopfes wurden 1741 vom Franzosen Ferrein beschrieben, die vom Physiologen Johannes Müller 1837 in Berlin aufgegriffen wurden. 1855 untersuchte der Anatom und Gesangslehrer Manuel Garcia in London über Selbstversuche und mittels zweier Spiegel seinen eigenen Kehlkopf und veröffentlichte eine detaillierte Beschreibung der Bewegung der Stimmlippen (Castellengo 2005): "Eines Tages im September 1854 schlenderte ich im Garten des Königlichen Palais, versunken in den Gedanken an den immer wiederkehrenden Wunsch, der so oft als unrealisierbar verdrängt worden war, als ich plötzlich die zwei Spiegel der Laryngoskopie in ihren jeweiligen Positionen vor mir sah, als seien sie tatsächlich vor meinen Augen … Ich setzte den kleinen Spiegel, den ich in warmem Wasser erhitzt und sorgfältig getrocknet hatte, gegen die Uvula, und indem ich mit dem Handspiegel auf seine Fläche einen Sonnenstrahl geworfen hatte, sah ich sofort zu meiner großen Freude die Glottis weit offen vor mir und so vollständig exponiert, dass ich einen Teil der Trachea sehen konnte. Als meine Erregung etwas abgeklungen war, begann ich zu untersuchen, was vor meinen Augen ablief. Die Art, wie sich die Glottis still öffnete und schloss und bei Phonation bewegte, erfüllten mich mit Bewunderung." Garcia gilt seitdem als Begründer

der Laryngoskopie, gleichwohl seinen Erkenntnissen zunächst
wenig Aufmerksamkeit geschenkt wurde, bis der Physiologe
Carl Ludwig in Wien Garcia's Laryngoskopie in seinem Lehrbuch
für Physiologie aufnahm. Der Wiener Neurologe Ludwig Türck
verfeinerte die Untersuchungstechnik mit einem runden, an
einem langen Stiel befestigten Spiegel. Im Winter 1857/58
hospitierte der Physiologe Johann Nepomuk Czermak am Institut
von Ludwig, entlieh sich Türcks Spiegel und optimierte die
Untersuchungsmöglichkeit um die künstliche Beleuchtung über
einen Augenspiegel als Reflektor. Aufgrund des sich daraufhin
abspielenden Prioritätsstreits der Untersuchungsmethode
zwischen Türck und Czermak ("Türckenkrieg") wurde dem sich
entwickelnden Gebiet der Laryngologie zunehmend mehr
Bedeutung geschenkt (Feldmann 2002, Feldmann 2003).

? 248. Wie entstanden die ersten Audiometer?

 **Antwort**

Die Ursprünge der Audiometer liegen in der Entstehung der
sogenannten mechanischen Akumeter im 19. Jahrhundert.

Nachdem Volta 1800 seine Stromquelle aus einer Säule mit
Silber- und Zinkplättchen beschrieb und von Sinneswahr-
nehmungen berichtete, wenn die Elektroden an Zunge, Auge
und Ohr angelegt wurden, keimte die Hoffnung auf, Tauben das
Hören wieder zu ermöglichen. In der Tat wurde in den Folgejahren
von aufsehenerregenden Erfolgen bei Tauben durch Applikation
von Strom auf die Ohren mittels Voltaischer Säulen berichtet.
Parallel dazu entwickelte sich die Suche nach Apparaten für
reproduzierbare Schallreize mit unterschiedlicher Lautstärke, um
das Ausmaß einer Hörstörung genauer bestimmen zu können.

Wolke entwickelte 1802 einen Akumeter, bei dem ein
pendelförmiger Hammer über einen Gradmesser aus
unterschiedlicher Höhe gegen einen Klangkörper, eine Platte aus
Holz oder Metall, fallen gelassen wurde.

Itard veränderte 1821 diesen Klangkörper durch einen Ring
aus Kupfer. Mit beiden Instrumenten konnten reproduzierbar
gleiche Schallreize mit großer Lautstärke erzeugt werden, was
nicht verwundert, wenn man das Krankengut von Wolke und Itard
berücksichtigt: Beide waren Taubstummenlehrer. Insofern dienten
diese mechanischen Akumeter insbesondere zur Unterscheidung
von Taubheit und hochgradiger Schwerhörigkeit.

Die Abgrenzung zu geringeren Schwerhörigkeitsgraden war
erst ab Mitte des 19. Jahrhunderts über modifizierte tickende
Uhrwerke und deren Verwendung zur Abstandsmessung möglich.
Der letzte mechanische Akumeter wurde 1877 von Politzer
beschrieben, der bis zum 1. Weltkrieg verwendet wurde. (Ein
kleiner, einhändig zu bedienender Apparat, der ein klickartiges
Geräusch erzeugte und auf das Mastoid aufgesetzt wurde.)

Erst mit den elektrischen Akumetern konnte die Lautstärke des erzeugten Schalls in definierter Weise verändert werden, womit die ca. 100 Jahre andauernde Ära der mechanischen Geräte zur Hörprüfung endete (Feldmann 2003).

? 249. Warum eignet sich die Stimmgabel gleichermaßen für die Überprüfung von sowohl Luft- als auch Knochenleitung?

✔ Antwort

Der deutsche Physiker Chladni beschäftigte sich erstmalig systematisch mit der Physik von Stimmgabeln und beschrieb mit den Chladnischen Klangfiguren Linien und Knoten, wenn mit Pulver bestäubte Klangkörper zum Schwingen angeregt wurden. Dadurch entdeckte er auch, dass sich die Schwingungsweise eines zunächst geraden und dann bis zu einer Gabel (oder einem großen U) umgebogenen Metallstabs um eine zusätzliche Schwingungsmodalität erweitert, was die Stimmgabel aus folgenden Gründen so überaus zweckmäßig sowohl für die Luft- als auch für die Knochenleitung macht: Die Zinken schwingen transversal mit geringer Kraft, jedoch großer Amplitude zur Anregung der Luftmoleküle. Der Stiel schwingt longitudinal mit geringer Amplitude, jedoch großer Kraft und dadurch ohne relevante Dämpfung durch die Finger des Untersuchers und mit exzellenter Übertragung auf den Knochen durch ähnliche Impedanz.

Schwierig war und blieb es zunächst, die Frequenz und damit die Tonhöhe einer Stimmgabel zu bestimmen und – analog zu den Einheiten Meter und Kilogramm – eine internationale Standardisierung zu erreichen. Ein derartiges Ur-Meter der Musik (Stimmgabel mit 435 Hz bei 15°C) wurde durch den französischen Physiker Lissajous (1822–1880) gebaut, gleichwohl 1834 auf einem Physiker-Kongress in Stuttgart der Kammerton a[1] mit einer Frequenz von 440 Hz als sogenannte Stuttgarter Stimmung festgelegt wurde (Feldmann 2003).

Auf den Einsatz der Stimmgabel als diagnostisches Instrument in der Otologie sollte man aber noch bis 1855 warten.

? 250. Was verbindet den Erfinder des Metronoms Johann Melzel mit Beethoven?

✔ Antwort

Ludwig van Beethoven (1770–1827) litt schon seit seinen frühen 20er-Jahren unter einer progredienten Schwerhörigkeit. Ab dem Alter von 54 Jahren war er offensichtlich komplett taub, was ihn in die persönliche und soziale Verzweiflung und Isolation trieb: " … mein Gehör ist seit drei Jahren immer schwächer geworden … nur meine Ohren, die sausen und brausen Tag und Nacht fort … Ich bringe mein Leben elend zu. Seit zwei Jahren meide ich alle Gesellschaften … Die hohen Töne von Instrumenten und Singstimmen höre ich nicht … Manchmal auch hör ich den Redner, der leise spricht, wohl, aber die Worte nicht, und doch, sobald jemand schreit, ist es mir unausstehlich."

Seine Beschwerden wurden von verschiedenen Ärzten (Beethoven betrieb in seiner Verzweiflung Ärzte-Hopping) ab 1800 mit einer Lokaltherapie aus Mandelöl, Meerrettich-Baumwolle, verschiedenen Teesorten, Vesikatorien oder lauwarmen Donaubädern behandelt, natürlich alles ohne relevanten Erfolg. In dieser Zeit der progredienten Hörverschlechterung kam Beethoven mit Johann Melzel, dem Erfinder des Metronoms, in Kontakt, der ihm unterschiedliche Hörrohre baute. Als kleine verzweifelte Selbsthilfe ließ sich Beethoven einen Holzstab an seinen Flügel anbringen, den er zwischen die Zähne nehmen konnte, mit dem ihm eine Hörverbesserung bzw. zumindest ein Vibrationsempfinden möglich und damit offensichtlich hilfreich war.

Die Erklärungsversuche seiner progredienten Schwerhörigkeit von Lues über eine Typhusinfektion, ein Schädeltrauma oder eine mögliche Otosklerose können einer modernen wissenschaftlichen Überprüfung kaum standhalten, sodass die Ursache wohl unklar bleibt. Immerhin wurden bei der Obduktion, die in seinem Hause stattfand(!), deutlich zu dünne, marklose und zusammenge-schrumpfte Hörnerven beschrieben.

Mit diesem Wissen um seine Erkrankung erscheint seine Gabe zur Komposition von Musik geradezu transzendent: " … es fehlte wenig und ich endigte selbst mein Leben – nur sie die Kunst, sie hielt mich zurück, ach es dünkte mir unmöglich, die Welt zu verlassen, bis ich das alles hervorgebracht, wozu ich mich auferlegt fühlte … " (Auszug aus dem Heilgenstädter Testament vom 06.10.1802). Seine Vorstellungskraft der Musik ging so weit, dass er beim Komponieren zwar noch an seinem Flügel saß, die Tasten jedoch nicht mehr anschlug (Zenner 2002).

? **251.** Wie hat sich die Mastoidektomie entwickelt?

✓ **Antwort**

Schon Galen (um 200 n. Chr.) erkannte die Wichtigkeit der Drainage von retroaurikulären Abszessen, die im Mittelalter in der Regel von den sogenannten Barbern durchgeführt wurde.

Die erste tatsächlich dokumentierte chirurgische Inzision wurde vom französischen Arzt Ambroise Paré im 16. Jahrhundert beschrieben, der – nebenbei erwähnt – dem König von Frankreich François II einen solchen Eingriff empfahl, seine Mutter jedoch ablehnte, woraufhin der Sohnemann einige Tage später an den Folgen seiner Ohrinfektion verstarb.

Insgesamt scheinen derartige "otologische" Operationen französischen Ursprung zu haben: Erste Empfehlungen zur sogenannten Mastoidektomie gehen auf den Pariser Anatom Johannes Riolanus (der Jüngere) zurück (1671). Der französische Chirurg Jean-Louis Petit, erster Direktor der frisch gegründeten französischen Royal Acadamy of Surgery, beschrieb erstmals in seinem *Traité des Maladies Chirurgicales* das methodische Eröffnen des Mastoides mit Hammer und Meißel bei Mastoiditis (pusthum 1774). Mit seinem mitunter frühzeitigen operativen Vorgehen zur Vermeidung der zu damaliger Zeit häufig letalen Komplikationen war er jedoch unter seinen Kollegen sehr umstritten.

Neben den entzündlichen Indikationen weitete sich die Mastoidektomie im Laufe des 18. Jahrhunderts weiter auf Schwerhörigkeit und Tinnitus aus, nachdem Zusammenhänge zwischen Mastoiditis und verbessertem Hörvermögen nach dem Eingriff beschrieben wurden. Als der dänische Arzt Baron Johann von Berger 1833 nach einer Mastoidektomie zur Behandlung seines Tinnitus 2 Wochen später an einer Meningitis verstarb, wurde die Indikation zum Eingriff im frühen 19. Jahrhundert zunächst wieder restriktiver gehandhabt.

Neuen Aufschwung erfuhr die Mastoidektomie durch den irischen Chirurgen Sir William Wilde (Vater von Oscar Wilde) nach der Vorstellung seiner namensgebenden – und auch heutzutage von uns durchgeführten – retroaurikulären Inzision 1849. Über diese Schnittführung führte Wilde kontroverse Diskussionen mit Joseph Toynbee und dem Deutschen Wilhelm Kramer aus Berlin, wodurch sich Ansätze einer britischen und deutschen Schule entwickelten. Wie auch immer: Durch Wilde wurde die Tür zur modernen Mastoidektomie geöffnet, obwohl die Technik des Eingriffes schon 40 Jahre früher in der Operationslehre von Zang, dem chirurgischen Standardwerk der damaligen Zeit, ausführlich beschrieben wurde.

Diese Schnittführung wie auch das Eröffnen des Mastoides mit Hammer und Meißel wurde von Anton Friedrich Baron von Tröltsch, Professor für Otologie in Würzburg 1864, übernommen, nachdem er sowohl bei Wilde in Dublin als auch bei Toynbee in London studiert hatte.

1873 wurde von seinen Schülern Hermann Schwartze und Adolf Eysell erstmals Indikationen und Standards der operativen Prozedur publiziert, letztere vergleichbar mit der heutigen Antrotomie. Erweiterungen im Sinne einer radikalen Mastoidektomie oder gar offenen Mastoidhöhle wurden insbesondere weiter in Deutschland z. B. von Ernst Kuster, Ernst von Bergmann und Ludwig Stacke ab 1988 vorangetrieben.

Bis zum frühen 20. Jahrhundert hatte sich die Mastoidektomie zu einem otologischen Standardeingriff entwickelt. Nach Entdeckung des Penicillins 1928 nahmen entzündliche Komplikationen und damit konsekutiv die Zahl der Mastoidektomien ab.

In Deutschland erfuhr die Otochirurgie durch die Einführung der Mikroskopie durch Prof. Horst Ludwig Wullstein und parallel in den USA durch William House in den 1950er-Jahren eine ganz neue Dimension (Bento und de Oliveira Fonseca 2013).

? 252. Wer erkannte die diagnostische Bedeutung des Stimmgabelversuchs nach Weber?

Antwort

Tourtual, Arzt aus Münster, entdeckte1827 nach Versuchen mit einer in den Mund eingeführten und mit beiden Zahnreihen fixierten Taschenuhr und einer wechselseitigen Okklusion der Gehörgänge mit den Fingern erstmals das Phänomen der Lateralisation.

Der gleichaltrige Musikinstrumentenbauer und Physiker Wheatstone aus London experimentierte mit den Okklusions- und Lateralisationseffekten für Untersuchungen vom Schwingungsverhalten des Trommelfells herum und entdeckte dabei zusätzlich den später als Gellé-Versuch beschriebenen Effekt oder weitere Phänomene, wie z. B. die Summation der Lautheit beim dichotischen Hören oder die Bildung von Kombinationstönen beim monauralen, nicht jedoch beim dichotischen Hören. Wheatstone führte die Stimmgabel weg vom Stimmen von Instrumenten hin zu physiologisch-wissenschaftlichen Untersuchungen, allerdings noch ohne daraus diagnostische Rückschlüsse zu ziehen.

Weber, Anatom und Physiologe aus Leipzig, führte nahezu identische Versuche durch, erklärte 1837 das Phänomen der Lateralisation durch Resonanz in Paukenhöhle und Gehörgang und erwähnte zumindest erstmals die Anwendung der Stimmgabel als diagnostisches Hilfsmittel.

Erst der Arzt am Taubstummeninstitut in Dresden Schmalz kam über die Beschäftigung mit den Weber-Versuchen auf die Idee, die Stimmgabel tatsächlich als diagnostisches Hilfsmittel zur Untersuchung der Ohren einzusetzen. Er erklärte die Lateralisation bei okkludiertem Gehörgang durch ein Zurückprallen von Schallwellen von den Wänden und beschrieb im Detail die heute bekannten Schlussfolgerungen des Weberversuches zur Unterscheidung einer Erkrankung des Mittel- oder Innenohres. Leider wurde sein Verdienst für die Otologie in den Lehrbüchern der Folgezeit von z. B. Kramer, Berlin, und ab Mitte des 19. Jahrhunderts auch von den 3 herausragenden Persönlichkeiten der Ohrenheilkunde von Tröltsch (Würzburg), Politzer (Wien), und Schwartze (Halle) ignoriert oder verkannt und ist so dann leider in die Geschichte eingegangen, wie Historiker zeigen konnten (Feldmann 2003).

Ob als kleine Wiedergutmachung posthum wenigstens der Begriff "Ohren-Schmalz" auf ihn zurückgeht?

253. Wer beschrieb erstmals eine Verbindung zwischen Ohr und Nase?

Antwort

In Unkenntnis der Anatomie wurden dem Ohr im alten Ägypten zwei Gefäße zugeschrieben: "Es sind 4 Gefäßstränge zu seinen beiden Ohren; darunter sind zwei Gefäßstränge rechter und zwei linker Hand. Es strömt Lebenshauch durch das rechte Ohr und Todeshauch durch das linke Ohr". Es bleibt unklar, ob insofern die Pharaonen schon von der Tuba Eustachi wussten.

Angeblich wurde die Verbindung zwischen Nasopharynx und Mittelohr vom griechischen Naturphilosophen Alkmaion 500 v. Chr. entdeckt, der sich als Philosoph und Arzt über Tiersektionen wohl ein recht ansehnliches anatomisches Wissen angeeignet hatte. Aristoteles berichtete, dass Alkmaion in dieser Verbindungsröhre bei Ziegen eine zusätzliche Atemöffnung vermutete. Danach hatten wohl auch schon Aristoteles und später Celsus eine vage Vorstellung von der Existenz einer solchen Verbindungsröhre. So beschrieb Aristoteles einen Gang, der vom Ohr zur Wölbung in der Mundhöhle führe. In den Problemata physica aus dem Corpus Aristotelicum wurde immer wieder eine Verbindung zwischen Ohr und Atemwege angenommen.

Nachdem die Finsternis des Mittelalters durch die Wiederentdeckung der Künste und Wissenschaft – ausgehend von Italien – vertrieben wurde, entwickelte sich wieder das Bewusstsein für die Wichtigkeit anatomischer Studien. Insofern verwundert es nicht, dass es der italienische Anatom Bartolomeo Eustachi war, der 1562 das nach ihm benannte Organ in seinem Werk *Epistula de auditus organis* erstmals beschrieb. Neben der genauen Anatomie erkannte Eustachius darüber hinaus auch die therapeutischen Optionen.

Da sich die in Italien zwar sehr rasch entwickelnden Kenntnisse von der Anatomie des Ohres im Allgemeinen aufgrund des zu der damaligen Zeit äußerst langsamen Informationsaustausches in die anderen europäischen Staaten und wissenschaftlichen Schulen nur mit großer Latenz durchsetzten, erklärt sich, warum erst einige Hundert Jahre später – nach der Entwicklung des Tubenkatheters – die Entdeckung von Eustachi von den großen Namen der Otologie wie Itard, Siegle, Toynbee oder Politzer wieder aufgegriffen wurde.

Zu Zeiten Eustachius verpuffte die klinische Bedeutung seiner Entdeckung unter der zu der damaligen Zeit auf reiner Empirie beruhenden Anwendung von Gurgel- und Niesmitteln (Masticatoria) als wichtigste Behandlungsmethode bei Ohrenerkrankungen (Politzer 1907).

? 254. Was war das Monochord?

✓ Antwort

Nachdem schon Pythagoras die Zusammenhänge zwischen Länge und Spannung einer transversal in Schwingung gebrachten Saite erkannt hatte, veränderte der Marburger Physiker Schulze 1908 das sogenannte Monochord (= rechteckiger Resonanzkasten, auf dem eine Saite aufgespannt ist, die über einen verschieblichen Steg beliebig unterteilt werden kann) in ein Hörprüfungsinstrument durch Anregung mittels Longitudinalschwingungen zur Überprüfung der oberen Hörgrenze. Die zugrunde liegenden Gesetzmäßigkeiten der musikalischen Intervalle, auf denen die gesamte Musikwissenschaft mit den Tonsystemen der Harmonielehre beruht, blieben davon unbeeinträchtigt.

Diese Idee von Schulze wurde rasch aufgegriffen und von dem holländischen Ohrenarzt Struycken 1910 in eine handliche Version modifiziert, mit der (durch Reiben entlang der Längsachse) sowohl die Luft- als auch die Knochenleitung (durch Aufsetzen auf das Mastoid) überprüft werden konnte. Über ein ausgeklügeltes Verfahren war Struycken in der Lage, genau die Frequenzen der produzierten Töne zu bestimmen und damit sein Monochord zu kalibrieren. (Der Interessierte sei hier auf die Literatur verwiesen [Feldmann 2003].) Immerhin war nun die Messung von Frequenzen ab 5.000 Hz bis zur oberen Hörgrenze möglich.

Da die tiefen Frequenzen zu der damaligen Zeit ausschließlich mit dem Bezold-Edelmannschen-Stimmgabelset und damit nur bis 870 Hz getestet werden konnten, entzog sich somit ein nicht unerheblicher Frequenzbereich der Überprüfung. Hierfür schlug der Berliner Physiologe K. L. Schaefer dann doch wieder zusätzlich Transversalschwingungen durch Anregung mittels Geigenbogen 870 Hz bis 2.000 Hz) und Hämmerchen (2.000–5.000 Hz) vor, da nur hierdurch tiefere Frequenzen generiert werden können als dies bei Longitudinalschwingungen möglich ist. Nach der technischen Lösung einer reproduzierbar verlässlichen Tonhöhe in Zusammenarbeit mit Struycken setzte sich das Monochord nach Struycken-Schaefer, vertrieben durch die Fa. Pfau, Berlin, ab 1913 in jeder Klinik oder größeren Praxis durch.

Der Mangel, die Lautstärke nicht verlässlich verändern zu können, wurde erst mit dem Beginn der Ära der elektronischen Audiometer behoben (Feldmann 2003).

? 255. Wer erkannte die diagnostische Bedeutung des Stimmgabelversuchs nach Rinne?

✓ Antwort

Der Ohrenarzt Polansky (Wien) hatte 1842 die Versuche von Capivacci und Schelhammer zur Knochen- und Luftleitung in die otologische Diagnostik mit einer Taschenuhr als Akumeter – damit allerdings noch ohne Verwendung der Stimmgabel – überführt.

Der Arzt Rinne (Göttingen) beschäftigte sich neben seiner Tätigkeit mit der wissenschaftlichen Grundlagenforschung über die Impedanzanpassung von Luft an das Medium Wasser des Innenohres. Die Beschreibung seines sogenannten Versuches Nr. 1 (Er dokumentierte über 20 Versuche, Nr. 18 beschrieb z. B. den Gellé-Versuch.) erfolgte eher als ein für ihn unbedeutendes Nebenprodukt und zeugt von seiner Einschätzung der geringen funktionellen Bedeutung des Knochenleitungshörens. (Er begründete die Wertigkeit des Luftleitungshörens über die Knochenleitung über die Notwendigkeit der Impedanzanpassung beim Menschen im Vergleich zu den "niederen" Wassertieren.) Nur in einer Fußnote erwähnte Rinne die klinisch-diagnostische Bewertung des dann später nach ihm benannten Versuchs, und so versank sein berühmter Stimmgabelversuch 25 Jahre in der Versenkung, bis er 1883 von Lucae (Berlin) durch einen Vortrag in London "Zur physikalischen differentiellen Diagnostik zwischen Erkrankung des schalleitenden Apparates und Nerventaubheit" wieder zu weltweitem Bekanntheitsgrad erweckte wurde und die international gültige Kurzbezeichnung "Rinne positiv/negativ" erhielt.

Dennoch setzten sich die klassischen Stimmgabelversuche nur langsam durch: Um 1900 formulierte die Deutsche Otologische Gesellschaft noch: "Diese Methode der Funktionsuntersuchung durch Luft- und Knochenleitung umfasst drei Versuche von Weber, Rinne und Schwabach, welche die Otologie als Ballast mitführt und die daher verlassen werden soll." (Feldmann 2003).

Aha, soso …

? 256. Wer gilt als der "Vater der Ohrenheilkunde" in Deutschland?

✓ Antwort

Anton Friedrich Freiherr von Tröltsch (1829–1890) arbeitete nach seinem Studium als Arzt während der Choleraepidemie in München. Als Anerkennung erhielt er ein Stipendium, was ihm Hospitationen zunächst in Berlin und Prag und dann vor allen Dingen viel bedeutender für seinen weiteren Werdegang, in London, Dublin und Glasgow bei Wilde und Toynbee ermöglichte.

Diese beiden Personen haben ihn besonders beeindruckt und so – inspiriert von dem Wissensstand der englischen Otologie – präsentierte er nur wenige Monate später in Paris die von ihm modifizierte Version des ursprünglich von Hofmann 1841 entwickelten Reflektorspiegels. Die veränderte Brennweite war genau auf die Bedürfnisse zur Untersuchung von Gehörgang und Trommelfell zugeschnitten. Die von ihm entwickelte abgewinkelte Kniepinzette zur Manipulation im äußeren Gehörgang findet heute noch Verwendung.

Es war von Tröltsch, der die klinische Untersuchung des Ohrs auf ein ganz neues Niveau katapultierte und ihm berechtigterweise – neben einer Vielzahl an weiteren Entwicklungen (so überbrückte er die Wartezeit bis zu seiner Zulassung als praktischer Arzt mit einer Technik zur Entnahme des Felsenbeines in toto und wissenschaftlichen Forschungen) – den Titel Vater der Ohrenheilkunde in Deutschland einbrachte.

Von Tröltsch war von seinem Interesse und Werdegang eher der Pionier der Diagnostik und Grundlagenforschung, wohingegen Hermann Schwartze aus Halle mehr chirurgisch ausgerichtet war und Politzer aus Wien mehr neuartige therapeutische Methoden entwickelte. Diese drei Persönlichkeiten deckten damit sehr gut die Aspekte Diagnostik, Therapie und Chirurgie ab, ohne sich groß in die Quere zu kommen, und prägten die Ohrenheilkunde im deutschsprachigen Raum mit ihrem Stempel (Lübbers und Lübbers 2013).

? 257. Wer operierte Kaiser Wilhelm II am Kehlkopf?

✓ Antwort

Bei Kaiser Wilhelm II trat im Sommer 1903 im Alter von 44 Jahren eine Heiserkeit auf, die zu großer Beunruhigung führte, war doch sein Vater Kaiser Friedrich III 1988 an einem Kehlkopfkarzinom gestorben, was – ganz ähnlich – mit Heiserkeit begonnen hatte.

Der Laryngologe Gustav Spiess (1862–1948) aus Frankfurt wurde daraufhin – in Vertretung seines Lehrers Moritz Schmidt – nach Potsdam gerufen, um den Kaiser zunächst zu untersuchen. Am 07.11.1903 unterzog sich Wilhelm II einer Kehlkopfoperation, wobei ihm – nun von Schmidt höchstpersönlich – komplikationslos ein Stimmbandpolyp entfernt wurde und sich somit das vom Kaiser so befürchtete Karzinom nicht bestätigte. Schmidt wurde daraufhin von Wilhelm II aus Dankbarkeit zum Geheimrat mit dem Prädikat Exzellenz ernannt.

Moritz Schmidt – mit vollem Namen eigentlich Johann Friedrich Moritz Schmidt-Metzler mit dem Doppelnamen seiner Ehefrau (bekannt durch das Bankhaus Metzler) – gehörte zu den herausragenden Persönlichkeiten der Frankfurter Gesellschaft um die Jahrhundertwende und war der berühmteste Vertreter der frühen Laryngo-Rhinologie in Deutschland. "Moritz Schmidt war ein guter Mensch, eine durch und durch vornehme Natur, eine liebenswürdige Persönlichkeit … Sein Andenken wird unvergessen sein" (Zitat aus einem Nachruf im Internationalen Zentralblatt für Laryngologie 1908).

Der Zungendrücker mit seinem Namen ist die Alternative zum Mundspatel von Brünings und auch die Entwicklung der ersten praktikablen Kieferhöhlenpunktionsnadel ist sein Verdienst (Lübbers und Lübbers 2013b).

? 258. Wie erfolgte im 19. Jahrhundert die Tubensprengung?

✓ Antwort

Die Idee, über einen Katheter Medikamente in das Mittelohr einbringen zu können, stammt von einem medizinischen Laien, dem französischen Postmeister Guyot, der selbst an einem Ohrenleiden litt, und 1724 seine Apparatur in Paris vorstellte. Seine Vorrichtung fand jedoch kein besonderes Interesse vor der Acadèmie Royale de Sciences.

1741 stellte der englische Militärarzt Cleland in London verschiedene Katheter und Sonden vor, um das Mittelohr spülen und die Tube über Insufflation von Luft dehnen zu können. 1756 beschrieb sein Landsmann Wathan erstmals eine Technik zum sicheren Auffinden des Tubenostiums, die bis in das 19. Jahrhundert hinein perfektioniert wurde.

Neben der Injektion von "Medikamenten" wie Meerwasser, Eisenoxid, Abkochungen von Pflanzen oder ätherischen Tinkturen sowie Insufflation von Tabakrauch und ätherischen Dämpfen wurde der therapeutischen nebenwirkungsarmen Lufteinblasung, propagiert durch den Franzosen Deleau, zunehmend mehr Bedeutung zugesprochen, da sich die reizenden Dämpfe und Substanzen als nachteilig und die Erkenntnis der Wiederherstellung der normalen Belüftung des Mittelohrs, nicht zuletzt durch Toynbee und Politzer, als primäres Behandlungsziel herausstellten.

War die Luftinsufflation nicht erfolgreich, wurden dünne Sonden über den Katheter bis in das Mittelohr vorgeschoben. So beschrieb Wilhelm Kramer 1836 in Berlin das Vorschieben einer E-Harfensaite, die zunächst dort belassen und erst nach Aufquellen zurückgezogen wurde (Feldmann 2003).

Ähnliche Bougierungen wurden von Deleau und Saissy in die klinische Routine eingeführt, wobei vorzugsweise aufquellende Darmsaiten verwendet wurden. Alternativ kamen Sonden aus Silber oder Fischbeinsonden zur Anwendung (Politzer 1907).

Damit war der Grundstein für die Tubensprengung gelegt. Es sollte jedoch noch lange dauern, bis die moderne Tubensprengung in die Klinik Einzug fand …

? 259. Wer war der Begründer der Italienischen anatomischen Schule?

✓ Antwort

Falloppio (1523–1562) kann mit Recht als DER Anatom bezeichnet werden, der die Anatomie des Ohres bis ins kleinste Detail entschlüsselte, und damit Vesal – zumindest in dieser Beziehung – geradezu in den Schatten stellte und darüber hinaus mit der Gerechtigkeitsliebe und Bescheidenheit seiner Persönlichkeit das Ideal eines Gelehrten in besonderem Maße verkörperte.

Er war der Begründer der Italienischen Schule, aus der eine Reihe von weiteren bedeutenden Anatomen Europas hervor gingen. Er gehörte zu den beliebtesten Gelehrten seiner Zeit und stand, den grantigen Eustachius ausgenommen, mit vielen anderen Anatomen Europas in freundschaftlichem wissenschaftlichem Kontakt. Er wirkte überwiegend in Padua und wurde mit dem Titel "Äskulap seines Jahrhunderts" ausgezeichnet.

Seine Beschreibung der Anatomie des Ohres war – bis auf wenige Ausnahmen oder Ungenauigkeiten (die Chorda war entweder Gefäß oder Nerv, die Kochlea hatte 3 Windungen, das runde Fenster war der Beginn der Schnecke …) – so umfassend, dass später kaum mehr Wesentliches hinzugefügt wurde. Aufgrund der Ähnlichkeit des Mittelohrs mit einer Trommel wurde von ihm der Begriff Tympanum geprägt. Seine wichtigste Entdeckung war die Beschreibung des genauen Verlaufs des N. facialis (= Falloppio-Kanal) im Jahre 1561. Seine anatomischen Beschreibungen entwickelte er übrigens über die zu der damaligen Zeit hohe Anzahl von durchschnittlich 7 Sektionen pro Jahr.

Zusammen mit Ingrassia und Eustachio kann Falloppio als Begründer der makroskopischen Anatomie des Ohres bezeichnet werden. Die Reformierung der pathologischen Anatomie sollte jedoch erst ein Jahrhundert später beginnen (Politzer 1907).

? 260. Wer entdeckte das Paukenröhrchen?

✓ Antwort

Die Beobachtung einer Hörverbesserung durch eine versehentliche Verletzung des Trommelfells stammt aus dem Jahre 1648 von Riolan dem Jüngeren aus Paris. In den darauffolgenden 150 Jahren erfolgten u. a. durch Valsalva und Willis (Namensgeber der Parakusis Willisii) Experimente an lebenden Hunden und Leichen, bis Cooper, eine bedeutender englischer Chirurg, 1800 erstmals an über 50 Patienten mit Hörstörung eine Trommelfellperforation, jedoch mit unbefriedigendem Ergebnis, durchführte.

Das Hauptproblem verschiedener, auch defektstanzender Instrumente war der schnelle Spontanverschluss des Trommelfells. Hierfür beschrieb erstmals der Würzburger Martell Frank 1845 ein dem heutzutage verwendeten sehr ähnliches Gold-Paukenröhrchen und kann somit als der Erfinder der Paukendrainage bezeichnet werden.

Seine Erfindung verschwand jedoch für 20 Jahre in der Vergessenheit, bis Schwartze 1867 – nach den neuen Erkenntnissen von Toynbee über die Pathologie des Mittelohres und der Unterscheidungsmöglichkeit zwischen Mittel- und Innenohrschwerhörigkeit im Weber-Versuch – den Trommelfellschnitt wieder als gängiges Konzept einführte und den Begriff Paracentese (griech. paraketein; an der Seite/daneben durchstechen) prägte.

1868 entwickelte Politzer ein Paukenröhrchen aus Hartkautschuk, welches sich aber aufgrund häufiger Komplikationen, insbesondere hartnäckiger eitriger Sekretion, nicht durchsetzte. Erst 1954 wurde die Paukendrainage wieder vom Amerikaner Armstrong eingeführt, dessen Röhrchen wie eine großlumige abgeschnittene und einseitig angeschrägte Metallkanüle imponierten. Danach gab es – auch im Zuge der Entwicklung der Ohrmikroskopie/-chirurgie – kein Halten mehr, und die Paukendrainage gehörte mit einer Vielzahl an unterschiedlichen Röhrchen zum gängigen Repertoire (Feldmann 2003).

? 261. Wie begann die Hörgeräteversorgung?

✓ Antwort

Schon seit frühesten Zeiten bestand der Wunsch, Hörstörungen zu beheben. Dabei blieben jedoch sowohl sämtliche naturheilkundlichen Anwendungen und Verfahren (man kann sagen sämtliche zur Verfügung stehenden Phytopharmaka in unterschiedlichster Verabreichungsform) als auch die haarsträubendsten und abstrusesten Therapien (Blutegel, Aderlässe, Emetika, Quecksilber, Tonika, Haarseile etc.) bis hin zu erheblich invasiven Maßnahmen (von Tubenkatheterisierung mit Substanzinstillation/-insufflation und Trommelfelldurchstoßung bis Aufmeißelung des Mastoids) von der Antike bis in das 19. Jahrhundert bis auf einige aus der heutigen Sicht als zufällig zu bewertende Behandlungsergebnisse ohne Erfolg.

So verwundert es nicht, dass die Konstruktion von Hörhilfen eine sehr lange Tradition hat, wie den Monografien von Vidus Vidius (1509–1569), Beck (1794–1838) und Itard (1775–1838) zu entnehmen ist. Letztlich war der gemeinsame Nenner dieser Geräte immer ein Schallfänger aus unterschiedlichen Materialien. In Spanien gab es z. B. die Sarbatana, d. h. längere Metallrohre, die an kurze Blasrohre erinnern. Tatsächlich haben sich die einfachen Konstruktionen z. B. von Riolan (1580–1657), Nuck (1650–1692; mehrfach gewundenes Hörrohr aus Metall), Le Cat (1700–1765; Hörrohr mit weitem Trichter) u. a. mit nach außen trichterförmig erweiterter und nach vorne geschwungener Öffnung – mitunter mit biegsamer/elastischer Komponente – durchgesetzt. Als ein sehr praktisches Hörrohr wurde dasjenige von Curtis angegeben, welches wie ein auf See benutztes Sprachrohr konstruiert war.

Darüber hinaus wurden wohl von Nollet, Du Quet, Schmalz, Itard, Amuel u. a. auch richtig komplizierte Hörmaschinen konstruiert, die sich aber allesamt nicht durchsetzten (Politzer 1907).

Das erste elektrische Hörgerät wurde 1939 von Hutchison in Form eines tragbaren Kohlemikrofons auf dem Prinzip eines Telefons entwickelt. Durch elektrische Verstärkung des Schallsignals über das Kohlegranulat konnten immerhin geringgradige Schwerhörigkeiten ausgeglichen werden.

Die nächste Generation von Hörgeräten in Form von (fragilen und sich zu schnell erhitzenden) Elektronenröhren war zwar schon leistungsfähiger, wurde ab 1950 jedoch von den robusteren Transistoren abgelöst, die sich dann in den darauffolgenden Jahren durchsetzten. Durch die Erfindung der Mikroprozessoren 1970 nahm die Leistungsfähigkeit zu und die Größe der Geräte erheblich ab. Die weiteren technischen Entwicklungen, z. B. Richtung Digitalisierung begannen ab 1980.

? 262. Wer entdeckte Hammer und Amboss?

✓ Antwort

Nach dem Zusammenbruch des römischen Reiches und den Wirren der Völkerwanderungen war jeglicher wissenschaftlicher Fortschritt verschwunden. Das Mittelalter war in vielerlei Hinsicht, aber insbesondere im Hinblick auf die Entschlüsselung der Anatomie, bedingt durch das kirchliche Verbot der die Auferstehung verhindernden Sektionen, eine trostlose Phase der Stagnation.

Die Entdeckung von Hammer und Amboss wird in den frühen historischen Werken immer den Italienern Achillini und Berengario da Carpi Ende des 15. Jahrhunderts, Zeitgenossen von Leonardo da Vinci, zugeschrieben, die zu den ersten Anatomen gehörten, die den Mut zur Sektion von Leichen aufbrachten und darüber anatomische Abbildungen erstellten.

Politzer konnte jedoch durch intensives Quellenstudium nachweisen, dass Erstgenannter für diese Errungenschaft ausgeschlossen werden kann und da Carpi lediglich Hammer und Amboss erwähnte, nicht jedoch entdeckte.

Es muss davon ausgegangen werden, dass Hammer und Amboss schon deutlich früher von unbekannten Anatomen gefunden wurden, ohne jedoch deren Bedeutung zu erfassen.

Der zeitgenössische Anatom Nic. Massa verglich dann das Aussehen mit Trommelschlegeln "malleoli", und der erste Name war geboren. Die Bezeichnung "incus" stammte übrigens von Vesal (Politzer 1907).

? 263. Wie verlief die Entwicklung der Wanderwellentheorie?

✓ Antwort

Bevor Helmholtz, Békésy, und Ranke ihre Theorien entwickeln konnten, waren wichtige anatomische Entdeckungen nötig:

Der Holländer Koyter (1534–1600) beschrieb als Erster die Übertragung der Schallwellen über die Gehörknöchelchen auf das Labyrinth. Es war der Franzose Duverney (1648–1730), der als einer der Ersten die Kochlea als Perzeptionsorgan für das

Hören erkannte. Über seinen Kontakt zu dem Physiker Mariotte und von den zu der damaligen Zeit bekannten akustischen Gesetzen angeregt, vermutete Duverney einen Zusammenhang zwischen der Anatomie der Spiralmembran der Schnecke und der Wahrnehmung unterschiedlicher Frequenzen, wobei für ihn die breiteste Windung noch die tiefen und die apikale die hohen Frequenzen repräsentierte und auch die Bogengänge an diesem Vorgang beteiligt seien, gleichwohl er noch die ihm bekannte Labyrinthflüssigkeit als pathologisch ansah.

Valsalva (1666–1723), Lehrer von Morgagni, verglich Länge und Breite weicher schwingender Strukturen der Kochlea mit Saiten eines Musikinstrumentes und näherte sich somit zunehmend der Helmholtz'schen Theorie an, auch wenn er noch – zumindest teilweise – von dem seit der Antike über viele Jahrhunderte gängigen Konzept des Hörens, der in Schwingung versetzten "eingepflanzten inneren Luft" (="aer ingenitus") ausging. Erst Cotugno (1736–1822), Schüler von Morgagni, und die Deutschen Pyl und Schelhammer räumten diesen Irrtum ein für allemal aus dem Weg, indem sie beschrieben, dass das Innenohr ausschließlich flüssigkeitsgefüllt war. Cotugno postulierte darüber hinaus, dass diese Flüssigkeit durch die Schallübertragung via Gehörknöchelchen in Schwingung versetzt würde, und die beiden Aquädukte für Ausgleichsbewegungen vorhanden seien.

Scarpa (1747–1832), ebenfalls Schüler von Morgagni, entdeckte schließlich das häutige Labyrinth und unterschied Peri- und Endolymphe.

Müller (1801–1851) vermutete, dass "die Spiralplatte der Schnecke als eine die Nervenfasern tragende Platte betrachtet werden müsse, auf der alle Schneckennervenfasern fast gleichzeitig die Stoßwelle empfangen und gleichzeitig in das Maximum der Verdichtung und dann wieder in das Maximum der Verdünnung eintreten." (Politzer 1907).

Die Beschreibung der genauen Anatomie des Innenohrs entwickelte sich erst Anfang des 19. Jahrhunderts durch den Fortschritt der Konservierungsmethoden und Mikroskopie, die eng mit den Namen Corti, Reissner, Deiters u. a. verknüpft ist. Erst hierdurch entstand – anknüpfend an und aufbauend auf die Erkenntnisse von Müller – die Grundlage für die bahnbrechenden physiologischen Untersuchungen von Helmholtz, Békésy und Ranke.

Die Theorie von Helmholtz (1821–1894) von einer den einwirkenden Schallwellen entsprechenden Eigenfrequenz unterschiedlicher Fasern der Basilarmembran (Resonanztheorie) wurde von der hydrodynamischen Theorie von Békésy (1899–1972) und Ranke (1899–1959) abgelöst, die die tonotope Organisation der Kochlea mit dem frequenzspezifischen Amplitudenmaximum der Wanderwelle nicht durch die Helmholtz'sche Resonanz, sondern durch die Dispersion (räumliche Trennung nach Frequenz) erklärten, die heute noch ihre Gültigkeit hat.

❓ 264. Wer entdeckte den Stapes?

✅ Antwort

Auch wenn Vesal (1514–1564) die Anatomie des Mittelohres recht genau beschrieb, entgingen ihm neben dem Stapes überraschenderweise einige wichtige andere anatomische Strukturen wie der Verlauf des N. acusticus oder die genaue Anatomie von Schnecke und Bogengängen, was zeigt, dass dieser überragende Anatom des 16. Jahrhunderts dem Hörorgan scheinbar nur recht geringes Interesse entgegenbrachte.

Es war der Schüler Vesals Ingrassia (1510–1580), der sich insbesondere der Osteologie widmete und den Stapes 1546 entdeckte und beschrieb. Seine Entdeckung wurde ihm von einigen anderen Anatomen wie Eustachio, Colombo, Collado und Falloppio streitig gemacht. In diesem Prioritätsstreit ging er jedoch als Sieger hervor, auch wenn Politzer durch intensives Quellenstudium die Möglichkeit einer zeitgleichen und unabhängigen Entdeckung des Stapes durch den ein oder anderen der genannten Anatomen (insbesondere Eustachio und Falloppio) postulierte.

Neben der Entdeckung des Stapes beschrieb Ingrassia übrigens auch als Erster die Knochenleitung über die Zähne (Politzer 1907).

❓ 265. Wer entdeckte die Otosklerose?

✅ Antwort

Valsalva (1666–1723) war in der Übergangszeit vom 17. zum 18. Jahrhundert die überragende Persönlichkeit, die sich (u. a.) mit der Anatomie des Ohres befasste, und er kann wahrhaft als Altmeister der Otologie bezeichnet werden. Er war der Erste, der 1740 bei der Sektion eines Tauben die Ossifikation des Ringbandes mit Ankylose der Stapesfußplatte beschrieb, was die ihm eigene präzise und gewissenhafte Präparationsmethode eindrücklich belegt. (Nach Sektion von über 1.000 Köpfen innerhalb von 16 Jahren hatte Valsalva seine Technik so perfektioniert, dass er in der Lage war, das Gehörorgan in toto und nicht wie sonst damals üblich in seinen Einzelteilen zu präparieren.)

In der ersten Hälfte des 19. Jahrhunderts wurde von verschiedenen Anatomen bei Sektionen immer wieder eine Ankylose des Steigbügels beschrieben. So demonstrierte Toynbee (1815–1866) z. B. 35 Fälle einer auf einer Ankylose der Stapesfußplatte beruhenden Schwerhörigkeit.

Die Otosklerose als eigenständige und primäre Erkrankung der Labyrinthkapsel wurde erstmals von Politzer 1893 veröffentlicht, der anhand von mikroskopischen Untersuchungen Knochenveränderungen im Bereich vom Promontorium, dem inneren Gehörgang, aber auch an anderen vom Periost entfernteren Stellen der Labyrinthkapsel beschrieb (Politzer 1907).

? 266. Wer operierte Hitler am Kehlkopf?

✓ Antwort

Carl Otto von Eicken (1873–1960) wurde schon früh nach seinem
Medizinstudium Schüler von Gustav Killian, dem berühmten
Direktor der Laryngologischen Klinik an der Berliner Charité.
Während dieser Zeit avancierte er zu einem der Lieblingsschüler
von Killian. Von Eicken entwickelte die indirekte Hypopharyn-
goskopie als Voraussetzung für die Stützendoskopie Killians,
befasste sich danach jedoch mit der Otologie und war 10 Jahre
außerordentlicher Professor der Hals-Nasen-Ohrenheilkunde in
Gießen.

Auf dem Sterbebett musste er seinem alten Lehrer Killian
versprechen, dessen Nachfolge in Berlin zu übernehmen. Als
dann noch die Otologische Klinik in Berlin neu zu besetzen war,
wurde von Eicken Ordinarius der nunmehr als Hals-Nasen-
Ohrenklinik vereinten beiden Kliniken an der Charité und war
somit in erheblichem Maße an der Zusammenführung unseres
Faches beteiligt. Er war dadurch ein breit ausgebildeter Chirurg
der HNO-Heilkunde. Die gebogene Saug-Spülkanüle für die Stirn-
und/oder Kieferhöhle trägt seinen Namen und wird auch heute
noch sehr gerne verwendet.

Der prominenteste Patient der HNO-Klinik war Adolf Hitler,
der wegen seines Tinnitus sowie sinusitischer Beschwerden über
mehrere Jahre durch von Eicken betreut und behandelt wurde.
Als Hitler 1935 eine Heiserkeit entwickelte, diagnostizierte von
Eicken Stimmbandpolypen und nahm die Verantwortung auf sich,
seinen schwierigen Patienten unter größter Geheimhaltung unter
dem Codenamen "Adolf Müller" in der Reichskanzlei zu operieren.
Diesen Eingriff wiederholte er noch einmal 1944 (Lübbers und
Lübbers 2013b).

? 267. Wo lag die Geburtsstätte der Ohranatomie?

✓ Antwort

Ausgehend von der Renaissance der Künste und Wissenschaften
nahm auch die Entwicklung der Anatomie ihren Ursprung in
Italien. Dieser aufkeimenden künstlerischen Entfaltung – und
angespornt durch die schwierige Anatomie – verdanken wir
die bildliche Umsetzung der komplexen Anatomie durch
hervorragende und anschauliche anatomische Zeichnungen,
gleichwohl der berühmteste Vertreter Leonardo da Vinci den
Sinnesorganen und damit auch dem Ohr kein besonderes
Interesse schenkte.

So wurde die Anatomie des äußeren, mittleren und
inneren Ohres sowie des Felsenbeins durch Überwindung
der Galenischen Tradition und angetrieben von der Idee der
unbefangenen freien Beobachtung durch die großen Anatomen

Italiens des 16. Jahrhunderts Vesal, Falloppio, Ingrassia, Eustachio und Casserio in Padua, Bologna, Pavia, Palermo, Neapel und Rom entschlüsselt und innerhalb kürzester Zeit auf die Stufe der anderen Organe angehoben, nachdem die Ohranatomie – entgegen der allgemeinen Anatomie – aus dem Altertum bis in das 14. Jahrhundert nahezu als weißes Blatt hervorgegangen war.

Der langsame Informationsaustausch zu der damaligen Zeit erklärt, warum die deutschen und französischen Anatomen erst ein Jahrhundert später diese neuen anatomischen Kenntnisse vertiefen konnten (Politzer 1907).

? 268. An welcher HNO-Erkrankung litt Martin Luther?

✓ Antwort

Am 06.07.1527, im Alter von 43 Jahren, hatte sich Martin Luther schon mit einem gewissen Unwohlsein zum täglichen Abendessen mit Gästen begeben, als "er klaget aber über ein groß verdrießlich, ungewöhnlich Brausen und Klingen des linken Ohrs. Weil aber dasselbige Klingen und Sausen größer und heftiger ward, sagte er, er könnte vor Schwachheit bei uns am Tische nicht bleiben, ging derhalben wieder hinauf in seine Schlafkammer, dass er sich wieder ins Bett legt. Da er über die Schwelle der Schlafkammer trat, ging ihm eine Ohnmacht zu, spricht hastig zu mir "O Herr Doct. Jona, mir wird übel, Wasser her, oder was ihr habt, oder ich vergehe"." Tja, nun ist das Rätsel wohl gelöst …

In den Folgejahren hatte Luther immer wieder einen Menière-Anfall, der ihm jedes Mal als Satanswerk erschien: "Ich acht, dass es der schwarze zoticht Geselle aus der Höllen gewest, der mich in seinem Reich auf Erden nicht wohl leiden mag."

Seine Ärzte waren ratlos, ebenso wie diejenigen, die bis in das frühe 20. Jahrhundert seine Beschwerden als Ausdruck einer Überarbeitung, einer Mittelohrerkrankung oder gar Psychose zu deuten versuchten.

Es war Prosper Menière, der Direktor des Königlichen Taubstummen-Institutes in Paris, Nachfolger von Itard, der seine schon viele Jahre früher gemachten, klinischen und pathologischen Beobachtungen am 08. Januar 1861 vor der Académie impériale de médicine in Paris vorstellte und auch den Zusammenhang mit dem Labyrinth postulierte. 1867 wurde von Voltolini dann erstmals der Begriff Morbus Menière verwendet.

Der Zusammenhang mit einer Tieftonschwerhörigkeit wurde 1892 von Gradenigo entdeckt. Das Einreißen des häutigen Labyrinths durch übermäßigen Druck beschrieb Gruber 1895, der endolymphatische Hydrops wurde 1938 durch Hallpike und Cairns nachgewiesen (Feldmann 2003).

? 269. Wie hat sich die Stapesplastik entwickelt?

✓ Antwort

Die ersten Stapesextraktionen wurden 1875 von Kessel in Jena bei schweren Formen einer chronischen Otitis media durchgeführt, indem er das Trommelfell einschließlich sämtlicher Gehörknöchelchen entfernte, in der Hoffnung, die Entzündung dadurch zur Ausheilung bringen zu können. Natürlich war die Komplikationsrate einschließlich letaler Verläufe so hoch, dass von diesem Vorgehen wieder Abstand genommen wurde.

Miot aus Paris berichtete 1890 über den hörverbessernden Erfolg nach Stapesextraktion und prägte den Begriff einer Stapesmobilisation.

Ab 1930 wandte man sich von den verhängnisvollen Operationen in entzündlichem Zustand des Mittelohrs ab und konzentrierte sich auf die reizlosen Mittelohrverhältnisse bei der Otosklerose: Es wurde für ca. 3 Jahrzehnte üblich, eine offene Mastoidhöhle und dann ein Bogengangfenster mit umschriebener Freilegung des häutigen Labyrinthschlauches anzulegen, das dann mit Gehörgangshaut wieder bedeckt wurde. Unter Umgehung der Kette konnten hierdurch sehr gute hörverbessernde Resultate, allerdings unter Inkaufnahme eines Fistelsymptoms, erreicht werden.

Shea aus Memphis entfernte 1956 versehentlich bei dem Versuch einer Stapesmobilisation den Stapes und rekonstruierte mit einem Knochenspan nach Abdeckung der ovalen Fensternische mit Bindegewebe. Durch die erfreulichen audiometrischen Erfolge ermutigt, verwendete er daraufhin Venenwand zur Abdeckung und Plastikröhrchen zum Stapesersatz. Shea gilt seitdem als Begründer der Stapesplastik (Feldmann 2003).

? 270. Wie waren die Anfänge der Adenotomie?

✓ Antwort

Czermak aus Budapest führte 1858 erstmals die Postrhinoskopie mittels Spiegel durch. Diese Methode wurde als schwierig bekannt, setzte sich dennoch langsam durch, auch wenn die Beschreibung der Rachenmandel noch einige Jahre dauern sollte. Der kausale Zusammenhang mit den klinischen Beschwerden wurde erst von Meyer, Kopenhagen, 1868 erkannt, der zur Diagnose die digitale Palpation bevorzugte und mit der Pathologie, Ätiologie und den symptomatischen Beschwerden das Krankheitsbild der adenoiden Vegetationen derart detailliert beschrieb, dass später nichts Wesentliches mehr ergänzt werden musste.

Voltolini entfernte ab 1865 als Erster die adenoiden Vegetationen mittels einer Galvanokaustikschlinge. Auch das manuelle "Zerquetschen" oder das Ausschaben mit dem scharfen

Zeigefingernagel wurde praktiziert. Meyer führte in mehreren Sitzungen eine Ätzung mit Silbernitrat durch und entwickelte später eine Reihe von Instrumenten (Ringmesser) zur transnasalen Resektion. Andere Instrumente wie Schaber, Kratzer, scharfe Löffel, Ringmesser, Quetscher, Schlingenschnürer und Zangen sprossen wie Pilze aus dem Boden und wurden immer wieder modifiziert. All diese Instrumente wurden transnasal eingeführt. Erst Gottstein, ein Schüler von Politzer, entwickelte 1886 ein gebogenes Ringmesser, das er vom Mund aus einführte. Diese Methode verbreitete sich rasch und hat sich bis heute bewährt. Die Ringmesser wurden durch Beckmann und Fein nur noch geringfügig verändert. Ein guillotineartiges Pharyngotom mit Fangkörbchen setzte sich nur bedingt durch.

Der Eingriff erfolgte in der Regel ohne Anästhesie, in seltenen Fällen in Oberflächenanästhesie mit Kokain, in sitzender Position. Der kleine Patient wurde dabei von einer kräftigen Person fixiert, ein Mundkeil sollte das Zubeißen verhindern. Ab 1880 war Chloroform, Bromäthyl und Äther zu Inhalationsrauschnarkose verfügbar, dieses Vorgehen erhöhte jedoch die Gefahr tödlicher Aspirationen, sodass einige Operateure (u. a. Killian) den Eingriff in Kopf-Hängelage praktizierten. Flächendeckend wurde die Operation in Kopf-Hängelage aber erst nach Entwicklung der Mundsperrer nach Davis-Boyle und Negus durchgeführt (Feldmann 2003).

Es soll nicht unerwähnt bleiben, dass die Prozedur mit "dürftiger" oder ohne Betäubung aus heutiger Sicht ein für die Kinder erhebliches traumatisches Ereignis war. Dazu ein Auszug aus dem Lehrbuch *Die Krankheiten der Mundhöhle, des Rachens und der Nase* von Grünwald (Grünwald 1912): "Als üble und ebenfalls (durch Narkose) vermeidbare Folge müssen wir ausdrücklich auch die psychische Schädigung der Kinder bezeichnen. Wer öfter die von anderer Seite, unter Anwendung mehr oder weniger roher Gewalt und unvollkommen operierten Kinder nur mehr unter äußerstem Widerstand und wüstem Geschrei hat zu sich ins Sprechzimmer heranschleppen sehen, wird über den zugefügten Schaden keinen Zweifel haben."

Ein Beispiel dafür, dass die Urväter unserer Fachgesellschaft für ein hartes Austeilen, aber gleichermaßen auch Einstecken bekannt waren. Ältere Menschen, die Derartiges in ihrer Kindheit erlebten, wissen heute noch davon zu berichten …

❓ 271. Woran starb Heinrich Schliemann?

✓ Antwort

Heinrich Schliemann (1822–1890), der Entdecker von Troja, hatte durch regelmäßiges Baden im Meer Gehörgangsexostosen und litt dadurch an rezidivierenden Gehörgangsentzündungen, die den Schriftwechsel mit Rudolf Virchow erklären und zur häufigen Konsultation von Ohrenärzten in verschiedensten Ländern führte.

Aufgrund des otologischen Befundes war von Schwartze in Halle schon in früheren Jahren eine Operation empfohlen worden, die er jedoch aus Zeitgründen immer wieder verschoben hatte.

Am 12.11.1890 wurde er endlich von Schwartze einzeitig auf beiden Ohren operiert. In einem knapp 2 Stunden dauernden Eingriff wurden auf dem rechten Ohr von endaural Exostosen abgetragen und links über einen retroaurikulären Zugang bei Cholesteatom eine Radikalhöhle angelegt. Nach schneller Rekonvaleszenz entwickelte Schliemann 2 Wochen postoperativ starke Ohrenschmerzen, für die keine Erklärung gefunden wurde. Er ahnte schon nichts Gutes, als er sich an die Aussage eines Ohrenarztes in Konstantinopel erinnerte, der "nicht das linke und nur das rechte Ohr operieren wollte, weil er fürchtete, in jenem einen am Schädel liegenden dünnen Knochen zu berühren. So muss es auch gekommen sein. Der Schmerz hat zugenommen".

Auf dem Weg zu seiner Familie für das Weihnachtsfest in Griechenland brach Schliemann am Bahnhof in Neapel 6 Wochen nach der Operation bewusstlos zusammen und verstarb am 26.12.1890 an einer otogenen Meningitis. Im Nachhinein könnte eine intraoperative Verletzung der Dura postuliert werden (Feldmann 2003).

? 272. Wer entdeckte die Nasennebenhöhlen?

✓ Antwort

Von der Antike bis in das Mittelalter hinein war von den Nasennebenhöhlen bis auf die Lamina cribrosa nichts bekannt. Nachdem der geistige Aufschwung im 15. Jahrhundert die Dunkelheit der mittelalterlichen Scholastik vertrieb und auch die Naturwissenschaften erfasste, begann die Stunde der Anatomen, die zunächst allesamt in Italien wirkten, um Namen wie Vesalius, Eustachius, Fallopius, Casserius, Ingrassia u. a. zu nennen. Das Wissen um die Anatomie des menschlichen Körpers entfaltete sich in Quantensprüngen, und dennoch: Die Nasennebenhöhlen blieben unentdeckt.

Es war Nathaniel Nightmore (1613–1685), der 1651 als Erster eine detaillierte Beschreibung der Nasennebenhöhlen präsentierte. Die 2000 Jahre alte Theorie der Säftelehre und die Vorstellung, der Nasenschleim habe seinen Ursprung im Gehirn und fließe von dort über die Knochenkanälchen der Lamina cribrosa ab, wurde erst von Schneider, Wittenberg, 1660 abgelöst, als er den Ursprung des Nasenschleimes in diesen Nasennebenhöhlen postulierte und damit den Grundstein für die (Patho-)Physiologie der Rhinologie legte. Der Aufbau der Nasenschleimhaut wurde 1841 von Henle beschrieben. Zuckerkandl fasste die Erkenntnisse dann 1882 in seinem epochalen Werk *Normale und pathologische Anatomie der Nasenhöhle und ihrer pneumatischen Anhänge* zusammen.

Um 1900 wurden aber im Nachlass von Leonardo da Vinci (1452–1519) Abbildungen der Nasennebenhöhlen gefunden, die er schon ein halbes Jahrhundert vor Vesalius und über 100 Jahre vor Nightmore angefertigt, jedoch nicht veröffentlicht und deswegen vor dem wissenschaftlichen Fortschritt verborgen hatte. Damit muss da Vinci als der Entdecker der Nasennebenhöhlen bezeichnet werden (Feldmann 2003).

273. An welcher HNO-Erkrankung litt der Sonnenkönig?

Antwort

Es war ein typisches Phänomen des Mittelalters, dass auch Könige nicht vor durch schlechte Ernährungsgewohnheiten und mangelnde Hygiene bedingte gesundheitliche Probleme und Erkrankungen geschützt waren. Man muss postulieren, dass die damit häufig einhergehenden olfaktorischen Belastungen für das Umfeld trotz des königlichen Status nicht unerheblich gewesen sein müssen, wie folgende Krankengeschichte vermuten lässt:

Ludwig XIV (1643–1715) musste sich aufgrund hochgradiger Karies die kompletten Zähne des linken Oberkiefers ziehen lassen, was zu einer größeren Kieferhöhlenfistel mit nasaler Regurgitation und übelriechendem Ausfluss führte. Nach 18-facher Kauterisation der Fistel mit einem Glüheisen durch den Chirurgen Dubois kam es endlich zum Verschluss. Es wird übrigens berichtet, dass Dubois nach den Interventionen regelhaft erschöpfter als der König gewesen sei, was wohl in Anbetracht dessen Habitus und der Rollenverteilung nicht verwundert.

In der Folge entwickelte sich jedoch ein hartnäckiger Ausfluss aus der Nase, der den König wie auch seine behandelnden Ärzte durch den aashaften fauligen Geruch gleichermaßen beunruhigte und ihn wohl bis ins Grab begleitete. Ludwig XIV versuchte sich durch das Vorlesen seiner im Journal de la Sancté du roi ausführlich dokumentierten Krankengeschichte zu amüsieren und davon abzulenken, zumal die "Kraft und Standhaftigkeit des Königs" von den Berichterstattern immer besondere Beachtung erhielt (Feldmann 2003).

274. Wie hat sich das operative Vorgehen zur Entfernung der Tonsillen entwickelt?

Antwort

Celsus erwähnte erstmals den Begriff Tonsilla, der von tonsa (= das Ruder) abgeleitet ist und die gegenüberliegende Position "wie 2 Ruder eines Bootes" zum Ausdruck bringt. Das deutsche Wort Mandel stammt ethymologisch vom althochdeutschen mandala, und dieses wiederum vom spätlateinischen amyndala bzw. amygdala ab, was auf Persisch die Frucht des Mandelbaumes bezeichnet. In der Anatomie wurde der Begriff Mandel vom berühmten Anatom Vesalius erstmals 1543 verwendet, der in ihnen Speicheldrüsen vermutete. Es dauerte bis 1884, bis (u. a.) Waldeyer ihren lymphatischen Charakter beschrieb.

Die Tonsillektomie zur Zeit von Celsus um die Geburt Christi bis in das 18. Jahrhundert hinein, ja mitunter sogar bis kurz vor dem 1. Weltkrieg (dann aber schon in Lokalanästhesie oder z. B. Chloräthyl-Inhalationsnarkose) erfolgte digital durch Herauslösen mit dem Fingernagel. Parallel dazu wurde eine Reihe von Instrumenten entwickelt:

- Fadenschnürer, die ein langsames Abschnüren und konsekutives Abfallen der Mandel innerhalb vieler Stunden auslösten, modifiziert durch den Tonsillenschnürer nach Brünings 1908, der heute noch im Gebrauch ist.
- Guillotineartige Tonsillotome, die ihre ursprüngliche Anwendung bei der Uvulakappung hatten und für die Tonsillen im 19. Jahrhundert zunächst von Physick, dem Vater der amerikanischen Chirurgie, dann durch Fahnestock, Mathieu, Guersant, Mackenzie und Sluder modifiziert wurden.

Insgesamt war mit diesen Verfahren die Präparation entlang der Kapsel natürlich alles andere als präzise und sicher, zumal die Operation am wachen Patienten ohne irgendeine Form der Anästhesie oder Narkose das Übrige zu einem für Operateur und insbesondere Patient mitunter unerfreulichen Eingriff beitrug.

Die Operation am hängenden Kopf wurde von Killian 1920 propagiert, setzte sich jedoch erst in den folgenden Jahrzehnten langsam nach Entwicklung der Mundsperrer nach Davis-Boyle und Negus durch. Bis in die 1970er-Jahre wurde in Inhalationsnarkose (z. B. mit Äther), jedoch unter Spontanatmung, "in einer Wolke von Narkosegas" eingehüllt operiert, bis dieses Setting von der Intubationsnarkose abgelöst wurde.

? **275. Warum wurde das Kehlkopfkarzinom von Kaiser Friedrich III so spät diagnostiziert?**

✓ Antwort

Der Kronprinz Friedrich Wilhelm, nach dem Tod seines Vaters der spätere Kaiser Friedrich III, entwickelte im Alter von 56 Jahren im Januar 1887 eine Heiserkeit. Nachdem Prof. Gerhardt 2 Monate später eine Polyp der linken Stimmlippe diagnostizierte, scheiterte die Abtragung mittels Drahtschlinge oder Ringmesser in Oberflächenanästhesie mit Kokain, das erst 3 Jahre zuvor 1884 von Jelinek, Wien, für die Anwendung in der Laryngologie eingeführt worden war. Aus diesem Grunde wurden bis zum April innerhalb eines Monates insgesamt 13 Versuche unternommen, die Veränderung mit einem glühenden Platindraht zu zerstören. Da die Läsion jedoch nicht abheilte, wurde eine Kur in Ems mit Kochsalzinhalationen und Sublimat verordnet. Im Mai, nach der Kur, zeigte sich eine Progredienz des Befundes mit Minderbeweglichkeit der linken Stimmlippe, und der Chirurg von Bergmann und weitere deutsche Laryngologen vermuteten ein Karzinom, das von außen reseziert werden sollte. Kurz vor der schon geplanten Operation wurde jedoch noch vom berühmten englischen Laryngologen Mackenzie eine Zweitmeinung eingeholt, der von der Malignität nicht überzeugt war und es für sinnvoll erachtete, zunächst selbst eine Probeentnahme durchzuführen. In 3 Probeentnahmen an aufeinanderfolgenden Tagen wurde von Virchow lediglich eine Pachydermia laryngis bzw. verrucosa diagnostiziert. (Wie schwierig derartige Eingriffe trotz Oberflächenanästhesie waren, zeigt die Tatsache, dass bei den Interventionen die rechte Stimmlippe verletzt wurde.) Während Kuraufenthalten in England und Schottland erfolgte durch Mackenzie eine regelmäßige Pinselung mit Eisenchlorid sowie galvanokaustische Behandlungen. Nach erneuter unauffälliger Probeentnahme und Größenzunahme Richtung Rachenhinterwand sowie subglottisch mit nunmehr komplett fixierter Stimmlippe links sowie Verdickung von außen mit Halslymphknoten war Mackenzie im August nun doch (vorübergehend) von der Bösartigkeit des Befundes überzeugt. Der hinzugezogene Prof. Schrötter, Wien, diagnostizierte eine Perichondritis bei Karzinom und empfahl die Laryngektomie, die von Friedrich Wilhelm abgelehnt wurde. Im Dezember entwickelten sich Ulzerationen am Hals, die für Mackenzie den schon länger schwelenden Verdacht auf das Vorliegen einer Lues (Friedrich Wilhelm hatte knapp 20 Jahre zuvor eine Affäre während der Feierlichkeiten anlässlich der Eröffnung des Suezkanales) wieder wahrscheinlich machten. Im Januar 1888 entwickelte der Kronprinz eine Dyspnoe bei Tumorprogress und nunmehr auch eingeschränkter Beweglichkeit der rechten Stimmlippe, die eine Tracheotomie in Inhalationsnarkose mit Chloroform erforderlich machte und von dem deutschen Chirurgen von Bergmann durchgeführt wurde. In expektorierten Tumormassen über die Kanüle konnte der Anatom Waldeyer-Hartz, Berlin, schließlich Tumorzellen nachweisen, die den während der ganzen Krankheitsgeschichte immer wieder skeptischen Mackenzie überzeugten/überzeugen mussten.

Nachdem sein Vater Kaiser Wilhelm am 09.03.1888 verstarb, wurde der Kronprinz zu Kaiser Friedrich III und verstarb nach 99 Tagen Regentschaft am 15.06.1888. Die Obduktion durch Waldeyer und Virchow bestätigte das Kehlkopfkarzinom.

Diese prominente Krankheitsgeschichte verdeutlicht – unabhängig vom Autoritätsstreit zwischen Mackenzie, der die Situation eindeutig falsch einschätzte, und den deutschen Laryngologen – die Schwierigkeit sowie Unsicherheit von Untersuchung, Diagnostik und Therapie von Kehlkopferkrankungen Ende des 19. Jahrhunderts. Und davon war auch die histologische Befundung betroffen, war die Möglichkeit zur Färbung von histologischen Präparaten doch überhaupt erst 1863 von Waldeyer-Hartz entwickelt worden (Feldmann 2003).

Die direkte Laryngoskopie mittels Autoskop, die die Laryngologie revolutionierte, wurde erst 7 Jahre nach dem Tod von Kaiser Friedrich III durch Kirstein 1895 eingeführt (► Frage 276).

276. Wie entwickelte sich die direkte Laryngoskopie?

Antwort

Die erste Erwähnung einer direkten Inspektion des Larynx, also ohne Zuhilfenahme eines umlenkenden Spiegels, findet sich 1869 durch Tobold, einem der Pioniere der Laryngologie, der von einer Sängerin mit Papillomen berichtete, die in der Lage war, ihre (dünne) Zunge derart nach unten und vorne zu verlagern, dass ihm der direkte Aufblick ihrer Kehlkopfstrukturen möglich war.

Bis zur Entwicklung der direkten Laryngoskopie musste jedoch zunächst der Umweg über die Gynäkologie und Urologie und dann über die Ösophagoskopie gemacht werden, da hier ein geradliniger Einblick in die entsprechenden Körperöffnungen erforderlich war. Die erste Untersuchungsröhre (l`endoscope) für diese Zwecke wurde von Desormeaux, Paris, 1860 entwickelt. Davon überzeugt, setzte Kussmaul, Freiburg, 1868 zusammen mit seinem Assistenten Müller ein ähnliches Endoskop zur Ösophagoskopie ein, nachdem er an/mit einem Schwertschlucker, der gerade zufällig in Freiburg auftrat, endoskopische Untersuchungen durchführte und dabei die Bedeutung der Stellung von Kopf und Nacken erkannte. Aufgrund der zu der damaligen Zeit noch fehlenden Möglichkeit der Oberflächenanästhesie (Kokain wurde in die Laryngologie erst 1884 durch Jelinek eingeführt.) und der ungenügenden Beleuchtung in der Tiefe setzte sich das Verfahren zunächst nicht durch.

Erst nachdem Instrumentenbauer wie Leiter, Wien, oder Nitze, Dresden, und Urologen wie Casper die Möglichkeit fanden, Endoskope an ihrem distalen Ende durch einen weißglühenden Platindraht zu beleuchten, wurde Mikulicz-Radecki darauf aufmerksam und setzte ab 1881 derartige Endoskope wieder zur Ösophagoskopie ein. Nach Optimierung der Beleuchtung durch kleine Mignon-Lämpchen oder der Umlenkung einer Lichtquelle über ein Prisma in das Rohr hinein wurden derartige Rohre vom Chirurgen Rosenheim unter Senator, Berlin, eingesetzt. Hierüber kam Kirstein (1863–1922), ebenfalls Assistent unter Senator, in Kontakt mit diesen Endoskopen und wandte die Technik, wissend um die oben erwähnte Fallbeschreibung von Tobold, 1895 erstmals zur direkten Laryngoskopie ein und kann somit als deren Begründer bezeichnet werden. Zurückhaltend war Kirstein bei der Trachea, hier hatte Killian (1860–1921), Freiburg, weniger

Berührungsängste, der die Endoskope auch zur Trachobron-
choskopie einsetzte. Die Technik der Endoskopierohre wurde
von seinem Schüler Brünings (1876–1958) und von Jackson,
Pittsburgh, in vielerlei Hinsicht (z. B. distale Beleuchtung etc.)
optimiert.

Nach Einführung der Stützautoskopie durch Killian und
einige seiner Schüler (Albrecht, Seiffert) entwickelte Kleinsasser
(1929–2001) ab 1960 zusammen mit Storz, Hahmann und Zeiss
das moderne Instrumentarium und Setting und begründete
damit die moderne Kehlkopfchirurgie (Feldmann 2003).

**277. Wie wurde vor der Ära der objektiven Audiometrie eine
simulierte Taubheit entlarvt?**

Antwort

Krankheiten des Hals-Nasen-Ohrenbereichs wurden in der
Vergangenheit – im Gegensatz zum Vortäuschen von Krankheiten
wie Anfallsleiden u. a. – deutlich seltener, da unspektakulärer,
simuliert. Die Beweggründe für die Simulation einer ein- oder
beidseitigen Taubheit waren im Mittelalter häufig pekuniärer
Natur, da für eine Taubheit als Körperschaden durch eine
tätliche Auseinandersetzung hohe Bußgelder veranschlagt
wurden. Daneben spielte die Simulation einer Taubheit oder
Schwerhörigkeit auch bei der Rekrutierung für das Militär eine
gewisse Rolle.

Um eine Simulation zu entlarven, wurden zunächst
Überraschungsmomente im Stile von Sätzen wie "Ihr Hosenstall
steht offen" vorgeschlagen.

Nach Einführung der Stimmgabel und einer primitiven
audiometrischen Diagnostik Ende des 19. Jahrhunderts berichtete
Schwartze darüber, dass Simulanten nach Aufsetzen der
Stimmgabel bei einseitiger Taubheit Höreindrücke verneinen,
obwohl sie Vibrationen fühlen müssten.

Voltolini schlug vor, das gute Ohr mit einem (für den
Simulanten nicht ersichtlich) durchbohrten Gummistopfen zu
verschließen und dann über ein Hörrohr in das vermeintlich taube
Ohr zu sprechen. Der Simulant würde angeben, nichts zu hören,
obwohl er über die offenen Stopfen der Gegenseite hören müsse.

Chimani empfahl den Weber-Versuch mit nachfolgendem
digitalen Verschließen des guten Ohres: Der Taube würde den
Ton immer noch im gesunden Ohr hören, der Simulant würde
angeben, nichts mehr zu hören.

Der Versuch nach **Stenger** beruht auf dem Phänomen, dass
ein Höreindruck bei gleichem Hörvermögen auf beiden Ohren
subjektiv im Ohr der größeren Schalleinwirkung perzipiert wird.
Bei unterschiedlich stark angeschlagenen 2 Stimmgabeln, die
jeweils vor die Ohren gehalten werden, wird nur die lautere
Stimmgabel perzipiert.

Bárány fand heraus, dass beim Vorlesen eines Textes automatisch die Stimme angehoben wird, wenn plötzlich beide Ohren mit seiner Lärmtrommel vertäubt werden. Der Taube wird keine Reaktion zeigen, der Simulant entlarvt sich über das Anheben seiner Stimme. Bárány beschrieb dieses Phänomen übrigens 1 Jahr vor **Lombard**, dem diese Entdeckung üblicherweise zugeschrieben wird.

Der Lee-Lesetest funktioniert nach einem ähnlichen Prinzip der Irritation des Vorleseflusses durch unvorhersehbare akustische Einflüsse, wie das zeitversetzte Zuspielen des gerade vorgelesenen Textes, was aber erst nach der Entwicklung von Rekordern möglich war.

Ein andere typische, gern simulierte Erkrankung war die Aphonie, die mit der Muck'schen Kugel entlarvt und damit geheilt wurde: Mit einem gebogenen Instrument mit einer Kugel am freien Ende wurde der Kehlkopf verschlossen, woraufhin der Betroffene in Todesangst und mit Angstschrei wieder zur Stimme erlangte.

? 278. Was hat die Schlange mit Asklepios zu tun?

✓ Antwort

Der von einer Schlange umwundene Äskulapstab wird seit der Antike mit der Medizin in Verbindung gebracht und ist das Wahrzeichen von Ärzten und Apothekern.

In der klassischen griechischen Mythologie war Asklepios der Gott der Heilkunst, dessen Stab als ornamentales Herrschaftssymbol oder als Symbol der Verbindung zwischen Himmel und Erde angesehen wurde. Die untrennbare Verknüpfung zwischen Asklepios und seinem von einer Schlange umwundenen Stab spiegelt sich etymologisch schon in der altthrakischen Bedeutung von as (= die Schlange) und klepi (= etwas umwinden) wieder.

Die Schlange soll Asklepios als Beschützerin der Unterwelt auf die Wirksamkeit von Heilpflanzen aufmerksam gemacht haben und symbolisiert gleichzeitig die Prinzipien der Medizin und die Tugenden des Arztes. Die Häutung der Schlange versinnbildlicht gleichermaßen Scharfsichtigkeit, Wachsamkeit und Heilkraft mit Genesung, Jugend und einem langes Leben, da aus Schlangenfleisch Heilkräuter hergestellt wurden.

Literatur

Bento RF, de Oliveira Fonseca AC (2013) A brief history of mastoidectomy. Int Arch Otorhinolaryngol 17:168–178

Blom ED, Singer MI, Hamaker RC (1982) Tracheostoma valve for postlaryngectomy voice rehabilitation. Oto Rhino Laryngol 91:576–8

Castellengo M (2005) Manuel Garcia Jr: a clear-sightet observer of human voice production. Logoped Phoniatr Vocol 30:163–70

Conley JJ, Deamesti F, Pierce MK (1958) A new surgical technique for the vocal rehabilitation of the laryngectomized patient. Ann Otol Rhinol Laryngol 67:655–64

Deuster C, Ptok M (1986) Zur Geschichte der Hals-Nasen-Ohrenheilkunde, insbesondere in Würzburg. In Keil G (Hrsg) Würzburger medizinhistorische Forschungen Band 42, Horst Wellm Verlag Pattensen/Han, S 19–23 u. S. 36–9

Ehernberger K, Wicke W, Piza H, Roka R, Grasl M, Swoboda H (1985) Jejunal grafts for reconstructing a phonatory neoglottis in laryngectomized patients. Arch Oto Rhino Laryngol 242:217–23

Feldmann H (2002) Diagnosis and therapy of diseases of the larynx in the history of medicine. Laryngorhinootologie 81:46–55

Feldmann H (2003) In: Feldmann H (Hrsg.) Bilder aus der Geschichte der Hals-Nasen-Ohrenheilkunde, Median-Verlag, Heidelberg

Ferlito A, Rinaldo A, Silver CE, Robbins KT, Medina JE, Rodrigo JP, Shaha AR, Takes RP, Bradley PJ (2008) Neck dissection for laryngeal cancer. J Am Coll Surg 207:587–93

Grünwald L (1912) In: Grünwald L (Hrsg.) Die Krankheiten der Mundhöhle, des Rachens und der Nase, Lehmann, München

Guttmann R (1935) Tracheoooesophageal fistulization (a new procedure for speech production in the laryngectomized patient). Trans Am Laryngol Rhinol Otol Soc 41:219–223

Hagen R (1990) Voice rehabilitation following total laryngectomy: microvascular laryngeal replacement-plasty (laryngoplasty) instead of voice prosthesis. Laryngo Rhino Otol 69:213–6

Hagen R (2005) Surgical voice restoration following total laryngectomy. HNO 54:602–11

Herrmann IF (1987) Secondary surgical voice rehabilitation. HNO 35:351–4

Herrmann IF, Zenner HP (1984) Experiences with the Blom-Singer prosthesis following Blom-Singer puncture and following functionally disordered neoglottis phonatria. HNO 32:286–93

Kahler O (1929) Die bösartigen Neubildungen des Kehlkopfes. In: Amersbach K, Bumba J, Clausen W et al. (Hrsg) Die Krankheiten der Luftwege und der Mundhöhle Fünfter Teil. Springer-Verlag, Berlin, S. 454–71

Lübbers W; Lübbers CW (2013a) Durch die Nase zum Ohr "Sag mal Kuckuck", HNO-Nachrichten 43:56–7

Lübbers W, Lübbers CW (2013b) Historische HNO-Instrumente und ihre Namensgeber "Too good to be forgotten" HNO-Nachrichten 43, Teil 6:64–65

Manni JJ Van den Broek P (1990) Surgical and prothesis-related complications using Groningen button voice prothesis. Clin Otolaryngol All Sci 15:515–23

Minnigerode B, Arnhold-Schneieder M, Polyzoidis T (1988) Long-term experiences with the Asai and Staffieri methods of voice rehabilitation after laryngectomy: a comparative study. HNO 36:119–22

Mozolewski E (1972) Surgical rehabilitation of voice and speech following laryngectomy. Otolaryngol Pol 26:653–61

Politzer A (1907) Die Otiatrie in der Übergangsperiode zur Neuzeit. In: Politzer A (Hrsg.) Geschichte der Ohrenheilkunde, Band 1, Enke-Verlag, Stuttgart, S 98–9

Remmert S, Ahrens KH, Sommer K, Müller G, Weerda H (1994) Voice rehabilitation with the jejunum speech siphon: the biventer ein, a modification for prevention of aspiration. Laryngo Rhino Otol 73:84–7

Spiegelburg K (1989) Operativer Ersatz der Larynxfunktion nach totaler Laryngektomie, Med.Dissertation, Universität Köln

Staffieri M, Procaccini A, Steiner W, Staffieri A (1978) Surgical rehabilitation of speech after total laryngectomy: the Staffieri techniques (author`s trans). Laryngorhinotol 57:477–88

Van den Hoogen FJ, Nijdam HF, Veenstra A, Manni JJ (1996) The Nijdam voice prothesis: a self-retaining valveless voice prosthesis for vical rehabilitation after total laryngectomy. Act Otolaryngol 116:913–7

Van den Hoogen FJ, Oudes MJ, Hombergen G, Nijdam HF, Manni JJ (1996) The Groningen, Nijdam and Provox voice prosthesis: a prospective clinical comparison based on 845 replacements. Act Otolaryngol 116:119–24

Zenner HP (2002) Beethovens Taubheit "Wie ein Verbannter muß ich leben". Deutsch Ärztbl 42:2762–6

Neues aus der Forschung

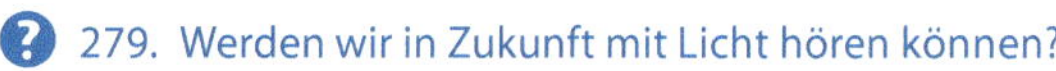

? 279. Werden wir in Zukunft mit Licht hören können?

✓ Antwort

Die elektrische Reizung des Hörnervens hat sich mittlerweile in Form des Cochlear Implants (CI) mehr als bewährt, gleichwohl sich der Strom vergleichsweise innerhalb der Kochlea weit ausbreitet und mehr Nervenzellen als eigentlich beabsichtigt stimuliert werden. Dies ist der Grund dafür, dass bei den modernen CI maximal 24 Elektroden verwendet werden, da es sonst zu überlappenden Erregungen kommen würde. Daher fällt es CI-Patienten trotz optimaler Einstellungen entsprechend schwer, Tonhöhen zu unterscheiden, Melodien wahrzunehmen oder im Störgeräusch zu verstehen.

Schon Francis Crick, einer der Mitentdecker der DNA 1953, spekulierte als Zukunftsvisionär über die Möglichkeit der selektiven Stimulation einzelner Nervenzellen mittels zeitlich und örtlich sehr begrenzter Lichtimpulse. Dass seine Science-Fiction-Vorstellungen Jahrzehnte später tatsächlich Einzug in die Forschung halten sollten, werden nur seine Nachkommen erfahren: Es gibt Mikroorganismen, die mittels Photorezeptoren Energie und Informationen von Lichtreizen aufnehmen und über Proteine umsetzen. So arbeiten derartige Proteine aus der Gruppe der Opsine als Ionenpumpen, die nach Stimulation mittels Licht aus dem sichtbaren Bereich z. B. Wasserstoffionen durch die Membran fließen lassen. Ausgehend von diesen Grundlagen hat sich mittlerweile das Fachgebiet der Optogenetik entwickelt, deren Technologie die Methoden von Optik und Genetik kombiniert. Ziel ist es, Zellfunktionen über einen Lichtimpuls an- bzw. abzuschalten.

Mit den Werkzeugen der Optogenetik und der optischen Stimulation scheint sich eine erheblich präzisere, und damit frequenzspezifischere Möglichkeit der Reizung des Hörnervens für eine neue Generation von Innenohrimplantaten abzuzeichnen. Hierbei wird zunächst Kanalrhodopsin 2 als "Lichtschalter" mittels Gentransfer via adenoassoziierter Viren in die Sinneszellen des Innenohres eingeschleust, die das Protein dann selbst herstellen und in ihre Membran einbauen. Nach Stimulation mit blauem Licht und Kanalöffnung resultiert eine Potenzialdifferenz/Aktivitätsänderung mit Stimulation der nachgeschalteten Fasern des Hörnervens.

Der durch eine Leuchtdiode stimulierbare Bereich innerhalb der Kochlea kann somit im Millisekunden-Bereich auf einen ganz engen Bereich eingegrenzt werden. Prinzipiell wären technisch sogar mehrere Hundert Leuchtdioden (gegenüber maximal 24 Elektroden bei den konventionellen CI) möglich, was natürlich eine ganz neue Dimension für die Signalverarbeitung durch die Sprachprozessoren bedeuten würde. Derartige Mikro-Leuchtdioden befinden sich derzeit in Entwicklung (Hernandez et al. 2014; Jeschke und Moser 2015; Moser 2015).

? 280. Was versteht man unter Immuncheckpointmodulatoren?

✓ Antwort

Nachdem immunmodulatorische Substanzen in den letzten
Jahren zu einer Revolution in der onkologischen Therapie z. B.
des malignen Melanoms und des nichtkleinzelligen Bronchial-
karzinoms geführt haben, scheint sich ein ähnlicher Trend für
Kopf-Hals-Karzinome am Horizont abzuzeichnen.

Nach der Erkenntnis des Zusammenhangs zwischen
Immuninsuffizienz und erhöhter Inzidenz von Malignomen, führte
William Coley Ende des 19. Jahrhundert mit dem Einsatz von
bakteriellen Toxinen die "erste" Immuntherapie durch.

Das langfristige immunologische Erinnerungsvermögen, die
Mobilität der Immunzellen und das grundsätzliche spezifische
Anpassungsvermögen von Immunreaktionen prädestinieren
den Einsatz von immuntherapeutischen Substanzen in der
Tumortherapie.

Immuncheckpointmodulatoren greifen in die Interaktion
zwischen Tumorzellen und T-Zellen ein und regulieren
als physiologische Mechanismen eine überschießende
Immunantwort. Werden diese Immuncheckpoints nun gehemmt,
resultiert eine Enthemmung der Hemmung mit Entfesselung
vorbestehender Immunantworten. Daneben stimulieren
Immuncheckpointmodulatoren aktivierende Signalwege.

Beide Mechanismen führen letztlich zu einer erhöhten
T-Zell-Aktivität. Die aktivierten T-Zellen schütten wiederum
Perforine und Granzyme aus, die dann in den Tumorzellen eine
Apoptose auslösen (Laban et al. 2015).

Derzeit laufen eine Reihe von Phase-I- bis -III-Studien mit
unterschiedlichen Substanzen in der Palliativsituation von
Kopf-Hals-Karzinomen, die sich noch in der Patientenrekrutierung
befinden und für die derzeit noch keine Ergebnisse vorliegen. Der
interessierte Leser wird auf die Literatur verwiesen (Cohen et al.
2015; Leidner et al. 2015; Miles et al. 2015; Powell et al. 2015;
Segal et al. 2015; Seiwert et al. 2015a; Siu et al. 2015; Zandberg
et al 2015).

? 281. Gibt es prädiktive Biomarker für die Immuntherapie von
Kopf-Hals-Karzinomen?

✓ Antwort

Die Therapie mit Immuncheckpointinhibitoren befindet sich
im Stadium der fortgeschrittenen Phase-III-Studien und steht
damit kurz vor der Zulassung. Die Kosten sind derzeit aber noch
immens hoch, sodass die Suche nach prädiktiven Biomarkern
hinsichtlich des Therapieerfolges und auch aus gesundheitsöko-
nomischen Gründen mit Hochdruck betrieben wird (Laban
et al. 2015).

So zeichnen sich bei Kopf-Hals-Karzinomen tumorspezifische Antigene (z. B. PD-L1; Larkin et al. 2015, Segal et al. 2015; Seiwert et al. 2015b), aber auch verschiedene Gensignaturen (z. B. Interferon-Gamma-Signatur, eine T-Zell-Rezeptor-Signatur oder andere Immunsignaturen) ab, die signifikant mit dem Gesamtüberleben und dem progressionsfreien Überleben zu korrelieren (Seiwert et al. 2015b).

Aber auch spezielle Immunzellinfiltrate aus Kopf-Hals-Karzinomen scheinen mit einer unterschiedlichen Genexpression von Granzymen und Perforinen (die in den Tumorzellen eine Apoptose auslösen) einherzugehen und damit als prädiktive Therapiemarker zur Patientenselektion in Frage zu kommen (Saloura et al. 2015), gleichwohl der klinische Einsatz noch erhebliche Forschungstätigkeit erfordert.

? 282. Welche Therapieansätze haben sich in den letzten Jahren bei metastasierten und rezidivierten Kopf-Hals-Karzinomen entwickelt?

✓ Antwort

Nachdem mit dem Antikörper Cetuximab in der Therapie der metastasierten und rezidivierten Plattenepithelkarzinome im Kopf-Hals-Bereich nach der EXTREME-Studie (▶ Frage 206) nach jahrzehntelanger Stase tatsächlich ein echter Durchbruch in der Palliativ-Situation zu verzeichnen war (Vermorken et al. 2008), sind weitere Substanzen als Monotherapie oder in Kombination mit anderen Chemotherapeutika Gegenstand der klinischen Forschung in derzeit noch laufenden Studien (Bußmann et al. 2015):

- Bevacizumab (Argiris et al. 2011; Argiris et al. 2015) als Antikörper gegen VEGF (vascular endothelial growth factor), der über die Induktion der tumoralen Angiogenese signifikant mit einem schlechteren Überleben korreliert (Kyzas et al. 2005; Montag et al. 2009; Tse et al. 2007).
- Pembrolizumab als IgG4-Antikörper (Cohen et al. 2015; Seiwert et al. 2015c; Starr 2015), der die Bindung der Liganden PD-L1 + 2 an den PD-1-Rezeptor (programmed death) verhindert. Diese Liganden werden von Tumorzellen und antigenpräsentierenden Zellen (APZ) exprimiert und hemmen die T-Zellen der antitumoralen Immunantwort. In der Konsequenz wird dadurch die Immunantwort verstärkt (Laban et al. 2015).
- Afatinib als "small molecule" (= niedermolekulare synthetische Substanz), das die Signaltransduktion in/von Tumorzellen über verschiedene Rezeptoren wie EGFR (epidermal growth factor receptor) blockiert (Cohen et al. 2015; Machiels et al. 2014; Machiels et al. 2015).

? 283. Was versteht man unter dem Begriff der Stratifizierung in der Allergologie?

✓ Antwort

In Analogie zur personalisierten Onkotherapie, bei der prädiktive Biomarker, mathematisches Modeling sowie systembiologische Ansätze den molekularen Fingerabdruck generieren (Malottki et al. 2014) und damit eine spezifische auf den jeweiligen Patienten individualisiert zurechtgeschneiderte onkologische Therapie definieren (Henderson et al. 2014), scheint sich auch in der Allergologie ein ähnliches Konzept zu entwickeln, wobei der Begriff Stratifizierung mehr als die individualisierten und personalisierten molekularen Signalwege der Genomik implizieren (Chaker und Klimek 2015).

2011 wurden Endotypen bei der allergischen Rhinitis und dem Asthma vorgeschlagen, an deren Klassifikation in den nächsten Jahren wohl noch justiert werden wird (Meyer et al. 2014): So werden für die allergische Rhinitis nach Exposition von Patienten in Pollenkammern bisher 3 wesentliche Endotypen unterschieden: langsame Symptomatik mit niedrigem Symptomscore, schnelle Symptomatik mit höherem Symptomscore und Patienten mit schneller Symptomatik unter natürlichen Bedingungen, jedoch niedrigem Symptomscore in der Pollenkammer (Bernstein 2012; Jacobs et al. 2012).

Diese Endotypen können über die Expression von Biomarkern, wie z. B. Periostin, Osteopontin oder Dipeptidyl-Peptidase 10 (Kim et al. 2015) und nach molekularer Allergendiagnostik (Schendzielorz und Kliemek 2013) unterschiedlich auf die Therapie mit modernen Antikörpern wie anti-IL-13-Antikörper (Lebrikizumab; Corren et al. 2011) oder IL-4/IL-13-Antikörper (Dupilumab; Wenzel et al. 2013) ansprechen. Prospektive Kohortenstudien laufen derzeit.

Es kann jedoch mit hoher Wahrscheinlichkeit davon ausgegangen werden, dass über eine rekombinante Allergen-diagnostik sowie derartige prädiktive Biomarker in Zukunft eine zielgerichtetere und maßgeschneiderte Immuntherapie zu erwarten ist (Chaker und Klimek 2015).

? 284. Gibt es neue Ansätze in der spezifischen Immuntherapie (SIT)

✓ Antwort

Die spezifische Immuntherapie (SIT) gilt als Goldstandard und einzig kausale Therapie bei IgE-vermittelten allergischen Erkrankungen und kann subkutan und sublingual appliziert werden. Allerdings ist die SIT auch mit einigen Unannehm-lichkeiten (Therapiedauer), (sehr) seltenen Risiken (Anaphylaxie) und nicht unerheblichen Kosten verbunden (Klimek et al. 2015).

In Zürich wurden in den letzten Jahren zwei neue, einfache, scheinbar nebenwirkungsarme Verfahren mit guter Wirksamkeit entwickelt, die sich derzeit in klinischen Studien befinden:

Intralymphatische Immuntherapie:
Scheinbar kann die Wirksamkeit einer SIT durch die Injektion von Allergenen in subkutane Lymphknoten sehr effektiv gesteigert werden, da die für die suffiziente Immuntherapie verantwortlichen dendritischen Zellen, die T-Helfer- und B-Zellen in den Lymphknoten interagieren (Senti et al. 2009a). Als vielversprechend scheinen sich 3 Injektionen unter sonografischer Kontrolle in einem Abstand von einem Monat mit Reduktion der Gesamt-Allergendosis um den Faktor 10–100 herauszukristallisieren (Senti et al. 2009a), da für eine optimale B-Gedächtniszellenbildung und Reifung von hochaffinen B-Zellen auch Phasen geringer Antigenkonzentration benötigt werden (Klimek et al. 2015).

Epikutane Immuntherapie:
Die Epidermis besitzt eine deutlich höhere Dichte an Antigen-präsentierenden Langerhanszellen aus die Subkutis, was die epikutane Applikation von Allergenen ermöglicht, da die Langerhanszellen, die die Allergene phagozytieren, in die Lymphknoten wandern und dort eine hoch effektive Immunantwort auslösen (Senti et al. 2009b). Die allergenspezifische Immuntherapie befindet sich derzeit mit 6 Pflastern über 6 Wochen in der Phase der klinischen Testung und scheint eine nicht invasive und sichere, jedoch bei der derzeitigen Dosierung auch mit lokalen und systemischen Nebenwirkungen einhergehende Therapieform zu sein (Frerichs et al. 2008).

In den kommenden Jahren wird sich in weiteren Studien herausstellen, ob sich diese beiden Verfahren bewähren und in die Praxis durchsetzen werden.

? 285. Was versteht man unter dem LADME-Prinzip zur Beschreibung der Pharmakokinetik des Innenohrs?

✓ Antwort
Die lokale Medikamententherapie des Innenohrs zeichnet sich zunehmend als erfolgversprechend ab, da durch Umgehung der Blut-Hirnschranke und des systemischen Abbaus höhere Wirkspiegel im Innenohr erreicht werden können. So ist die Wirkung einer intratympanalen Kortisonapplikation bei Hörsturz mittlerweile als Sekundärtherapie belegt und empfohlen (Garavello et al. 2012; Plontke et al. 2009). Neben Kortison (Garavello et al. 2012) werden insbesondere Antioxidantien (Sergi et al. 2004), Apoptoseinhibitoren (Gilbey et al. 2011) und Wachstumsfaktoren (Nakagawa et al. 2010) in tierexperimentellen und klinischen Studien getestet.

Die genaue Pharmakokinetik des Innenohrs bei lokaler Medikamententherapie wird zum besseren Verständnis von derjenigen systemisch applizierter Substanzen übertragen und mit dem zum Teil noch sehr unverstandenen LADME-Prinzip beschrieben (Liebau und Plontke 2015):

- **L**iberation: Da Lösungen schnell über die Tube abfließen, werden Trägersubstanzen wie Hydrogele, Polymere, Polaxamer (Liu et al. 2013) oder aber kontinuierlich arbeitende Kathetersysteme (Plontke et al. 2006) in Zukunft an Bedeutung gewinnen.
- **A**bsorption: Nur ein sehr geringer Anteil der applizierten Substanzen diffundiert tatsächlich durch die Rundfenstermembran in die Perilymphe, im Falle von Kortison z. B. nur 1,4–2,9 % (Hahn et al. 2006; Plontke et al. 2008). Verantwortlich hierfür sind der Rundfenstermembran vorgelagerte zusätzliche Membranen oder Schleimhautduplikaturen (Salt und Plontke 2005), eine unterschiedliche Dicke der Rundfenstermembran (Juhn et al. 1989), verschiedene Eliminationshalbwertszeiten und die Kontaktzeit der Substanzen mit der Membran des runden Fensters (Hahn et al. 2006).
- **D**istribution: Die in die Scala tympani gelangten Substanzen verteilen sich via Diffusion nahezu ausschließlich in der Basis der Kochlea, die apikale Region wird kaum erreicht, da die Wirkstoffe auf dem Weg Richtung Helikotrema rasch in das umliegende Gewebe diffundieren, die Fließgeschwindigkeit der Perilymphe von der Scala tympani zur Scala vestibuli weniger als 0,1 nl/min beträgt und die Halbwertszeiten der verwendeten Wirkstoffe (bei Dexamethason z. B. 22 min) zu gering sind (Salt et al. 2012).
- **M**etabolism: Im Innenohr können Vorstufen (Prodrugs) in die aktiven Formen metabolisiert werden (Hargunani et al. 2006).
- **E**limination: Im Innenohr scheint nicht der enzymatische Abbau der Wirkstoffe (Salt et al. 2012), sondern eher die Diffusion in Gefäße und Zerebrospinalräume eine Rolle zu spielen (Salt und Plontke 2009).

286. Wird die Impfung mit p16INK4a die Inzidenz von HPV-Karzinomen verringern können?

Antwort

Die Inzidenz von HPV-assoziierten Tumoren nimmt in den letzten Jahren deutlich zu (Chaturvedi et al. 2011; Rietbergen et al. 2013). Präventive HPV-Impfungen werden in Zukunft wohl an Bedeutung gewinnen (Stanley 2012), wobei sich der jeweilige HPV-Status als relevant für eine spezifische Immuntherapie abzeichnet (Dietz und Wichmann 2011; Kostareli et al. 2012).

So ist die Überexpression der HPV-Onkogene E6 und E7 für die Entstehung von HPV-Karzinomen die wesentliche Ursache (Klussmann et al. 2009; Wittekindt et al. 2011). Typischerweise exprimieren Zellen auf onkogenen Stress (aber auch oxidativen Stress oder Alterungsprozesse) mit p16INK4a einen Kinaseinhibitor, der sogenannte Seneszenzprogramme initiiert, die kritisch veränderte Zellen von einer Zellteilung ausschließen.

In HPV-assoziierten Neoplasien behalten die Tumorzellen jedoch eine hohe Proliferationsrate trotz hoher p16INK4a-Expression (McLaughlin-Drubin et al. 2011; Knebel Doerberitz et al. 2012). Damit eignet sich p16INK4a als Tumorantigen für eine spezifische Immuntherapie, da dieses Protein in normalem Gewebe kaum exprimiert wird (Rayess et al. 2012). In einer derzeit laufenden Phase-I/IIa-Studie am Krankenhaus Nordwest Frankfurt wird aktuell die Impfung mit p16INK4a untersucht. Die Ergebnisse bleiben abzuwarten, einschränkend muss jedoch angemerkt werden, dass in Tumorzellen fortgeschrittener Karzinome viele Immuncheckpoints (▶ Frage 280) involviert sind, die eine effektive Immuntherapie erheblich beeinflussen könnten (Reuschenbach 2015).

? 287. Wie kann die kutane Wundheilung nach Bestrahlung verbessert werden?

Antwort

Die klassischen Behandlungsmethoden von postradiogenen Wunden sind trockene oder feuchte (Vakuum-)Verbände, der Ausgleich einer Mangelernährung sowie eine Verbesserung der Sauerstoff- und Blutversorgung, um Fibroblasten zu aktivieren, die Mikrozirkulation zu verbessern und die Keimbesiedelung zu minimieren (Haubner et al. 2012).

In den letzten Jahren wurden neuartige Therapieverfahren entwickelt, die mitunter schon in die klinische Praxis Einzug gefunden haben (Haubner und Gassner 2015):

- **Pharmaka** wie polyphenolische Bioflavonoide, Valproinsäure, Ascorbinsäure, Transglutaminasen, Kupfertripeptid, Thrombinrezeptoraktivatoren, medizinischer Honig, plättchenreiches Plasma.
- **Injektion von rekombinanten Wachstumsfaktoren** wie TGF(transforming growth factor)-β, Plättchenwachstumsfaktor (PDGF), Makrophagenkolonie-stimulierender Faktor (MCSF), Granulozytenkolonie-stimulierender Faktor (GCSF), basischer Fibroblastenwachstumsfaktor (bFGF), vaskulärer endothelialer Wachstumsfaktor (VEGF). Bisher können aber keine generellen Empfehlungen ausgesprochen werden, da z. B. PDGF zwar eine deutliche Verbesserung der Wundheilungsstörung bewirkt, jedoch ein nicht unerhebliches tumorinduktives Potenzial besitzt (Hom und Manivel 2003).
- Die **Injektion von multipotenten Zellen** scheint sich nach In-vitro-Versuchen und ersten klinischen Studien als das vielversprechendste Verfahren herauszustellen: Der Effekt von adipogenen Stammzellen bei postradiogenen Wundheilungsstörungen ist

seit einigen Jahren bekannt (Cherubino et al. 2011). Die Injektion von Fettstammzellen liefert z. B. schon überzeugende Ergebnisse nach Wundheilungsstörungen nach Brustamputationen und Bestrahlung (Akita et al. 2010; Rigotti et al. 2007). Auf zellulärer Ebene interagieren die Fettstammzellen mit Endothelzellen und Fibroblasten, reduzieren die Entzündungsreaktion im Gewebe (Haubner et al. 2013) und verbessern die typischen postradiogenen histomorphologischen Veränderungen wie Mikrozirkulationsstörung und Atrophie (Phulpin et al. 2009).

? 288. Welche Einsatzmöglichkeiten von Fettgewebsstammzellen in der HNO-Heilkunde sind denkbar?

✓ Antwort

Fettgewebsstammzellen haben wie Knochenmarkstammzellen neben immunmodulatorischen (Yanez et al. 2006) und wundheilungsfördernden Eigenschaften (Sung et al. 2012) ein Differenzierungspotenzial in verschiedene Zelltypen (Strem et al. 2005; Vidal et al. 2008; Yoshimura et al. 2007; Zuk et al. 2002). Sie sind hingegen deutlich einfacher und in großen Mengen zu gewinnen (Oedayrajsingh-Varma et al. 2006) und aus diesen Gründen geradezu prädestiniert für das "tissue engeneering". Sie scheinen ihren anatomischen Ursprung in multipotenten Vorläuferzellen aus Gefäßwänden im Fettgewebe zu haben (Frölich et al. 2014) und können sich in Knorpel-, Knochen-, Skelett-, Herzmuskel-, neuronale, Leber-, Pankreas-, endotheliale und epitheliale Zellen differenzieren (Zuk et al. 2001).

Die Fettgewebsstammzellen werden nach Liposuktion oder chirurgischer Entnahme nach einem speziellen Verfahren (Bourin et al. 2014; Bunnell et al. 2008; Rodbell 1964) isoliert und danach mittels Oberflächenmarker und Durchflusszytometrie charakterisiert (Yoshimura et al. 2006; Zimmerlin et al. 2013). Die Fettgewebsstammzellen werden schon klinisch in der Hämato-Onkologie (Fang et al. 2007), plastischen Chirurgie (Yoshimura et al. 2008) und Gastroenterologie (de la Portilla et al. 2013) eingesetzt, wobei weniger das Differenzierungspotenzial als die wundheilungsfördernden und immunmodulatorischen Fähigkeiten zu dominieren scheinen.

In den letzten Jahren wird in experimentellen Studien an einem Einsatz von Fettgewebsstammzellen in der HNO-Heilkunde geforscht. Im besonderen Fokus ist/sind:

- **Speicheldrüsen**: postradiogene Xerostomie (Kojima et al. 2011; Lim et al. 2013)
- **Innenohr**: autoimmune Schwerhörigkeit (Zhou et al. 2011), Schädigung durch Aminoglykoside (Yoshida et al. 2011)
- **Larynx**: Rekonstruktion der Stimmlippe nach Resektion (Long et al. 2010)

- **Trachea**: Rekonstruktion von Knorpeldefekten (Hashemibeni et al. 2012), Regeneration des trachealen Epithels (Kobayashi et al. 2010; Suzuki et al. 2008)
- **Riechepithel**: posttraumatische Anosmie (Kim et al. 2009)
- **N. facialis**: Regeneration bei Substanzverlust (Ghoreishian et al. 2013)

Vor klinischen Studien werden in den kommenden Jahren weitere In-vivo-Experimente und Langzeitstudien folgen und noch grundsätzliche Fragen hinsichtlich der Migration und Proliferation nach Implantation und der Möglichkeit einer malignen Transformation oder Tumorinitiierung/-reaktivierung geklärt werden müssen (Frölich et al. 2014).

? 289. Welche Bedeutung haben zirkulierende Tumorzellen (CTC) bei Kopf-Hals-Malignomen?

✓ Antwort

Die hämatogene Metastasierung ist bei Kopf-Hals-Karzinomen ein spätes Ereignis und ein negativer prognostischer Faktor für das Überleben (Pantel et al. 2008). Es gibt aber nun aktuell Anhaltspunkte dafür, dass es auch schon in deutlich früheren Tumorstadien zu einer Aussaat von Tumorzellen kommt (Husemann et al. 2008), da sich die technischen Möglichkeiten zur Darstellung einzelner Zellen überhaupt erst in den letzten Jahren entwickelt haben (Lowes et al. 2014), was bei einem Verhältnis zwischen Tumorzelle zu Blutzellen von bis zu 1:1 Billion (Mockelmann et al. 2014) nicht verwundert.

Bei Kopf-Hals-Malignomen werden bei 2–80 % der Patienten CTC beschrieben. Die große Variabilität wird insbesondere mit der Nachweismethode, aber auch dem Tumorstadium erklärt (Guntinas-Lichius und Pachmann 2015). Die Sublokalisation des Primärtumors scheint ebenfalls einen deutlichen Einfluss auf Nachweis und Höhe der CTC zu haben (Buglione et al. 2012; Hristozova et al. 2011; Oertel et al. 2012).

Die Freisetzung von CTC nach Biopsie oder Tumorresektion ist ein schon lange bekanntes Phänomen (Kusukova et al. 2000; Tinhofer et al. 2014). Andererseits wurde auch ein Abfall von CTC nach Tumoroperationen beschrieben (Weller et al. 2014). Die prognostische Bedeutung beider Situationen ist derzeit noch unklar und mitunter widersprüchlich. Die Datenlage spricht jedoch eher dafür, dass ein deutlicher Anstieg der CTC nach der Operation mit einem schlechteren krankheitsfreien Überleben und Gesamtüberleben korreliert (Oertel et al. 2012).

Das Zusammenspiel von CTC, der Tumor-Mikroumgebung, den Blut- und Lymphgefäßen und dem Immunsystem ist noch Gegenstand der aktuellen Forschung. Viele Fragen sind noch völlig ungeklärt und werden erst in den nächsten Jahren Antworten bekommen (Guntina-Lichius und Pachmann 2015).

290. Wird in Zukunft die Zytomik eine Histologiegewinnung ersetzen?

Antwort

Ausgehend von Virchow`s Vorstellung von der Krankheitsentstehung durch den Einfluss von Genetik und äußeren Faktoren auf Zellen und Zellsysteme (Zytome) hat sich in den letzten Jahren durch technologische Fortschritte in der Methodik die sogenannte Zytomik entwickelt, bei der der molekulare Phänotyp einzelner (Tumor-)Zellen durch quantitative Messverfahren bestimmt wird. Einzelzellsuspensionen (z. B. Blut) werden über eine Durchflusszytometrie, solide Tumoren nach Feinnadelaspiration oder Exfoliativabstrichen durch eine objektträgerbasierte Zytometrie erfasst. Dabei kann die Bestimmung der DNA-Aneuploidie (Gerstner et al. 2006) eine sichere und frühzeitigere Diagnose sichern, als dies über die konventionelle Zytologie möglich ist (Remmerbach et al. 2004).

Die Beurteilung von Gewebsschnitten ermöglicht mittlerweile das qualitative wie quantitative Erfassen von über 100 Markern/Proteinen einzelner Zellen, aber auch von Zellverbänden, in ihrer dreidimensionalen Verteilung (Friedenberger et al. 2007; Schubert 2003). Spezielle Methoden wie MELK (Multi-epitope ligand-Kartografie) oder FRET (Fluoreszenz-Resonanz-Energie-Transfer) erfassen die Funktion und Interaktion von Oberflächenproteinen einzelner Zellen untereinander, intrazelluläre Signalkaskaden oder Zytokinexpressionsmuster (Fazekas et al. 2008). Diese quantitative und qualitative Datenerhebung wird durch die Durchflusszytometrie beschleunigt und generiert durch die Interaktion von ca. 20.000 Genen und deren Produkten einen riesigen Datensatz.

Nach aktuellem Forschungsstand erscheint die Entschlüsselung von Krebserkrankungen aber noch entfernt, auch wenn aus dem Datensatz schon die für den spezifischen Phänotyp relevanten Informationen gewonnen werden können (Valet et al. 1993), um den klinischen Verlauf zu antizipieren (Valet et al. 2003).

Mit der sogenannten optischen Biopsie steht mittlerweile ein Verfahren zur Verfügung, mit dem eine zuverlässige Klassifikation einzelner Zellen und Zellverbände sogar unter Verzicht auf eine Probeentnahme möglich ist. Die konfokale Endomikroskopie und Kohärenztomografie korrelieren mit der konventionellen Histologie. Beide Methoden analysieren jedoch darüber hinaus die funktionelle Relevanz der ermittelten Proteinsequenzen. Es bleibt abzuwarten, ob die gemessenen Parameter zukünftig auch in ein onkologisches Therapieregime umgesetzt werden (Gerstner und Laffers 2008).

Literatur

Akita S, Akino K, Hirano A, Ohtsuru A, Yamashita S (2010) Noncultured autologous adipose-derived stem cells therapy for chronic radiation injury. Stem Cells Int 2010:532704

Argiris A, Karamouzis MV, Gooding WE, Branstetter BF, Zhong S, Raez LE, Savvides P, Romkes M (2011) Phase II trial of pemetrexed and bevacizumab in patients with recurrent or metastatic head and neck cancer. J Clin Oncol 29:1140–5

Argiris A, Li S, Savvides P, Forastiere AA, Burtness B (2015) Safety analysis of a phase III randomized trial of chemotherapy with or without bevacizumab (B) in recurrent or metastatic squamous cell carcinoma of the head anc neck (R/M SCCHN). ASCO Meet Abstr 33:6022

Bernstein JA (2012) Correlation between a pollen challenge chamber and a natural allergen exposure study design for eliciting ocular and nasal symptoms: early evidence supporting a paradigm shift in drug investigation? J Allergy Clin Immunol 130:128–9

Bourin P, Bunnell BA, Casteilla L, Dominici M, Katz AJ, March KL, Redl H, Rubin JP, Yoshimura K, Gimble JM (2013) Stromal cells from the adipose tissue-derived stromal vascular fraction and culture expanded adipose tissue-derived stroma/stem cells: a joint statement of the International Federation for Adipose Therapeutics and Science (IFATS) and the International Society for Cellular Therapy (ISCT). Cytotherapy 15:641–8

Buglione M, Grisanti S, Almici C, Mangoni M, Polli C, Consoli F, Verardi R, Costa L, Paiar F, Pasinetti N, Bolzoni A, Marini M, Simoncini E, Nicolai P, Biti G, Magrini SM (2012) Circulating tumour cells in locally advanced head and neck cancer: preliminary report about their possible role in predicting response to non-surgical treatment and survival. Eur J Cancer 48:3019–26

Bunnell BA, Flaat M, Gagliardi C, Patel B, Ripoll C (2008) Adipose-derived stem cells: isolation, expansion and differentiation. Methods 45:115–20

Bußmann L, Busch CJ, Knecht R (2015) Therapie der rezidivierten und fernmetastasierten Plattenepithelkarzinome des Kopf-Hals-Bereichs. HNO 63:620-4

Chaker AM, Klimek L (2015) Individualisierte, personalisierte, stratifizierte Medizin: eine Herausforderung für die Allergologie in der HNO? HNO 63:334–42

Chaturvedi AK, Engels EA, Pfeiffer RM, Hernandez BY, Xiao W, Kim E, Jiang B, Goodman MT, Sibug-Saber M, Cozen W, Liu L, Lynch CF, Wentzensen N, Jordan RC, Altekruse S, Anderson WF, Rosenberg PS, Gillison ML (2011) Human papillomavirus and rising oropharyngeal cancer incidence in the United States. J Clin Oncol 29:4294–301

Cherubino M, Rubin JP, Milijkovic N, Kelmendi-Doko A, Marra KG (2011) Adipose-derived stem cells for wound healing applications. Ann Plast Surg 66:210–5

Cohen EE, Ezra EW, Licitra LF, Fayette J et al. (2015) Biomarker analysis in recurrent and/or metastatic head and neck squamous cell carcinoma (R/M HNSCC) patients (pts) treated with second-line afatinib versus methotrexate (MTX): LUX-head& neck 1. ASCO Meet Abstr 33:6023

Cohen EE, Ezra EW, Machiels JH, Harrington KJ et al. (2015) KEYNOTE-040: A phase III randomized trial of pembrolizumab (MK-3475) versus standard treatment in patients with recurrent or metastatic head and neck cancer. ASCO Meet Abstr 33:TPS6084

Cohen EEW, Machiels J-PH, Harrington KJ, et al. (2015) KEYNOTE-040: A phase III randomized trial of pembrolizumab (MK-3475) versus standard treatment in patients with recurrent or metastatic head and neck cancer. ASCO Meet Abstr 33:TPS6084

Corren J, Lemanske RF, Hanania NA, Korenblat PE, Parsey MV, Arron JR, Harris JM, Scheerens H, Wu LC, Su Z, Mosesova S, Eisner MD, Bohen SP, Matthews JG (2011) Lebrikizumab treatment in adults with asthma. N Engl J Med 365:1088–98

Dietz A, Wichmann G (2011) Head and neck cancer: effective prevention in youth and predictive diagnostics for personalized treatment strategies according to biological differences. EPMA J 2:241–9

Fang B, Song Y, Liao L, Zhang Y, Zhao RC (2007) Favorable response to human adipose tissue-derived mesenchymal stem cells in steroid-refracory acute graft-versus-host disease. Transplant Proc 39:3358–62

Fazekas Z, Petras M, Fabian A, Pályi-Krekk Z, Nagy P, Damjanovich S, Vereb G, Szöl-losi J (2008) Two-sided fluorescence resonance energy transfer for assessing molecular interactions of up to three distinct species in confocal microscopy. Cytometry A 73A:209–19

Frerichs DM, Ellingsworth LR, Frech SA, Flyer DC, Villar CP, Yu J, Glenn GM (2008) Controlled, single-step, stratum corneum disruption as a pretreatment for immunization via a patch. Vaccine 26:2782–7

Friedenberger M, Bode M, Krusche A, Schubert W (2007) Fluorescence detection of protein clusters in individual cells and tissue sections by using toponome imaging system: sample preparation and measuring procedures. Nat Protoc 2:2285–94

Frölich K, Hagen R, Kleinsasser N (2014) Adipose-derived stroma cells (ASC) – basics and therapeutic approaches in otorhinolaryngology. Laryngo Rhino Otol 93:369–80

Garavello W, Galluzzi F, Gaini RM, Zanetti D (2012) Intratympanic steroid treatment for sudden deafness: a meta-analysis of randomized controlled trials. Otol Neu-rotol 33:724–9

Gerstner AOH, Laffers W (2008) Zytomik und prädiktive Medizin in der Onkologie. HNO 56:383–8

Gerstner AOH, Thiele A, Tamok A, Tannapfel A, Weber A, Bootz F (2006) Prediction of upper aerodigestive tract cancer by slide-based cytometry. Cytometry A 69A:582–7

Ghoreishian M, Rezaei M, Beni BH, Javanmard SH, Attar BM, Zalzali H (2013) Facial nerve repair with gore-tex tube and adipose-derived stem cells: an animal study in dogs. J Oral Maxillofac Surg 71:577–87

Gilbey P, Khalil K, Zidan J (2011) Intratympanic steroid treatment for the prevention of inner ear toxicity associated with systemic treatment with cisplatin. Clinical-Trials.gov identifier NCT01285674

Guntinas-Lichius O, Pachmann K (2015) Circulating tumor cells in head and neck cancer. Laryngo Rhino Otol 94:367–72

Hahn H, Kammerer B, DiMauro A, Salt AN, Plontke SK (2006) Cochlear microdialysis for quantification of dexamethasone and fluorescein entry into scala tympani during round window administration. Hear Res 212:236–44

Hargunani CA, Kempton JB, DeGagne JM, Trune DR (2006) Intratympanic injection of dexamethasone: time course of inner ear distribution and conversion to its active form. Otol Neurotol 27:564–9

Hashemibeni B, Gohorian V, Esfandiari E, Sadeghi F, Fasihi F, Alipur R, Valiani A, Ghor-bani M, Emami ZM, Shabani F, Gohorian M (2012) An animal model study for repair of tracheal defects with autologous stem cells and differentiated chon-drocytes from adipose-derived stem cells. J Paediatr Surg 47:1997–2003

Haubner F, Gassner HG (2015) Potenzial adipogener Stammzellen bei radiogenen Wundheilungsstörungen. HNO 63:111–7

Haubner F, Leyh M, Ohmann E, Pohl F, Prantl L, Gassner HG (2013) Effects of external radiation in a co-culture model of endothelial cells and adipose-derived stem cells. Radiat Oncol 8:66

Haubner F, Ohmann E, Pohl F, Strutz J, Gassner HG (2012) Wound healing after radia-tion therapy: review of the literature. Radiat Oncol 7:162

Henderson D, Ogilvie LA, Hoyle N, Keilholz U, Lange B, Lehrach H, OncoTrack Con-sortium (2014) Persdonalized medicine approaches for colon cancer driven by genomics and system biology: OncoTrack. Biotechnol J 9:1104–14

Hernandez VH, Gehrt A, Reuter K, Jing Z, Jeschke M, Mendoza Schulz A, Hoch G, Bartels M, Vogt G, Garnham CW, Yawo H, Fukuzawa Y, Augustine GJ, Bamberg E, Kügler S, Salditt T, de Hoz L, Strenzke N, Moser T (2014) Optogenetic stimulation of the auditory pathway. J Clin Invest 124:1114–29

Hom DB, Manivel JC (2003) Promoting healing with recombinand human plateled-derived growth factor – BB in a previously irradiated problem wound. Laryngoscope 113:1566–71

Hristozova T, Konschak R, Stromberger C, Fusi A, Liu Z, Weichert W, Stenzinger A, Budach V, Keilholz U, Tinhofer I (2011) The presence of circulating tumor cells (CTCs) correlates with lymph node metastasis in nonresectable squamous cell carcinoma of the head and neck region (SCCHN) Ann Oncol 22:1878–85

Husemann Y, Geigl JB, Schubert F, Musiani P, Meyer M, Burghart E, Forni G, Eils R, Fehm T, Riethmüller G, Klein CA (2008) Systemic spread is an early step in breast cancer. Cancer Cell 13:58–68

Jacobs RL, Harper N, He W, Andrews CP, Rather CG, Ramirez DA, Ahuja SK (2012) Responses to ragweed pollen in a pollen challenge chamber versus seasonal exposure identify allergic rhinoconjunctivitis endotypes. J Allergy Clin Immunol 130:122–7

Jeschke M, Moser T (2015) Considering optogenetic stimulation for cochlear implants. Hear Res 322:224–34

Juhn S, Hamaguchi Y, Goycoolea M (1989) Review of round window membrane permeability. Acta Otolaryngol Suppl 457:43–8

Kim YM, Choi YS, Choi JW, Park YH, Koo BS, Roh HJ, Rha KS (2009) Effects of systemic transplantation of adipose tissue-derived stem cells on olfactory epithelium regeneration. Laryngoscope 119:993–9

Kim SH, Choi H, Yoon MG, Ye YM, Park HS (2015) Dipeptidyl-peptidase 10 as a genetic biomarker for the aspirin-exacerbated respiratory disease phenotype. Ann Allergy Asthma Immunol 114:208–13

Klimek L, Kündig T, Senti G (2015) Allergenspezifische Immuntherapie bei Rhinitis allergica. HNO 63:343–51

Klussmann JP, Preuss SF, Speed EJ (2009) Human papillomavirus and cancer of the oropharynx. Molecular interaction and clinical implications. HNO 57:113–22

Knebel Doeberitz M, Reuschenbach M, Schmidt D, Bergeron C (2012) Biomarkers for cervical cancer screening: the role of p16(INK4a) to highlight transforming HPV infections. Expert Rev Proteomics 9:149–63

Kobayashi K, Suzuki T, Nomoto Y, Tada Y, Miyake M, Hazama A, Wada I, Nakamura T, Omori K (2010) A tissue-engeneered trache derived from a framed collagen scaffold, gingival fibroblasts and adipose-derived stem cells. Biomaterials 31:4855–63

Kojima T, Kanemaru S, Hirano S, Tatey I, Ohno S, Nakamura T, Ito J (2011) Regeneration of radiation damaged salivary glands with adipose-derived stroma cells. Laryngoscope 121:1864–9

Kostareli E, Holzinger D, Hess J (2012) New concepts for translational head and neck oncology: lessions from HPV-related oropharyngeal squamous cell carcinomas. Front Oncol 2:36

Kusukowa J, Suefuji Y, Ryu F, Noguchi R, Iwamoto O, Kameyama T (2000) Dissemination of cancer cells into circulation occurs by incisional biopsy of oral squamous cell carcinoma. J Oral Pathol Med 29:303–7

Kyzas PA, Stefanou D, Batistatou A, Agnantis NJ (2005) Prognostic significance of VEGF immunohistochemical expression and tumor angiogenesis in head and neck squamous cell carcinoma. J Cancer Res Clin Oncol 131:624–30

Laban S, Doescher J, Schuler PJ, Bullinger L, Brunner C, Veit JA, Hoffmann TK (2015) Immuntherapie von Kopf-Hals-Karzinomen. HNO 63:612–9

Larkin J, Chiarion-Sileni V, Gonzalez R et al. (2015) Combined Nivolumab and Ipilimumab or monotherapy in untreated melanoma. N Eng J Med 373:23–34

Leinder RS, Patel SP, Fury MG et al (2015) A phase I study to evaluate the safety, tolerability, PK, pharmacodynamics, and preliminary clinical activity of MEDI0562 in patients with recurrent or metastatic (R/M) squamous cell carcinoma of the head and neck (SCCHN). ASCO Meet Abstr 33: TPS6083

Liebau A, Plontke SK (2015) Lokale Medikamententherapie bei Innenohrschwerhörigkeit. HNO 63:396–401

Lim JY, Ra JC, Shin IS, Jang YH, An HY, Choi JS, Kim WC, Kim YM (2013) Systemic transplantation of human adipose tissue-derived mesenchymal stem cells for the regeneration of irradiation-induced salivary gland damage. PLoS One 8:e71167

Liu H, Hao J, Li K (2013) Current strategies for drug delivery to the inner ear. Acta Pharm Sin B 3:86–96

Long JL, Neubauer J, Zhang Z, Zuk P, Berke GS, Chhetri DK (2010) Functional testing of a tissue-engeneered vocal fold cover replacement. Otolaryngol Head Neck Surg 142:438–40

Lowes LE, Allan AL (2014) Recent advances in the molecular characterization of circulating tumor cells. Cancers 6:595–624

Machiels JH, Haddad RI, Fayette J, Licitra LF, Tahara M, Vermorken JB, Clement PM, Gauler T, Cupissol D, Grau JJ, Guigay J, Caponigro F, de Castro G Jr, de Souza Viana L, Keilholz U, Del Campo JM, Cong XJ, Ehrnrooth E, Cohen EE, LUX-H&N 1 investigators (2015) Afatinib versus methotrexate as second-line treatment in patients with recurrent or metastatic squamous-cell carcinoma of the head and neck progressing on or after platinum-based therapy (LUX-head & neck 1): an open-label, randomized phase 3 trial. Lancet Oncol 16:583–94

Machiels JH, Licitra LF, Haddad RI, Tahara M, Cohen EE (2014) Rationale and design of LUX-head & neck 1: a randomized, Phase III trial of afatinib versus methotrexate in patients with recurrent and/or metastatic head and neck squamous cell carcinoma who progressed after platinum-based therapy. Bmc Cancer 14:473

Malottki K, Biswas M, Deeks JJ, Riley RD, Craddock C, Johnson P, Billingham L (2014) Stratified medicine in European Medicines Agency licensing: a systematic review of predictive biomarkers. BMJ Open 4:e004188

McLaughlin-Drubin ME, Crum CP, Munger K (2011) Human papillomavirus E7 oncoprotein induces KDM6A and KDM6B histone demethylase expression and causes epigenetic reprogramming. Proc Natl Acad Sci USA 108:2130–5

Meyer N, Dallinga JW, Nuss SJ, Moonen EJ, van Berkel JJ, Akdis C, van Schotten FJ, Menz G (2014) Defining adult asthma endotypes by clinical features and patterns of volatile oragnic compounds in exhaled air. Respir Res 15:136

Mockelmann N, Laban S, Pantel K, Knecht R (2014) Circulating tumor cells in head anc neck cancer: clinical impact in diagnosis and follow-up. Eur Arch Otorhinolaryngol 271:15–21

Montag M, Dyckhoff G, Lohr J, Helmke BM, Herrmann E, Plinkert PK, Herold-Mende C (2009) Angiogenic growth factors in tissue homogenates of HNSCC: expression pattern, prognostic relevance, and interrelationships. Cancer Sci 100:1210–8

Moser (2015) Optogenetic stimulation of the auditory pathway for research and future prosthetics. Curr Opin Neurobiol 34:29–36

Nakagawa T, Sakamoto T, Hiraumi H, Kikkawa YS, Yamamoto N, Hamaguchi K, Ono K, Yamamoto M, Tabata Y, Teramukai S, Tanaka S, Tada H, Onodera R, Yonezawa A, Inui K, Ito J (2010) Topical insulin-like growth factor 1 treatment using gelatin hydrogels for glucocorticoid-resistant sudden sensorineural hearing loss: a prospective clinical trial. BMC Med 8:76

Oedayrajsingh-Varma MJ, van Ham SM, Knippenberg M, Helder MN, Klein-Nulend J, Schouten TE, Ritt MJ, van Milligen FJ (2006) Adipose tissue-derived mesenchymal stem cell yield and growth characteristics are effected by tissue-harvesting procedure. Cytotherapy 8:166–77

Oertel K, Spiegel K, Schmalenberg H, Dietz A, Maschmeyer G, Kuhnt T, Sudhoff H, Wendt TG, Guntinas-Lichius O (2012) Phase I trial of split-dose induction docetaxel, cisplatin, and 5-fluorouracil (TPF) chemotherapy followed by curative surgery combined with postoperative radiotherapy in patients with locally advanced oral and oropharyngeal squamous cell cancer (TISOC-1). BMC Cancer 12:483

Pantel K, Brakenhoff RH, Brandt B (2008) Detection, clinical relevance and specific biological properties of disseminating tumour cells. Nature Rev Cancer 8:329–40

Phulpin B, Gangloff P, Tran N, Bravetti P, Merlin JL, Dolivet G (22009) Rehablitation of irradiated head and neck tissues by autologous fat transplantation. Plast Reconstr Surg 123:1187–97

Plontke SK, Biegner T, Kammerer B, Delabar U, Salt AN (2008) Dexamethasone concentration gradients along scala tympani after application to the round window membrane. Otol Neurotol 29:401–6

Plontke SK, Caye-Thomasen P, Agrawal S, Mikulec T (2009) A systematic review and metaanalysis of intratympanic glucocorticosteroids for idiopathic sudden sensorineural hearing loss. Cochrane Database Syst Rev 4:CD008080

Plontke SK, Zimmermann R, Zenner HP, Löwenheim H (2006) Technical note on microcatheter implantation for local inner ear drug delivery: surgical technique and safety aspects. Otol Neurotol 27:912–7

de la Portilla F, Alba F, García-Olmo D, Herrerías JM, González FX, Galindo A (2013) Expanded allogenic adipose-derived stem cells (eASCs) for the treatment of complex perianal fistula in Crohn's disease: results from a multicenter phase I/IIa clinical trial. Int J Colorectal Dis 28:313–23

Powell SF, Liu SV, Sukari A et al. (2015) KEYNOTE-055: A phase II trial of single agentn pembrolizumab in patients (pts) with recurrent or metastatic head and neck squamous cell carcinoma (HNSCC) who have failed platinum and cetuximab. ASCO Meet Abstr 33: TPS3094

Rayess H, Wang MB, Srivatsan ES (2012) Cellular senescence and tumor suppressor gene p16. Int J Cancer 130:1715–25

Remmerbach TW, Weidenbach H, Hemprich A, Böcking A (2004) Earliest detection of oral cancer using non-invasive brush biopsy including DNA-image-cytometry: report of four cases. Anal Cell Pathol 25:159–66

Reuschenbach M (2015) p16 als Ziel therapeutischer Impfung. Konzept und Status der klinischen Prüfung bei HPV-assoziierten Kopf-Hals-Tumoren. HNO 63:104–10

Rietbergen MM, Leemans CR, Bloemena E, Heideman DA, Braakhuis BJ, Hesselink AT, Witte BI, Baatenburg de Jong RJ, Meijer CJ, Snijders PJ, Brakenhoff RH (2013) Increasing prevalence rates of HPV attributable oropharyngeal squamous cell carcinomas in the Netherlands as assessed by validated test algorithm. Int J Cancer 132:1565–71

Rigotti G, Marchi A, Galie M, Baroni G, Benati D, Krampera M, Pasini A, Sbarbati A (2007) Clinical treatment of radiotherapy tissue damage by lipoaspirate transplant: a healing process mediated by adipose-derived adult stem cells. Plast Reconstr Surg 119:1409–22

Rodbell M (1964) Metabolism of isolated fat cells. I. Effects of hormones on glucose metabolism and lipolysis. J Biol Chem 239:375–80

Saloura V, Zuo Z, Khattri A et al. (2015) Patterns of CD8+ T-cell infiltration and immune escape mechanisms in head and neck cancer. ASCO Meet Abstr 33:6078

Salt AN, Hartsock JJ, Gill RM, Piu F, Plontke SK (2012) Perilymph pharmycokinetics of markers and dexamethasone applied and sampled at the lateral semi-circular canal. J Assoc Res Otolaryngol 13:771–83

Salt AN, Plontke SK (2005) Local inner-ear drug delivery and pharmacokinetics. Drug Discov Today 10:1299–1306

Salt AN, Plontke SK (2009) Principles of local drug delivery to the inner ear. Audiol Neurootol 14:350–60

Schendzielorz P, Kliemek L (2013) Specific immunotherapy: clinical experience with recombinant molecular major allergens and hypoallergenic variants. HNO 61:834–42

Schubert W (2003) Topological proteomics, toponomics, MELK-technology. Adv Biochem Eng Biotechnol 83:189–209

Segal NH, Ou S-HI, Balmanoukian AS et al. (2015) Safety and efficacy of MEDI4736, an anti-PD-L1 antibody, in patients from squamous cell carcinoma of the head and neck (SCCHN) expansion cohort. ASCO Meet Abstr 33:3011

Seiwert TY, Burtness B, Weiss J et al. (2015a) Inflamed-phenotype gene expression signatures to predict benefit from the anti-PD-1 antibody pembrolizumab in PD-L1+ head and neck cancer patients. ASCO Meet Abstr 33:6017

Seiwert TY, Burtness B, Weiss J et al. (2015b) A phase Ib study of MK-3475 in patients with human papillomavirus (HPV)-associated and non-HPV-associated head and neck (H/N) cancer. ASCO Meet Abstr 32:6011

Seiwert TY, Haddad RI, Gupta S et al. (2015c) Antitumor activity and safety of pembrolizumab in patients (pts) with advanced squamous cell carcinoma of the head and neck (SCCHN): Preliminary results from KEYNOTE-012 expansion cohort. ASCO Meet Abstr 33: LBA6008

Senti G, Johansen P, Kundig TM (2009a) Intralymphatic immunotherapy. Curr Opin Allergy Clin Immunol 9:537–543

Senti G, Graf N, Haug S, Rüedi N, von Moos S, Sonderegger T, Johansen P, Kündig TM (2009b) Epicutaneus allergen administration as a novel method of allergen-specific immunotherapy. J Allergy Clin Immunol 124:997–1002

Sergi B, Fetoni AR, Ferraresi A, Troiani D, Azzena GB, Paludetti G, Maurizi M (2004) The role of antioxidants in protection from ototoxic drugs. Acta Otolaryngol Suppl 552:42–5

Siu LL, Papadopolous KP, Tsai FY-C et al. (2015) Phase I study to evaluate the safety and efficacy of MEDI4736 in combination with tremelimumab in patients with recurrent or metastatic (R/M) squamous cell carcinoma of the head and neck (SCCHN). ASCO Meet Abstr 33: TPS3090

Stanley M (2012) Perspective: vaccinate boys too. Nature 488:510

Starr P (2015) Encouraging Results for Pembrolizumab in Head and Neck Cancer. Am Health Drug Benefits 8:16

Strem BM, Hicok KC, Zhu M, Wulur I, Alfonso Z, Schreiber RE, Fraser JK, Hedrick MH (2005) Multipotential differentiation of adipose tissue-derived stem cells. Keio J Med 54:132–41

Sung HM, Suh IS, Lee HB, Tak KS, Moon KM, Jung MS (2012) Case reports of adipose-derived stem cell therapy for nasal skin necrosis after filler injection. Arch Plast Surg 39:51–4

Suzuki T, Kobayashi K, Tada Y, Suzuki Y, Wada I, Nakamura T, Omori K (2008) Regeneration of the trachea using a bioengineered scaffold with adipose-derived stem cells. Ann Otol Rhinol Laryngol 117:453–63

Tinhofer I, Konschak R, Stromberger C, Raguse JD, Dreyer JH, Jöhrens K, Keilholz U, Budach V (2011) Detection of circulating tumor cells for prediction of recurrence after adjuvant chemoradiation in locally advanced squamous cell carcinoma of the head and neck. Ann Oncol 25:2042–7

Tse GM, Chan AW, Anthony WH, Yu KH, King AD, Wong KT, Chen GG, Tsang RK, Chan AB (2007) Strong immunohistochemical expression of vascular endothelial growth factor predicts overall survival in head and neck squamous cell carcinoma. Ann Surg Oncol 14:3558–65

Valet G, Repp R, Link H, Ehninger A, Gramatzki M M; SHG-AML study group (2003) Pretherapeutic identification of high-risk acute myeloid leukemia (AML) patients from immunophenotypic, cytogenetic, and clinical parameters. Cytometry B Clin Cytom 53B:4–10

Valet G, Valet M, Tschöpe D, Gabriel H, Rothe G, Kellermann W, Kahle H (1993) White cell and thrombocyte disorders. Standardized, self-learning flow cytometry list mode data classification with the CLASSIF1 program system. Ann N Y Acad Sci 677:233–51

Vermorken JB, Mesia R, Rivera F, Remenar E, Kawecki A, Rottey S, Erfan J, Zabalotnyy D, Kienzer HR, Cupissol D, Peyrade F, Benasso M, Vynnychenko I, De Raucourt D, Bokemeyer C, Schueler A, Amellal N, Hitt R (2008) Platinum-based chemotherapy plus cetuximab in head and neck cancer. N Engl J Med 359:1116–27

Vidal MA, Robinson SO, Lopez MJ, Paulsen DB, Borkhsenious O, Johnson JR, Moore RM, Gimble JM (2008) Comparison of chondrogenic potential in equine mesenchymal stromal cells derived from adipose tissue and bone marrow. Vet Surg 37:713–24

Weller P, Nel I, Hassenkamp P et al. (2014) Detection of circulating tumor cell subpopulations in patients with head and neck squamous cell carcinoma (HNSCC). PloS one 9:e113706

Wenzel S, Ford L, Pearlman D, Spector S, Sher L, Skobieranda F, Wang L, Kirkesseli S, Rocklin R, Bock B, Hamilton J, Ming JE, Radin A, Stahl N, Yancopoulos GD, Graham N, Pirozzi G (2013) Dupilumab in persistent asthma with elevated eosinophil levels. N Engl J Med 368:2455–66

Wittekindt C, Wagner S, Klussmann JP (2011) HPV-associated head and neck cancer. The basisc of molecular and translational research. HNO 59:885–92

Yanez R, Lamana ML, García-Castro J, Colmenero I, Remírez M, Bueren JA (2006) Adipose tissue-derived mesenchymal stem cells have in vivo immunosuppressive properties applicable for the control of the graft-versus-host disease. Stem Cells 24:2582–91

Yoshida A, Kitajiri S, Nakagawa T, Hashido K, Inaoka T, Ito J (2011) Adipose tissue-derived stromal cells protect hair cells from aminoglycoside. Laryngoscope 121:1281–6

Yoshimura H, Muneta T, Nimura A, Yokoyama A, Koga H, Sekiya I (2007) Comparison of rat mesenchymal stem cells derived from bone marrow, synovium, periosteum, adipose tissue, and muscle. Cell tissue Res 327:449–62

Yoshimura K, Sato K, Aoi N, Kurita M, Hirohi T, Harii K (2008) Cell-assisted lipotransfer for cosmetic breast augmentation : supportive use of adipose-derived stem/stromal cells. Aesthetic Plast Surg 32:48–55

Yoshimura K, Shigeura T, Matsumoto D, Sato T, Takaki Y, Aiba-Kojima E, Sato K, Inloue K, Nagase T, Koshima I, Ganda K (2006) Characterization of freshly isolated and cultured cells derived from the fatty and the fluid portions of liposuction aspirates. J Cell Physiol 208:64–76

Zandberg DP, Jarkowski A, Emeribe UA et al. (2015) A phase 2, multicenter, single-arm, global study of MEDI4736 monotherapy in patients with recurrent or metastatic (R/M) squamous cell carcinoma of the head and neck (SCCHN): HAWK (NCT02207530): ASCO Meet Abstr 33: TPS6086

Zhou Y, Yuan J, Zhou B, Lee AJ, Ghawji M Jr, Yoot J (2011) The therapeutic efficacy of human adipose tissue-derived mesenchymal stem cells on experimental autoimmune hearing loss in mice. Immunology 133:133–40

Zimmerlin L, Donnenberg VS, Rubin JP, Donnenberg AD (2013) Mesenchymal markers on human adipose stem/progenitor cells. Cytometry A 83:134–40

Zuk PA, Zhu M, Ashijan P, De Ugarte DA, Huang JI, Mizuno H, Alfonso ZC, Fraser JK, Benhaim P, Hedrick MH (2002) Human adipose tissue is a source of multipotent stem cells. Mol Biol Cell 13:4279–95

Zuk PA, Zhu M, Mizuno H, Huang J, Futrell JW, Katz AJ, Benhalm P, Lorenz HP, Hedrick MH (2001) Muiltilineage cells from human adipose tissue. Tissue Eng 7:211–28

Instrumentenkunde

© Springer-Verlag Berlin Heidelberg 2016
D. Koch, *HNO Fragen und Antworten*
DOI 10.1007/978-3-662-49459-2_15

Viele der Fragen und Antworten dieses Kapitels sind den Kollegen Dres. Lübbers zu verdanken, die die 7-teilige Serie Too good to be forgotten: historische HNO-Instrumente und ihre Namensgeber 2013 in den HNO-Nachrichten publizierten.

? 291. Wem verdankt das Ringmesser zur Adenotomie seinen Namen?

✓ Antwort

1886 wurde von dem Breslauer Laryngologen Jakob Gottstein (1832–1895) für die Adenotomie ein ovaläres Ringmesser beschrieben, das von der Form an eine übergroße Kürette erinnerte.

Diese Idee wurde einige Jahre später vom Berliner Laryngologen Hugo Beckmann (1861–1907) aufgegriffen und mit der viereckigen, heutigen Form modifiziert. Beckmann betrieb eine eigene Poliklinik und schuldigte die adenoiden Vegetationen ursächlich als Eintrittspforte für die kindliche Tuberkulose an, sodass sich erklärt, warum er diese Operation extrem häufig durchführte. Nur 4 Jahre nach Vorstellung seines Instrumentes zur Adenotomie in der Berliner Medizinischen Gesellschaft 1893 präsentierte er schon die stattliche Anzahl von 5.000 Operationen (ohne jegliche Anästhesie durchgeführt …) mit dem von ihm genannten "Fenstermesser". Auch die gebogenen Nasenspekula gehen übrigens auf Beckmann zurück, haben sich jedoch aus welchen Gründen auch immer trotz ihrer grundsätzlichen Praktikabilität nicht konsequent durchgesetzt (Lübbers und Lübbers 2013).

? 292. Welches Instrument wird beim schwierigeren Kanülenwechsel benötigt?

✓ Antwort

Der sogenannte Killian ist nur eines der von dem Rhino-Laryngologen Gustav Killian (1860–1921) entwickelten Instrumente, primär gedacht für die Untersuchung der hinteren Nasenabschnitte und der Riechspalte im Rahmen der anterioren Rhinoskopie.

Killian machte sich zunächst in Mannheim einen Namen in der Ösophagoskopie und insbesondere in der Bronchoskopie und gilt als deren Begründer, inspiriert von Berichten über das Einführen von starren Rohren in den Ösophagus bei einem sogenannten Jahrmarkt-Schwertschlucker durch Adolf Kussmaul. Nachdem er am 30.03.1897 erfolgreich die Extraktion eines knöchernen Ösophagus-Fremdkörpers durchführte (Kollofrath 1897), verbesserte er in den Folgejahren die endoskopischen Instrumente mit seinem früheren Mitarbeiter Wilhelm Brünings.

Nach seinem Wechsel nach Freiburg blieb er den endoskopischen Verfahren verbunden und befasste sich u. a.

mit der Verbesserung der Laryngoskopie (Plinkert 1998). 1911 beschrieb er die Stützendoskopie durch Arretieren des Endoskops am OP-Tisch, weil das Aufhebeln des Kehlkopfes "erhebliche körperliche Aktivitäten" benötige (Killian 1912).

Mit der Berufung nach Berlin befand er sich auf dem Höhepunkt und in der Blütephase seines innovativen Schaffens. Zusammen mit dem Freiburger Instrumentenhersteller F.L. Fischer – der zeitgleich eine Zweigniederlassung unmittelbar gegenüber der Charité eröffnete – entstanden die über 60, in der Mehrzahl für Nasenoperationen verwendeten Instrumente, wie das Spekulum oder der Hohlmeißel. (Exkurs: Die meisten Instrumentenhersteller und/oder Messermanufakturen kommen ursprünglich aus Baden-Württemberg aufgrund des dortigen natürlichen Erz-(und Edelmetall-)Vorkommens.)

Darüber hinaus arbeitete Killian wissenschaftlich an einer Vielzahl von grundlegenden anatomischen Fragestellungen und trieb die Septumchirurgie sowie die Stirnhöhlenchirurgie voran (Lübbers und Lübbers 2013).

? 293. Was macht man mit dem Jurasz?

✓ Antwort

Anton Stanislaw Jurasz (1847–1923) war ebenfalls Laryngologe und entwickelte die leicht gekrümmte Nasenrachenzange, mit der sehr gut und gezielt (unter Sicht) kleine Reste von adenoiden Vegetationen entfernt werden können. Zu der damaligen Zeit im 19. Jahrhundert bestand noch die strikte Trennung zwischen der Otologie und der Laryngologie, die im Prinzip den ganzen Rest der HNO-Heilkunde inkludierte. So widmete sich Jurasz an verschiedenen Wirkungsstätten anfangs den Kinderkrankheiten (Er habilitierte über das systolische Hirngeräusch bei Kindern.), später den Erkrankungen von Kehlkopf und (Nasen-)Rachen (Lübbers und Lübbers 2013).

In besonderen Situationen (Choanen-nahe Lage an der Vomerhinterkante o. ä.) ist die Krümmung des Jurasz nicht ausreichend. In diesen Fällen eignet sich die nach Kurt Jatho, Lübeck, benannte Zange, durch die dann kein Begehren nach der Entfernung auch des letzten kleinen Fisselchens mehr unerfüllt bleibt.

? 294. Freer und Cottle: Wer steckt dahinter?

✓ Antwort

Kurz nach Killian machte die Septumchirurgie, unterstützt durch eine Reihe sinnvoller Instrumente, entwickelt von US-Amerikanern, weitere große Fortschritte.

Der Bostoner Laryngologe Dr. Otto "Tiger" Freer (1857–1932) entwickelte mit dem sogenannten Freer ein ausgesprochen hilfreiches Instrument zur Trennung der Schleimhaut vom Knorpel (to free the cartilage from the mucosa), das mit dem von so mancher OP-Schwester französisch ausgesprochenen "frère" (= Bruder) nichts zu tun hat (Chittiboina et al. 2012).

Ein ähnlich sinnvolles Instrument ist das allgemein als Amerikaner bezeichnete Schleimhautelevatorium, das neben dem Cottle-Messer und einer Reihe anderer Septuminstrumente von dem Engländer Maurice H. Cottle (1898–1981), letztlich tätig in Chicago, entwickelt wurde (Saman et al. 2015).

Der Vollständigkeit halber sei noch das Schwingmesser nach William Lincoln Ballanger (1861–1915), ebenfalls Chicago, genannt, das sich nicht bis in die heutige Zeit durchsetzte (Lübbers und Lübbers 2013).

Durch die neuen Instrumente war eine deutlich schonendere Chirurgie mit erheblich verkürzten Krankenhausaufenthalten möglich.

? 295. Womit wurde die Altersschwerhörigkeit entdeckt?

✓ Antwort

Die Hochtonschwerhörigkeit im Alter wurde von dem Universalgelehrten Sir Francis Galton (1822–1911) mithilfe der nach ihm benannten Pfeife entdeckt, die er eigentlich zur Bestimmung der für den Menschen gerade noch hörbaren Frequenz konstruiert hatte, nachdem Wollaston hörphysiologisch die untere Hörschwelle bei 30 Hz und die obere bei 18.000 Hz bestimmt und noch höhere, vom Menschen nicht wahrnehmbare Frequenzen vermutet hatte.

Es handelt sich um eine kurze sogenannte Ringspaltpfeife, die aus einem "gedackten" (d. h. an einem Ende geschlossenen), in der Länge variablen Pfeifenkörper besteht, der in seiner ursprünglichen Form über einen Gummiballon angeblasen wurde und sehr hohe, für den Menschen gerade noch hörbare, Töne und Frequenzen bis weit in den Ultraschallbereich von bis zu 100 kHz erzeugen kann. Die über Druck (Gummiballon, Mund, mechanisch) beschleunigte Luft strömt aus einem sehr engen Ringspalt auf eine kreisförmige scharfe Schneide, wodurch Wirbel entstehen, die die eingeschlossene Luftsäule zur Eigenschwingung anregt. Im Rohrstück wird aus dem entstehenden breitbandigen Frequenzspektrum die Resonanzfrequenz herausgefiltert (Länge = 1/4 Wellenlänge). Die Resonanzfrequenz kann dann ganz einfach mit einer Mikrometerschraube über die Länge der Pfeife und damit der schwingenden Luftsäule verändert werden.

Nachdem er seine Pfeife in seinen Spazierstock integriert hatte, unternahm er im Londoner Zoo Hörversuche bei Tieren und konnte mit Katzen, jungen Hunden und Ponys Tiere bestimmen, die in der Lage waren, sehr hohe Frequenzen zu perzipieren.

Burckhardt-Merian aus Basel wurde auf Galton's Pfeife noch vor dessen Veröffentlichung (1883) aufmerksam, empfahl den Einsatz in der Otologie 1878 und präsentierte 1885 eine vergleichende Studie. Zwaardemaker aus Utrecht veröffentlichte 1893 – in Unkenntnis dieser Literatur(?) – das "Presbyacusische Gesetz", sodass er offiziell als Begründer der Schwerhörigkeit in die Literatur einging.

Da die Lautheit nicht verändert werden konnte und die Messung der Knochenleitung nicht möglich war, setzte sich die Galton-Pfeife nicht als Hörprüfungsinstrument durch, sondern wurde zunächst vom Monochord (▶ Frage 254) und dann schließlich vom Audiometer abgelöst.

Heute findet die Galton-Pfeife, mit dem Mund angeblasen, nur noch beim Training von Tieren wie Delphinen oder Hunden Anwendung (Feldmann 2003; Lübbers und Lübbers 2013).

? 296. Wer war der Vater des Joseph(-Raspatoriums) und der Joseph-Schere?

✓ Antwort

Jacques L. Joseph (1865–1934), Berlin, wird als der Gründer der plastischen und rekonstruktiven Gesichtschirurgie und als Pionier der Rhinoplastik angesehen. Er führte 1898 die erste reduzierende Rhinoplastik über einen Zugang von außen durch und wurde durch seine rekonstruktive Gesichtschirurgie nach Kriegsverletzungen des 1. Weltkrieges berühmt. Einer seiner Schüler war Maurice Cottle. Joseph entwickelte während seiner Tätigkeit eine Reihe von Instrumenten, so auch oben genanntes Raspatorium und die Schere. Beides ist auf dem heutigen Septorhinoplastik-Sieb noch zu finden (Saman et al. 2015). Nicht durchgesetzt hat sich erfreulicherweise sein Schiefnasenapparat zur Nachbehandlung (na ja, vielleicht eher Korrektur) der Rhinoplastik: Da sind der Gips oder die Schiene heutzutage eleganter (Lübbers und Lübbers 2013).

? 297. Wer entwickelte die Stirnhöhlenbougies?

✓ Antwort

Sowohl der Lucae-Schüler Albert Jansen (1859–1933) als auch dessen Schüler Gustav Ritter (1875–1945) waren als Otologen in eigener Privatklinik in Berlin tätig und prägten mit ihrem Namen die Stirnhöhlenbougies sowie einen der bekannten Stirnhöhlenzugänge von außen. Das Konzept der Privatkliniken war zu der damaligen Zeit übrigens schon bei reichem Klientel mit dem Wunsch nach diskreter und luxuriöser Chefarztbehandlung sehr beliebt (Lübbers und Lübbers 2013).

? 298. Womit wird das gebrochene Nasenbein aufgerichtet?

✓ Antwort

Na, mit dem sogenannten Brieföffner natürlich, dem Nasenfraktur-Elevatorium, das seinen Namen nicht aufgrund seiner funktionellen Tätigkeitsbeschreibung – dem Aufrichten – erhielt, sondern von dem in Budapest geborenen und weltberühmten Chirurgen und Joseph-Schüler Gustav (freundschaftlich "Gusti" genannt von Kollegen) Aufricht (1894–1980) entwickelt wurde. Aber auch der sogenannte Aufricht – sein Nasenhaken – wird von jedem Rhinochirurgen heute noch genutzt.

Aufricht wechselte 1923 aufgrund des in Europa aufkeimenden Antisemitismus nach New York und gründete dort zusammen mit dem Joseph-Schüler Jacques W. Maliniak die Amerikanische Gesellschaft für Plastische und Rekonstruktive Chirurgie (Lübbers und Lübbers 2013).

? 299. Welcher Tischler hat über 60 HNO-Instrumente entwickelt?

✓ Antwort

Wilhelm Brünings (1876–1958) hatte vor dem Medizinstudium eine Tischlerausbildung absolviert. Dieser Tätigkeit blieb er Zeit seines Lebens auch in seiner Freizeit eng verbunden, fertigte hervorragende Möbel (so z. B. den Brüning'schen Endoskopierstuhl) und wurde sogar von der Greifswalder Tischlerinnung zum Ehrenmitglied ernannt.

Sein handwerkliches Geschick war ihm sicherlich auch dienlich für die Entwicklung einer Vielzahl von anderen HNO-Instrumenten, die seinen Namen tragen, wie der Tonsillenschnürer, der Zungenspatel oder die Ohrlupe.

Als Killian-Schüler war er schon zu frühen Zeiten seiner Ausbildung mitbeteiligt an der Entwicklung und Verbesserung von Endoskopen, was letztlich auch sein besonderes Interesse blieb. Zusammen mit der Fa. Zeiss entwickelte er das sogenannte Neunauge, über das 8 zusätzliche Personen an einer Endoskopie partizipieren konnten, was für die ersten Endoskopie-Kurse überhaupt, die von ihm organisiert wurden, ausgesprochen hilfreich war (Lübbers und Lübbers 2013).

? 300. Wer vereinfachte die Tonsillektomie drastisch?

✓ Antwort

Das Tonsillenraspatorium wurde von Fritz Henke (1880–1944) entwickelt, der neben seinem Ordinariat in Königsberg noch Chefarzt am benachbarten Katharinen-Krankenhaus war, sodass die Universität ihm aus Sorge und mit der Begründung, dass er seinen Universitätsverpflichtungen nicht nachkomme,

zeitweise die Venia legendi entzog. Im Zuge eines Beurteilungs-
verfahrens durch benachbarte Universitätsprofessoren äußerten
sich z. B. Hinsberg aus Breslau mit "fleißig und brauchbar, aber
Durchschnitt" oder Passow aus Berlin mit "nicht bedeutend" über
Henke.

Sein Raspatorium wurde von Gert Stielen (1910–1997),
einem Oberarzt von Wilhelm Brünings, mit dem sogenannten
Saug-Henke durch eine flache Saugvorrichtung auf der Rückseite
des Instrumentes durch den hohlen Handgriff modifiziert. Dieses
Instrument wird von dem einen oder anderen Operateur auch
heute noch gerne verwendet (Lübbers und Lübbers 2013).

Wie auch immer: Der Entwickler eines Instrumentes, welches
schon viele Millionen Male weltweit bis heute eingesetzt wurde
und wird, ist allein deshalb alles andere als unbedeutend und
Durchschnitt …

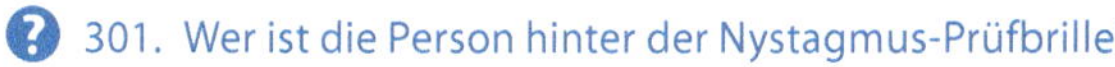

301. Wer ist die Person hinter der Nystagmus-Prüfbrille?

Antwort

Hermann Frenzel (1895–1967) war in Greifswald Schüler von
Wilhelm Brünings und wurde von dessen Begeisterung für die
HNO-Heilkunde angesteckt. In dieser Zeit entwickelte er auch
schon seine Frenzelbrille als Voraussetzung für die klinische
Vestibularisforschung, der er neben der Verbesserung des
HNO-Instrumentariums und von OP-Methoden sowie der
Entwicklung eines pragmatischen Systems von Krankheiten
immer besonders verbunden blieb.

Durch die vergrößernden Plusgläser der Frenzelbrille mit
über 15 Dioptrien und die gleichzeitige Blendung durch die
einstrahlende Beleuchtung wird jegliche Fixationsmöglichkeit
ausgeschaltet und der Patient wirkungsvoll ausgetrickst nach
dem Motto "Der Patient sieht nichts, der Arzt sieht alles." Diese
gleichermaßen konsequente, wie effektive Wirkung kommt
nicht von ungefähr und kann gut auf den Charakter von Frenzel
übertragen werden:

So trat er z. B. auf dem Jahreskongress 1932 als junger und
vorlauter – nun Kölner – Oberarzt zu der damaligen Zeit unerhört
frech auf und stampfte die Theorie des hoch angesehenen
Frankfurter Ordinarius Otto Voss von Hörverbesserungen
durch hochfrequente Strahlung bei verschiedenen Formen
der Schwerhörigkeit über physikalische Überlegungen und
kritische Nachprüfungen in Grund und Boden, was zu einem
saftigen Eklat führte.

Und dennoch machte er weiter Karriere, blieb sich mit seiner
strengen und schonungslosen Kritik treu und wurde schließlich
Ordinarius in Göttingen (Fleischer 1996; Lübbers und Lübbers
2013).

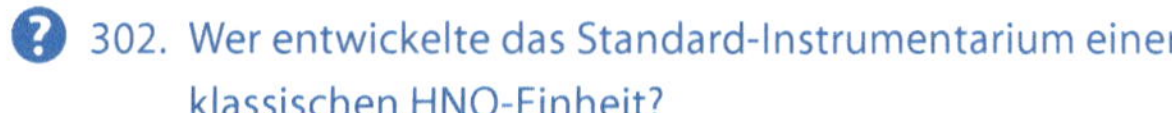

302. Wer entwickelte das Standard-Instrumentarium einer klassischen HNO-Einheit?

Antwort

Arthur Hartmann (1849–1931) nahm während seines Medizinstudiums am deutsch-französischen Krieg 1870/71 als Feldunterarzt teil und stellte – geprägt von seinen Eindrücken – in seinem elterlichen Baumwollspinnerei-Betrieb in Heidenheim an der Brenz Verbandswatte und weitere Verbandsmaterialien her.

Die Erfahrungen, die er hierdurch hinsichtlich Entwicklung, Produktion und Vertrieb von Medizinprodukten machte, waren ihm für seinen weiteren Forscher- und Entwicklungsdrang sehr hilfreich. Die von ihm gegründete Hartmann-Gruppe gehört nun mittlerweile zu den ältesten deutschen Industrie-betrieben von Verbandsstoffen. So entwickelte er während seiner beruflichen Karriere (u. a. Ausbildung bei Politzer und Schnitzler in Wien, danach Privatklinik in Berlin und später Professor und "dirigierender Arzt" am Rudolf-Virchow-Krankenhaus in Berlin) insgesamt 58 nach ihm benannte HNO-Instrumente, von denen ganz viele wie z. B. der Ohrentrichter, das Nasenspekulum, das Parazentese-Messer, die Nasen- und Ohrenzängelchen etc. das heutige Standard-Instrumentarium ausmachen.

Darüber hinaus galt er als einer der Pioniere der Audiometrie, nachdem er in dem von ihm entwickelten Audiometer die Helmholtz'schen Stimmgabeln mit dem Bell'schen Telefonhörer kombinierte.

Mit 63 Jahren legte er überraschend alle seine Ämter nieder, zog wieder nach Heidenheim und widmete sich nun vornehmlich der Verbreitung einer gesunden Ernährung. Aus dieser Zeit stammt z. B. noch das Hartmann-Reformbrot (Brusis 2003; Lübbers und Lübbers).

Literatur

Brusis T (2003) Geschichte der deutschen Hals-Nasen-Ohrenkliniken im 20. Jahrhun-dert. Deutsche Gesellschaft für Hals-Nasen-Ohrenheilkunde, Kopf- und Hals-Chirurgie, anlässlich ihres 80-jährigen Jubiläums 2001 (Hrsg) Springer-Verlag Berlin Heidelberg, 49–51

Chittiboina P, Connor DE Jr, Nanda A (2012) Dr. Otto "Tiger" Freer: inventor and inno-vator. Neurosurg Focus 33:12

Feldmann H (2003) Die Galton-Pfeife und die Entdeckung der Altersschwerhörigkeit. In: Feldmann H (Hrsg.) Bilder aus der Geschichte der Hals-Nasen-Ohrenheilkun-de, Median-Verlag, Heidelberg, S107–15

Fleischer K (1996) Geschichte der Deutschen Hals-Nasen-Ohrenheilkunde, Kopf- und Halschirurgie. Festvortrag anlässlich des 75. Jahrestages der Gründung der Gesellschaft in Aachen, 18. Mai 1996

Killian G (1912) Die Schwebelaryngoskopie. Arch Laryngol Rhinol 26:277–317

Kollofrath O (1897) Entfernung eines Knochenstücks aus dem rechten Bronchus auf natürlichem Wege unter Anwendung der directen Laryngoscopie. MMW 38:1038–9

Lübbers W, Lübbers CW (2013) Historische HNO-Instrumente und ihre Namensgeber
"Too good to be forgotten" HNO-Nachrichten 43, Teil 1: 48–9; Teil 2: 48-9; Teil 3:
74–6; Teil 4: 64–5; Teil 6:65
Peter K (1989) Gustav Killian – Ein Pionier der Endoskopie. HNO 46:629–30
Plinkert PK (1998) Gustac Killian—a pioneer in endoscopy. HNO 46:629–30
Saman M, Helman SH, Kadakia S, Naymagon L (2015) Instruments in rhinoplasty:
Who is behind the name? J Plast Reconstr Aesthet Surg 68:87–92

Serviceteil

© Springer-Verlag Berlin Heidelberg 2016
D. Koch, *HNO Fragen und Antworten*
DOI 10.1007/978-3-662-49459-2

Stichwortverzeichnis